小林聡幸　斎藤　環　編

病跡学の現在
パトグラフィー

天才と病理のあいだ

金原出版株式会社

序

自治医科大学名誉教授　日本病跡学会元理事長

加藤　敏

　　ハイデガーと並び20世紀最大の哲学者と評されるウィトゲンシュタインは、『哲学宗教日記』において、この世の中で生きる上での自分の苦悩がいかに自身の思索活動と密接に結びついているのかについて実に雄弁に語っており、教えられるところが多い。本書が主眼とする、文学、絵画、音楽などの芸術、また哲学、宗教、物理学、医学などの思想・学問等における人々の卓越した創造活動と、「遺伝子—言語複合体」としての人間の精神（・心身）のゆらぎ・失調との関係の在り方を記述し、考察するパトグラフィー（ないし病跡学）と銘打たれている学の導入にふさわしい内容なので、いくつか断章を抜粋したい。

　　「私は大部分の人間よりもむき出しの魂を持っている。私の天才とはいわば、そこにあるのだ」（1932年1月28日）。

　　自分が天才であるという確信を表明しているこの言葉は、世界を揺るがした著作『論理哲学論考』を完成させた頃に書かれている。その判断は、ウィトゲンシュタインにあって誇大的な妄想的な思い込みではおよそなく、根拠があるものであることは、平均的な人との比較をして語る次の言葉から納得できるだろう。

　　「私の思考装置は飛びぬけて複雑で繊細な造りであり、そのため普通より敏感なものだと思う」。「もっと粗い仕組みなら妨害しないような多くのことが、この装置の働きを妨害し、活動できなくする。小さな塵が精巧な器具を止めても、もっと大造りの器具には影響を与えないように」（1930年10月16日）。

　　「飛びぬけて複雑で繊細な造り」をし「普通より敏感」などという言葉は、ウィトゲンシュタインが極めつきの高い知性と極めつきの繊細な感性の持ち主であることを明解に語る。それゆえに、他人の存在や話、周囲の物音に非常に敏感になること、またそのため自分の思考装置が働かなくなる。つまり、人の多い雑踏などでは疲れやすく集中力が下がる。逆に、人里離れたところだと才能を発揮できる。これは、ウィトゲンシュタインがノルウェーの人里離れた村にときどき行き、思索を深めたことを思い起こせば、合点がいくところである。

　　自分の才能を表現するのに使用された「思考装置」「器具」といった表現は、言語を機械とみる考え方に通じる。各人に固有な言語器械を想定できるはずで、

ウィトゲンシュタインの言語器械はこの上なく犀利につくられている。

ウィトゲンシュタインは「他の人」と違って、自分には「精神」の次元が生きるのにふさわしい場であることも洞察している。

「私がより精神的な次元に赴く場合、その次元においては自分で人間であることができる。そこでは私は正しいのである」。

「これに対して、他の人間たちはそれほど精神的ではない次元においても人間であることができるのだ」。

「まさに私は建物のその階に彼らのような権利をもっていないのだ。そして彼らの次元においては、そして彼らの次元においては、正当にも自分に劣等感を感じるのである」（1931年5月6日）。

ここでウィトゲンシュタインは、普通の健常な人々の住処となる「世俗的な共同社会」と、高次な哲学的思索や宗教的思索の場となる「精神の世界」を峻別し、普通の人は世俗的な共同社会において「人間となることができる」のとは対照的に、自身は精神の世界において初めて「人間となることができる」と述べる。世俗的共同社会では異邦人で生きづらく、劣等感をもたざるをない。ここにいるとき、疎隔感や異邦人である感覚も生じる。それゆえ、日常の世界においては自分は異常であるという病識も備わっている。「自分の思考（哲学的思考）に対する喜びとは、私自身の奇妙な生に対する喜びである。これは生きる喜びなのか」（1931年10月24日）という言葉からわかるように、精神の次元に赴くと、生きる喜びが体験される。

この言葉は正常と異常の区別を相対化する視点を提示しており、精神医学や心理学にとっても貴重である。

「くだらないことほどに私が恐れているものはなく、くだらないことほど私が無条件に避けたいと思うものはない」。

「私は並はずれて臆病であり、戦場で臆病者が振る舞うように人生で振る舞っている」（1931年11月2日）。

ウィトゲンシュタインが最も苦手とする「くだらないこと」の端的な例は、井戸端会議といった日常生活の中で人々が親しげに笑いながら話す、他愛のないお喋りだろう。こうした俗世間の交流が怖いため、ひどく臆病になり、自分に閉じこもってしまうことも認める。

ウィトゲンシュタインは世俗的共同社会でたくましい健常人とともに生きる誘惑さえ拒絶し、精神の次元での孤高の生を選択する。要するに、彼は極めつきの精巧な言語機械ゆえに生来、俗世間に生理的といってよい違和感をもち、むしろ

穢れのない精神世界に親和性をもつ。

現代の精神医学を席巻する、発達障害をめぐる「言語ゲーム」（ウィトゲンシュタイン）からすると、ウィトゲンシュタインをアスペルガー症候群、ないし自閉スペクトラム症（ASD）と診る見解が主流になっている。診断指標（ギルバーグ）に準拠して吟味すると、①社会的な障碍、②狭い興味関心、③決まった手順の繰り返し（常同性）、④話し方と言語の問題、⑤非言語的コミュニケーションの問題、⑥運動機能のぎこちなさなどの指標は、すべて満たす。しかし、この診断指標の大きな問題は、対象とする事例の創造性に関わる長所は全く見ようとせず、世俗社会に生きる平均的な人物像をモデルにしてすべてマイナス面しかみない点である。

ウィトゲンシュタインの側にたっていえば、「むき出しの魂を持ち」「飛びぬけて複雑で繊細な造りをして」、要するに極めつきの並はずれた高い知性及び極めつきの並はずれて繊細な感性をそなえている者からすると、人間のさまざまな意志・欲望と虚偽が交錯している世俗社会はこの上ない猥雑な代物で、通俗的な社会関係を築くことは非常に難しい。他方「むき出しの魂を持つ」者は、高次の精神世界に惹かれ、邪悪な世俗社会から逃れ、「デモニッシュなもの」に駆動されて、自分の全精力をただ１つの焦点に集中させる。「狭い興味関心」は、また「決まった手順の繰り返し（常同性）」も高い創造性に一心不乱に傾注する者にとり平凡な日常生活と引き換えのもので、当然の結果だろう。

ウィトゲンシュタインは４歳まで自発的な発語がなく、話し始めてからは長い期間吃音が続いたという。それにもかかわらず、彼の言語能力は人並外れたものであることは誰しも認めるところである。彼が呈した発語の遅れ、また吃音の出現は、乳幼児期からすでに「むき出しの魂を持ち」「飛びぬけて複雑で繊細な造りをして」、極めつきの高い知性・感性をもった状態にあったことを想定するなら、納得できる現象だと考える。その傍証として、ウィトゲンシュタインの幼年時代の写真を持ち出すことができるのではないだろうか。大きく見開いた目をして、しっかりした眼差しで前方をしっかり見据え、実に聡明な表情をしている。ただならぬ緊張感をたたえているようで、極めつきの高い知性・感性を生来備えていることをうかがわせる。

事例ウィトゲンシュタインに対する以上のような了解の仕方から、パトグラフィーの学の方法論の一端が伺えることと思う。敢えて一言でいえば、パトグラフィーは、個人の創造性の生成過程について、その人のパーソナリ特性ないし、精神（・心身）の揺らぎとの関連から了解性を高めることに寄与をする学といえ

るのではないか。そこでは、創作者と作品に敬意を表しつつ、正常・異常の２分割を棚上げして「狂い」を内に取り込んだ豊かな人間知がもたらされることが意味深いと考える。

　パトグラフィーの領域は非常に広く、学際的で、問題枠の射程も大きい。従来パトグラフィーは、本書でいえばセザンヌ、ウォーホールなど、名前をよく知られた傑出人が多く扱われるが、パトグラフィーは勿論、日常を生きるどこにでもいる無名の人びとによるささやかな創造性を考察の対象にする布置もそなえている。

　実際、精神科外来や病棟で出会う患者さんの創作活動もパトグラフィーの射程に入る。このようにして、パトグラフィーは精神科臨床あるいは心理臨床の発展に大きな寄与をすることだろう。現代の精神医学は薬物療法を重視するあまり、作品創造による自己治癒の営為を含む広義の精神療法に対する視点が乏しい。この点で、パトグラフィーの領域の重要性が増していると考える。

　高齢化社会に入りパトグラフィーの関心領域は、拡大している。近年、高齢になっても俳句を作り続け、それが生きがいになって元気に暮らしている人、あるいは重篤ながんを患い、緩和ケア期にもかかわらず、創作活動を続け、これが大きな支えになっている人など、創造活動により、高い生活の質が保たれ、精神科的問題が回避されている事例は少なくなくない。そうした事例は、まさしくパトグラフィーの対象になる。

　創造活動が逆境を跳ね返すレジリエンスの働きをしているという視点は、医学一般において重要で、その意味では、パトグラフィーは医学における治療のなかに採択されてしかるべき重要な学であることを付け加えておきたい。

編者はしがき

小林　聡幸

　今、パトグラフィー（病跡学）はどこに向かおうとしているのだろうか。

　と、病跡学の泰斗のひとり福島章が述べたのは世紀の変わり目である。四半世紀を経て、今われわれはどこまで来たのだろうか。

　引用したのは福島章・中谷陽二編『パトグラフィーへの招待』（金剛出版、2000）「はしがき」の冒頭である。19世紀末、ロンブローゾによって口火を切られたパトグラフィーは一時的に燃えあがったものの、あとはくすぶっているだけなのに、日本では専門の学会——日本病跡学会——をもち、定期的に充実した専門誌が発行されていると綴られる。そして病跡学とは何か、どのような方法と発想を獲得すべきか、どのような意義を持つか問われていると続けられている。

　『パトグラフィーへの招待』が上梓されたとき、福島をはじめとした斯界の論者の個人論集はあっても、このような入門書的なものはなく、わくわくして手に取ったものだ。もっとも、最初の章にパトグラフィーの紹介的な文章がいくつかあるほか、「第一線で活躍する著者たちに、それぞれの生涯の研究の軌跡や主題や方法などを書いていただくという趣旨で編集した」というだけに、内容的には必ずしも入門に留まらない。

　病跡学に携わるものとして、そのような趣旨の本がもっとあってもいいと思うのだが、同書もすでに絶版である。考えてみれば、当時の福島や、同書に遺稿が掲載された宮本忠雄の年齢に自分たちも近づいてきているのであって、「パトグラフィーへの再招待」をするのはわれわれの仕事なのだと思うに至った。

　当初はパトグラフィー入門のような本を構想したが、パトグラフィーには決まった方法論も発想法もあるわけではないし、そもそもが極めて学際的なものであって、むしろ一様には捉えがたいところこそが魅力である。研究者には、精神科医や心理師だけではなく、内科医や看護師、人文科学研究者などもいる。だいたい、本稿においても、病跡学とパトグラフィーと、その名称も揺れている上に、エピ-パトグラフィーだ、サルトグラフィーだと新たな術語も登場する。本書の第1部はややひねったパトグラフィー入門である。病跡学展望の最新のもの、病跡学が「重宝するもの」であることを説く論考、そして「書き方」。そこに中井久夫論を加えたのは、中井が病跡学の先達であること、その中井の「書く

こと」を論じた病跡学者の病跡であること、さらにわれわれが病跡学を「書くこと」に関わっているという三重のひねりがある。

　第2部以降は「入門」というより「成果」である。『招待』以降に『日本病跡学雑誌』をはじめとする医学雑誌に掲載された病跡学論文の中から印象的なものを選りすぐった「病跡学の現在」をお示しする。単行本収録作は避けているので、雑誌のバックナンバーを除けば本書でしか読めないものである。

　何ごとにつけ定義した途端に定義からあぶれるのが常であるが、病跡学とは、「精神的に傑出した歴史的人物の精神医学的伝記やその系統的研究」（宮本）、「精神医学や心理学の知識をつかって、天才の個性と創造性を研究しようというもの」（福島）といった規定は病跡学の核を押さえてはいるだろう。だが、前掲書で中谷は、古来からの天才研究に連なる、その病跡学の核のまわりに、精神病患者の制作物の症状学的特徴への関心や、精神分析的な手法を用いた文学作品の解釈などやや異なった関心や方法が交錯してきたと述べている。そしていまや交錯するものは質も量もふえてきているのである。

　第2部には、天才の創造性と——精神疾患から気質まで幅はあるが——その病理との関係を精神医学・心理学の文脈で論ずるという比較的オーソドックスな病跡学論文を集めた。が、それは「比較的」であって、例えばヴェルフリは病理と創造を扱うとともに精神病患者の制作物への関心の文脈にもある。

　近年の動向として、神経発達症（発達障害）への関心の強まりがあるが、自閉スペクトラム症、あるいはもう少し広げて自閉症スペクトラムの病跡学を第3部に収めた。神経学的特性と表現とを単純に結びつけるだけでいいのかとか、統合失調気質（分裂気質）や中心気質との相違など深めるべき論点は多々あるが、病跡学の向かう道のひとつである。

　第4部はサルトグラフィーに充てた。病理が創造性に影響を与えるばかりでなく、創造性が病理を緩和したり、いい影響を与えるという視点は昔からなかったわけではないが、より積極的に創造性と健康生成を論じていこうというのはもう一人の編者である斎藤環が打ち出したコンセプトである。また、身体疾患の病跡学に属する論考もここにある。

　以上のように分類してみたものの、それはいささか強引だと思わざるを得ないほど、個々の論文の方向性は一様なものではないのだが、さらに第5部においてはラベルを貼りきれず、収拾のつかない様々な傾向をご覧いただく。「死」、「夢」、登場人物の病跡学、比較病跡学、精神分析的作品論、システム論……

パトグラフィーはどこまで来たのか、そしてさらにどこに向かうのか。

本書によって、パトグラフィーという領域があることを知らなかった方にその面白さを伝えたい。そして自分もこのような研究に参画したいという方をお招きしたい。

ようこそパトグラフィーの世界へ。

目　次

序　……………………………………………………………… 加藤　敏　3

編者はしがき　…………………………………………………… 小林聡幸　7

■第1部　パトグラフィーへようこそ

病跡学（パトグラフィー）の現状と課題　……………………… 田中伸一郎　14

「　　　」と病跡学　…………………………………………… 佐藤晋爾　22

中井久夫におけるトラウマと「文体の獲得」　………………… 松本卓也　34

パトグラフィーの書き方　……………………………………… 小林聡幸　58

■第2部　疾患と創造の相即相入

エドヴァルド・ムンクが描出した統合失調症性の両価性　……… 角田京子　72

幼年期の踏査——アドルフ・ヴェルフリの妄想的自叙伝について——　上尾真道　95

セザンヌのタンペラマン——不肖の父の肖像——　………………… 内海　健　112

ヒルデガルト・フォン・ビンゲンと側頭葉てんかんにおける神秘体験

　　——異言は何故真理を語るのか、また、ヒステリーは異言を語りうるか——

　　………………………………………………… 兼本浩祐、大島智宏　128

サド侯爵の拘禁反応　…………………………………………… 小畠秀吾　139

フィリップ・K・ディックと穴だらけの世界　………………… 小林聡幸　157

■第3部　自閉症スペクトラムの創造性

スタンリー・キューブリック論　または私は如何にして

彼のドリー撮影と自閉症児の電車好きが関係していると悟ったか

　　…………………………………………………………… 小林　陵　176

伊藤若冲——創造性の地下水脈としての自閉スペクトラム特性——　… 華園　力　191

グレン・グールドの病跡、リズム論への寄与、演奏史上の位置　　津田　均　211

■第4部　サルトグラフィーの試み

坂口恭平——健康生成としての創造—— …………………… 斎藤　環 242

色川武大の『狂人日記』——絶望を描いた希望の書—— ……… 齋藤慎之介 251

からだでしかないじぶん——癌患者としての伊藤計劃と創造性—— 風野春樹 269

庵野秀明のサルトグラフィー …………………………………… 斎藤　環 277

■第5部　病跡学のダイバーシティ

死と音楽——宮城道雄と内田百閒の創造性の接点にあるものを巡って——

　　　　………………………………………………………… 牧瀬英幹 298

安部公房の「夢の論理」と「論理の夢」 …………………… 番場　寛 330

作家・森茉莉における少年愛の幻想と「父」 ……………… 村田智子 349

車寅次郎の虎気質について ………………………………… 杉林　稔 370

システム的制作のプロセス——デデヴィッド・リンチ ………… 河本英夫 383

ウォーホルとポップ哲学——病跡学的再考—— ……………… 花村誠一 397

付録1：ブックガイド　パトグラフィー必読書　23 冊 ………… 斎藤　環 420

付録2：『日本病跡学雑誌』人名目録（第 51 号〜第 100 号） … 小林聡幸 433

あとがき ……………………………………………………… 斎藤　環 451

第1部

パトグラフィーへようこそ

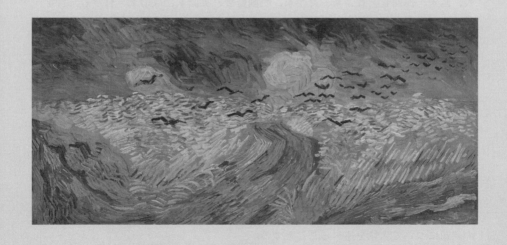

フィンセント・ファン・ゴッホ『カラスのいる麦畑』1890年

病跡学（パトグラフィー）の現状と課題

田中伸一郎

Ⅰ．はじめに

　病跡学（パトグラフィー）とは何か。一言でいうと、人間の創造の秘密を探求しようと試みる学問である。精神医学の立場からすれば、事例研究（case study）の方法によって心の状態と創造性ないし創造的行為の関係について考察する精神病理学の応用領域であり、古きよき精神医学らしさを残し、天才学を含めた医学的人間学として人文科学との接点を有する学際的な分野であるといえよう。

　病跡学研究の概要をまとめると次のようになる。

　研究の目的は、対象となる創造者がどのような時代に生き、どのような場所・地域で暮らし、どのような人々に囲まれ、どのような人生を送り、いかにして創造性を発揮し、いかなる創造的活動を行ったのかという精神の軌跡（trajectory）を描き出すことにある。研究の対象は、例えば、小説家、作家、マンガ家、詩人、画家、作曲家、音楽家、舞踏家、映画監督、実業家、政治家、哲学者、科学者、心理学者、精神科医、医学者などであり、なんらかの病気、とりわけ精神疾患を患っていた（と推察される）人物である。研究の方法は事例研究（case study）が主であり、この点において精神病理学、精神鑑定の方法と共通している。

　また、研究の対象選択において、研究者自身の人柄、罹患しているなんらかの病気、臨床フィールドと臨床経験、人生経験、そして対象への愛好が反映されるというのも、精神鑑定は別にしても、精神病理学の場合と共通しているといえるかもしれない。それゆえ、時折著名な心理学者、精神科医を対象とした病跡学が発表されることになるのだろう。

　本稿では、病跡学（パトグラフィー）の歴史と英語圏の病跡学「的」研究の現状を通覧したのち、日本の病跡学に登場した新領域としてエピ－パトグラフィー、作中人物の病跡学、サルトグラフィーの三つを紹介しながら、これからの病跡学の課題について私見を述べることとする。

Ⅱ. 病跡学（パトグラフィー）の歴史

　人間の創造性についての研究は古代ギリシアに遡るが、19世紀に入ってイタリアの犯罪学者としても有名なLombroso Cが、当時の精神医学において主流であった変質学説の立場から精神病と天才との関連を主張し、『天才論』(1894)[10]を著したのが病跡学「的」研究の嚆矢である。実際に病跡学（Pathographie）という言葉が用いられたのはドイツの神経科医Möbius PJによる論文「シェッフェルの病気について」(1907)が最初であるとされている[12]。

　天才研究は、20世紀前半において頂点に達し、ドイツの精神科医・哲学者であるJaspers Kによる『ストリンドベルクとファン・ゴッホ』(1922)[4]、ドイツの精神科医であるLange-Eichbaum Wによる『天才——その矛盾と宿命』(1928)[9]、ドイツの精神科医であるKretschmer Eによる『天才の心理学』(1929)[8]という病跡学の三大古典に結実した。

　内容を紹介すると、まずJaspersは、作家ストリンドベルク（1849～1912）と画家ゴッホ（1853～1890）の作品がそれぞれ当時の精神分裂病の発病によってどのような影響を受けているのかを病誌的に分析し、前者のストリンドベルクでは病的症状によって作品内容の変化を被っているのに対し、後者のゴッホでは病的過程によって作品様式の変化をきたしているとして両者の違いを仔細に考察した[4]。次にLange-Eichbaumは、古今東西の数百もの傑出人に関する数千の文献を網羅的に調査し、平たくいえば、「天才が狂気なのではなくて、狂気が人を有名にさせることが多く、名声が天才への道を容易にする」[12]というテーゼ、今はもう忘却されてしまった社会的病誌（Sozio-Pathographie）のテーゼを提出した[9]。さらにKretschmerは、多数の天才人を取り上げ、みずからの気質類型論に基づいて循環気質者と分裂気質者に分類し、「天才は生物学的、遺伝学的に不安定な変種であり、精神病、精神病質などに対する抵抗減弱を持つ。そして、天才の精神病的、精神病質的要素は、彼らのデモーニッシュな要素と密接に関係している」[24]と考察した[8]。

　ここで、日本の病跡学の礎を築いた宮本による重要な指摘を確認しておきたい。すなわち、病跡学の黎明期には、Möbius、Jaspersに代表される個別病跡学（Einzelpathographie）とLombroso、Lange-Eichbaum、Kretschmerに代表される集団病跡学（Sammelpathographie）の2つの流れがあったという指摘である[12]。

　日本では、高橋による高度経済成長期ごろまでの文献調査[19,20,21]にあるように、

夏目漱石、芥川龍之介、太宰治、三島由紀夫といった著名な作家を対象とした個別病跡学研究が多いのが特徴である。

それを踏まえ、先の宮本は、Jaspersによる病跡学の定義、すなわち、「病跡学とはいわば伝記（Biographie）であり、精神病理学者にとって興味深い精神生活の側面を叙述すること、そして、そのような人間の創造の生成にとってその精神生活の諸現象ならびに過程がもつ意義を明らかにすることである」[5]という定義を重視し、病跡学とは「精神的に傑出した歴史的人物の精神医学的伝記やその系統的研究をさす」[12]と再定義したのである。想像するに、20世紀後半までの日本では、よくも悪くも病院を中心と

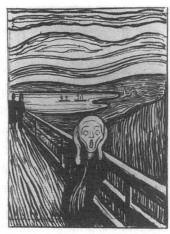

図　叫び（ムンク、1895、石版）
（文献11より引用）

した（＝当時の精神分裂病を主体とした）精神医療が行われ、当時の精神科医がJaspersの精神病理学をバイブルとしていたことも大いに影響しているのではないかと考えられる。

ちなみに、宮本によるムンクの病跡[14]は、日本の病跡学の代表的業績の１つである。現在においても、精神医学に興味を持つ初学者が統合失調症の体験世界を理解するのに有用な論考となっている（図）。宮本は、一般向けの別の著書[11]でもこの石版を紹介し、「先入見のない眼でこの画をながめれば、空中からただよってくる幻の声や叫びに思わずわが耳をおおい、自分もまた声をからして叫ばざるをえないような一人の人間を見いだして、われわれはこの世ならぬものをまえにしたようにただ慄然とする」との解説を加えた。

Ⅲ．英語圏の病跡学（パトグラフィー）の現状

英語圏では、近年、創造性と精神疾患の関連性を統計学的に検討する研究が注目されている[6,25]。これらは、病跡学（パトグラフィー）の言葉こそ用いられていないものの、かつての集団病跡学から派生してきた病跡学「的」研究に位置づけられるかもしれない。代表的な研究をいくつか紹介しよう。

精神疾患の診断・統計マニュアル第３版（Diagnostic and Statistical Manual for Mental Disorders, 3rd edition：DSM-Ⅲ）が登場した1980年代に入り、アメリカの精

神科医である Andreasen N は、30名の作家と30名のコントロール群を比較し、作家は高率に感情障害、とりわけ双極性障害に罹患し、一親等にも感情障害が高率にみられたが、知能（IQ）と創造性は関連がなかったことを明らかにした[1]。イギリスの精神科医であり、みずからも双極性障害に罹患していることを公表している Jamison KR は、著名な詩人、小説家、劇作家、伝記作家、芸術家の気分変動と創造性を調査し、軽躁病と創造性の密接な関係を見出し、これに対して創造性エピソード（creative episode）という呼称を提出した[3]。これらの知見は、かつて Kretschmer が「精神生活の著しい周期性こそ天才的創造力の特徴である」[12]としたことと響き合っている。

　ただ、いずれにしても、宮本が「この状態（＝軽躁状態）ではむしろ、現在の生をゆたかにすること、日々のなかで健康に働くこと、一言でいえば『生きる』ことにすべての力が注がれ、まわりの事象は主体と一体になって、ともに高揚し、ともに衰退し、そのため創造者にとって必要な『世界からのへだたり』がなくなってしまう」[12]と指摘したように、気分が高揚し、活動性が高まる時期において創造的行為がなされるという単純な理解には限界があることに留意しなければならない。というのも、創造者というのは、人間である以上、創造の時間を確保し、創造の場所にひきこもる契機を手にしなければ、創造的活動を行うことが不可能なのだから。

Ⅳ. 日本の病跡学（パトグラフィー）の三つの新領域と その課題

　日本の病跡学（パトグラフィー）は、精神医学の内外からの批判にさらされながらも、研究の対象と方法に修正を加えながら、今なおその範囲を拡張している。ここでは、日本の病跡学に登場した三つの新領域を紹介しよう。

　第一は、エピ－パトグラフィーである。宮本は、高村光太郎、智恵子の夫婦を取り上げ、健康な創造者である光太郎が、当時の精神分裂病を発症した智恵子に影響され、詩作を行ったことを考察し、エピ－パトグラフィーと呼ばれる新たな領域を切り開いた[13]。宮本の一番弟子である加藤は、これを思想的系譜におけるエピ－パトグラフィーにまで拡張し、たとえば、精神疾患を患ったとされる詩人ヘルダーリンを師とした健康な哲学者ハイデガーが病理性を孕んだ思想を展開したと考察している[7]。病跡学の縁がここまで広がってくれば、社会学者の大澤が近代社会は「自己意識をもつ社会」であるとし、例えば、「フロイトがどういうふうに心を理解したのかということ自体が、一つの時代というものを物語って

いる」と述べた[15]ことと通底しているといえるのではないか。

　近年出版され、優れた散文作品に対して贈られる大佛次郎賞を受賞した内海による『金閣を焼かなければならぬ』[26]もまた、広い意味で、エピーパトグラフィー研究に位置付けられるだろう。この著作では、金閣放火事件の犯人であり、後に当時の精神分裂病を発症した林養賢と、精神疾患を持たなかったが、養賢をモデルとした放火犯を小説『金閣寺』において創造した三島由紀夫との間における犯罪行為と精神疾患（当時の精神分裂病）と創造的行為をめぐるいささか錯綜した関係が鮮やかな精神病理学的考察によって解明されている。日本の病跡学の金字塔といっても過言ではないだろう。

　こうしたエピーパトグラフィーは、複数の対象人物をめぐる複雑な関係を整理しながら考察を行うという研究者の観察力、洞察力、記述力、構想力、ひいては人間力に負うところが大きいに違いない。たとえそうだとしても、これからの病跡学がめざすべき地点であると考えられる。

　第二は、作中人物の病跡学である。実在しない作品中の人物に関する医学的考察など、何の意味もないという厳しい意見があるかもしれない。しかし、そうした反論があることは承知の上で、人間理解のプロフェッショナルである小説家、作家、マンガ家、脚本家、映画監督などが造形した人物を対象とし、事例研究（case study）の方法によってその人物の心の状態と広く精神的活動の関係を考察したものも病跡学に含めてもよいだろう。ただし、斎藤が吉田戦車による不条理ギャグマンガ『伝染るんです。』を取り上げて指摘したように、作者個人の精神病理とは別に作品自体が病理性をはらむこと（これを斎藤は「病因論的ドライブ」と命名した）があることを押さえておく必要がある[16]。すなわち、作者と作品を単一の病理で直線的に結び付けてしまわないような読解力が求められている。

　この作中人物の病跡学の中でも、とりわけ世界で愛好されている日本のマンガの作中人物を対象とした病跡学は、これからもっと注目される領域となる可能性を秘めているのではないかと考えられる[22]。海外の研究者に対して日本の病跡学を知らしめるためにも、われわれの研究成果を英語で発信していかなければならないだろう。

　第三は、サルトグラフィー（salutography）である。このサルトグラフィーという言葉は、斎藤が著書[17]を出版し、「健康生成と病跡学」のテーマで日本病跡学会総会を主催した2016年に、同会のシンポジストとして招かれた小林聡幸が斎藤のアイデアに着想を得て創案したものであるという[18]。精神的健康と創造的活動の関係を考察するサルトグラフィーは、緒に就いたばかりである。

ここでは、明治の文豪である夏目漱石を取り上げてみたい。

従来の漱石研究では、Jaspers による「その人の創造は病にもかかわらず現れたのか、それとも病によってこそ現れたのか」というテーゼに忠実に[5]、あるいはカナダの精神医学史家である Ellenberger HF による創造の病（creative illness）の概念[2]、簡潔にいえば「病み抜けした時にこそ創造は生まれる」というテーゼのもと、実にさまざまな精神疾患（ないし病的な精神状態）と創造性との関係が論じられてきた[23]。こうした疾患生成的な立場からすれば、漱石は執筆活動によって神経衰弱と追跡狂を克服したのだという結論が出てくる。しかし、健康生成的な立場からすれば、漱石が一人孤独に執筆に向かい、神経衰弱と追跡狂を相対化しながらみずから癒しを得たなどとは考えない。どう考えるのかというと、漱石が俳句文芸誌『ほとゝぎす』の編集者であった高浜虚子に勧められ、今は亡き正岡子規の邸宅での朗読会に参加し、身近な仲間に対して『吾輩は猫である』のプレリリース版「猫伝」をお披露目し、そこでの好評を得ながら書き進めたことこそが、漱石の精神的健康にとって重要であったと考えるのである[23]。サルトグラフィー研究によってこそ、漱石の筆が猫による観察記録から登場人物たちの勝手気ままな語らいに移っていった本当の意味が理解できるだろう。留学中に友を亡くした漱石は、不在の世界をともに生きる仲間を希求し、多くの読者を獲得しながら国民的作家になっていったのではなかろうか。

こうしたサルトグラフィーは、従来の研究を見直し、病跡学のよりポジティブな側面を発展させるのに一役買うことになるのではないかと考えられる。

V．おわりに

ここまで紹介してきたように、病跡学（パトグラフィー）は、ある人間が「病にもかかわらず、あるいは病によってこそ」価値ある創造的活動を行ったという精神の軌跡（trajectory）を記述するものである。となれば、そのようなポジティブな価値とは無関係な精神症状を、現病歴や治療経過の中で記述していく臨床的な事例報告（clinical case report）とは大きなギャップがあることを認めざるを得ないだろう。それゆえ、病跡学の存在意義が問われることになる——今日の臨床精神医学において、はたして病跡学は必要なのだろうか、と。

もし、われわれ精神科医が完全に人間から興味を失っているのだとしたら、病跡学という学問はもはや必要ないのかもしれない。目の前の病人に対してなんら疑問を抱かないまま教科書的な症状を抽出し、ガイドラインに従った治療を施

し、その人をノーマライズして社会へと送り戻すという臨床実践に明け暮れていればよいのではないかと思う。

しかし、真面目な日本の精神科医ならば、たとえそうした臨床実践に埋もれていたとしても、世界を見渡せば、思いも寄らない突出した創造的行為をなした傑出人がごまんといたことを発見し、「この人は一体、どのような人物だったのだろうか？」と再び人間への興味を呼び覚まされるのではなかろうか。例外的な存在は、人間の潜在性への意識を覚醒させるに違いない。パソコンの電源を立ち上げ、検索サイトにその人物の名前を打ち込み、なにやら文献調査をスタートした時点で、それは立派な病跡学研究の始まりなのである。

精神医学において病跡学が必要かどうかを問う前に、病跡学は始まっている。始まってしまう以上、その存在意義を問うても意味がない、というのが筆者の答えである。その後は、先ほどのギャップを埋めるだけの記述力をいかにして彫琢できるかということに病跡学の成否がかかっている。

文　献

1) Andreasen, N. C.: Creativity and mental illness: prevalence rates in writers and their first-degree relatives. Am. J. Psychiatry, 144 ; 1288-1292, 1987.

2) Ellenberger, H. F.: The concept of creative illness. Psychoanal Rev, 55: 442-456, 1968. （中井久夫、西田牧衛訳：「創造の病い」という概念．飯田　真、笠原　嘉、河合隼雄ほか：精神の科学　別巻　諸外国の研究状況と展望．岩波書店、pp. 224-246、1984.）

3) Jamison, K. R.: Mood disorders and patterns of creativity in British writers and artists. Psychiatry, 52 ; 125-134, 1989.

4) Jaspers, K.: Strindberg und Van Gogh: Versuch einer pathographischen Analyse unter vergleichender Heranziehung von Swedenborg und Hölderlin. Bern, 1922. （村上仁訳：ストリンドベルクとファン・ゴッホ──芸術作品と精神分裂病との関聯の哲学的考察．山口書房、京都、1947.）

5) Jaspers, K.: Allgemeine Psychopathologie. 5. Aufl., Springer Verlag, Berlin/ Heidelberg/ New York, 1948. （内村祐之、西丸四方、島崎敏樹ほか訳：精神病理学総論．岩波書店、東京、1953-1956.）

6) 加藤　敏：創造活動における精神の逸脱と癒し．創造性の精神分析──ルソー・ヘルダーリン・ハイデガー．新曜社、東京、pp. 13-27、2002.

7) 加藤　敏：思想のエピ－パトグラフィー．創造性の精神分析──ルソー・ヘルダーリン・ハイデガー．新曜社、東京、pp. 153-239、2002.

8) Kretschmer, E.: Geniale Menschen. 5. Aufl., Springer, Heidelberg, 1958. （内村祐之訳：

天才の心理学. 岩波文庫、東京、1982.)

9) Lange-Eichbaum, W.: Das Genie-Problem: Eine Einführung. Reinhardt, München, 1941.（島崎敏樹、高橋義夫訳：天才——その矛盾と宿命. みすず書房、東京、1953.)

10) Lombroso, C.: L'uomo di genio in rapporto alla psichiatria, alla storia ed all'astetica. Fratelli Bocca, Torino, 1888.（辻 潤訳：天才論. 植竹書院、1914.)

11) 宮本忠雄：精神分裂病の世界. 紀伊國屋書店、東京、1977.

12) 宮本忠雄：パトグラフィー研究の諸問題. 病跡研究集成——創造と表現の精神病理. 金剛出版、東京、pp. 15-81、1997.

13) 宮本忠雄：光太郎・智恵子——エピ-パトグラフィーの試み. 病跡研究集成——創造と表現の精神病理. 金剛出版、東京、pp. 116-124、1997

14) 宮本忠雄：ムンク病跡の脈絡. 病跡研究集成——創造と表現の精神病理. 金剛出版、東京、pp. 163-247、1997.

15) 大澤真幸：社会学史. 講談社現代新書、東京、2019.

16) 斎藤 環：文脈病——ラカン／ベイトソン／マトゥラーナ. 青土社、東京、1998.

17) 斎藤 環：人間にとって健康とは何か. PHP新書、東京、2016.

18) 杉林 稔：庄野潤三のサルトグラフィ. 病跡誌、98；46-54、2019.

19) 高橋正雄：我が国における病跡学の歴史——戦前篇. 病跡誌、77；4-26、2009.

20) 高橋正雄：我が国における病跡学の歴史——戦後篇：1945〜1969. 病跡誌、80；23-46、2010.

21) 高橋正雄：我が国における病跡学の歴史——戦前篇・補遺. 病跡誌、81；68-71、2011.

22) 田中伸一郎：漫画の病跡学の発展可能性について. 病跡誌、96；2-3、2018.

23) 田中伸一郎：漱石に転機をもたらした猫——神経衰弱と追跡狂との付き合い方について. 精神経誌、122；34-40、2020.

24) 津田 均：クレッチマー Ernst Kretchmer『天才の心理学』[1928年]. 松下正明、中谷陽二、加藤 敏ほか編、精神医学文献事典. 弘文堂、東京、p. 159、2003.

25) 植野仙経、村井俊哉：外からみた病跡学. 臨床精神医学、48；347-354、2019.

26) 内海 健：金閣を焼かなければならぬ——林養賢と三島由紀夫. 河出書房新社、東京、2020.

「　　　」と病跡学

佐藤　晋爾

　本稿は、個人的な体験を交えた内容で学術的と言えない部分がありますので、皆さまの前でお話させていただいているような文章にさせていただきたく存じます。読みにくいところがあるかもしれませんが、ご容赦ください。

Ⅰ．はじめに

　タイトルの"「　　」と病跡学"、誤植のようですが、そうではありません。もともと総会テーマにするつもりでしたが、学術総会[註]にはふさわしくないと考えなおし、私の発表タイトルにさせていただきました。

　さて、病跡学について、精神科で他領域をご専門の先生方にお話しすると、「見てもいない人の診察なんてできるのですか」と至極真っ当なご批判を受けたり、時に「いい趣味ですね」と言われてしまったりすることがあります。私も自虐的に「趣味です」とつい言ってしまうことがあるのですが、内心は複雑です。しかし、病跡学は趣味に留まるものでしょうか。ちなみに精神病理学でも同じような反応を見聞きします。

　贔屓目かもしれませんが、病跡学にしろ、精神病理学にしろ、別の学問領域と結びつくことができる応用可能性や展開可能性をもっていて、人の心を扱う精神科臨床では必須の学問ではないかと、私は思っております。"「　　」と病跡学"というタイトルにはそういう意図を含めています。本発表では、病跡学が趣味に留まるものなのか、つまり、臨床での有用性、役に立つことと無関係なのかについて考えてみたいと思います。

Ⅱ．ジョゼフ・チャプスキの生涯[1~3,5]

　そこで、ポーランドの画家ジョゼフ・チャプスキ（図1）の生涯を概観しながら、有用性について検討してみたいと思います。日本ではあまりなじみがないか

註）本稿は第69回日本病跡学会総会（於・つくば）で行った大会長講演をもとにしている。

もしれませんが、ある事件で歴史に名を残しており、これについては後に触れます。なお、ジョゼフの叔父は、フロイトの「夢解釈」に登場するシニョレリの逸話に関係している人物として知られています[5]。

伝記や著作を参考にして、チャプスキの生涯を簡単にまとめたものが表1です。チャプスキはポーランドの名門貴族出身で、フッテン＝チャプスキ家の長男として生まれました。ただし四人の姉がいたので第五子でした。彼が幼児の頃のポーランドは王政でしたが、ロシア革命の影響で彼が物心ついた時期に共和制に移行します。世が世ならば、彼の祖父がかつてそうだったように、母国の政府高官として活躍したかもしれません。しかし、時代が許しませんでした。彼が生まれてから青年期に当たる時期は、ロシア革命、第一次世界大戦、第二次世界大戦と、ヨーロッパ動乱の時期で、ソビエト連邦とポーランド間でも戦争が何度も起きています。当時のこの地域の歴史は複雑で、ポーランド、現在のウクライナ、ロシアにあたる地域で、絶えず国境が動いていました。現在のウクライナの苦境もこのような歴史を踏まえないと私たちには理解できないのかもしれません。

チャプスキに話を戻します。彼は、現在のベラルーシ領にあった城館で、幸福な幼年時代を過ごしました。当時のロシア、

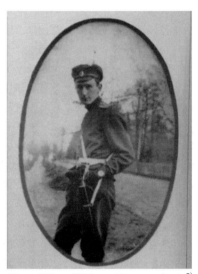

図1　最初に従軍した頃のチャプスキ[5]

表1　チャプスキの生涯[5]

・1896年4月3日	フッテン＝チャプスキ家の長男としてプラハで生まれる。
・1917年（21歳）	サンクト・ペテルブルク大学法学部卒業。軍人となり騎兵隊に配属される。ロシア革命勃発。
・1918年（22歳）	ポーランドが第二共和制になる。美術学校入学。
・1920年（24歳）	ポーランド・ロシア戦争（1918〜1921）に従軍
・1921年（25歳）	美術学校に再入学。
・1924年（29歳）	パリに移住し画家として知られるようになる。
・1932年（36歳）	ポーランド軍に再入隊。ソ連軍の捕虜になる。
・戦後はパリで画家として生活。ポーランドへの入国は許されなかった。	
・1993年1月12日	パリにて死去。

ポーランド貴族の慣例通り、自宅ではフランス語で話し、またドイツ語も学んでいました。トルストイを愛読し、リストとワグナーを愛する芸術好きな青年に成長した彼は、サンクト・ペテルブルグ大学で法学を学びます。しかし、ほどなく第一次世界大戦が勃発し、彼は志願兵として戦闘に参加します。とはいえ、トル

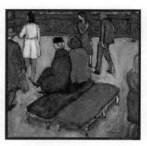

図2　チャプスキの作品[5]

ストイに影響を受けていた彼は、軍隊生活を嫌っていたといいます。

　戦後にポーランドに帰国すると、ワルシャワの美術アカデミーに入学しますが、今度はポーランド・ソ連戦争が始まり、軍隊に復帰します。戦後は美術学校に戻り、仲間たちとフランスに移住します。フランス語を唯一、流暢に話せた彼が中心になって、仲間たちと画家として活動し、ドラクロワ、ターナー、ゴヤなどから影響を受け、ジャン・コクトー、プーランク、ディアギレフ、ピカソなど錚々たる人物たちの知遇を得ています。チャプスキ自身は、ゴッホやセザンヌを愛しており、筆跡分割法を用い、色使いも印象派らしさがあります（図2）。また、プルーストの『失われた時を求めて』をこの時期に読み、以後、彼にとって大切な作品となったのでした。チャプスキは、パリで三人の重要な人物と出会っています。一人は、淡い恋愛関係のまま、結ばれることのなかったキャサリン・ハリスン。愛人関係となり、数年後に自殺してしまうセルゲイ・ナボコフ。執筆を手伝い、長く共に生活したルードヴィッヒ・ヘリングです。パリの生活は彼にとって充実し幸せなものだったようです。

　やがてナチスが台頭し、危機感を抱いた彼はポーランドに帰国します。その直後の1939年、独ソ不可侵条約によって、ドイツとソ連の間でポーランドが不法に占領割譲されます。彼は母国を守るために大尉として任官しますが、すぐにソ連側の捕虜になり、まずスタロビエルスクにある収容施設、数か月後にグリャゾーヴェッに収容されます。この時の生活を記したのが文献1です。

　1941年に独ソ戦が始まると、ドイツが瞬く間にモスクワ近郊まで侵攻したため、収容所がドイツ側の占領地域に置き去りになります。ソ連は亡命ポーランド政府と条約を締結し、捕虜たちを解放することにしました。チャプスキはポーランド亡命政府軍に編入され、いわゆる「カティンの森」事件の捜査を任命されて、現場調査担当になります。チャプスキが歴史の表舞台に出たのは、おそらく

この時でしょう。「カティンの森」事件に関連する文献で「チャプスキ大尉」がいかに苦労してこの事件を捜査しているかが記録されています[12]、[13]。この事件で何名のポーランド将兵が殺されたかいまだに分からないのですが、状況から明らかにソ連の犯行にも関わらず、ソ連はドイツの犯行と主張し続け、中立であるべき米英は対独陣営に入ったソ連への外交的配慮から、この事件を見て見ぬふりをしました。そのためにチャプスキは、直接ソ連の将校に会いに行ったり、自分を捕らえていたKGBの前身組織であるNKVD本部に直接訪れて調査をしたり、大変に苦労しています。独ソ間のプロパガンダの意味もあった泥試合の様子と、時代的制約があったとはいえ米英の狡猾な態度は、文献12、13をお読みいただければと思います。

　結局、うやむやとなった「カティンの森」事件を担当した後のチャプスキは中東からイタリアに転戦し文化部門担当となります。ポーランド軍に尽くしたチャプスキですが、第二次世界大戦後は共産圏に組み込まれた母国に戻ることができずフランスに定住します。

　その後、自身の絵画展を開き、多くの文学思想的著作を発表しながら、若い世代のポーランド人の教育に力を注ぎ雑誌「Kultura」の編集に参加して、亡くなるまでフランスにとどまりポーランドの民主化運動に尽力したのでした。

Ⅲ．収容所時代のチャプスキ

　チャプスキの最初の著作は『スタロビエルスクの思い出』[1]という捕囚時の体験記です。当時のポーランドの上級将校は、大学教授、医師、チャプスキのような貴族、システムエンジニアなど、高等教育を受けた者で占められていました。そしてソ連はなぜか彼らだけを集めた収容所を設置しました。

　同書によると、スタロビエルスク収容所は修道院を改装したもので、悪臭が漂い、極寒の中、一人になれるような場所も、満足に寝られるスペースもなく、終始シラミに悩まされ、食事も少なく、風呂にも入れない劣悪な環境だったといいます。外では、四六時中大音響で共産主義に関するプロパガンダ放送が流れ、壁には銃殺の跡がこれみよがしに放置されていました。

　捕虜への身体的暴力はなかったようですが、精神的拷問といってよいものはありました。一人になる時間は与えられず、唯一の慰めとチャプスキが書いている友情も、突然の同室者の総入れ替えでしばしば中断を余儀なくされました。囚人たちが可愛がっていた犬も無残に殺されたり、ポーランドを侮辱する言葉を繰り

返し投げかけられたりし、絶望感と屈辱感に苛まれたとチャプスキは書いています。

　また、不気味なのは尋問でした。夜になると、突然呼び出されて、繰り返し同じことを質問され、写真を撮られ、時に恐喝めいたことをされたともいいます。意味ありげで目的が全く不明な行動が繰り返されるのは、精神的に強いストレスになったでしょう。このため捕虜の中には、共産主義に転向してしまったり、士気を喪失して怠惰になり、尊厳も道徳も失ったような生活を送るだけになったものたちもいたといいます。

　さらに、不可解なことが起き始めます。数十人単位で突然解放されるのです。当初は皆、解放された同朋を祝っていましたし、チャプスキも早く自分の番がまわってこないかと望んでいました。しかし、解放されたはずの彼らの家族から、父は、息子は、夫はどうなっているのかという手紙が届くようになります。一体、彼らはどこにいったのか。お分かりのように、カティンの森に送られていたのでした。

　このような中、チャプスキは精神的な緊張と思考力を保ち続けます。それはいったいどのように可能だったのでしょうか。

Ⅳ. 症例「わたし」

　さて、本学会で、私はいつも症例を交えて発表させていただきますが、今回の症例は「私」です。露悪的にならない程度にお話させていただきます。

　私は精神科医になるつもりで筑波大学に入学し、そのまま母校の精神科に入りました。筑波大精神科の研修は、まず器質性精神疾患の鑑別と対処の仕方を学ぶこと、薬物療法をしっかり身に着けること、検査所見や画像の解釈、脳波判読などを一通りできるようになること、つまり標準的な精神科医としての基本を習得することが目標でした。これは今に至るまで私にとって宝です。

　研修が終わって派遣されたのが、ある民間総合病院でした。いわゆる一人医長として、その病院の精神科外来の立ち上げを指示されました。以後、私の精神科医としての経歴は、2年間に満たない単科精神病院勤務と5年間の大学病院時代を除けば、今に至るまで総合病院一人医長です。

　医師お得意の忙しい自慢になるので詳細は控えますが、総合病院の一人医長はとにかく時間に追われます。たとえば私は新婚旅行に行けませんでした。出発3日前に救急搬送があり、全額返金でキャンセルする羽目になったからです。その

ような当時、私に必要なのは即座に役立つもので、白衣のポケットにガイドラインやマニュアルを入れ、分からないことがあれば周囲の内科医たちのように、各病院で利用可能になり始めていたPubMedでreviewやmeta-analysisを検索していました。しかし、このような状況は、ある有害事象をもたらします。徐々に患者さんが「同じ」に見えてくるのです。ざっくりと診断して対応を考える仕事のスタイルになり、患者さんの個別性を考える余裕がなくなるのです。今となっては、当時の患者さん方に謝りたい気持ちです。

　こうして、自分の仕事から充実感が失われ始めているように感じていたころ、「女児の唾液が欲しい」という主訴の患者さんと出会いました。初めて経験した例で、文献検索をしても治療に関するものはほぼ皆無で、鑑別や司法的処遇の論文しかありませんでした。もちろんマニュアルやガイドラインは役に立ちません。この時、これまで敬遠していた精神病理学の性的倒錯を論じたいくつかの著作を読むことで、私は患者さんの内面をある程度、理解できたような気持ちになり、見通しがたった安心感を得ることができました。さらに精神病理学の論文を読みふけっているうちに、関係者会議をすることを思いつきました。この経験は、今の私にとって重要なのですが、長くなるので割愛します。ただ、この会議を開くにあたって私の念頭にあったのは、多職種で患者さんを支えようという治療的意図だけではありませんでした。3〜4割は、患者さんが何か行動を起こしてしまった時のリスク・マネージメントの意味があったのでした。要は、自分に降りかかるかもしれない責任を分散することを考えていたのです。このことはずっと引っかかり続けました。私は責任から逃れようとしたのだと。ただ、この問題を考えるためのフォーマットが、私にはありませんでした。症例報告にする問題ではない。精神病理学的に検討する課題でもない。当時、臨床倫理という言葉を知りませんでしたし、その種の論文を精神科関連で見かけたこともありませんでした。こうやって考えることができないまま時間が過ぎていきました。

　ある日、妻と「オイディプス王」を舞台で観る機会がありました。観劇して、本を読んだ時には見逃していたあることに驚きました。オイディプスの弟クレオンの振る舞いです。帰宅して「アンティゴネ」も読み、2作品を通してクレオンの言動について考えることで、他者の言葉に応じることと責任をもつことを検討できると思い立ち、さっそく論文にしました。

　とはいえ、出来上がった論文をどこに投稿すればいいのか分からず、友人の国際医療福祉大学心理学部の小畠秀吾先生や、信頼する先輩で現・茨城県こころの医療センター院長の堀孝文先生にご相談したところ、お二人から、病跡学だろう

と背中を押してもらいました。この論文が、私が初めて切実な思いで書いた病跡学論文[6]でした。論文投稿の前に、恐る恐る学会で発表もさせていただきました。

　以後、何かを考える際の重要なフォーマットとして、病跡学という方法を私は手に入れることになったのでした。

V．再びジョゼフ・チャプスキへ[1~3,5]

　中断していた問い、"極限状態の中でチャプスキはいかにして精神的な緊張感と意欲を保ち続けたか"に戻りたいと思います。収容所生活で、ある一つの活動が重要だったとチャプスキは回想しています。彼らはスタロビエルスクで小さな会合をしたり、軍事問題、政治、文学について自由に語り合う時間をもちました。また朗読会や、わずかにある本を数ページに分冊にして、皆で奪い合うように読んでいたりしていたようです。このような活動が彼らの精神的糧となったのでした。circle と仲間内で呼ばれていた活動は、すぐに禁止されるのですが、チャプスキたちは隠れて続け、スタロビエルスクから移送されたグリャゾーヴェツでは事前審査のうえで許可されます。こうして、互いに自身の専門知識を講義しあう circle が、正式に続けられることになったのでした。

　さて、circle でチャプスキが仲間たちに向けて講義をしたのは、彼が愛したプルーストの小説『失われた時を求めて』についてでした。この講義録がチャプスキの著作で唯一邦訳がある「Proust, contre la déchéance」、邦題『収容所のプルースト』[2]です。

　話が逸れ、また私の憶測なのですが、原題の contre la déchéance には、プルーストへのオマージュがあると思います。Contre は「ContreSant-Bouve サント＝ブーヴに反す」から、la déchéance は堕落などの意味だそうですが「失われた時を求めて À la recherche du temp perdu」の la recherche に音が似ており、チャプスキは意識していたのではないかと思うのです。この著作の邦題は、私なら「私を失わせようとしたものに反して」といったタイトルにすると思いますが、稚拙な訳かもしれません。

　著作に話を戻します。『収容所のプルースト』はある意味奇妙な本です。文学的価値はおそらくないでしょう。なぜならプルースト研究者の考察ではなく、あくまで愛好家の講義だからです。同時に収容所のドキュメントでもありません。講義だけを収録し、収容所生活には一切触れていないからです。しかし、プルーストを読んだことのある者にとっては、とても感動的な本です。すべて記憶だけ

で書かれ、この講義のために膨大なノートを準備したことから分かる、チャプスキの比類のないプルースト愛。解説によれば引用は驚くほど正確だそうです[2]。どれだけチャプスキはプルーストを愛し、繰り返し読んだのでしょう。

さて、チャプスキがその時にいた戦場で、一般的に必要とされるものは何でしょうか。まず武器などの装備品、食料、あるいは戦闘士気などでしょう。文学作品は戦場において何の役にも立ちません。敵を殺傷することにも、腹の足しにもなりません。しかし戦場では何の役にも立たないと思われるもの、これこそ、チャプスキが精神的に生き延びるために役に立ったのでした。それは、忙しさの中で役に立たないと思っていた精神病理学の知識や病跡学の考え方が、自分独りで考え、対応しなければならない患者さんを目の前にしたときの私に、とても役に立ったことと似ていると思います。

VI. 「役立つ」こと

ここで「役立つ」ことについて考えてみたいと思います。私の考えでは、まず、今、この時点で使えるものという意味が、「役立つ」にはあると思います。というのも、この言葉を未来まで時間軸を延ばして使う際、〈将来〉〈今後〉という副詞をわざわざ入れなくてはならないからです。「役に立つ」だけでは、〈すぐに〉〈即座に〉という幅の狭い時間、効率性しか感じさせない言葉だと思います。また、応用が利くかどうかも意味しないと思います。むしろ用途が特化されていないと、即応性が失われてしまいます。

辞書でも調べてみましょう。「役」のつくりは矛や棍棒、匕首などの武器を意味し、へんは行くことを意味するそうです[11]。つまり「役」は"武器を持っていく"、つまり戦闘を意味しています。確かに「役」には"慶長の役"などの使い方があります。さらに「立つ」は"創建する、確立する"という意味だといいます[11]。つまり、「役に立つ」の本来の意味は、"人を殺傷することに特化した何かを、すぐに使えるように手元に確保しておく"ということになります。考えてみると武器は、究極の有用性、効率性、即応性をもつものではないでしょうか。殺傷することに特化し、どんどん消費しても構わず、応用を利かせる必要がありません。

さて、病跡学や精神病理学は「役に立つ」かについて考えてみたいと思います。

利用する時間軸が短く、次々と消費されても構わず、応用可能性の必要がな

い。効率性と利便性が最も必要になる医療は、救急治療や外科手術でしょう。そして、このような意味でなら、病跡学や精神病理学は、残念ながら「役に立たない」としか言えません。なぜなら、効率性も有用性の特化もしていないからです。しかし、私の考えでは、そもそも「病跡学や精神病理学は役に立つか」という問い自体が誤っていると思います。精神医学や精神医療では「役に立つ」こと、つまり即応性、効率性、消費、使用目的の特化は求められていないからです。

　精神医学や精神医療は、精神科救急でさえ、一般救急に比べれば観察や介入の時間軸が長いと思われます。ましてや通常の実践では、じっくりと時間をかけて患者さんの生き方や価値観、生育歴や家族関係を聴き、理解していくことが必要になります。そして、しばしばブリコラージュ的な工夫、応用が必要になると思います。たとえば私は、悪性症候群疑いの患者さんの尿量が減ってきた際、尿試験紙の潜血反応と肉眼的尿所見の乖離をみてミオグロビン尿かどうかを推測しています。

　精神病理学や病跡学が「役に立つ」ものでないとすれば、いったい何でしょうか。

　私の考えでは「重宝する」ものです。

　重宝とは、重、つまり尊い、そして宝、言い換えれば希少なものです。病跡学も精神病理学も、先人の貴重な経験の積み重ねの中で残った、かけがえのない知識であり、様々な学問と接続可能な可変性、柔軟性をもっています。このような知は、精神科以外の医学領域にはほとんどないと思います。それゆえに稀少なのです。

　「役に立つ」とは正反対の時間軸の長さや応用可能性をもつもの、精神医学、精神医療実践において「重宝する」もの、それこそが病跡学であり、精神病理学なのではないでしょうか。

Ⅶ. Usefulness of Useless Knowledge

　近年、特に基礎科学の領域で、役立つこと、効率性を求めることへの反動が出ていると思います。短期的な有用性を求めるあまり、すぐに結果が出ない学問領域が軽視されているという問題です。大学に所属していれば、科学研究費の申請などですぐに思い当たるところです。

　私は高校時代、宇宙論の学者になりたいと夢見て、超弦理論やインフレーショ

ン宇宙論、大統一理論などを論じた書物を読みふけっていました。これら宇宙論の基礎になるのは量子論です。この量子論は、実はかつて「こども物理学 Knabephysik」と揶揄されていたといいます[4]。当時、この分野で活躍した学者が若かったこともあるのですが、それだけではなく、頭脳の遊戯をしているように捉えられていたのだそうです[4]。しかし、100年余りが経ち、量子論は、半導体、レーザー技術、GPS技術に欠かせない理論になり、とてつもない計算の速さを誇る量子コンピューターも実用化されようとしています。役に立たないどころか量子力学や量子光学がなければ、現在の私たちの生活は成り立ちません。

　さらに面白いのが、量子論で必要な数学の群論です。群論は量子論より遡ることさらに100年前にガロアが考えた数学理論ですが、これも当時は抽象的で有用性がないと考えられていたそうです[4]。二重で役立たないとされたものが、100年、200年の時を超えて、必須のものとなっています。

　こうしてみると、短期的な役に立つかどうかという発想がいかに貧しいかが理解されるのではないでしょうか。

Ⅷ. 螺旋性

　ところで、私にとって病跡学はもう一つの意味で重要です。私は研修医時代から、日常的に行われる精神療法の基盤を考えたいと思っていました。しかし、どのようにアプローチすればいいか、まったくアイデアがありませんでした。そして、病跡学というプラットフォームを得てから、病から回復した人の人生全体を追うことができれば何かヒントを見つけられるかもしれないと思い至り、まさに病跡学こそ自分が求めていた方法に相応しいと気付きました。さらに考えてみると、人が人を治すことは人類がずっと行ってきたことです。だとすると、これまで蓄積されてきた思想や芸術の中に、人を治すことのヒントや本質が埋もれているかもしれない、それをテクスト読解で抽出できるのではないかとも考えました。この点でも病跡学は適当な方法でした。

　こうして、日常的に行われる精神療法について考えるために、病跡学が私にとって重要な位置を占めるようになりました[7~10]。これについては、いくつか報告をさせていただいたのですが、最近、気がついたことがあります。再度、チャプスキの人生に戻りたいと思います。

　チャプスキの経歴で興味深いのは、彼が嫌っていた軍人生活と、幼いころから目指していた画業を往復していることです。貴族としてのノーブレス・オブリー

ジュもあったのでしょうが、だとすれば、一度入隊すれば何も軍務を繰り返す必要はないと思います。評伝から分かるのは、チャプスキが軍役に就いた理由が、その都度、異なっていることです。最初は元貴族としての義務から、ついで愛国心のた

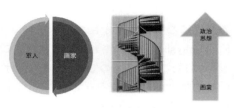

図3　チャプスキの螺旋的生涯

め、そして歴史的事件の捜査のためでした。これは、画家としての彼においても同じです。最初はただの貧乏画学生、ついでポーランドを担う画家、最終的には文筆家兼思想家として政治活動に参加する画家と発展していました。

　彼の人生は、"上から"眺めると軍人と画家という2つを反復しているのですが、"横から"眺めると、螺旋状に変化していると考えられるのです（図3）。

　この変化は、これまで私が病跡学で検討してきた人物にも共通しています。たとえば古典音楽と映画音楽を往復したオネゲルがあげられます[10]。そして、考えてみると、私自身にも当てはまります。精神療法への関心からスタートし、総合病院のリエゾン業務、ついで病跡学や精神病理、さらに精神療法へと、反復、往復しながら徐々に変化していると思っています。この数年の私の1日の過ごし方も同じです。日中はリエゾン業務で、主に器質性精神障害や身体合併をもつ精神科患者さんを診ています。そして外来で神経症圏の患者さんたちを診察し、業務が終ると、自室で精神病理や精神療法について学んだり、患者さんのことを考えたりすることを繰り返して、私の中で臨床への考えが変化しています。

　この螺旋性は、私の面接場面にも影響しています。たとえば強迫性障害の患者さんとの面談で、強迫行為について、ただの反復から、反復自体への気づき、反復が母親と関係しているかもしれない気づきと螺旋状に変化しており、そのことを患者さんと率直に話し合っています。螺旋性については、今後、もう少し考えてみたいと思っています。

IX．まとめ

　本稿のタイトルは「　」と病跡学でした。では「　」に何が入るのでしょうか。

　今回、お話しさせていただいたように、これまで私が病跡学会で報告してきたのは、「臨床の責任」と病跡学[6]、「精神療法」と病跡学[7-9]でした。

しかし、改めて考えてみると、役立つとは違う次元の「重宝さ」と病跡学、そして、病を得ること、病から回復することと関係する「螺旋性」と病跡学もあることに思い至りました。

重宝さと螺旋性の重要性を教えてくれた病跡学は、私にとって絶対に趣味ではありません。それどころか、私の臨床実践のみならず——大げさで気恥ずかしいですが——生き方や価値観にまで影響を及ぼしているかもしれないと思っています。

文　献

1) Czpaski, J.：Souvenir de Starobielsk. Noir sur Blanc, Lausanne, 1987.

2) Czpaski, J.：Proust, contre la déchéance. Noir sur Blanc, Lausanne, 1987.（岩津航：収容所のプルースト．共和国、東京、2018.）

3) Czapski, J.：Terre Inhumanire. L'Age d'Homme, Lausanne, 1991.

4) Flexner, A., Dijkgraaf, R.：The Usefulness of Useless Knowledge. PUP, Princeton, 2017.（初田哲男監訳：「役に立たない」科学が役に立つ．東京大学出版、東京、2020.）

5) Kappels, E.：Almost nothing. The 20th-century art and life of Josef Czapski. New York Review, New York, 2018.

6) 佐藤晋爾：臨床における責任と応答可能性．病跡誌、83；37-44、2012.

7) 佐藤晋爾：臨床における対話 I ——ブランショの「対話（entretien）」概念から．病跡誌、87；51-6、2014.

8) 佐藤晋爾：臨床における対話 II ——「間 entre」にあるものは何か．病跡誌、90；68-80、2015.

9) 佐藤晋爾：Homo curans としての Spinoza：精神療法の水準点．病跡誌、96；37-49、2018.

10) 佐藤晋爾：オネゲル——さまよえるスイス人．病跡誌、97；19-29、2019.

11) 白川静：字通．平凡社、東京、2014.

12) Zaslavsky, V.：Pulizia di classe. Il massacro di Katyn. Il Mulino, Bologna, 2006.（根岸隆夫訳：カチンの森——ポーランド指導階級の抹殺．みすず書房、東京、2010.）

13) Zawaodny, J. K.：Death in the Forest. The story of the Katyn Forest Massacre. University of Notre Damme, Indiana, 1962.（中野五郎、朝倉和子訳：消えた将校たち——カティンの森虐殺事件．みすず書房、東京、2012.）

中井久夫におけるトラウマと「文体の獲得」

松本　卓也

Ⅰ．はじめに

　「私はずっと統合失調症を診てきた人間である反面、たいていの精神科医と同じく一九九五年の阪神・淡路大震災以来トラウマについて考えています」（集8: 1）[註1]。中井久夫は自らの仕事をこのように振り返っているが、実はそうではないのではないか——これが、私たちの論の出発点となる仮説である。

　もちろん、中井の主要な業績をただ二つだけに絞るとすれば、統合失調症の寛解過程論とトラウマ（とりわけPTSD＝心的外傷後ストレス障害）論であることは明白だ。そのような整理は、これから中井を読もうとする者に対して一定の見通しを与えてくれることだろう。実際、中井の言うように、日本においてPTSDは1995年の阪神・淡路大震災を契機に注目されるようになった。中井は実践面において、震災以後、「こころのケア」の活動の中心を担った。そして理論面においても、震災を契機として統合失調症からトラウマへと関心を移したのだと言われている。そのような見立ては、震災以前と以後に中井の仕事の転回を想定している。

　けれども、私たちの見るところでは、中井は統合失調症からトラウマへと転回したわけではない。そもそも、中井のトラウマ論についての最初の書物であり、かつ到達点でもある『徴候・記憶・外傷』（2004年）の主要な論点をなす「世界における索引と徴候」、「「世界における索引と徴候」について」は、いずれも震災前の1990年に発表されたものであった。また、後に論じるとおり、「書く人」としての中井久夫は、最初から自らのトラウマによって突き動かされ、ひそかにト

　註１）以下、出典表記が煩雑になることを避けるため、『中井久夫集』（全11巻、みすず書房、東京、2017～19）は「集」の文字のあとに、『中井久夫著作集』（全8巻、岩崎学術出版社、東京、1984～1991）は「著」の文字のあとにそれぞれ巻数と頁数を示す。また、『日本の医者』（日本評論社、2010年）に付された「楡林達夫『日本の医者』などへの解説とあとがき」については、「拾」の文字のあとに『中井久夫拾遺』（高宜良編、金剛出版、東京、2023）の頁数を書くことで示す。

ラウマを告知しており、最終的にようやくトラウマそれ自体を書くことに至ったのではないか（後述するように、それは中井の理論の展開と並行しつつ、1985年の「神戸の光と影」、1993年の「Y夫人のこと」、1997年の「いじめの政治学」、2009年の「『ニイルス・リイネ』」、2012年の「子ども時代の記憶から考える」等において徐々に自己開示されていく）。

　だとすれば、中井は震災を契機として統合失調症論からトラウマ論へと転回したのではなく、むしろ事情は逆だったのではないだろうか。つまり、震災の際に中井が「こころのケア」に奔走した——しかも、伝え聞くところによれば、ほとんど異常なまでの情熱をもって——のは、自らのトラウマに触発されたからではなかっただろうか。「いじめの政治学」における鋭利な権力の解剖もまた、同様に触発されたものではなかったか。そして、中井自身のトラウマこそが、彼をひとりの「書く人」としたのではないだろうか。

II．ウイルス研以前

　このような問いを立てることは、トラウマと「書くこと」の関係を、中井久夫というひとりの偉大な病跡学者から引き出そうとすることでもある。そのために、中井の生涯を（本稿の論述に必要なかぎりで）振り返りつつ、彼の病跡学とその周辺の業績をたどることが必要となるだろう[註2]。

　中井の父方祖父は軍人であり、日露戦争の際には中隊長を務めていた。この祖父は一風変わった人物で、隊内に「制裁」（いじめ）を許さず、さらには差別にも非常に敏感な人物であったという[8]。朝鮮併合後には上官に熱烈な反対意見を提

　註2）この点について、私たちは不利な位置にいるとともに、有利な位置にもいる。というのも、中井久夫に直接師事したことがないばかりか、直接見かけたこともない私たちは、中井その人については知らないも同前であるが、しかし中井自身が語っていたように、病跡学にとって重要なのは「特権的資料の上に坐する不公正を避ける」ことであり、「自らが診察した人を対象としないこと、カルテを用いないこと、公開されている資料でなければ必要な許可を得ること」（集1: 293、強調は引用者）である。その点において、私たちはむしろ中井の直接的な影響を受けた世代よりも資料をより客観的にみることができるはずである。なお、この意味において、いわゆる「ゴールドウォーター・ルール」、すなわち公的人物について無診察で公的発言を行うことを非倫理的とする——すなわち自ら診察した人でなければ診断を下してはならないとする——アメリカ精神医学会の規定が病跡学とはまったく無関係であるどころか、反病跡学的であることは言うまでもない。

出して辞職し、その後は青島で商売をはじめ、当地の亡命朝鮮人たちの世話になりながら家に生活費を送り続けたという。中井自身によって語られていることはわずかであるが、おそらくは相当の辛酸を舐めながらも、反暴力・反差別を貫いた人物であったと思われる。そのような経緯もあり、父親は軍人を嫌いホテルマンとなったが、結局は志願してソロモン諸島に赴き、一兵も殺さずに送還されてきたという（集2: 63-4）。

　1934年1月に奈良県天理市に生まれ、兵庫県宝塚市で育った中井久夫は、3歳で伊丹市に移る。「お宅の坊っちゃんは扱いかねます」[9]と言われ幼稚園にはいかず、6歳で小学校に入学する。幼少期のエピソードとしては、同級生の女の子との関係（集2: 64、集6: 120、集7: 242、集11: 55）が何度か言及されているほか、自身のいじめられ体験が「いじめの政治学」（集6: 255-6）などで自己開示されている。その後、甲南高等学校尋常科、甲南高等学校へ進み、1952年に京都大学法学部に入学している。

　よく知られているように、中井は入学後に結核のため半年休学し、医学部に転学部している。1955年4月〜1959年3月に京都大学医学部に在籍し、学部時代には、当時大きな勢力をもっていた共産党のオルグに抗していた。

　1957年夏、中井は家計を助けるために眼科の診療助手を始める。ところがこの診療所で組合長になってしまう。その際には、当時の（共産党系が主流であった）学生運動と別個のものであることを証明する必要があったという。しかし、やはり結果として「札付き」の学生となり、卒後のインターンは大阪大学で行わざるをえなくなってしまっている（拾36）。

　そんな中井が京都大学に戻るきっかけとなったのは、母校の1960年の入局者懇談会の際に、講堂の地下にあったウイルス研究所予防治療部でクラブの先輩に出会い、「それならウイルス研究所にポジションがひとつ空いているから来ないか」と言われたことであった。こうして、中井は1960年4月、京都大学ウイルス研究所（以下、ウイルス研）物理部助手となった（拾37、集4: 50）。

Ⅲ. 「文体の獲得」——ウイルス研の中井久夫

　ウイルス研では、中井に大きな影響を与える二人の人物との出会いがあっ

た[註3]。

　ひとりは、当時のウイルス研主任であった病理学者・天野重安（1903～1964年）
である。滋賀県彦根市出身で、第三高等学校から京都帝国大学医学部へと進んだ
天野は、1956年5月、京都大学ウイルス研究所創立と共に京都大学教授、ウイル
ス研究所病理部主任となっていた。彼の文章を集めた『鏡頭無心──天野重安遺
文集』（1965）によれば、ゲーテや美術展についてのエッセイも残す教養ある学
者であったが、政治的にはごく普通の保守的な人物であり、60年安保の時期に
あっては学生運動を批判するテクストを残している。

　その天野について、中井は次のように述べている。

　　　私は発病過程を調べたコンラートの後を継いで回復過程を追っている気持
　　ちになった。その時の理論的支柱の第一は、今は忘れられているが免疫学の
　　先駆者、あの大戦下にリンパ球の意義を最初に発見した病理学者・天野重安
　　先生が私に直接いわれた「回復の病理は発病の病理とは別個の論理の下にあ
　　る」ということであった。回復においては非特異的なものの変化が重要なの
　　である。（…）若くて向こうみずであった私は「今までの統合失調症論がこ
　　とごとく間違いであると仮定したら何が見えてくるか」を密かに課題とした
　　が、さすがに人に語ることはなかった。（集5: 92-3）

　中井の名を有名にした統合失調症の寛解過程（回復過程）論は、彼以外の精神
科医たちがみなそろって統合失調症の発病過程ばかりを論じ、発病過程という激
烈な嵐が過ぎ去った後に生じる寛解過程について論じてこなかったという問題意
識から出発するものであった。そのような問題意識は、実は中井が天野から受け
取ったものであったのだ。中井は天野から、発病過程と寛解過程の違いだけでな
く、寛解過程における「非特異的なもの」の変化、つまり病の本質にかかわると
みなされている特異的なものではなく、時々刻々と変化する自律神経症状のよう

────────────────────────────
　註3）ウイルス研時代の中井の仕事がどのようなものであったのかは、あまり知られて
いない。ウイルス研が毎年刊行していた紀要（Annual Report of the Institute for Virus
Research, Kyoto University）には、年度ごとの研究活動報告が付されており、その報告か
らは、中井がトラコーマウイルスのin vitroでの培養（1960年）、エコーウイルス7型につ
いての研究（1961年、1963年）、日本脳炎ウイルスの研究（1961-63年）、「初期ウイルス
RNA成分」の特徴を明らかにしようとする試み（1962年）、東大伝研での日本脳炎ウイル
スについての研究（1963年10月～64年3月）に関わったことがわかる。

ないっけん目立たないものの変化に注目するという視点を手に入れており、ここには中井の寛解過程論を構成する要素がほとんど出揃っていると言えるだろう。

　もっとも、天野が中井に説いた寛解過程論がどのようなものであったのかは定かではない。しかし、天野は、「動物学者や植物学者の場合なれば単に発生事実が一定の数理的関係を示すとか遺伝的に如何とかいう問題を提出しただけでも学問として様をなしているのであるが、医学の場合にはこれだけでは許して貰われない。治癒という重大事がある」と述べ、癌研究者が発病過程ばかりを論じ、寛解過程については手をこまねいていると批判されても仕方がないという[1]。中井が『最終講義』のなかで寛解過程を論じる際に「癌」について言及し、「癌の残りのあるなしは回復全体からみるとごく一部の問題です」[11]と言っていることには、やはり天野の影があるとみるべきであろう。

　ウイルス研時代の中井に大きな影響を——しかも、私たちの論にとってはより重大な影響を——与えたもう一人の人物は、ウイルス研における中井の直接の指導者であった川出由己（1924〜2015年）であった。彼は、中井の1996年の論文「創造と癒やし序説」において次のように語られているように、自分の文体をつくるきっかけを中井に与えたのである。

　　全く非作家の小さな個人的例で恐縮であるが、私は長い間、自分の日本語の「文体」の欠如に悩んでいた。二十歳代前半に至るまでに私の書いた多少の評論の「ほんもの性」の欠如を私は過敏に自覚し、二十一歳の時、筆を折って医学部に入った。（…）そして研究所に入って毎日英語で実験報告を提出する生活が続いた。私の下手な英文に丹念な朱筆を入れたのはハーヴァード大学から帰国直後のK助教授〔＝川出由己〕であった。氏はある時、私の英文に「文体がある」という意味のことをいわれた。そうこうしているうちに一九六三年十月（二十八歳）、突然私は「自分の文体を獲得した」と実感した。その当時書いたものも今なお「私のもの」であるという感覚を持って読むことができるが、それ以前のものは恥の感覚なしには読めない。（集6: 207）

　青年期においてすでに相当の読書家であった中井は、「書く人」になろうとする意志をもっていたが、周囲の才能に圧倒され、学生時代にすでに筆を折っていた。そんな中井が文体を獲得し、「書く人」になることができたのは、川出の添削と助言のおかげだったのである。

　川出もまた、それを可能にする才覚の持ち主であった。彼は、単なる生物学者

であるにとどまらず、後に（ウイルス研退職後に）記号論と生物学を結びつけた「生物記号論」を展開した人物でもある。2006年の主著『生物記号論──主体性の生物学』で、細胞がある種の記号活動をしていることを認めるなら、細胞にも「意図」の原初形や「心」の原初形があり、記号作用を行う「主体」こそが生物の本質だと主張されるほか、生物学研究における「観察者依存性」が強調される一節もある[5]。もちろん、ウイルス研在籍時の中井が川出からそのような話を聞いていたかは定かではないが、「書く人」中井久夫の誕生に川出が果たした役割は過小評価されるべきではないだろう。

Ⅳ.「当時の私は最悪の状態にあった」──政治の季節の中井久夫

　もっとも、中井のウイルス研での生活は、順調には進まなかった。中井の眼の前で、暴力事件が起こるのである[註4]。

　　たまたま、私のすぐ前で、教授が私の指導者で十年先輩の助手を連続殴打するということがあった。教授の後ろにいた私はとっさに教授を羽交い締めした。身体が動いてから追いかけて「俺がこれを見過ごしたら一生自分を卑劣漢だと思うだろうな」という考えがやってきて、さらに「殿、ご乱心」「とんだ松の廊下よ」と状況をユーモラスにみるゆとりが出たころ、教授の力が抜けて「ナカイ、わかった、わかった、もうしないから放せ」という声が聞こえた。(拾39-40)

　この「松の廊下」事件における「教授」が誰なのかは、手に入る資料だけでは明らかではない。中井によるこの文章の手前に登場するウイルス研の「教授」は、日本における分子生物学の草分けであり、当時の花形研究者であった渡辺格（1916〜2007年）──彼は1963年11月に慶應義塾大学に移り、分子生物学研究室を

　註4）この事件については、中井は「昭和三十五年末」（集4: 153）としているが、1960年と言えば中井がウイルス研に入った最初の年である。他の資料からこの事件を（時期をふくめ）裏付けることは容易ではない。というのも、中井は当時、「目的を明確に限定し、達成と同時に収拾すること、個人攻撃を行わないこと、ビラなどを配らず、決してマスコミに漏らさないことをある段階で相手に態度でわからせること」（集4: 153）を重視しており、そのような戦略で相手に非を認めさせていたのである。実際、本件についての資料を私たちはまったく見つけられていない。

主宰している——だけであるが、いずれにせよこの事件は、中井にとって（軍隊のなかにあって反暴力を貫いた祖父の姿を喚起させられたのだろうか？）許しがたい暴挙であった。

さらに中井の介入により、ウイルス研にこれまでも同様の暴力があったことが明らかになった。そして、「教授が謝罪し、講座制が一時撤廃され、研究員全員より成る研究員会による所長公選というところまで行った」という。つまり、ウイルス研は中井の「革命」によって「民主化」されたのである。

ところが、成功した「革命」がかならず腐敗するように、若手が研究所内の人事を左右するようになる。ついには、中井が慕っていた先輩が「ナカイ、俺はこんど教授になれるだろうか」（集4: 153）とたずねて来るようになってしまう。このような動きは、後に「京大Ｖ共闘」となり、1969年に頂点を迎える「学園紛争の波の中に溶けて行った」という（拾40）。中井は、「革命の後の権力もてあそびは、こんな小さい改革でも起こるのだな」とぞっとしたという。

中井自身がこの事件の文脈において明確に書いているわけではないが、おそらくはこの時期の体験は相当トラウマティックなものであったようだ。彼にとって、以来「京都に数時間留まることは、ほとんどプルースト的な、しかしはるかに悪魔的な記憶のパンドラの箱を開けること」（集2: 121）となってしまったのである。こうして中井は京都を去り、名簿上はウイルス研に所属しながら、東京大学伝染病研究所（以下、伝研）の流動研究員となる（拾40）。

精神科医になる前の中井は、『日本の医者』を始めとするいくつかの書物を著しているが、それらを書かせたのは三一書房の編集者であった荒木和夫であった。荒木は法学部の同級生[註5]であり、伝研時代の中井に連絡を寄越したのが事の始まりである。中井は「三一書房って三・一事件を記念しているのか」（拾32-3）というような問いで荒木との長年の空白を埋めようとしたというが、ここで「三・一事件」——言うまでもなく、1919年のその日に日本統治時代の朝鮮で発生した大日本帝国からの独立運動であり、朝鮮半島にルーツをもつ人々にいまもなお深刻な世代横断的トラウマをもたらしている「三・一運動」のことである——が言及されていることは、中井の祖父の反差別的なあり方にかんがみても重要であるように思われる。くわえて、三一新書は今日において、全共闘運動における伝説的な書物である津村喬『われらの内なる差別』（1970年）——差別問題に

註5）荒木和夫については井家上隆幸『三一新書の時代』（2014）において大島渚（1932〜2013年）と同期だったとされており、どちらかに学年の混乱があると思われる。

重きをおいた、セクトに従わないノンセクト最大の理論書——を刊行したことでも知られており、そのことは、「私は敗戦の時のショック以来、一切の党派に属さない決意をしていたのであった」（拾54、強調は引用者）という中井の反差別・非党派の立場とも無関係ではないだろう。

　中井は京都と東京の往復の列車のなかで原稿を書き、1963年7月、楡林達夫の名義で共著『日本の医者』が三一新書の一冊として刊行さる。この本を読んで、1972年に全開放病棟の南信病院を開設したことで知られる精神科医・近藤廉治（1928〜2023年）が中井を訪ね、後に中井を東大分院精神科に紹介することになるのだが、この出版は「松の廊下」事件のトラウマをさらに上書きするようなトラウマを中井にもたらすことになる。

　当時、中井は東京で在日朝鮮人のY夫人の家に下宿していた。当時の日本の医局制度を痛烈に批判した『日本の医者』は、伝研の室長の知るところとなり、中井は「もう二度と一切のものを書くな」（拾42）と言い渡されていた。この頃のことを、中井は「Y夫人のこと」（1993年）というエッセイにおいて、「最悪の状態」であったと述懐している。

　　夫人には話さずじまいだったが当時の私は最悪の状態にあった。事実上母校を去って東京で流動研究員となっていて、身を寄せた先の研究所で自己批判を迫られていた。フッサールという哲学者の本を読んでいるところを見つかったのである。研究室主宰者は、「『プラウダ』がついに核酸の重要性を認めたよ」と喜びの涙を流しておられた、誠実で不遇のマルクス主義者だった。傘下の者が「ブルジョア哲学」にうつつを抜かすのを許せなかったのであろう。筆名で書いたものもバレて、そのこともお気に召さなかった。（集4: 141、強調は引用者）

　やはり三一書房から刊行された中井の二冊目の共著書『あなたはどこまで正常か』（1964年）が楡林達夫ではなく上原国夫というペンネームで出された背景には、伝研の指導者からの叱責があったのだろう。しかし、やはりこの二冊目も指導者の知るところとなった。

　　ある日、下宿の電話が鳴った。出たら、〔伝研の〕研究室の指導者。「おいこら、約束やぶったぞ」。二冊目のことだとわかるまでにはしばらくかかった。「自己批判せい。一切ものを書くなと約束しただろう」「私は党員ではないか

ら自己批判しません」「しないと破門だぞ」「どうぞ、ご自由に」。途中では
謝れば許してやるという仄めかしがあったとは思う。ところが、私は韓国人
の家に下宿していた。電話機の向こう側には、一九一九年三月一日の韓国独
立宣言書の軸がかかっていた。これを眺めつつ応答する私には妥協できるわ
けがなかった。(拾48)

　この場面においても、中井が「三・一運動」と自分を重ねていることは印象的
である。その背景には、差別に非常に敏感であった祖父の影響もあったであろう
し、中井自身の戦争体験や、後に「いじめの政治学」で自己開示された自身のい
じめられ体験もあったことだろう。中井は小学生のとき（戦時中）に教師を含む
数人から、「おまえのような文弱の徒はお国のためにならないから叩き直してや
る」とのことでいじめにあい、「年少の子がいじめられるのを見ているだけのほ
かないこと」も何度かあり、そのことに対する罪の意識を「私自身がより激しい
いじめを受けることによって」償っていたという（集4: 255-6）。ここには、指導
者＝教師という年長者との関係と、贖罪意識という共通点によって生じた、トラ
ウマの共鳴とでも呼ぶべきものがある（後述するが、中井のトラウマ体験にはすべて
これらの共通の要素からなる一定の構造がある）。中井が川出の導きによって「文体
の獲得」をしたのは、まさにこのような「最悪の状態」のなかでのことだったの
である。
　こうして伝研にもいられなくなった中井は、自分の身の振り方を決めなければ
ならなくなった。名簿上在籍していたウイルス研に、助手の地位を返すという
と、ウイルス研側は「にわかに好意的」になり、中井に学位を出すと言うように
なった（拾50-1）。そこで中井は「最後の力をふるって」（集4: 154-5）未発表だっ
たデータをまとめ、『アクタ・ヴィロロギカ』や岩波書店から刊行されていた
『生物科学』に論文を発表した。これらをもとにして、中井の博士論文『日本脳
炎ウイルスに対する細胞性レセプターの動物組織における分布と存在形態に関す
る研究：日本脳炎ウイルスの感染を考える立場から』（京都大学医学博士乙第747号、
1966年6月21日）が成立することになる。
　中井の博士論文や、それに関連するいくつかの論文は、これまで中井久夫論の
なかで集中的に検討されたことはないが、その後の中井の理論と実践にとって無
視することのできない要素を含んでいるように思われる。実際、これらの論文に
おいて、中井が検討しているのはたしかに日本脳炎の発病過程であり、寛解過程
ではないけれども、中井が特に注目しているのは「非神経細胞のウイルス感受

性、非神経組織におけるウイルス増殖の部位、その意義、それらが最終的に脳炎の成立をみちびく過程」[12]であって、要するに中井は日本脳炎の研究においてすでに非特異的なものに注目しているのである。ここには、すでに述べた天野からの影響とともに、中井の統合失調症寛解過程論における非特異的なものへの眼差しが準備されているように思われる。

Ⅴ．中井久夫の誕生——東大分院と芸術療法研究会

　中井は、東京都江東区で眼科医として糊口をしのぎつつ、東京労災病院の神経内科と脳外科に見学に行き、さらには精神科も見てみようと思い立ち、かつて『日本の医者』に反応して中井のもとを訪ねてきた精神科医・近藤廉治に連絡をとる。こうして中井は、近藤から勧められた東京大学分院精神科（以下、分院）に1966年に入局することになる（拾51）。

　そこにやってきたのが、飯田真（1932〜2013年）である。飯田は、若い頃から病跡学に興味をもっていた精神科医であったが、当時の東京大学精神神経科の主任教授であった内村祐之から「正統的な研究を行ってからにせよ」と言われ、臨床遺伝学の研究[3]を行い、その後1963年から1966年にかけて、西ドイツのミュンスター大学病院神経科に留学していた。この留学の途中で飯田はチュービンゲンに寄り、当時の「状況論」を学び、1966年晩秋に帰国している。

　こうして分院において出会った中井と飯田が生み出したのが、共著『天才の精神病理』（1970年）である。科学者を病跡学の対象とする連載をもとにしたこの稀有の試みにおいて、中井が担当したのはボーア（躁うつ病圏、1970年2月）、ウィトゲンシュタイン（分裂病圏、1970年4月）、ウィーナー（神経症圏、1970年6月）であった。中井が「一つのパラダイムを病跡学に与えたといっても僭称ではないだろう」[4]と振り返っているように、この書物は日本の病跡学のあり方を決定づけたものであると言ってよいだろう。方法論的には、内因性精神病に対してはクレッチマー流の体質論に、飯田がもちかえってきた状況論と、おそらくは中井がもちこんだコンラート『分裂病のはじまり』のゲシュタルト分析をあわせ、さらに神経症圏に対しては力動的解釈を用いるというハイブリッドな方法論は、現代の日本の病跡学でもいまだ用いられつづけているものである。

　けれども、『天才の精神病理』で問題とされているのは、やはり発病過程である。また、その後の中井の理論と実践を特徴づける非特異的なものの変化への注目も少なく、発病過程における「垂直上昇志向」や「自分が隠れようもなく一人

で世界と対決して」いる感覚のような、特異的な体験構造が特に注目されている。

　この意味において、中井を中井らしくしたのは、『天才の精神病理』よりも、芸術療法研究会（後の芸術療法学会）であったと言えるかもしれない。芸術療法研究会は、1969年11月22日、東京の神経研究所にてその第一回が開催された研究会であり、その記録として雑誌『芸術療法』が翌1970年に刊行（創刊）されている。中井はその会を次のように振り返っている、

　　芸術療法学会に出たのも安永浩先生から「今日こんな会があるよ」という勧
　　めがあっての偶然である。その帰りに、河合隼雄先生と電車で一緒になって
　　疑問点をただしたのが、その後一ヶ月かそこらで私の方法の体系を作る契機
　　となった。(集5: 81)

　ファントム空間論で名高い安永浩——やはり分院の重要人物である——は、一般には芸術療法や病跡学とは関係が薄いと思われているかもしれないが、実は確認できるかぎり安永が最初に発表した論文は「精神分裂病患者の絵画についての一考察」(1958年)である[13]。その論文では、ある統合失調症患者がまったく異なる二系列の描画を行ったことが論じられており、それらは第Ⅰ群の空想的風景画と、第Ⅱ群の（急性期・極期に描かれた）奇妙な描画に分けられている。前者が風景構成法にも似た日常的なものであるとすれば、後者は後に中井が批判する「分裂病らしい」描画であり、この二つのコントラストを強調した点で、安永の論文は中井に一定のインスピレーションを与えた可能性もあるだろう（言うまでもなく、中井が注目するであろう描画は前者である）。

　中井が、「電車で一緒になって疑問点をただした」という河合隼雄の箱庭療法についての発表は、『芸術療法』の第1号に収録されている[6]。河合は、箱庭療法を行う際には、治療者がみていないあいだに箱庭をつくっておいてもらうということは決してやらないが、それは「セラピストと患者との人間関係」を非常に重視しているからだという。つまり、箱庭は患者と治療者の関係性のなかでつくられるものであり、関係性の視点を欠くことができないのである。また、河合は患者がつくる箱庭が、しばしばユングの成書に載っているような典型的なものではないことを指摘している。それゆえ、箱庭療法を行う治療者は「患者に合わせてものを考えなければならない」ことになるという。この河合の発表が中井に大きなインスピレーションを与えたとすれば、それは河合が治療における関係性の

重視と、（特異的な＝典型的なものではなく）非特異的なものへの注目という、中井の中井らしさとも言える二点を強調していたからであるように思われる。

実際、この河合の発表の（そしておそらくは安永の描画論文の）影響は、「中井久夫」の誕生を告げる二論文、すなわち1971年に雑誌『ユリイカ』と『芸術療法』にあいついで発表された描画療法に関する二編にはっきりと刻み込まれているのである。

前者の論文「精神分裂病者の言語と絵画」は、当時中井が青木病院で行っていた実践について福島章の依頼で執筆したものである。中井自身が「私のその後の考えのほとんどすべては、あの短文の中に種子があると私は改めて思う」（集7: 65）と振り返っているように、たしかにここには中井の統合失調症論のエッセンスが詰め込まれている。中井によれば、統合失調症においては「共世界への信頼」が失われ、そのせいで言語は対話の役に立たない「継ぎ穂」になってしまいがちであるという。そして、患者はそのような状況のなかでどうにかして他者に絶望的なまでに「継ぎ穂」を投げかけるのだが、そのような試みはうまくいかない。しかし、言語ではなく、描画であれば事情は変わってくる。「意味に支えられた世界が反転して意味を押しつけてくる世界となって人を追いつめる分裂病的世界にあっては、意味に迫られていない絵画という小世界は、一つの"ゆるめ"を与える」（著1: 12）ものとなりうるのである。そのような水準での描画によるコミュニケーションは、治療者との関係性に注目することによってはじめて可能になる。くわえて、患者の描画に対して審美的な興味をもたないことによって、非特異的な変化を取り出すことが可能になるとされている。

後者の論文「精神分裂病者の精神療法における描画の使用」は、描画療法（風景構成法）についてより具体的に論じたものである。ここでもやはり、統合失調症患者の描画について、「「興味ある一例」という常套句に象徴されるように意識的無意識的に奇矯な絵画あるいは"美しい"絵画が好んで採集される傾向」が指摘されており、治療関係や経過のなかで描画が変化を示すことや、それに相関して自律神経症状のような非特異的なものの変化があらわれることが重視されている。1970年代に続けて発表された、中井の名高い寛解過程論の胎動を見ることができる論文である。中井はそれらを携えて、1975年に名古屋市立大学医学部神経精神科助教授、1980年に神戸大学医学部精神神経科教授となり、数多くの後進を育てた。

Ⅵ．プルースト的精神医学の導入

　紙幅の都合上、中井の寛解過程論そのものについて紹介することはできない[註6]が、およそここまでで、中井の主要な業績であるとみなされる寛解過程論の生成過程を見ることができたと言える。だが、注意すべきは、寛解過程論に関しては、ウイルス研時代の天野重安からの影響と、芸術療法に関する河合からの（そしておそらくは安永からの）影響をみることができるが、後に中井がみずからの青年期を振り返る際に重要性を与えているもの——すなわち、「最悪の状態」のなかでの「文体の獲得」——の影響をそこに見出すことはできないという点である。

　結論を先取りすれば、中井が「文体の獲得」について語ることができるようになったのは、「プルースト的精神医学」の立場を彼が明示的に引き受けるようになってからのことである。まず、「プルースト的精神医学」についての中井の回想を紹介しておこう。1979年に開催された一週間にわたるシンポジウム「精神医学の東と西」に参加した中井が、大著『無意識の発見』で知られるアンリ・エランベルジェに次のように問う場面である。

　　「もしフロイトが存在しなかったとすれば、二十世紀の精神医学はどういう
　　精神医学になっていたでしょうかね」と私は問うた。／問うた相手はアン
　　リ・F・エランベルジェ先生。時は一九七九年秋。裾野市の帝人研修所を借
　　りて行われたシンポジウム「精神医学の東と西」の七日にわたる合宿。流れ
　　ているのは知的に濃密な時間であった。／先生は少し考えてから答えられ
　　た。「おそらくプルースト的な精神医学になっただろうね、あるいはウィリ
　　アム・ジェームズか」／「プルースト的な精神医学psychiatrie
　　proustienne」とは、と意表を突かれた。そこから先の議論の記憶はない
　　し、先生とはその後数年文通を重ねていたのだが、この点を掘り下げたやり
　　とりはない。先生も、再びは触れられなかった。（集9: 301）

　フロイトその人が精神医学に直接的に及ぼした影響はたしかに限定的とはい

　註6）寛解過程論については、次の論考を参照せよ。Cf. 松本卓也：臨床の臨界期、政治の臨界期——中井久夫について．現代思想、50(15)；120-139、2022.

え、ブロイラーやビンスワンガーをはじめとするチューリッヒ学派への影響や、その後の人間学派や、あるいはアメリカの力動精神医学のことを考えるなら、たしかに20世紀の精神医学はフロイト的精神医学であったと言えるかもしれない。それは、人間のこころに自我というひとつの連続的なまとまりを想定し、その自我が外界との関係のなかでダイナミックにおりなす事柄のなかに症状や病理をみようとする精神医学である（名高い「連合弛緩」にしても、連合によってまとまることが想定されるからこそ、その弛緩が病理として名指されるのである）。よって、もしフロイトがいなければ、精神医学はまったく別の道のりを歩んでいたかもしれず、そのような可能性をエランベルジェは「プルースト的精神医学」と呼んだのである[註7]。さらに中井は、1991年に同じエランベルジェとの会話のエピソードに触れた際に、「私の頭の中に凝集したり拡散している雲のような"精神医学"はひょっとすると少しばかりプルースト的なのかも知れない」（集4: 10）と述べており、おそらくは1979年のエランベルジェの発言によって、自分の精神医学の本来の性質に気付かされたようである。

　ところが、このような中井の述懐には、少々奇妙な点がある。「プルースト的精神医学」への言及は、実はエランベルジェの『無意識の発見』——1970年に原著が刊行され、1980年には日本語訳も刊行され、中井自身が木村敏とともに監訳にあたっている——に明確に存在しているのである。たとえ中井が訳した箇所ではなかったとしても、訳文の閲読はしているはずである。エランベルジェの当該の議論を引こう。

　　　われわれの過ぎ去った自我群の総体とは、一般には扉を閉ざしている領域であるが、過去の自我群の一部が突然再出現することはあってもよく、過去の一種の復活をもたらすものである。そういう時、われわれの心の前景に立ち、われわれが生きていると感じるものは過去の自我のどれか一つなのだ。われわれの多数の自我群の中には父祖から遺伝されてきた要素も存在する。別に——例えばわれわれの社会的自我——われわれの受けた他の人びとから◯思想や影響の創造した自我もある。これが心には連続的な流動性があるこ◯説明する。それは人格のさまざまな変身によるものである。マルセル・

◯◯論を引き継ぐ近年の研究として、次のものがある。Cf. Finn, M.: Figures ◯ Unconscious from Flaubert to Proust. Cambridge University Press,

プルーストの作品が特に注目すべきものであるのは、その精緻な心理分析がフロイトをはじめとする新しい力動精神医学の代表的人物の影響を受けていないからである。プルーストの学識の出所はリボー、ベルグソンの域を越えていなかった。プルーストの作品からは、完全に人間心性についての一つの教科書を抽出することができるだろう。その教科書は、もし第一次力動精神医学が自然な軌道を歩んで行ったとしたら多分そうなったであろうと思われる姿をみせてくれるものとなるだろう。[2]

　ここには、フロイトの影響をいまだ受けていない精神医学の姿が語られている。その「プルースト的精神医学」においては、単一的な自我よりもむしろ自我群が重要であり、解離された過去が現在にフラッシュバックするように、その自我群の一部が再出現することが基礎に据えられている。そして、プルーストの作品こそは、フロイトが存在しなかった場合の精神医学のありえた姿であるというのである。

　いささか探偵めいたことを述べることになるが、ここから推測されることはまず、1979年に中井から「もしフロイトが存在しなかったとすれば、二十世紀の精神医学はどういう精神医学になっていたでしょうかね」と問われたエランベルジェは、中井に即答しえたであろうということである。繰り返すが、中井は翌1980年に日本語訳が出る当該書籍の監訳者である――むしろエランベルジェは自分が立ててすでに解いておいた問いを中井から聞かされて狼狽したのではないか（エランベルジェが「少し考えてから」答えたことには、そのような背景があったのではないだろうか？）。

　もうひとつの推測は、中井にとって、「プルースト的精神医学」という言葉を、1979年にエランベルジェの口から直接聞いたことにして、なるべく自分から遠ざけておきたい無意識的な動機があったのではないか、ということである。というのも、「プルースト的精神医学」は、実は初期の中井の仕事なかにすでにその萌芽があり、『徴候・記憶・外傷』などの晩年の仕事に鑑みるなら、すでに中井の隠された可能性の中心であったように思われるからである。実際、中井の学におけるデビュー論文である「精神分裂病者の言語と絵画」の二段には、次のような一文がある――「冬の日を寂かに浴びている路傍の中に起る感興をことごとく表現するにはプルーストの絶望的努足らないであろう」（著1: 1）。プルーストおよびその記憶のあ中井の出発点においてすでに胚胎されていたのである。

では、中井はなぜそのことや、すでに読んでいたはずの『無意識の発見』の一節の記憶を抑圧し、1979年のエランベルジェとのエピソードを記しているのだろうか。その答えもまた、中井による「プルースト的精神医学」への言及に求められる。中井が1985年に記した「神戸の光と影」というテクストを参照しよう。このテクストは、中井が京都に行くと、きまって風邪をこじらせたり、喉が腫れたり、肩がひどく凝るという話から始まる。中井は、「この街との不適合性は私の若い時から存在しつづけていた」（集2: 119）と記し、大学入学直後の結核の話をしたかと思えば、すぐさま京都の閉鎖性についての一般論へと話題を変えてしまう。そして、ようやく、次のようなわずかな自己開示が——プルーストの名とともに——なされるのである。

　　もっとも私が、依然、京都との「接触の病い」から本復していないことは冒頭に述べた通りである。京都に数時間留まることは、ほとんどプルースト的な、しかしはるかに悪魔的な記憶のパンドラの箱を開けることである。それは、精神病理学で「ヒペルムネジー」（過剰記憶）といわれるものであり、たまたま私には、年齢に従って衰えるはずのこの能力が依然あるために、数ヵ月分の健康が一日で破壊されるのであろう。（集2: 121）

　この一節を、ウイルス研時代の「松の廊下」事件にひきつづく中井の危機や、「当時の私は最悪の状態にあった」という記述と結びつけないでおくことは——「悪魔的な記憶のパンドラの箱」と呼びうるような出来事がほかにないとすれば——もはや不可能であろう。中井は以前から、「京都」をトリガー（後の中井の言葉で言えば「索引」）としてフラッシュバックしてくるかつての青年期危機を「過去の自我群の一部が突然再出現する」ように経験していたのである。中井がエランベルジェについて回想する際に遮蔽想起の要素があらわれるのはそのためであ

るように思われる[註8]。

Ⅶ. 『徴候・記憶・外傷』

　中井が、自らの「プルースト的精神医学」についてようやく精密に語れるようになったのは、エランベルジェとの会話から10年以上も経った1990年のことであった。フロイトよりもジャネ、そしてプルーストに注目し、臨床形態としては統合失調症ではなくPTSDや解離に力点をおくその試みは、雑誌『へるめす』に「世界における索引と徴候」、「「世界における索引と徴候」について」として次々に発表されることになる。

　後に『徴候・記憶・外傷』にまとめられることになるこの「プルースト的精神医学」の全貌をここで要約することはできないが、重要な点だけ記しておこう。この「プルースト的精神医学」の構想においては、世界が記号論的にとらえられるが、さしあたり世界は記号で満ち溢れていると考えてみればよいだろう。

　中井はまず、私たちが通常生きている世界を、「比例回路」という比喩によって説明する。比例回路とは、出力が入力に比例するような回路のことで、記号論的に言えば、たとえば「赤い信号」がつねに「止まれ」を意味するような記号のあり方を指す。私たちの日常はこのような記号にあふれており、小さな揺れよりも大きな揺れが不安を惹き起こすように、「揺れ」はつねに特定の物事を意味するとともに、その強さに比例して不安の強さも決定されるという関係がある。こ

　註8）次のように再構成してみることもできるだろう。中井にとって、過去のトラウマのトリガーを引く「プルースト的精神医学」は、見てみぬふりをしておくべきものであった（けれども、抑圧されたものが回帰するように、それは最初期の中井の論考のなかにすでに顔を出していた）。それゆえ、『無意識の発見』において「プルースト的精神医学」のコンセプトを見出した中井は、それを無視（méconnaître）せざるを得なかったのである。他方、1979年のエランベルジェとの会話において、中井は「発信者が受信者から、発信者自身のメッセージを裏返した形で受け取った」。つまり中井のエランベルジェへの問いは、中井が自分自身に対して立てていた問題の答えをエランベルジェから引き出すことを可能にしたのである。それは、分析家に対する患者の問いかけそれ自身のなかに、患者自身の根本的問いかけに対する答えが見出されるような、「満ちたパロール（parole pleine）」が実現された瞬間であったとも言える。この会話以後、中井にとって自身の主体の歴史の引き受けが始まることはそのためであるように思われる。Cf. Lacan, J.: Fonction et champ de la parole et du langage en psychanalyse. Ecrits, Seuil, Paris, pp. 237-322, 1966.

のような比例回路が「われわれの安住」（集3: 215）を支えていると中井は言う。

けれども、世界においては、このような記号のあり方に収まりきらない事態が生じることがある。そのような事態を記述するためには、また別の「もうひとつの記号論」が要請されるだろう。その「もうひとつの記号論」において主体の側に生じる事態は「メタ私」、世界の側に生じる事態は「メタ世界」と総称される。そのような事態は、日常的な意識のあり方（比例回路）にもときおり侵入してくることがあるが、とくに精神疾患の急性期においては比較的大規模に侵入してくることになる。

「もうひとつの記号論」の第一のものは、差異が重視される「微分回路」という比喩で説明される記号論である。これは、主体の側に生じる事態としては「予感」であり、「何かはわからないが何かが確実に存在しようとして息をひそめているという感覚」（集3: 224）を指す。そして世界の側では、「何かを予告しているようでありながら、それが何であるかがまったく伏せられていてもよい」（集3:231）という「徴候」なる事態を指す。これは、「世界破滅感」（集3: 232）という言葉が用いられていることからもわかるように、統合失調症の急性期における妄想気分や世界没落体験に対応する。つまり、世界のあらゆる事物が意味ありげで不気味なものに思え、いまにも世界が終わってしまうという体験は、まさにこのような「予感」や「徴候」としてあらわれるのである。

このような「予感」や「徴候」は、かつて木村敏が「アンテ・フェストゥム」と呼んだ時間意識に対応するが、これは統合失調症だけに起こる事態ではなく、詩作においても生じると中井は言う。すなわち、「詩とは言語の徴候優位的使用によってつくられるもの」（集3: 218）なのであり、そこに詩作者と統合失調症患者の共通性（集4: 299）を見出すことが可能であるとされるのだ。実際、病跡学においては、統合失調症圏の傑出人にみられるこのような「アンテ・フェストゥム」的なあり方が創造性と結びつけられることが多かったことは周知のとおりである。

「もうひとつの記号論」の第二のものは、同一性が重視される「積分回路」という比喩で説明される記号論である。これは、主体の側に生じる事態としては「存在したものあるいは状態の残響、残り香にたとえられる」ものであり、かつて存在した何かの「余韻」として、つまりは経験としてははっきりしなくなりつつも、ある全体性をもってとどまっているもののことを指す（集3: 224）。そして世界の側では、ある本の背表紙を一瞥しただけでその本の内容やページの視覚イメージすら現前させること（集3: 236）があるように、何かが「索引」となり、

「比例回路」が支配する現前する意識に収まらない世界をひらくような事態を指す。これは、「一見なにほどのこともないひとつの事象がひとつの世界に等しいものをひらく」（集3:208）という点で、フラッシュバックそのものでもあると言えるだろう。

　中井は、このような「余韻」や「索引」を、木村が「ポスト・フェストゥム」と呼んだ時間意識に対応させているが、これは木村がうつ病を説明するときにもちいた「ポスト・フェストゥム」とは少々異なるものである。むしろ、中井がここでプルーストの『失われた時を求めて』を参照していることからもわかるように、ここでいう「ポスト・フェストゥム」は「プルースト的精神医学」の真骨頂たる、「過去の自我群の一部が突然再出現する」体験、いわば記憶の固執の体験と関係するものなのである。

Ⅷ．プルースト的病跡学——中井久夫の創造性論を読む

　このような「プルースト的精神医学」の道具立てを得た中井は、1982年の「病跡学の可能性」という総論を除いては避けてきた（と思われる）病跡学、ないし創造性論にふたたび取り組むようになった[註9]。なかでも、1994年に雑誌『現代詩手帖』に発表された「詩の基底にあるもの」は、私たちの論点にとってきわめて重要な転回を遂げたテクストである。次の一節をみておこう。

　　言語危機としての両者〔＝詩作と統合失調症〕の共通点は、言語が単なる意味の担い手でなくなっているということである。語の意味ひとつを取り上げても、その辺縁的な意味、個人的記憶と結びついた意味、状況を離れては理解しにくい意味、語が喚起する表象の群れとさらにそれらが喚起する意味、ふだんは通用の意味の背後に収まり返っている、そういったものが雲のよう

　註9）そのほか、中井が病跡学について触れた論考として、1983年の「精神科医としての神谷美恵子さんについて」がある。この論文のなかで中井は、神谷が「ヴァージニア・ウルフを「私」として、ウルフの病跡を描こうとした」ことを「一人称の病跡学」と呼び、「大胆にすぎて「天使も踏むを怖れるところ」に触れはしないかという畏怖感」をもつものであり、「みずからの生命をちぢめるにひとしい離れ業」と述べている（集1: 310-1）。近年の日本病跡学会では「当事者批評」というまさに「一人称の病跡学」の試みがあるが、これがいかなるパラダイムの変化によって可能になったのかは、別途検討されなければならないだろう。

に語を取り囲む。／この変化が、語を単なる意味の運搬体でなくする要因であろう。語の物質的側面が尖鋭に意識される。音調が無視できない要素となる。発語における口腔あるいは喉頭の感覚あるいはその記憶あるいはその表象が喚起される。舌が口蓋に触れる感覚、呼気が歯の間から漏れる感覚など主に触覚的な感覚もあれば、舌や喉頭の発声筋の運動感覚もある。(…)このような言語の例外状態は、語の「徴候」的あるいは「余韻」的な面を意識の前面に出し、ついに語は自らの徴候性あるいは余韻性によってほとんど覆われるに至る。(集4: 297-8、強調は引用者)

　この一節は、一見したところ、詩作と統合失調症を「アンテ・フェストゥム」的なあり方で括るものであるように思われるかもしれない。もしそうであれば、この一節は長らく言われてきた病跡学のクリシェを繰り返している（ないし再確認している）だけにすぎないものとなるだろう。ところが、この一節は、詩作と統合失調症にみられるような「言語危機」を、「徴候」という「アンテ・フェストゥム」的なあり方に結びつけるのみならず、「余韻」という「ポスト・フェストゥム」的なあり方にも結びつけているのである。

　さらに、これまで病跡学においてあまり論じられることのなかった種々の身体感覚が、「語の物質的側面」として大胆に導入されていることも注目に値する。これもまたプルーストを参照したもののようであり、別のテクストでは『失われた時を求めて』のマドレーヌのエピソードを題材に、「口腔粘膜の触覚と口腔筋の運動感覚、触覚と平衡感覚と筋肉の一感覚と運動感覚が記憶の再生を引き起こす」（集9: 139）ことが言及されている。つまり中井は、何らかの「索引」によって過去の場面全体が——身体感覚も含めて——フラッシュバックすることを、創造性の源泉として論じようとしているのである。

　要するに、ここで中井は、いわゆる言語危機——すなわち、この言葉を創案した宮本忠雄が述べたように、それまで親しんでいた周囲の事物が日常的な意味を剥奪され、あらわな〈もの〉として現れる事態に直面して文字通り言葉を失い、そこに言葉をあてがうとすれば奇妙な言語新作とならざるをえないような特異的な体験[7]——に対して、身体感覚をふくめた出来事のフラッシュバックとしてあらわれる非特異的な言語危機を論じようとしているのである。それは、言語危機という概念のよりどころを統合失調症からトラウマへと移行させることでもある。この移行が1995年の震災以前において生じていることをあらためて強調する必要はもはやないだろう。だとすれば、この移行は震災という外的事情からでは

なく、むしろ中井自身の内的事情から要請されたものであったと考えられねばならない。

　中井による自身のトラウマの探索は、いじめられ体験の想起だけで終わらなかった。この時代に彼が書いたもうひとつの重要な創造性論である1996年の「創造と癒やし序説」において、先述の「文体の獲得」のエピソードがはじめて自己開示されるのである。

　この論文において、中井は創造行為の決定的条件は「文体の獲得」であり、それはやはり発声筋や口腔粘膜の感覚をともなった「受肉」であるという。文体とは「言語の肉体」であり、「言語のコノテーションとデノテーションとの重層だけではない。歴史的重層性だけでもない。均整とその破れ、調和とその超出（…）だけでもない。言語の喚起するイメージであり、音の聴覚的快感だけではない。文字面の美であり、音の喚起する色彩であり、発声筋の、口腔粘膜の感覚であり、その他、その他である」（集6: 204）と言われているように、ここで中井は明らかに「語の物質的側面」と先に名指された種々の身体感覚を文体に含めようとしている。このような「文体の獲得」のためには、ひとは数多くの著作を読み、暗誦し、模倣し、それらが「受肉」するように努めなくてはならないという。

　かくして中井は、「プルースト的精神医学」の助けを借り、それを創造性論へと応用することによって、トラウマと一体であった自身の「文体の獲得」について語りうるようになった。すでに紹介したように、ウイルス研時代の中井の文章を丹念に添削したのは川出由己であった。その川出から「文体がある」と言われたことをきっかけとして、「当時の私は最悪の状態にあった」と後に評されるトラウマ的な状況のなかで中井は中井になったのである。

IX.　おわりに

　このようにみた場合、中井が震災を契機として統合失調症からトラウマへと関心を移したわけではないことはもはや明らかであろう。むしろ中井は、幼少期におけるいじめられ体験や、ウイルス研時代に引き続いて生じた「最悪の状態」といったトラウマに晒されつづけた人物であった。そのトラウマは、初期の論考においてすでに「プルースト」の名のもとにそっと触れられることはあったが、中井自身が自らそのトラウマを扱い、書くことはできなかった。しかし、「プルースト的精神医学」の導入と、その創造性論への応用によって、中井はようやく自らのいじめられ体験について書くことができるようになり、さらには「最悪の状

態」のなかでなしえた「文体の獲得」についても書くことができるようになったのである。この意味において、1995年の震災は、中井が自身のトラウマを扱うことを促進したとは言えるけれども、中井における転回と言いうるほどの推進力をもつものではなかっただろう。だとすれば、『徴候・記憶・外傷』は、そもそもの出発点においてトラウマを宿していた中井がようやく自らの本来性へと回帰しえたことを示すドキュメントなのである。

　そんな中井が人生の最後に明かしたのは、やはり幼少期のトラウマであった。2012年の『現代思想　臨時増刊imago』でのいじめ特集において、中井は次のような衝撃的な自己開示を行っている[註10]。

　　冬、川水の中に立たされる子と並んで溝の水の中で立ったことがあります。せめて側にいてやりたい。いじめっ子への抗議です。しびれるような苦痛は脚にありましたが、いっしょに苦しむことは喜びさえありました。これを見ていた近所の方が我が家に通報しました。祖母は、話に付け加えて、「やーい、やーい弱虫」と罵りました。私は「人の気も知らないで」と祖母を罵りまた、通報した家の人も好意と分かっていても、うとみました。私は祖母を押し倒し、雑巾を投げつけて登校しました。（…）昼すぎ、母が学校に来て、祖母が脳溢血で倒れたというのです。祖母はごーごーといびきをかいていました。祖母は意識を取り戻すことなく、そのまま午後八時に息を引き取りました。祖母とともに私の幸福（ということばを使いました）も永遠に去ったのだ。私は畳の上にへばりつくようにして号泣しました。祖母を死なせたのは明らかに私です。祖母はよく洗い抜いた古雑巾を頭にのせた姿で何十年か時々夢に現れました。[10]

　中井の「いじめ」についてのエピソードは、おそらくはつねにこの「自分が祖母を殺した」という強烈な体験とむすびついていたはずである。私たちはここに、年長者との関係と贖罪意識という、中井のいじめられ体験と「最悪の状態」にも共通する要素からなる不変の構造を見出すだろう。けれども、中井はこのエピソードを死の10年前まで語ることができなかった。わずかに、2009年の「『ニイルス・リイネ』」において、「些細な攻撃的言辞も、相手の死と共に突如永遠に償い得ない罪に変貌するのは、そのとおりだと思った。私はすでにそれを祖母

　註10）　この点については、斎藤環氏から貴重な情報を得た。ここに感謝する。

の死の時に味わっていた」（集10:315、強調は引用者）と述べられているだけである。

　ここからは、いくつかのことを言うことができるだろう。

　まず、中井は治療者との信頼関係がじゅうぶんに気づかれたあとでなければ外傷性症状が語られにくいことを指摘し、ある統合失調症患者におけるトラウマ体験を「十数年前の過去であるのに、まるでビニールの包装を破ったかのように、昨日のことのように語る」（集8:2）と評しているけれども、これはおそらく中井にとって自分自身を語る言葉であったということである。

　同じことは、語ることができるトラウマは一般的に二次受傷であるという次の一節についても言えるだろう。

　　最初に語られるトラウマは二次受傷であることが多い。たとえば高校の教師のいじめである。これはかろうじて扱えるが、そうすると、それの下に幼年時代のトラウマがくろぐろとした姿を現す。震災症例でも、ある少年の表現では震災は三割で七割は別だそうである。トラウマは時間の井戸の中で過去ほど下層にある成層構造をなしているようである。ほんとうの原トラウマに触れたという感覚のある症例はまだない。また、触れて、それですべてよしというものだという保証などない。（集9: 237-8）

　いじめられ体験や「最悪の状態」が中井における二次受傷であったとすれば、おそらく幼年時代の原トラウマは「自分が祖母を殺した」という体験であったのだろう。『天才の精神病理』以後、中井が本格的な病跡を書いた対象はヴァレリーだけであったが、彼がそのヴァレリーに与えた、「彼を捉えて終生離さなかったのは、その皮一枚下にあった青年期危機の苦痛な記憶」であるという評は、中井自身にもあてはまるように思われる。

文　献

1）天野重安：癌をめぐる．鏡頭無心——天野重安遺文集．天野重安先生記念事業会、p. 212-214、1965．p. 214.

2）エレンベルガー、H．（木村　敏、中井久夫監訳：無意識の発見——力動精神医学発達史（上）．弘文堂、p. 196、1980.

3）飯田　真：精神医学論文集　臨床遺伝学から精神病の状況論へ．金剛出版、東京、1978.

4）飯田　真、中井久夫：天才の精神病理．岩波書店、東京、p. 266、2001.

5）川出由己：生物記号論——主体性の生物学．京都大学学術出版会、京都、2006.

6）河合隼雄：箱庭療法．芸術療法、1；23-30, 1970.

7）宮本忠雄：言語と妄想——危機意識の病理．平凡社、東京、1994.

8）中井久夫：子ども時代の記憶から考える．現代思想、40（16）；8-15、2012.　p. 8.

9）同、p. 11.

10）同、p. 15.

11）中井久夫：最終講義——分裂病私見．みすず書房、東京、1998.　p. 13.

12）中井久夫：日本脳炎ウイルスに対する細胞性レセプター——日本脳炎ウイルスの感染を考える立場から．生物科学（日本生物科学者協会編）、18（2）；74-84, 1967.

13）安永 浩：精神分裂病患者の絵画についての一考察．精神経誌、60；137-149, 1958.

パトグラフィーの書き方

小林　聡幸

Ⅰ．研究対象の選択

　病跡学（パトグラフィー）に決まった書き方があるわけではない。だからといって野放図に書けばいいというものでもない。四半世紀にわたって論文を書き続け、『日本病跡学雑誌』編集委員として他人の論文を読んできたわたしには多少のノウハウとフィロソフィーはある。一人の人物を取り上げるオーソドックスな個別病跡学を念頭に、私見を書き記しておこうと思う。

　まず誰を研究対象に選ぶか、当然それは興味の持てる人物である。ただし、精神疾患を病んだ著名人を片っ端から探して論じてやれというのは節操がない。臨床における症例報告ではやはり興味の持てる症例を報告するだろうが、その興味とは臨床的な、学術的な興味であって、病跡学においても同様である。とすればその興味は必ずしも狭義の疾患に集約されるわけではなく、精神医学的・心理学的に興味を掻き立てられる人物を対象として選ぶのだ。とはいえ臨床例ではないのだから、病跡の対象人物と出会うのは、診察室においてではない。芸術家であれば、その作品を愛するがゆえに出会うのであり、科学者や政治家であればその業績に敬意を抱くゆえであろうから、その点で趣味的と言われたらそれはそうである。その作品に自身が不快感を覚えるのを逆転移感情と見做して、シェーンベルクを論ずる福島[1]の手法は精神医学的ではあるのだが、わたしとしてはシェーンベルクの作品を愛するがゆえに書き記さざるを得ない営みのほうをリスペクトしたいものである。

　病跡学では資料がないと話にならないので、この人について病跡学をやりたいという人物がいれば、資料は目についたところで躊躇なく入手しておくようにしている。実際に論文を書けるかどうかわからないうちから集めておかないと手に入らなくなることが少なくない。もっともネット社会の到来で古書は以前よりも手に入りやすくなったので、最近は以前ほど切羽詰まった気持ちで入手することはなくなった。ただ、あとで手に入れようとすると法外な値段がついていることもあるので、定価で買えるうちに買っておくのが無難かもしれない。それで筆者

の書架には何十年かを経て論文執筆に利用した本もあるし、いまだ出番を待っているだけの蔵書もある。

Ⅱ．事例ゴッホ

　さて、好きな芸術家だからといって、そして何か精神疾患を病んでいたからといって、それだけですぐに病跡学的思考が可能になるわけではない。何らかの切り口に気が付かないと二進も三進もいかない。

　具体的にこんな風に考えていくという例を示そう。事例としてはフィンセント・ファン・ゴッホ（1853-1890）を取り上げる。圧倒的な人気を誇る画家だが、生前は認められず、精神疾患に冒されながらも、天才的な画業を成し遂げた。「狂気と創造性」を論ずる際のいわばスターである。ゴッホがこれだけ親しまれるようになったのは1934年のアーヴィング・ストーンの小説『Lust for Life』（邦訳はいくつもの題名がある）[17]とその映画化『炎の人ゴッホ Lust for Life』（1956）によるところが大きく、やや皮相な見方をすれば、ゴッホの作品よりも、まず悲劇の天才というその人生のストーリーが人々の心を捉えたのだ。

　しかしゴッホの精神疾患とは何だったのか。Jaspersによる統合失調症説[3]を筆頭にゴッホ論はあまたあるが、衆目の一致する診断に至っているわけではない。まず単純に考えて彼のもっとも病的な所業は自身の耳を切ったことであろう。耳を切るような精神疾患とは何だろうか。激しく、またグロテスクな身体破壊行為は精神病水準の病態が疑われる。統合失調症でときにみられる眼球自傷や性器自傷は、手首自傷などと比べて遙かに実行しがたいという実感があるが、では耳はどうだろうか。ゴッホが切ったのは左耳朶であるが、どんなふうに切ったのか、当時アルルの病院に勤めゴッホの手当をしたフェリックス・レー医師をストーンが訪ねてインタヴューした際のメモが発見されており、それによれば耳朶の上の付け根から斜めに耳たぶを半分ほど残すような形で切ったようである[12]。右手に刃物を持って左耳朶を切れば当然そうなるだろう。さて、この耳切りは精神病水準のものだろうか、手首自傷と同水準の神経症的なものであろうか。

　そしてその切り取った耳朶を彼は行きつけの娼館のラシェルなる娼婦に渡したといわれているが、どうもそれは事実ではなく、娼館の小間使いの、犬にかまれて大けがを負っていた少女ガブリエルに「僕の記念に」とか「これを大事にとっておいてくれ」とか言って渡したようである[12]。これは了解不能な妄想的行為というより、自己犠牲により他者を救おうという、恐らくキリスト教的な含意の

ある、思い込みの激しい行いの可能性が高い。

　最初から診断が確定されているわけではないから、このようにある程度の見込みを持ちながら、しかし予断にならないようにしてさらに調べていくのである。

　ではあらためて伝記をみていこう。記載はゴッホ書簡集[20]に収載の伝記とMurphy[12]による。

　ゴッホは1853年にオランダの牧師の家庭に6人きょうだいの長男として生まれた。癇癪が激しく、育てずらい子だった。全寮制男子校で数年過ごし、ウィレムⅡ世校は2年目から行かなくなる。叔父の口利きでグービル画廊に就職し、ハーグ、ロンドン、パリで働く。1875年頃から聖書に没頭して仕事がおろそかになり、1876年、クビとなる。イギリスで寄宿学校教師を2カ月し、伝道師となる決意をし、ドルトレヒト（オランダ）で4カ月間の書店店員ののちアムステルダムで受験勉強して、ラーケン（ベルギー）の伝道師養成学校にはいるも、3カ月の試行後、入学は不認可。それでも熱意が認められ仮免許でボリナージュ地方（ベルギー）で伝道をするが、いきすぎた自罰的行為で免許は取り上げられる。1880年、北フランスを彷徨った後、実家に戻ると、精神病院に入れるという話が持ちあがる。ブリュッセルに逃げて絵の勉強をし、1881年に実家に戻り、画商として成功していた弟のテオドルス（愛称テオ）の経済的援助を受けながら絵を描き続ける。ハーグ、ニューネン、アントウェルペンをへて、1886年初頭、テオを頼ってパリに出る。

　1886年から2年ほどパリで活動。印象派、新印象派、浮世絵などの影響を受け、明るい画風に変わる。1888年に南仏のアルルに移り住み、ポール・ゴーガンを呼んで、2カ月ほど共に生活するが、美学的立場の相違、ゴッホの奇行などで、ゴーガンが飛び出して駅前のホテルに泊まった翌朝（12月23日）、ゴッホは自分の左耳を切り落とし、それを近所の娼館に渡しに行き、騒ぎとなる。アルル市立病院に運ばれて、レー医師の治療を受けた。1889年はじめに退院するものの、毒を盛られているなどと言うようになり、2月に再入院。「狂って危険なオランダ人」の噂が立ち、アルルにいられなくなり、5月に25キロばかり離れたサン‐レミの療養所に移り、1年をすごす。『星月夜』や『二本の糸杉』など多くの代表作を描く。1890年5月20日にパリ近郊のオーヴェール‐シュル‐オワーズのポール・ガシェ医師を頼り、彼の診察を受けつつ、旅館で過ごしながら、2カ月の間に70点ほど作品を描いた。7月27日、心臓のあたりを銃で撃たれた状態で旅館に辿り着く。宿屋の娘の証言では「自殺しようとした」と述べていたようである。テオが駆けつけ、彼に看取られて、29日に死ぬ。そのテオも10月には進行麻

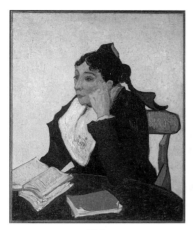

図1

痺による錯乱状態に陥り、翌1891年1月に亡くなっている。

　こういう有名人の伝記の場合、定説が新たな研究で覆されていたりすることがある。ゴッホはテオの居住地に近いオーヴェールに来て安心した面もあるが、子どもが産まれて間もないテオ夫妻の経済的負担になっているのではないかと気に病んでいた[20]様子からは衝動的に自殺を図るということはあり得ることである。しかし、彼は自殺したのではなく、地元の少年たちと小競り合いになって彼らが持っていた銃が暴発したという説[13]がある。確かに、およそ自殺はゴッホに相応しくなく、少年たちを庇って何もいわなかったというほうがゴッホらしい。

　ゴッホの作品、例えばゴーガンと一緒に同じ人物を描いた『アルルの女（ジヌー夫人）』（図1）で、人物の背景は黄色に塗り込められているが、黄色の微妙な濃淡が画面を引き締めている。わたしはここに緊張病性のモメントを見出してみたくなる。あたかも瞬間性の突出が、絵として描かれているかのように思われるのだ。この議論は読者を納得させるにはいまだ弱いが、病跡学においては生活史から診断を図ると同時に表現の中に診断に見合うものを捜し出すことも重要である[9]。

　しかしサン－レミの療養所のカルテには「てんかん性の発作」と書かれているという。サン－レミでの病状は次のようだった[20]。何週間か何カ月まったく問題なく過ごしていても、突然「発作」に襲われ、それは数日から数週間続くというものだった。1888年5月から1890年5月までの間、発作は4度起こり、その都度、完全に精神錯乱状態になった。もはや自分が何をやっているかわからず、ごみや絵の具を食べるなど、自傷的な傾向も顕れた。本人があとでなによりおぞましかったと伝えているのは、宗教的な幻覚に襲われたことだった。発作が治まったのち、彼は落ち込み、生きているのも嫌になって、心のバランスを取り戻すのに多くの時間がかかった。ただし、そんな中でも、仕事が最高の治療だった[20]。

　脳波が臨床応用されるのが1930年代であるから、当時のてんかん診断は「発作性の病気」以上の意味があったかはなはだ怪しい。少なくとも強直間代性のけいれんと思われる記述はないのでGastaudはアルコールによる精神運動発作（新分

類だと焦点起始意識減損発作）としている[8]（ゴッホはアブサンを相当量飲んでいた）。他方、脳波の裏付けがない以上、上記の挿間性の経過は統合失調症として典型的ではないとしても、同診断を否定しきれるものでもない。折衷的に考えると非定型精神病という見方もあるかも知れない。

　ではてんかん説では表現病理と何か関連を指摘できるだろうか。てんかんのアウラが光の表現に結びついたという説くらいしか見出せないし、アウラがあったという証拠すらない。

　ゴッホ家の女中は「子供っぽいが、可愛げがなく、何か普通でないところがあり、不愉快で変わった行動のためによく罰せられていた」[18]と証言している。耳切り事件のあと、母親は回想して「あの子の頭は何か足りないか、どこかおかしいのです」とテオに書き送っている。子持ちの寡婦などの恵まれない女性に恋愛感情を抱き、自分の思いが受け入れられていないことにも気づかず、猛烈な熱情で突進していったとか、上述の独りよがりな自己犠牲行為とか、他人の心理を推測しがたかったり、他人と共有しがたい独特な考えを持ったりする様が偲ばれ、自閉症の研究者たちは自閉スペクトラム症（ASD）の著名人のリストにしばしばゴッホを含めている。この線からは先に緊張病性のモメントと述べた点は自閉症の細部に偏った認知という解釈があり得る。ただ、ASDの人があんなにたくさんの人物画を描くだろうかという疑問も湧く。

　資料のみからの診断には自ずと限界があるのは言うまでもないこととしても、伝記や一次資料を読み込み、作品を検討していくにつれ、当該人物とはこんな人だったのではないかという漠然としてはいるが全体論的なイメージを持つに至る。このイメージ形成には臨床経験がものを言う。資料の向こうにいた人間があたかも知己のように思えてくれば、上述の限界を超えられる気がしてくる。

Ⅲ．病跡学的思考の展開

　こうして創造性と病理を論ずる土台ができてくるのだが、わたしはいまだきちんとゴッホを研究しているわけではないので、診断に関する結論的な言説は控えておく。

　とはいえ、例えばゴッホが統合失調症だとして、その作風に統合失調症の要素が刻印されているなどと論じ得るなら、オーソドックスな病跡学になる。だが、それは統合失調症の画家が統合失調症っぽい絵を描いたというだけの話で、まあつまらないといえばつまらない。つまるかどうかはさておき、一人の芸術家の生

涯の作品をそう簡単にくくれるものでもない。そうすると作風の変化に注目する
のは意外と論じやすい。筆者の病跡学処女作「バルトーク・ベーラ──『亡命』
と『死』」[5]では晩年の作風の変化を心理学的な布置から解釈するという方法で論
文執筆の糸口が得られた。ゴッホならオランダ時代に画面の暗い画風だったのが
パリ時代に明るくなるが、それは上述のように印象派や浮世絵の影響というの
が、普通の伝記である。しかしそこに心理的な、あるいは精神病理的な要因が
あったとすれば、それは興味深い議論が展開できるかもしれない。

　さて、宮本[10]は最晩年にオーソドックスな病跡学に加えてさらに2つの可能
性に言及している。そのひとつがエピ－パトグラフィーである。エピ－パトグラ
フィーとは、精神変調が創造者本人ではなく、親密な共同生活者の誰かに生じ、
それが創造者に影響を及ぼす場合を論じようというものである。宮本はまずもっ
て夫婦ないしそれに準じた関係を想定していたが、加藤[4]はそれを統合失調症を
発症したヘルダーリンとその詩作に影響された哲学を構築したハイデガーという
ように、思想的系譜関係にまで拡張している。

　さらに精神疾患を患った人物と、それをモデルに小説を書いた病理のまったく
異なる小説家をあつかう内海の研究[19]はエピ－パトグラフィーの新たな領野を
切り開いている。統合失調症の画家とそれに影響を受けたナルコレプシー・躁う
つ病の小説家を論じた齋藤の仕事[14, 15]にも同様の趣がある。強いて名付ければ、
疾病論的に両側に展開するアンビ－パトグラフィー[7]である。

　ゴッホの話でいうなら、彼の精神疾患が何であれ、共同生活を行っていたゴー
ガンに何か影響を及ぼさなかったかと気になるだろう。もっとも共同生活はほん
の2カ月強であり、精神的にもそう近しい関係ではなかっただろうから、ゴッホ
とゴーガンにエピ－パトグラフィーの成立する余地はなさそうだ。あり得るとす
ればテオとの関係においてであるが……。

　宮本のいうもうひとつは身体疾患の病跡学である。精神変調と関わりのある創
造的人物を扱うのが病跡学の定石だとすれば、それを一気に身体変調すべてに広
げてみようというのである。定石的な病跡学の場合、対象人物の変調した精神が
生み出す作品に思いがけない独創性が宿る事態が考えられる。もちろん、変調し
た精神活動がもはや優れた作品を生み出しえなくなるということの方が多いはず
ではある。他方、身体疾患の病跡学の場合、対象人物がさしあたって精神変調は
来していないとしても、身体疾患の罹患によって何らかの精神的影響を受けてい
ないはずはないとみる。宮本が注目したのはその点であり、関節リウマチのピ
エール－オーギュスト・ルノワールとアントニオ・ガウディ、強皮症のパウル・

クレー、あるいは結核のアメディオ・モディリアーニを取り上げ、その表現における身体疾患の影響を論じている[11]。ルノワールは関節リウマチの進展により手が不自由となって、表現が視覚から触覚優位に変わり、ゴツゴツとした裸婦の造形になる。ガウディにおけるサグラダ・ファミリアのあの造形も同様。強皮症でやはり手が利かなくなったクレーは太い単純な線で描く独特な表現に到達するとともに量的にも創造性は亢進をみた。モディリアーニは結核による呼吸不全によって細長い人物像を描くに至ったと宮本は述べている。

こうした身体疾患の病跡学の布置というのは、特に精神疾患を有していない創造者に身体疾患という精神外からの衝迫が加わったときに創造性や創作活動に何が生じたかという研究である。人間には身体疾患以外にも個人的なものから戦争や政治的抑圧など社会全体に及ぶものまで、様々な人生の苦難が襲いかかってくる。身体疾患の病跡学は身体疾患罹患を他のストレス因に置き換えることによって容易に創造活動一般に対する精神医学的検討にまで敷衍可能である。

ゴッホがてんかんだったとしたら、この発作性の病気に冒されながら、晩年、独創的な作品を多数描いたことが注目されるだろう。そのとき「仕事が最高の治療だった」[20]というゴッホの言葉が重要性を帯びる。かつて飯田は「生涯社会的に破綻を見せず、精神的健康を維持したとみえる天才的人物の研究から精神的な健康概念を学び取ることが必要」[2]と述べたが、これは最近のサルトグラフィーの考えを先取りしている。ゴッホ晩年の創作はこの観点から論ずることも可能である。本人が「仕事が治療」と言ったとしても、それは言葉の綾だったり、自己を鼓舞するためだったりする可能性は排除できないし、画業によって実際に「発作」が収まったわけでもない。それでもなお、ここには創造活動の健康生成的側面を示す響きがある。

それには書簡を読み込み、この時期の作品をよく見る必要がある。サン－レミでは、遠景・近景の風景、人物、自画像、静物、ミレーなどの模写・彩色など多彩な題材を描いている。しかしそこで気になるのは、『星月夜』や図2に掲げた『壁で囲まれた畑と日の出』で見られるような、筆の短いストロークで描くうねうねした空

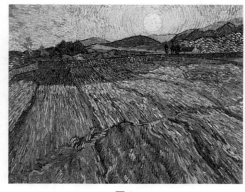

図2

や木の枝、畑などの表現である。これがオーヴェールの時期になると——2ヵ月しかないのだが——風景画が多くなり、さらに荒い筆のタッチをそのまま残したような、しかし色は淡い作品が目立ってくるように思われる[21]。こうした印象は美術研究家の論考を引用して補強できると説得力が増す。ただ、この「うねうね」をどう解釈するか、筆者にはまだわからない。最後の作品といわれる——実際はそうではないらしい——『カラスのいる小麦畑』は暗く不穏な印象があるが、他の作品は意外に清澄で何か突き抜けたような軽やかな感じがする。

　少なくとも都会、すなわちパリはゴッホにとって騒がしいところであって、自然豊かな田舎で落ち着きを得たらしいことは書簡からも読み取れる。「これらの絵は僕が言葉では伝え尽くせないもの、田舎の健康な活力を恐らく伝えてくれると思うから」[20]。しかしこれを豊かな自然に心癒されたなどと受け取ってはいけない。オーヴェールでゴッホはほぼ1日に1枚油絵を描き続けた。畑仕事をすること、文章を書くこと、絵を描くことを毎日欠かさず続けることが躁うつからの安定に役立っているという、坂口恭平の言葉[16]が連想される。何気ない日常の景色を描くことが健康生成的だったのではなかろうか。そのような創造性については日常生活の創造性（everyday creativity）という概念がある[6]。

　もちろんこの先、オーヴェールでのゴッホの運命が自殺なのか事故死なのかで、健康生成の捉え方のトーンも変わっていくだろう。創作によってしても自殺へと向かう歩みを止められなかったのか、たまたま不幸な事故が彼の人生を切断してしまったのか。考察の方向性は、彼の絵画をよく見、書簡を読み込むことで現れてくるゴッホの姿がどちらを向いているかに依拠するであろう。

Ⅳ．資料の扱い

　ここまでは病跡学的考察のアイディアについて書いたが、こうしたアイディアが先にあって、この仮説に都合のよい伝記的事実だけ選り分けてくると牽強付会な論文となる。当然、考察のアイディアが湧いてくるのは資料を調べている間だろうから、資料から遊離しないように考察を構築していかねばならない。

　さてその資料であるが、一次資料、二次資料などと区分する。日記とかインタヴューとか、研究の対象人物が直接書いたり語ったもの、直接接触があった親族や友人などの親しい人物の証言などを一次資料とし、取材によって書かれた伝記など伝聞を主とする二次資料よりも信憑性が高いと評価する。しかし一次資料だからといって信用はできない。人間は嘘をつくものである。極論だが、殺人の罪

を隠していたとして、それを日記に書くだろうか。絶対誰にも読まれないとか、自分の死後なら読まれても構わないと思えば書くかもしれないし、日記と言いつつ誰かに読まれることを想定していれば秘匿するかもしれない。手紙などはてきめんに事実確認的発話であるよりも行為遂行的発話である可能性が高い。さらにもっと意図的な場合もある。例えばマーラーの妻のアルマの手記は一次資料であるが、亡夫を悲劇の英雄に仕立て、ライバルのリヒャルト・シュトラウスを俗物として腐して描いたことがつとに知られている。

　資料の検討とはただ字面を読むだけではないということである。場合によっては、「父を愛していた」と必要以上に繰り返し述べるのは否認であって、実は憎んでいたのだなどといった精神分析的な解釈も可能である。もちろんその場合は憎んでいたとしか思えない他の言動など補強する事実がないと恣意的解釈とみられてしまうが。

　であるから、自伝的小説と言われるものを自伝に準じて扱うようなことは、相当周到に外堀を埋めておかないと難しいということがわかるだろう。

　さらに対象人物を時代の環境の中においてみることを忘れてはならない。もう10年くらい前のことになるが、若い女性入院患者が大学に行けなかった理由について、父親から「女に教育はいらない」と反対されたからだというので、まだそんな親父がいるのかとびっくりしたのだが、100年前の日本だったら特段偏った考えの持ち主とは言えなかったかもしれない。あるいは現在の中央アジアの某イスラム国家であればある種の公式見解とも言えるが、政治的立場、社会的環境などを細かく勘案しないと発言の意味は量りがたい。対象人物の時代が今から離れ、土地も遠くとなれば、現代のわれわれとは異なった常識のもとに生きていたわけであり、そこでの言動をいまの常識から判断するのは間違いのもととなる。

　病跡学は古生物学に似ている。存命者を対象にしていいのかという議論もあるが、通常、対象はもうこの世にいない。彼らが残した化石である資料を拾い集めて、骨格を組み立て、肉付けする。表皮には体毛は生えていたのか、つるつるだったのかはよくわからないが、時に体毛の痕跡が化石で残っていたりすることもあるし、他の様々な証拠から体毛があったものと判断できることもある。体表の色彩に関してはもはや復元者のイマジネーションの世界だろうか。その生き物が地上を走ったのか、空を滑空したのか推定し、彼らの生きた時代の環境に置いて、想像復元図を描く。そうして描かれた生き物の姿が十分なリアリティを持って迫ってくるかどうかが、病跡学の勝負どころだと思う。死んでいる人物を資料から甦らせて、あたかも知人の行状を語るように生き生きと語り得るかというこ

とである。

Ⅴ．論文の形式

では、実際どのような形式で書いていくのか。

基本的には個別病跡学は事例検討、症例報告の部類に収まると考えてよいので、まずは症例報告の形式を踏襲する。「はじめに」で、取り上げる対象人物と考察の大まかな方向性を提示し、次に症例提示の代わりに、その対象人物の生涯と業績を要約する。そして「考察」で病跡学的考察を展開する。「おわりに」で結論。

それ ばかりでは面白味がないのと、発症から治療の奏効くらいまでを提示すれば足りる症例報告の病歴と比して、病跡学では対象人物の全人生を提示することになるので記述も込み入ってくるのとで、病跡学の形式はさらにいろいろ試みられていいのではないかと思っている。筆者は論文「ハンス・ロット——新たなる交響曲の創始者の発狂」[5]では（「はじめに」と「おわりに」を除外すると）交響曲の４楽章のような４章で書こうと思った。１：生涯、２：診断、３：作品、４：病跡学的考察となっているのだが、この形式は病跡学の性格上、比較的論理的な構成ではないかと思う。以後もこのヴァリエーションはよく用いている。つまり、臨床の症例報告の「症例提示」にあたるのは、伝記的事実と精神医学的診立てと作品（業績）の解釈という三本柱になるのである。当然、後二者には考察の要素が含まれるわけだが、メインの病跡学的考察においてはこれら三者の有機的な関連を論述していくことになる。

それでもいつも同じ書き方では芸がないので捻りは加えてみる。「ルーズ・ランゴー——『陶酔的局外者』の肖像」[5]では、創作の前・中・後期にわけて、それぞれの時期の伝記的事項と創作の経緯、それに引き続いて考察という６部に「はじめに」と「おわりに」をつけるという形式を用いた。実は発想の源はバッハにみられるようなバロック組曲である。サラバンド、クーランド、メヌエットなどと舞曲が並ぶが、サラバンドⅠに続けてそれを変奏したドゥーブルであるⅡが続くという構成を取る。これを真似て、考察としてのドゥーブルを伴う３つの舞曲の前後に前奏曲と終曲を配したわけである。さらに「ヤルヴェンパーの沈黙——ジャン・シベリウスと第八交響曲」[6]では生涯と創作の軌跡の合間に人物像の考察と作品の特徴の考察を織り込んで最後に病跡学的考察で締めくくった。

これをもっと細切れにすると、伝記を記しつつ、おりおりに考察を差し挟むよ

うな形式も可能である。可能であるが、そうした書き方を選択した論文は、個々の部分において、それが事実として記述していることか、解釈や考察を書いているのか判然としないものになっていることが多い。そうなるともう自分の解釈まじりのエッセイのようなものであって、たとえ読み物として面白いものになったとしても、病跡「学」というアカデミックな営みではなくなってしまう。書き慣れないうちは症例報告の体裁を用いることを強くお勧めする。

VI. 取り組むに値する挑戦

　個人的な体験に戻らせていただこう。卒後3年目か4年目、地域の病院の内科に勤務していたころ、大学を辞めてその病院に骨を埋めるつもりの中堅の内科医が、日々、外来をしつつ、「この老人の最期まで見るんだろうななどと思う」と言っていた。当面、2～3年で勤務先が変わり続けるであろう自分には思いもよらぬ視点であった。定年後に入院中の宮本忠雄先生を見舞った時のこと、いま分裂病の経過ということを考えていると師は述べていた。いまから思えばそれは中井久夫的研究方向ということになるが、とかく現在の病状をよくしようというわれわれの営みは、来し方行く末、両方向の長いスパンの視点に行き届かないことが少なくない。現在、わたしは同じ職場に四半世紀在任しているが、不慮の死は除いて、最期まで（と言っても精神科医だからお看取りするわけではないが）診た症例というのはほんの数例である。医療においては「全人的」という言葉がある。上滑りして綺麗事に終わりかねない言葉のひとつだと思うが、それを実践しようというのであれば人間を共時的にも通時的にも把握することに努めねばならぬ。
　まさに病跡学では対象人物の人生すべてを扱うことになる。それは困難を伴うことであるが、臨床家にとって重要な作業であって、取り組むに値する挑戦ではないだろうか。

文　献

1) 福島　章：シェーンベルクの創造とトラウマ——逆転移による病跡学的診断の試み．病跡誌、65；22-31、2003.
2) 飯田　真：病跡学の可能性．病跡誌、34；2-6、1987.
3) Jaspers, K.: Strindberg und van Gogh : Versuch einer pathographischen Analyse unter vergleichender Heranziehung von Swedenborg und Hölderlin. Julius Splinger, Berlin, 1922.（村上　仁訳：ストリンドベルクとファン・ゴッホ——スエーデンボルク及

びヘルダーリンと比較せる病誌的分析の試み．みすず書房、東京、1959．；藤田赤二訳：ストリンドベリとヴァン・ゴッホ——スウェーデンボリ及びヘルデルリーンとの比較例証による病歴誌的分析の試み（ヤスパース選集36）．理想社、東京、1980．）

4）加藤　敏：創造性の精神分析——ルソー・ヘルダーリン・ハイデガー．新曜社、東京、2002．

5）小林聡幸：シンフォニア・パトグラフィカ——現代音楽の病跡学．書肆心水、東京、2008．

6）小林聡幸：音楽と病のポリフォニー——大作曲家の健康生成論．アルテスパブリッシング、東京、2018．

7）小林聡幸：病跡学、六段の調べ．最新精神医学、27；251-255、2022．

8）松浦雅人：フィンセント・ファン・ゴッホ．Epilepsy、4；135-142、2010．

9）宮本忠雄：病跡研究集成——創造と表現の精神病理．金剛出版、東京、1997．

10）宮本忠雄：病跡学、三段の調べ．福島章、中谷陽二編：パトグラフィーへの招待．金剛出版、東京、p.57-65、2000．

11）宮本忠雄：『作品のこころ』を読む、改訂版．吉富薬品、東京、2007．

12）Murphy, B.: Van Goch's Ear: The True Story. Farrar Straus & Giroux, New York, 2016.（山田美明訳：ゴッホの耳——天才画家最大の謎．早川書房、東京、2017．）

13）Naifeh, S., Smith, G.W.: Van Gogh: The Life. Random House Trade Paperbacks, US, 2012.（松田和也訳：ファン・ゴッホの生涯　上・下．国書刊行会、東京、2016．）

14）齋藤慎之介：統合失調症者と太陽——有馬忠士の絵画における太陽表現について．病跡誌、105；45-54、2023．

15）齋藤慎之介：色川武大の『狂人日記』——絶望を描いた希望の書．病跡誌、105；55-66、2023．

16）斎藤　環、坂口恭平：いのっちの手紙．河出書房新社、東京、2021．

17）Stone, I.: Lust for Life. Grosset & Dunlap, New York, 1934.（式場隆三郎訳：人生への情熱：若きゴッホ（全2巻）．三笠書房、東京、1951．；式場隆三郎訳：炎の人ゴッホ（全2巻）．三笠書房、東京、1956．；新庄哲夫：炎の生涯——ファン・ゴッホ物語．フジ出版社、東京、1975．；新庄哲夫：炎の人ゴッホ．中央公論、1990．）

18）武正建一：フィンセント・ファン・ゴッホ．病跡誌、50；2-16、1995．

19）内海　健：金閣を焼かなければならぬ——林養賢と三島由紀夫．河出書房新社、東京、2020．

20）ファン・ゴッホ美術館編（國府寺司訳）：ファン・ゴッホの手紙Ⅰ・Ⅱ．新潮社、東京、2020．

21）Walther, I. F., Metzger, R.: Van Gogh: The Complete Paintings. Taschen, Köln, 1990.

第2部

疾患と創造の相即相入

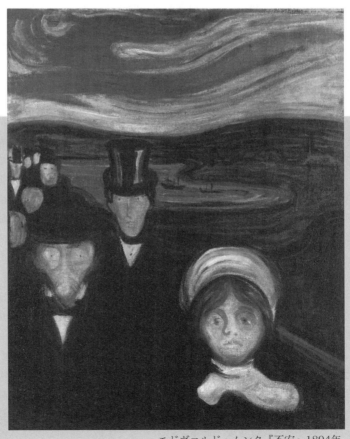

エドヴァルド・ムンク『不安』1894年

エドヴァルド・ムンクが描出した統合失調症性の両価性

角田　京子

Ⅰ．はじめに

　ノルウェーの画家エドヴァルド・ムンクは、病跡学において最も興味深いケースの一つであり、多くの研究者を惹きつけてきた。その主な理由は、我々の深いレヴェルの不安に抵触してくる作品自体のみならず、画家の80年の生涯を通じての作品、私生活、精神疾患が密接にダイナミックに関連しているところにもある。しかも彼は意志的に自らの精神病的負因に対峙し、心の病的側面を見つめ、その状態を具象絵画の範疇で表現することを志してきた。そこには、自分は遺伝負因や生い立ちから特別に精神的苦悩を背負っているという自覚とともに、その苦悩は普遍的な意義を持っていて、それを万人に伝えるのが自分の使命であるという自負もあったようである。当初は「病的」「異常」などとスキャンダラスに扱われた作品群であるが、そこには精神病理が無秩序に偶発的に表出しているのではなく、画家の表現主義的思想に基づいて戦略的に描かれているのである。

　反復や変遷をみせる膨大な作品群と、遺された豊富な手記や手紙は、ムンクの精神病理と創造性の関係を解明する手がかりでもある。特に手記は、芸術、実生活、心身の病気に言及しており、画家が自らの精神病理と創造活動に対してどのように意識的に臨んだかを物語っている。ムンクは青年時代にオスロのボヘミアン・サークルの価値観に影響を受けたこともあり、自らの人生を書き記すことに熱心であった。また記述することは、彼が精神的苦悩に対峙する重要な方法であったとも考えられる。しかも生涯を通じて強迫的な保存癖・収集癖があり、それが絵画作品だけではなく自らの手記や手紙にも及んだため、豊富な資料が遺されたのである。

　本論では、そうした一次資料のなかから統合失調症性の両価性が比較的直接的に表現されているものを報告し、その病跡学的意義について考察する。それらの資料は素描や散文、油彩画であるが、代表作のようには芸術的に高く評価されていない。しかし、ムンクが体験した統合失調症性の両価性を表現していると考えられ、病跡学的には重要である。何よりもまず彼の精神心理症状のなかに基礎症

状があったことを示しており、統合失調症の診断を支持し、その病像理解を深めるものである。さらには、傑作とされる作品群の独創的な女性像においても、その両価性が寄与したことが示唆される。

Ⅱ．ムンクの生涯

　ここではまずムンクの生涯を、その創造活動と精神心理的問題に焦点を当てつつ、簡略化して紹介しておきたい。参考としているのは、主としてスタング、R.[33]、アーノルト、M.[1]、三木[19]、ランデ、M.[17]、プリドー、S.[27]らによる伝記、そして一次資料である。なお、参考文献のなかの記載であっても、一次資料に矛盾した内容のものは使用を避けている。

　ムンクは1863年、ノルウェー南部のルイテンで両親のもと、姉ソフィーエに続く第二子として誕生した。父は40代半ばで、家族を伴い陸軍軍医として当地に駐屯していた。母は父より20歳年下で若かったが、結婚前からすでに結核に罹患していたという。翌1864年、父は除隊して開業医となり、一家はオスロ市内に移り住んだ。続いて弟アンドレアスと2人の妹ラウラ、インゲルが誕生した。母は徐々に結核を悪化させ、ムンクが5歳のとき31歳で死亡。それからは母の妹カーレンが一家と同居することになり、彼女は生涯未婚のまま家族の一員として子供達の養育に携わった。以後、父は以前からの性格偏奇を強め、キリスト教信仰は狂信的になり、医業では採算を無視した献身的な活動を行ったため、一家は経済的にも困窮した。ムンクが14歳のとき、姉ソフィーエが急激に進行した結核のため16歳で死亡。ムンクも気管支炎で喀血することがあり、体調不良のため就学もままならず、父の勧めた工業学校に入学したが半年で中退している。

　ほどなくムンクは画家になる決意を固め、1881年18歳で王立美術工芸学校に入学。この進路選択については、叔母カーレンや遠縁の職業画家などの励ましがあったといわれている。画学生になったムンクはオスロのボヘミアン・サークルとも交流を持つようになり、特に作家のハンス・イェーゲルの思想的影響を受けた。また父方の叔父にあたるペーター・アンドレアス・ムンクは高名な歴史学者・著述家で、ムンクの誕生前に亡くなっていたが、この叔父の存在もまたムンクの価値観に大きな影響を与えたといわれている。

　1883年からムンクはオスロでの公式の展覧会に参加するようになり、『病める子』『思春期』などの初期作品を発表した。初期代表作に対しては、斬新すぎる手法や性的な描写に対して批判もあったが、彼の画才が傑出していることはノル

ウェー画壇も認めるところであった。またこの頃、ムンクは人妻であったミリー・タウロヴと最初の本格的な恋愛体験を持ち、数年にわたった関係のなかで嫉妬と罪悪感に苛まされたようである。

彼はまもなく画壇の推薦を得てノルウェー政府の国費留学生となり、1889年から1892年までパリに留学した。当地では保守的な学校からすぐに遠ざかる一方、若手の画家達の前衛的な技法に触発され、自室で印象派風の絵を描くことが多くなった。1889年末には父が脳卒中で急死し、パリでその訃報を受け取ったムンクは抑鬱的になった。彼は留学する前からすでに日記風の手記を書くようになっていたが、このときの抑鬱状態においては思考の発揚もあり、さらに文筆活動に力が入ったようである。有名な「サン・クルー宣言」はこの時期の手記であり、「私は何かをやるのだ―できるという気がした。……呼吸し、感じ、悩み、愛する、生きた人間を描かなければならない」とあり、創造に向かおうとする高揚感のなかに、表現主義の端緒ともいえる芸術観が表明されている。そしてこの宣言のとおりに、私的体験を探求し表現することで普遍的な真実に到達するという創造活動は、いくつもの傑作に結実していったのである。

続いてムンクは、1892年から1896年まで主としてベルリンに滞在。当地ではアウグスト・ストリンドベリなど北欧、東欧出身の芸術家達と交流した。『叫び』『マドンナ』『不安』などの中期の代表作が描かれたのはこの時期である。のちほどⅣにおいて述べるが、この頃の作品には妄想気分、知覚変容などの統合失調症性の精神病理が表出していることが指摘されている。実際、この頃のムンクは広場恐怖や対人恐怖に悩み、下宿に引きこもることがしばしばであった[註1]。またこの間に、妹ラウラが統合失調症を悪化させてオスロ郊外のゴースタ精神科病院に強制入院となり[註2]、医師になっていた弟アンドレアスが肺炎で死亡した。こうした相次ぐ家族の不幸からも、ムンクは結核と精神病の遺伝負因について一層の不安を募らせることになった。

以後、ムンクはパリなど西欧・北欧の諸都市を転々とするなか、1900年頃よりドイツでの評価を高め、リューベックの眼科医マックス・リンデをはじめとする

註1）ベルリン時代の精神的不調については、当時のムンクの手紙に「通りに出ることができない」[16]「殆ど誰にも会っていない――一種の自閉（eine Art der Menschenscheu）です」[7]などの表現がある。

註2）ムンク美術館には、ラウラが1892年2月29日にゴースタ精神科病院に初回入院した際の資料やカルテの一部、1926年1月26日に癌により死亡した際のカルテの一部が、コピー資料として保管されている。

多くのドイツ人、ユダヤ系ドイツ人の支援者を得た。一方で、当時から交際していたノルウェー人女性マティルデ・ラーセンとの関係が悪化して別れ話がこじれ、1902年には彼女のピストルで撃たれて左手第二指末節を失うという事件に至った。元々ムンクは不眠症に悩み、被害的になり易く、飲酒で精神的苦痛を紛らわす傾向があったが、このピストル事件の頃から被害関係妄想とアルコール多飲が顕著になってきた。さらに彼は精神の平安を求めてスイスやドイツなどの保養地を転々としたが、追跡妄想や幻聴に苦しんだ挙句、結局は1908年、コペンハーゲンのダニエル・ヤコブソン教授の精神科病院に7ヵ月入院することになった。

　この入院によって、ムンクは速やかに断酒に成功し、主治医には「完全に狂っているので心配している」と言われながらも、退院可能なまでの落ち着きを取り戻した。治療中、ムンクは院内での絵画制作を許可され、続いて外出も自由となってスケッチにも出かけ、素描や油彩のほか、挿絵つきの寓話『アルファとオメガ』を製作している。この入院期間中に祖国ノルウェーにおける画家としての評価が確定的なものとなり、ノルウェー王室より受勲した。1909年初夏には退院の運びとなり、ついに帰国して南岸の保養地クラーゲリョーに住んだ。

　ムンクは永住帰国後の数年間はヨーロッパ各国を旅行し、被害妄想の対象となった人々を避けながらも社交生活を楽しんだようである。しかし、1916年にはオスロ近郊のエーケリィに移り、以降は隠棲の度合いを深めていった。同年オスロ大学講堂の壁画が完成。その後、妹ラウラや叔母カーレンが死去したが、ムンクと妹インゲルとは僅かながらも交流を保っていた。カーレンの死の後には、一過性にムンクの被害妄想が憎悪したようである。作品の方は着実に国際的評価を高めていったが、1939年からはナチスによって"退廃芸術"とされ、排斥の対象にもなった。1943年末、ドイツ軍占領下のレジスタンス活動による火薬庫爆破事件で、現場近くにあった自宅の一部が壊され、それを契機にムンクは肺炎に罹り、翌1944年1月、80歳で死亡した。

Ⅲ．ムンクとその時代

　上記のようにムンクの伝記は様々なエピソードに彩られているが、激動の時代背景もまた、生涯とその創造活動に大きな影響を与えている。

　彼は近代から現代へと移行する時代を生き、性と死を描いた膨大な作品群を遺した。一般市民が自由な個人として生きる望みを実現し始めた時代に、そうした

主体の不完全な存在基盤を直視して作品に表現したともいえるだろう。彼は生の本質は性と死であると考えていたので、彼の絵画のテーマはすなわち人生そのものであった。私生活では当時ヨーロッパ各地で前衛主義者達が営んだボヘミアン生活にのめりこむことになり、それも彼の人生観に多くの素材を提供した。とりわけ当時は、フェミニズムやユートピア思想から派生した"自由恋愛"がボヘミアニズムに取り入れられるようになっており、ムンクも男性に対して奔放で積極的、そして残酷な"新しい女性たち"との関係を経験することになった。実際、彼は際立った美貌の持ち主であり、若い頃は多くの女性から求愛されたようである。またムンクの前半生は、短期・長期のフランス留学に始まって、技術の習得や作品の発表のため、さらには被害妄想の対象からの逃走や静養先の希求といった目的のために、西欧・北欧を転々とする生活であったが、それには鉄道が発達した時代の恩恵があったともいえるだろう。

　美術史の上ではムンクは表現主義者として位置付けられ、とりわけウィーン分離派の後続やベルリン分離派に与えた影響は大きいとされている。しかし筆者の私見では、生と性と死の実存的不安を表現するというムンクの思想的立場は継承されたものの、その美学的な特徴は追随を許していない。ムンク作品の、鈍い光源を下方に想定した色彩や、人物と背景が混じり合う官能的な曲線はむしろ北欧的で、ドイツ語圏の分離派の系譜には認められない特徴である。作品の多くがオースゴーストランをはじめとするノルウェーの土地を舞台にしていることも、北欧的雰囲気に関与しているだろう。ノルウェーの美術史家ベルク、K.[2]も、ムンク絵画の視覚的な魅力はノルウェー絵画の系譜にあると指摘している。いずれにしろムンクは表現主義者として先駆者であり、出自による文化的背景からも独自の境地を開いたといえるであろう。

　ムンクの独創性の高い代表作の多くは19世紀末から20世紀初頭に創作されているが、当時は美術史的にも"呪われた画家"の時代であり、画家の狂気をはらんだ内面を表出する絵画が登場するようになった時代である。当然、そのような画家たちの病理性のある作品はスキャンダラスに迎えられるか、黙殺されることが多かった。しかし時代が近代から現代へと移行するにつれ、そうした病理性自体も人間性の本質に迫るものとして肯定的評価を受けるようになったのである。ムンクの作品も同様で、1900年代から前衛的な人々が創造的価値を認めるようになり、1920年代に入ると国際的名声も高まっていった。

　ムンクの時代はまた、近代精神医学と意識の心理学の成立・発展の時代でもあった。19世紀末には精神科医たちも精神と性が不可分に結びついていることに

気づき始め、フロイト、S. が精神分析に着手した。精神医学において統合失調症という疾患単位が重要な位置を占めるようになったのもこの時代である。こうした社会現象としての精神医学・心理学は、ムンクの人生にも直接的な影響を及ぼした。ショーター、E.[31]によれば、19世紀になると一般市民も精神的な異常を医学の対象である「病気」としてとらえるようになり、また遺伝の関与が漠然と考えられていたという。ムンクの父は家族からも当時でいう「神経病」であると思われていたが、小俣[26]によると当時の北欧の精神医学はイギリスの影響下にあり、「神経病」とは神経症のみならず重篤な精神病をも含む概念であった。ムンクの手記には、幼少時に狂信的な祈りを捧げる父の姿を見て衝撃を受けたというエピソードが遺されており、「父は遺伝性の病で、突然狂信的な状態に陥ることがある」という記述もある。加藤[14]は、統合失調症の急性期にある患者が不気味な病的体験に襲われているとき、その家族は患者本人に不気味なものを感じていると述べているが、おそらくムンクも父に何らかの不気味なものを感じ取っていたと思われる。父には統合失調症の顕在発症を示唆するエピソードはないし、晩年まで医業を全うした人ではあるので、伝記的事実から父の診断を下すことはできない。それでもムンクのように感受性の強い子供は、父の病理的側面を把握し得たのだろう。その父と酷似した性格特徴を示していた妹ラウラは、すでに思春期から統合失調症の明らかな兆候を見せており、25歳時には希死念慮や放浪癖が酷くなって精神科病院に強制入院となった。金澤[13]によれば、当時の西欧世界においては精神科医療の収容主義が主流となりつつあり、ノルウェーも例外ではなかった。実際、ラウラも長期入院となることが多かった。米本ら[43]によれば、当時は遺伝概念・優性思想が普及した時代でもあって、ムンクも自分は父方から精神病の遺伝を受け継いでいると信じ、ラウラのように発病することを恐れていた[註3]。それでも彼は自らの統合失調症が顕在化した後も、収容主義を逃れて自由人としての生を全うしている。幸いにも彼が病状悪化のため入院することになったコペンハーゲンの精神科病院は、患者にかなりの自由を認めていた。入院中に祖国ノルウェーにおいて画家としての名声が確立されたことも、退院後の生活に支持的に働いた。それに何よりも彼には自分の精神異常に対峙していく力があ

註3）後にオスロ大学精神科教授となるヨハン・シャーフェンベルクが、ムンクの作品を精神病的な絵画であるという理由で批判したことは有名である。スタングによると、シャーフェンベルクはその際、ムンクの家族の精神病罹患を指摘し、荒廃（degeneration/Entartung/dégénérescence）がムンクの家系に認められると主張した。荒廃とは慢性進行性の精神病の本質を示す概念で、遺伝的な性質であると考えられていた。

り、統合失調症の重篤化・顕著な人格荒廃を免れたといえるであろう。

ムンク本人は初老期以降は隠棲したので、社会や時代とのかかわりが希薄になっていったが、晩年には作品がナチス・ドイツから排斥の対象とされた。パトロンのリンデがムンクの友人であったと同時にナチスの信奉者・反ユダヤ主義者であったこと、ムンクのドイツでの友人にはユダヤ系の芸術家も多かったことなど[註4]、ムンクとナチズムとの関係も複雑である。いずれにしろ、彼の作品はドイツ国内では迫害されたが、彼の身柄はノルウェーがナチス・ドイツに占領されても無事であった。彼にはすでに世界的名声があり、また高齢でもあったことで、ナチスも手を下せなかったといわれている。しかし、その占領下のレジスタンス活動の爆破事件が、彼の死の契機になったのであった。

Ⅳ. ムンクの病跡学研究の展望

ムンクについてはすでに多くの病跡学研究がなされているが、そのほとんどが一例研究であり、そのほかには精神病症状を呈した画家についての質的研究が散見されるだけである。ここでムンクの精神病理の解釈方法に着目して諸研究を展望すると、症候論を重視する静的な精神病理学的アプローチと、精神力動を重視する動的な心理学的アプローチとに二分することができる。こうした事情の背景には、まず病跡学自体の成立過程がある。病跡学の歴史については宮本[23]の著書に詳しいが、1910年代から1920年代にかけて、精神病理学と心理学のそれぞれの分野で、現代にも通じる病跡学の方法論が基礎付けられている。Ⅱ、Ⅲで述べたように、ほぼそれと時期を同じくして、ムンク作品の国際的評価が確立しているのである。そしてやはり、ムンクというケースの特徴があり、その精神心理症状の多彩さと、トラウマティックなエピソードの豊富さが、二方向のアプローチを要請しているといえるであろう。

精神病理学の観点からムンクの精神病を解釈した研究は、1950年代から1960年代に多く行われ、統合失調症の精神病理とムンクの作品の関連が論じられている。

註4）ムンク美術館には、リンデからムンクに宛てた手紙が所蔵されている。それらの手紙では、リンデの反ユダヤ思想や国粋主義が吐露されているが、そうした部分は出版された書簡集においては削除されている。また同美術館にはユダヤ系美術収集家グスタフ・シーフラーからムンクへ宛てた手紙も所蔵されており、ナチスがムンクを迫害することを憂慮しているコメントもある。

まず、ムンクが30代前半、1890年代に制作した『叫び』『不安』などの中期の代表作品については、早くから統合失調症の精神病理の現れが指摘されてきた。ウィンクラー、W.[40]は、ムンクが若い頃から精神的に脆弱であり、1890年代の諸作品にすでに世界没落体験が反映されているとしている。ブルクハルト、H.[6]や宮本[20]も、当時の作品に精神病性の不安や妄想気分、知覚変容が描かれていると考えている。ブルクハルトはそうした病的体験の本質は、世界の相貌的（physiognomisch）な変化にあると述べ、人間学的考察を深めている。

　さらに、ムンクの統合失調症の長期経過を重視し、30歳頃からの先駆期症状、40歳頃からの被害関係妄想の発展、そして45歳時の入院治療以降に顕在化してきた人格水準低下までを視野に入れた議論も多い。ウィンクラーは伝記資料をもとにムンクの妄想症状を調べ、その精神疾患は妄想型統合失調症の圏内にあると診断し、被害関係妄想は1904年に顕在化し1908年にかけて発展したと考えている。モーエン、A.[24]らによると、妄想内容は女性から追跡されているという段階から、すべての知人に迫害されている、周囲の皆が自分を監視しているという段階を辿っていった。実際、ムンクは入院の直前には、周囲の皆が自分を見ていると訴え、何人もの知人に迫害に抗議する手紙を出し、暴力事件を起こすなど問題行動が目立つようになっていた。フグラー、M.[12]は、ムンクが若い頃から精神的緊張に苦しみ、それが40歳代での急性期状態（eine acute Krise）につながったと考え、そこから代表的な諸作品の変遷を解釈している。若い頃の代表作には現存在における実存的不安が表現され、入院治療を契機にこの不安が克服され、作品のテーマが歴史や自然へと転換されたという。さらにフグラーは、ムンクの『不安』とベルギーの画家アンソールの作品との類似を指摘しながら、ムンクがアンソールよりも徹底的に実存的不安を探求したことを評価している。宮本[21,22]は、作品の変遷の背景に統合失調症の経過があることを論じ、1910年代に描かれた『太陽』を転回点としての作品の質的低下とテーマの不連続な変化を指摘し、1890年代に描かれた『叫び』が世界没落体験を、『太陽』が太陽体験を表現しているとも解説している。

　しかし、以上に展望した精神病理学的研究においては、統合失調症の両価性については全く言及されていない。

　一方、心理学的研究においては、しばしば両価性がキーワードになっている。

　心理学的解釈をほどこしたコメントは、すでにムンク存命中の展覧会カタログや美術評論にもあり、何よりも本人がそうした出版物に自分の心理についての解説を多く書いているので、この画家が登場したときからその心理学的研究が始

まったといえるかもしれない。そのなかで、心理学・力動的精神医学の領域のプロフェッショナルな仕事としては、古くは1950年代のスタインバーグ、S. とワイス、J.[34]の研究がある。彼らはムンクの視覚の鋭敏さと精神病罹患を前提として精神分析的解釈を駆使し、とりわけ母の死をめぐるトラウマティックな体験を契機とする、女性への両価性を強調している。クリングレン、E.[15]もムンクの神経症症状や精神病症状を取り上げつつ、女性への両価性については主として母の死からラーセンとのピストル事件までに至る、女性を巡る一連のトラウマティックな出来事から解釈している。ラヴナル、C. M.[28]はムンクの女性観を主要テーマとした論文を発表し、精神・自我の分裂（splitting）や女性への両価性を重視しているが、やはりそれらの力動的・精神分析的な解釈にとどまっており、統合失調症による両価性には触れていない。

　また近年の研究には、ワーリック、L. H. とワーリック、E. R.[39]、ウィリー、M. L. とウィリー、H. W.[42]、さらに前田河[18]など、力動的な観点からムンクを論じ、その診断を統合失調症ではなく、パーソナリティ障害であるとする立場も多くみられ、そこでは人間関係、とりわけ女性関係における両価性はボーダーライン心性の重要な指標であるとされている。

　このように心理学的・力動精神医学的研究においては、両価性、とりわけ女性に対するそれは、確かに重要な問題として扱われてはいる。しかし、ムンクや妹ラウラの精神病罹患を前提とした研究においてさえ、統合失調症の両価性への言及がなされていないのである。

　なお、最近の美術史研究においては、ヘラー、H.[11]やエッグム、A.[8]の評論のように、ムンク本人の病気の症状や経過には詳しく言及しないものの、一般的にみられる統合失調症の病的体験から彼の作品を解釈するものは多いようである。

V．統合失調症の両価性

　ここで、"両価性（ambivalence）"という概念をあらためて検討しておくべきだろう。

　両価性とは、一般には主体が同一の対象に対して矛盾した、あるいは葛藤的な態度を持っているという精神心理状態を意味している。この言葉は古典的な響きを持っているが、ブロイラー、E.[5]の言語新作であり、統合失調症の不可解な臨床的特徴の一つを指していた。　彼は1910年にチューリッヒで行った講演において正式にこの造語を使用し、両価性が統合失調症の基本的な性質であると同時

に、人間一般の精神心理活動において生じる現象でもあると論じた。この講演の概要と質疑応答は、1911年に精神分析の専門雑誌『精神分析中央誌（Zentralblatt für Psychoanalyse)』上でリクリン、F.[29]によって報告された。ブロイラーの統合失調症研究は、臨床的であると同時に心理学的でもあった。彼は同時代人であったフロイトの精神分析研究を早くから評価しており、両価性概念を提示した論文にもフロイトの影響が認められる。フロイト[10]の方もブロイラーの両価性概念を支持し、この言葉を精神分析に導入した。その際に両価性概念は様々な変更を被ったが、それがその後の精神分析を発展・深化させることにもなった。1920年代には両価性という用語は心理学や文学の広い分野に普及し、その概念は多様化し拡散して今日に至ったのである。Ⅳで展望したように、ムンクの心理学的研究において両価性が強調されながらも統合失調症の問題が置き去りにされた背景には、こうした両価性概念の、精神分析への導入後の変遷があるとも考えられる。

　しかしブロイラーの統合失調症の両価性に関する研究は、その疾病特異性を強調するところもあり、ムンクの精神疾患を考える上での参照項としても重要である。ブロイラー[4]は1911年に発表した歴史的な統合失調症論において、基礎症状の一つとして両価性概念を提示し、知・情・意の3領域における出現を考えている。彼は、基礎症状としての両価性は相矛盾した2方向の心的内容が同時的に認められる精神心理症状であり、交替的に認められる正常範囲の現象とは区別されるとしている。また、精神疾患のなかで統合失調症だけが両価性のメカニズムを持っており、その症候論的な表出は副次的症状を含めて広範囲にわたっているという見解を述べている。

　筆者ら[35,36,38]は、一連の研究で統合失調症における葛藤的な両価性症状の言語的構造を分析してきた。両価性は、実存的葛藤から幻覚妄想症状まで多様な症状の形で現れるが、常に善悪二項対立の形式を取っている。また症状変遷は常に否定面、悪の側の優位を持って、差異を伴った反復として生じている。ブロイラー[3]も、両価性のメカニズムが関与する際には攻撃的ないし否定的な側が優勢になる傾向があることを何度も指摘している。筆者[35]の見解では、こうした二項対立における否定面の優勢は統合失調症における死の欲動の問題を示唆しており、統合失調症の精神分析的理解によく合致するものである。また攻撃性が関与する差異を伴った反復は、フロイト[9]が反復強迫から死の欲動の概念を措定する基になった精神心理現象の構造と力動でもある。

　そして症状変遷の端緒には善悪の対応が反転する契機があり、それは患者における世界への参入の是非をめぐる局面で生起し、臨床面でも特異的で重要な問題

を引き起こすのである。新宮[32)]は、主体が世界に参入する局面では精神病発症が促進されること、そしてそれは、主体と世界との包含関係が自己言及についてラッセル型パラドックス[註5)]構造を持っていることに関連していることを示した。発症は、こうしたパラドックスを克服しようとする試みによって促進されるという。筆者[37)]は、統合失調症性の両価性における善悪の反転が、このパラドックス構造の内部で生じることに注目し、反転の構造と力動を分析した。患者は善なる意志を持って世界に参入しようとするが、意志の価値は善から悪に反転し、それによって患者の世界のなかでの価値は悪であることになる。それが患者を絶望や恐怖に陥れるのであり、臨床的にはクリティカルな問題となる。しかし、この反転はパラドックス構造の内部で起こるために、論理的には意味を持たない。自己言及も自己否定も無意味なのである。それでも善悪が反転することは、臨床的文脈では非常に奇妙な現象であるので、それ自体が統合失調症特異的といえるかもしれない。ただし、その特異性の起源はパラドックス構造の外部に、メタ-レヴェルに求められなければならない。世界の内側では、善悪の反転の謎を解決することはできないのである。

　なお、集合論は抽象的な議論である反面、具体的事象にも適用されるものであり、その適用は言説上の類推（analogy）にも数学上の相似（similarity）にも依拠しておらず、集合論の言説が具体的事象にそのまま一致するだけである。ラッセルのパラドックスも、まさにこうした事情において成立するのであり、主体と世界とは自己認識と世界観をめぐって、そのままラッセル型パラドックスの構造にあるといえる。

　そして、以上に述べてきた統合失調症の両価性の特徴は、ムンクがそれを比較的直接的に表現したと考えられる素描や油彩画の上にも認められるのである。

VI. 『狂気の人の手記』というタイトルの付いた素描と散文の画用紙作品

　ムンクの作品のなかには『狂気の人の手記（Den gales optegnelser）』というタイトルが付いた画用紙作品が4点遺されており、素描に散文が添えられている。

　註5）ラッセルは集合論を用いて、「自分自身を要素として含まない集合全体の集合は、自分自身を要素として含まず、かつ自分自身を要素として含む」という矛盾を明確に提示した。これがラッセルのパラドックスである。直接的な証明は不可能であり、簡単な背理法によって矛盾が証明される。

タイトルからも推測できるように、ムンクの精神病理を知る上で貴重な作品である。これら4点は、ムンク自身によって31点の素描や散文からなる画用紙作品のなかにラフに集められ、その後ムンク美術館によって『知恵の木』というタイトルを付けられたシリーズOKK T 2547の一部分であるOKK T 2547-aとして整理された。

　Ⅰ、Ⅱで述べたように、ムンクはオスロのボヘミアン・サークルの価値観の影響や、パリやベルリンでの詩人や作家との交流から受けた刺激、そして多くの著作を遺した学者の叔父への誇りもあって文学的野心も抱いていた。実際、彼は膨大な文章を遺しており、手記や散文詩、日記、小説にまで至っている。それらをジャンル別に明確に区分することは難しく、日記に創作が混在している部分もあれば、自分を含めた登場人物を別名で記すという当時の流行のスタイルを取って、実際の出来事について小説風に書いている部分もある。また印象的な体験やそれに着想を得て描かれた絵画作品の解説については、ヴァリエーションを付けながら繰り返し文章にしている。そうした文章が日記や手記、また作品の解説に何度も登場するのである。

　後年には、結局は完成しなかったものの、自伝の制作にも取りかかっている。ヴォル、G.[41]によれば、ムンクはコペンハーゲンの精神科病院を退院してノルウェーに永住帰国した頃、1909年から1915年にかけて、自伝のためにそれまでの手記を整理していたらしい。ムンクの遺品として、当時彼が住んでいたクラーゲリョーの本屋のラベルが貼られた台帳型ノートが2冊現存しているが、その片方であるOKK T 2787には、ムンクが退院直後に書いたとされる文章が遺っている。「アルコールの影響で心や魂が限界まで分裂した—まるで鎖で一緒に繋がれた2羽の鳥が別々の方向に引き合い、鎖を解くか引きちぎるかしそうな二つの状態になるまで。この二つの状態への暴力的な分裂は強力な内面の緊張を生み出した」。エッグムによればムンクのこの記載は、統合失調症による精神の分裂状態について述べたものである。アルコールには摂取当初にこうした状態の苦痛を和らげる効果があったとしても、酩酊状態の持続は精神状態をさらに不安定にしていったと推測される。

　これと同時期の精神状態を表現したと思われる素描と散文が、画用紙作品のシリーズOKK T 2547-aに含まれている。ムンクは1916年頃までに、重要なモチーフの図や初期の素描作品を糊付けして約60 cm四方で厚さ7 cmになる大きな本を作っており、その本の最初の方の部分を中心として、ページの間に31枚の、本よりひと周り大きな画用紙作品を挟んでいた。これらの画用紙にはカラー・クレ

ヨンで描かれた素描や、やはりカラー・クレヨンを用いてブロック体で書かれた散文が遺されていた。この本とそこに挟まれた画用紙作品は、1970年に同美術館によってOKK T 2547としてまとめられ、『知恵の木』というタイトルが付けられた。本のページを含めて数えた上で、画用紙が挟まれていた順番どおりにページ番号が振られ、画用紙作品の方はOKK T 2547-aとして、aをページ番号の前につけることで区別されている。画用紙作品のシリーズの最初のページOKK T 2547-a3は表紙として作られたもののようで、『善悪の知恵の木』というタイトルとビネット（装飾模様）がある。ヴォルはこのページについて、ムンクの他の作品と比較し、1913年から1915年にかけて描かれたと推定している。OKK T 2547全体の『知恵の木』という呼び名は、この表紙のタイトルに由来している。さらに画用紙作品のシリーズには、『狂気の人の手記』というタイトルが記されたページが4枚含まれており、それぞれ素描が描かれ散文が添えられている。ヴォルによると、ムンクは『知恵の木』と『狂気の人の手記』という自伝的な文学作品を書こうと計画していて、画用紙作品の制作は自伝の準備と関連していたらしい。さらにこの画用紙作品のシリーズ全体から観ると、『狂気の人の手記』のタイトルが付いた数ページは、『善悪の知恵の木』のタイトルの表紙で始まるシリーズのなかにあって重要な一部分を構成する予定であったと思われ、同じ時期に制作されたと考えられる。しかし画用紙作品にある散文の多くについては、1913年にムンクが集めていたそれまでの手記との相似が認められるものの、カラー・クレヨンは1920年代に彼がよく用いた手法である。彼は1920年代にも古い手記を集めて整理し編集しようと試みており、画用紙作品の大部分はその時になって過去の手記をもとに新たに制作されたのかもしれない。いずれにせよ『狂気の人の手記』の部分は、1902年のピストル事件の頃から精神症状が悪化して1908年に入院するに至るまでの期間の体験に基づいていると考えられ、ムンクの精神病理を理解する上では非常に重要である。

　このうちの1点であるOKK T 2547-a33（図1）には、仰向けに横たわる一人の人物—『叫び』の中心人物を思わせる極端に単純化された顔が描かれている—から2羽の鳥が別々の方向へ飛び立とうとしているさまが描かれている。ムンクはここに散文を書き込んでおり、「私の魂は2羽の野鳥がお互いから羽ばたこうともがいているようだ」とある。これは前述のOKK T 2787にある手記と類似の表現で、そのヴァリエーションであると思われる。エッグムはOKK T 2728の手記については統合失調症による精神の分裂を表現していると解釈しており、ヴォルはこのOKK T 2547-a33の画用紙作品については1902年以来のムンクの分裂し

たパーソナリティを描いていると述べている。

　筆者は、この作品は統合失調症による精神の分裂のなかでも、とりわけ直接的に意志の両価性を描こうとしたもので、両価性に伴う激しい苦痛も表現されていると考えている。2羽の鳥が精神状態を表すためのメタファーとして描かれていることは、添えられた散文に同様の直喩があるので明らかである。ここで、それ以上のメタファー表現を極力廃したものとして作品を観ると、2羽の鳥は人物の内面を引き裂こうとしているのでもなく、外界を分裂させようとし

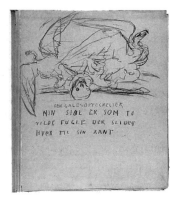

図1　OKK T 2547-a33

ているのでもなくて、まさに人物の胸元からそれぞれ正反対の方向へ飛び立とうとしているだけである。人物自体は分裂してはおらず、力尽きて横たわり、瀕死の表情である。　これは世界のなかに置かれた点としての主体が、世界へ向けて自己投企していく際に、その主体の世界へ向かおうとする意志が分裂し、主体の自己投企が阻まれているさまであるといえるだろう。主体の意志の両価性という概念は、一般的な精神心理現象として拡大解釈されることもあるが、正反対の方向に向かおうとする二つの意志が同時に生じるというのは、統合失調症に特異的な体験である。ムンクは恐らく入院前にこうした症状に苛まれ、自分の精神病体験のうちでも特に重要な現象であるととらえていたのであろう。

　また別の1点OKK T 2547-a49（図2上）には、岩壁に人間の顔が含まれ、その顔が眼下に広がる野や山を眺めているという光景が描かれている。これと類似した1点が同じ画用紙作品のシリーズに含まれており、OKK T 2547-a31（図2下）がそれである。これには『狂気の人の手記』というタイトルは付いていないものの、OKK T 2547-a49と同じモチーフの素描が描かれ、散文詩が書き込まれている。「……我々の内に世界がある。小は大の部分であり、大は小の部分である。血の一滴は世界全体である、太陽と惑星と共に。……神は我々の内にあり、我々は神の内にある。……」。ヴォルはこの散文詩について、ムンクの汎神論的な人間観と世界観を表すものであると述べている。

　筆者はこの2点について、主体は世界に含まれると同時に世界は主体に含まれるというパラドックスを表現していると考えている。前者においては、素描に「また石の硬い塊も生きている」という文句が添えられており、岩壁に含まれている人間の顔は、世界に含まれる主体であり、その主体がまた、周りに広がる世

界を眺めているのである。さらに後者の散文詩には、世界と主体、あるいは神と人間とのパラドキシカルな包含関係が明示されている。パラドックスであるが故に直接的な絵画表現は不可能であるため、OKK T 2547-a31においては比較的長い散文によって説明が補われたとも考えられる。

ここで注意すべきは、ムンクの画用紙作品であるOKK T 2547-a49には、精神的苦悩についてのコメントがないにもかかわらず、『狂気の人の手記』というタイトルが付いていることである。彼は単にパラドックスを表現しようとしただけではなく、このパラドックスを精神病症状と関連した重要なものであると考えていたのである。

筆者はVにおいて、統合失調症の両価性という現象を辿ると、主体が世界に参入しようとする、まさにその契機において二つの正反対の価値の反転があること、それはラッセル型パラドックス[註6]の構造を持った主体と世界との包含関係において生じるため論理的には矛盾ではないこと、

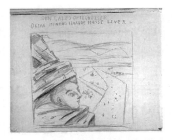

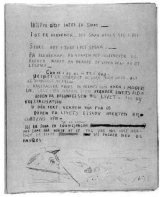

図2　上：OKK T 2547-a49
　　　下：OKK T 2547-a31

註6）論理数学者ラッセル、B. は、1901年にこのパラドックスの証明に成功している。セインズブリー、R. M.[30]によれば、彼がこの発見を論理学者フレーゲ、G. 宛の書簡で知らせたのは1902年、著作で解説したのは1903年である。当時のムンクはドイツの知識人とも交流していたので、こうした経緯を見聞した可能性はあるが、特にそれを示唆するような資料は見当たらない。

ここでは、取り上げたムンクの作品に沿って、このパラドックスが主体の世界観と自己認識をめぐって適用できることを示しておく。ただし、それには構造主義や言語哲学の独我論的世界観に基づいて、世界観と自己認識を同一視する必要がある。さて、そうすると次のようなパラドックスが明示される：主体は、世界の中に含まれておらず、かつ含まれている。主体が眺める世界の像は、主体自身を含んではいないが、そうした世界像を全て集めると、それは主体にとっての世界となる。主体が含まれていない世界像を全て集めたところで、その世界像は主体を含んでいないはずであるが、主体は世界の中で世界を眺めていて世界のなかに含まれるはずである。ここで主体の世界観と自己認識とを同一におけば、そのままラッセル型パラドックスが明示される。

しかし患者には非常な葛藤をもたらすことを指摘した。ヴォルは、前出の台帳型ノートOKK T 2787から、ムンクが退院直後に書いたとされる次のような文章も紹介している。「二つの精神状態の暴力的な分裂によって強力な内的緊張——激しい内的な苦闘が生じる。魂という檻のなかでの恐ろしい戦い。この状況で芸術家や哲学者にとっての価値が依拠する物事は、二人の人物から——二つの精神状態において——観られている——物事は二つの側から観られている」「私は二つの精神状態を考えた——平穏と休息への欲望と、人を運動と行動へと駆り立てる欲望である」。世界に受動的に含まれて安住することへの欲望と世界に能動的に向かって行為しようとする欲望という、ムンクの言葉を借りれば陰性と陽性ともいうべき両価的な欲望は、それ自体としては特異的なものではない。主体と世界とのパラドキシカルな構造も必然的なものである。健康な主体であれば、世界を含むと同時に世界に含まれるというパラドックスに悩むことはなく、より上の階層から、メタ-レヴェルから両価性の調和がはかられているかのようである。しかし統合失調症を発症すると、両価的価値の相克は先鋭化し、パラドックス構造が表出するのである。両価性は世界のなかで主体が依拠する価値をめぐって、主体に激しい内的葛藤をもたらす。そこで生起する両価的価値の善悪の反転は、論理的には意味はなくても臨床的には奇異で重篤な現象であり、主体は世界参入をめぐって絶望することになる。ムンクは善悪の反転にまでは言及していないものの、統合失調症を被った自らの世界内投企の困難がこのパラドックスに関係していること、そしてそこに狂気の特異的問題があることに気づいており、その謎に惹かれていたのではないかと推測されるのである。

　『狂気の人の手記』のタイトルがある画用紙作品のうち、残る2点はOKK T 2547-a21とOKK T 2547-a25である。前者には、死んだように横たわる一人の人物を野鳥が襲う様子を描いた素描があり、その下に「私の内的存在は肉食鳥につきまとわれている。その爪は心臓に食い込み……翼の羽ばたきは正気を曇らせる」という散文がある。ここでもまた、鳥が精神疾患を表すメタファーとして使われている。後者には、大地に浮かぶように立つ裸身の男性像とそれを中心とした同心円、そして男性の周りを漂う何人もの人間の簡略化した姿が素描され、その下に「人間とその円」「その外縁が現れるのは上方では天空の振動——下方では地球の振動」と書き込まれている。前者は自我を侵襲する精神病体験を、後者は他者の漂う外界と自我との境界を希薄にする精神病体験を表していると解釈することもできるだろう。ただし後者については、ムンク自身の精神病体験であるかどうかは定かではない。ヴォルが紹介したOKK T 2734のムンクの手記によれば、

ムンクはコペンハーゲンでの入院中、そこで知り合ったある一人の男性患者の手記を集めており、自らの精神病体験についての手記と一緒にして、『狂気の人の手記』というタイトルを付けてまとめていた。プリドーによれば、その時ムンクは、精神病について記載することを魂の探究であると位置づけていたという。これらのことから推測すると、後者の文章は、その患者のメモに基づいている可能性がある。またレトリックからすれば、後年ムンクが興味を持ったといわれている、相対性理論や量子論の文章表現の影響も考えられる。

　同じタイトルを持った入院中の手記や計画されていた自伝と、これら4枚の画用紙作品との関連についてはヴォルも明言を避けており、今後も検討すべき課題であるだろう。

Ⅶ. 白黒1対の男性像のシリーズと殺人者のシリーズ

　ムンクは精神科入院の少し前から退院後の数年の間に、白装束の男性と黒装束の男性を1対として描いた油彩画のシリーズを制作した。このシリーズに含まれる作品は、現在ムンク美術館[25]において制作中であるムンクの油彩作品の総合目録（OKK M、RES、PⅠ、Ⅱ、Ⅲ）において確認される範囲では、全部で5点になる。

　エッグムはこのシリーズが統合失調症の体験を表現していると考え、Ⅵでも取り上げたOKK T 2728のムンクの手記に記された「心や魂は限界まで分裂した」という体験がこのモチーフの元であるとしている。ブロイラー[4,5]は、両価性と連合障害について論じる際に、連合体系では正反対の概念こそが体系内で近接しているとし、"白"という概念に最も近いのは"黒"という概念であると述べている。統合失調症においては基礎障害の直接の影響として連合親和性が低下して体系の統合や抑制の不全をきたし、一つの概念が出現する時に近接した正反対の概念も同時に出現して両価性症状を形成するという。ムンクのこの油彩画のシリーズは、正反対の概念である白と黒が同時に並行的に現れるという点で、まさにブロイラーの基礎症状としての両価性を表現しているといえるであろう。

　ここでこのシリーズの変遷を辿ると、両価性のもたらす緊張感はモチーフの反復とともに和らいでいるようである。入院の少し前に描かれた1908年の『石工と技師』（図3左）では、二人の男性が画面いっぱいに正面を向いて立っており、緊迫感ないし威圧感がある。続いて描かれた同年の『溺れた少年』では、二人の男性像は後ろ向きになり画面に占める大きさも減っているため、最初の作品に比べ

エドヴァルド・ムンクが描出した統合失調症性の両価性　89

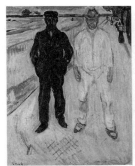 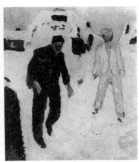

図3　左：『石工と技師』　右：『雪の中の黒衣の男と白衣の男』

ると弛緩した印象である。退院後に描かれた1911年頃の『雪の中の黒衣の男と白衣の男』（図3右）やそれ以降の作品になると、二人の男性はリラックスした姿勢を取っており、必ずしも相克しているようには見えないのである。ただしムンクは1930年以降にも白装束の男性と黒装束の男性を登場させた作品をいくつか描いている。それらの作品では二人の男性は争っており、このシリーズの何らかの反復であるとも考えられる。

　さて筆者は、このシリーズの延長上に殺人者をモチーフとした油彩画を加えたい。すなわち1910年の『殺人者』（図4上）と1919年の『並木道の殺人者』（図4下）がそれである。殺人者のモチーフの油彩作品は、総合目録で確認できる範囲

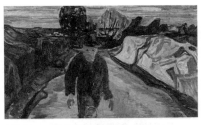

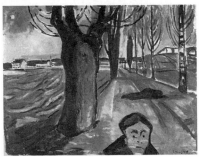

図4
上：『殺人者』　下：『並木道の殺人者』

では唯2点しかなく、ムンクの後期の絵のなかでも特殊な作品である。この2点が描かれた背景や、ムンクの作品群における位置づけについては決定的な資料がなく、定まった見解は得られていない。総合目録でもこの2点だけに独立した「殺人者」というモチーフのカテゴリーを作っている（マラーの愛人による暗殺のモチーフを扱った『（女）殺人者』というタイトルの絵は、このカテゴリーには入れ

られていない)。しかしここで、この2点を白と黒の二人の男性像のシリーズに連なるものとして考えれば、さらにダイナミックな両価的葛藤の変遷を辿ることができるのである。『殺人者』は白と黒の二人の男性像のシリーズに続いて描かれており、少なくとも制作時期や男性の姿からは、つながりを想定することは可能である。そして『並木道の殺人者』はタイトルにもある殺人者というモチーフと構図の類似性から、先の『殺人者』につながるものであり、両者は総合目録でも同じカテゴリーに入ったのである。

　まず1910年の『殺人者』であるが、一人の男性が岩道をこちらに向かって歩いてくる場面が描かれている。この男性は、白装束の男性と黒装束の男性が合体したような姿である。一方で背景の岩は白と黒に分割されており、向かって右側が白く、左側が黒く描かれている。この岩道自体はクラーゲリョーの風景で、総合目録において確認できる範囲では、ムンクは同じ風景をほかに3点描いている。しかしそのなかで、片側を白く片側を黒く描いたものは、唯一この1910年の『殺人者』だけであるから、この表現は特別に意識されたものと考えられる。エッグムもこの白と黒の対比の効果に注目しているが、これは白黒1対の男性像のシリーズでも使われている。それまでの二人の男性の絵が、両価性の善悪二項対立によって分裂状態にある主体を描いていたとすれば、『殺人者』においては、主体の両価的な葛藤は後方の岩道に投影され、主体は恐ろしい殺人者であり悪の側を優位にして統合されていると解釈できる。しかし1919年の『並木道の殺人者』では、二項対立と悪の側の優位がもたらす緊迫感はなくなっている。殺人者は野原のなかの並木道を前方に向かって歩いてきて、まさに画面から姿を消そうとしている。風景は柔らかな色彩で牧歌的に描かれ、背景を白と黒に分割するという手法は使われていない。殺人者である主体は黒で描かれているが、半透明の姿になり、葛藤の末に残遺状態に至ったようである。しかしそれでも、染みのような被害者の姿が描き加えられ、鈍い光を放つ天体が浮かび、不安の名残が漂う作品ではある。

　Vで述べたように、筆者は、統合失調症がその初期から極期に至るまでに両価性を示す場合、両価性は様々な症状の形で変遷し、善悪二項対立が悪の側の優位を伴って反復し、最終的には悪の側が圧倒する形で破局的な状況に陥るというプロセスが認められることを指摘した。ムンクのこれら一連の油彩は、まさにこの変遷過程を辿っており、加えて長期経過の後の残遺状態までをも示唆しているようでもある。Ⅵでも取り上げた台帳型ノートOKK T 2787に記されているムンクの文章で、ヴォルが紹介している部分には、次のようなくだりもある。「私は二

つの精神状態を考えた——平穏と休息への欲望と、人を運動と行動へと駆り立てる欲望である。正常では、これら二つの欲望は、蒸気機関車のシリンダーの陽性の力と陰性の力のように人生の活動において共同して働く。異常であると、これら二つの欲望は、分裂した状態として精神機構に破壊的な効果を持つ」。最後の文は、異常な場合には両価的な欲望が精神状態を分裂させて破壊をもたらすという言説でもあり、統合失調症性における両価性のダイナミズムの最終的な局面を、つまり主体が善悪二項対立の果てに悪の側が圧倒する破局を示唆しているのかもしれない。それはまさに『殺人者』に描出されている局面であるともいえるだろう。

Ⅷ. まとめ

　Ⅵ、Ⅶで観てきたように、ムンクは統合失調症性の両価性を体験し、かつそれを自らの精神疾患において重要なものと考え、作品に反映させてきたと考えられる。

　このことはまず、ムンクの統合失調症の診断を支持するものである。これまでは、その診断根拠には妄想気分や被害関係妄想、知覚変容などが挙げられ、後期の作品の質的変化は人格水準の低下であるとされてきた。しかし、本論で取り上げたムンクの作品には、統合失調症の基礎症状としての両価性が関与していることが推測され、それは単に両極端の感情の間を揺れ動くといった神経症ないしパーソナリティ障害レヴェルのものではなく、同時に正反対の心的要素が出現するという精神病レヴェルのものであった。

　ムンクは、おそらく自伝の準備として素描と散文からなる画用紙の作品を制作したが、そこでは自らの精神病体験を重要なテーマであると考え、とりわけ統合失調症性の両価性を取り上げている。さらに、両価性に苛まされる主体の姿だけではなく、主体がラッセル型パラドックスの構造を持った世界に生きているさまも描かれている。彼は、両価的な葛藤の場がそのパラドックスの構造を持っていることに気づいていたか、あるいは精神病とそのパラドックスとの間に何らかの重要な関係があると考えていたのであろう。さらに彼は、両価性の変遷過程を反映させた一連の油彩画を描いている。そこに表現された両価性は、緊迫した否定面優位の善悪二項対立の反復を経て、弛緩した残滓となって終っている。

　最後に、ムンクの独創的な女性像の創造についても、統合失調症性の両価性が寄与した可能性を指摘しておきたい。彼の人生においては統合失調症性の病理と

トラウマティックな体験の相似が、とりわけ女性をめぐって顕著なものとなっている。そのため、彼の女性に対する実存的不安や両価的感情が、精神病性であるのか心因性であるのかを区別することは難しい。しかし絵画において、生と死、愛と憎という両価的な価値を体現する女性を—ムンクのように表現主義的に—描出するためには、一つのまとまった姿を持つ女性像によって、これらの両価性を示す必要がある。ムンクには正常心理では到達できない精神病レヴェルの両価性の体験があったからこそ、こうした困難な表現に成功したと考えられるのである。

謝辞：本研究にあたっては、ムンク美術館研究図書館員ラース・ヤコブセン（Lasse Jacobsen）氏、同学芸員ゲルト・ヴォル（Gerd Woll）氏、そしてオスロ大学大学院の伊藤富美子氏から多くのご指導・ご助言をいただいた。あらためて御礼申し上げます。

文　献

1) Arnold, M.: Edvard Munch. Rowohlt Taschenbuch Verlag GMBH, Hamburg, 1986. （真野宏子訳：ムンク．PARCO出版、東京、1994.）
2) Berg, K.(伊藤富美子抄訳) : Naturalisme og nyromantikk 1870-1900. In: Berg, K.(ed.) : Norges malerkunst, Bind 1. Fra høymiddelalderen til 1900. Gyldendal Norsk Forlag, Oslo, 1993.
3) Bleuler, E.: Zur Theorie des schizophrenen Negativismus. Psychiatrisch-Neurologische Wochenschrift, 12 ; 171-198, 1910.（人見一彦監訳、向井泰二郎、笹野京子訳：分裂病の拒絶症の理論について（抜粋）．精神分裂病の概念．学樹書院、東京、1998.）
4) Bleuler, E.: Dementia praecox oder Gruppe der Schizophrenien. Deuticke, Leipzig, Wien, 1911.（飯田真、下坂幸三ほか訳：早発性痴呆または精神分裂病群．医学書院、東京、1974.）
5) Bleuler, E.: Die Ambivalenz. In: Festgabe zur Einweihung der Neubauten der Universität Zürich 18. Ⅳ. 1914.（Festgabe der medizinischen Fakultät）: Schulthess & Co., Zürich, pp. 93-106, 1914.（人見一彦監訳、向井泰二郎、笹野京子訳：両価性．精神分裂病の概念．学樹書院、東京、1998.）
6) Burkhardt, H.: Die Wahnstimmung als pathologisches Kommunikationsphänomen. Nervenarzt, 35 ; 405-412, 1964.
7) Carlsson, A.: Edward Munch - Leben und Werk. Belser Verlag, Stuttgart, Zürich, 1984.

8) Eggum, A.: Munch as a painter. In: Eggum, A., Woll, G., et al.: Munch at the Munch Museum. Scala Publishers, London, 1998.

9) Freud, S.: Jenseits des Lustprinzips. In: Gesammelte Werke 13. pp. 1-69, 1920.（井村恒郎、小此木啓吾ほか訳：快感原則の彼岸．フロイト著作集6．人文書院、京都、1970.）

10) Freud, S.: Triebe und Triebeschicksale. 1915. In: Gesammelte Werke, 10. Band. S. Fischer Verlag, Frankfurt am Main, 1946.（井村恒郎、小此木啓吾ほか訳：フロイト著作集6、人文書院、京都、1970.）

11) Heller, R.: Munch: The scream. Allen Lane, The Penguin Press, London, 1973.（佐藤節子訳：ムンク　叫び．みすず書房、東京、1981.）

12) Huggler, M.: Die Überwindung der Lebensangst im Werk von Edvard Munch. Confin. Psychiat., 1；3, 1958.

13) 金澤 彰：ノルウェーの精神医療と福祉．医療図書出版社、東京、1988.

14) 加藤 敏：分裂病の構造力動論．金剛出版、東京、1999.

15) Kringlen, E.: Edvard Munch. A psychiatric outline. In: Roth, M., Cowie, V.(ed.)：Psychiatry, Genetics and Pathography. Atribute to Eliot Slater. Gaskell Press, London, pp. 75-84, 1979.

16) Kunstverein Hamburg: Edvard Munch - Höhepunkte des malerischen Werks im 20. Jahrhundert. Ausstellungskatalog. Kunstverein Hamburg, 1984.

17) Lande, M.: Edvard Munch - His life. In: Eggum, A., Woll, G., et al.: Munch at the Munch Museum. Scala Publishers, London, 1998.

18) 前田河孝夫：E. ムンク――とくに後半生の創造と病理．病跡誌、49；12-26、1995.

19) 三木宮彦：ムンクの時代．東海大学出版会、神奈川、1992.

20) 宮本忠雄：ムンクの「叫び」をめぐって――幻覚的意識と創造．精神医学、8；651-658、1966.

21) 宮本忠雄：エドゥワルド・ムンクの空間――『空間の病い』としての精神分裂病．芸術療法、2；60-69、1971.

22) 宮本忠雄：太陽と分裂病．妄想研究とその周辺．弘文堂、東京、pp. 146-173、1982.

23) 宮本忠雄：病跡研究集成．金剛出版、東京、1997.

24) Moen, A.: Woman and Eros. Forlaget Norsk Kunstreproduksjon, Oslo, 1957.

25) Munch, E.: Burteig, M., Woll, G. (ed.): Munch-Malerier, Systematisk catalog, OKK M, RES, P, Ⅰ, Ⅱ, Ⅲ. Munchmuseet, Oslo. available online: https://www.munchmuseet.no/en/our-collection/)

26) 小俣和一郎：近代精神医学の成立．人文書院、京都、2002.

27) Prideaux, S.: Edvard Munch behind The Scream. Yale University Press, London, 2005.（木下哲夫訳：ムンク伝．みすず書房、東京、2007.）

28) Ravenal, C. M.: Three faces of mother : Madonna, martyr, medusa in the art of Edvard Munch. J. Psychol., 13 ; 371-412, 1986.

29) Riklin, F.: Vortrag von Prof. Bleuler - Zürich über Ambivalenz. Zentralblatt für Psychoanalyse, 1 ; 266-268, 1911.（Nachdruck. Bonset, Amsterdam, 1964.）

30) Sainsbury, R. M.: Paradoxes. 2nd ed. Cambridge University Press, New York, 1995.（一ノ瀬正樹訳：パラドックスの哲学. 勁草書房、東京、1993.）

31) Schorter, E.: A History of Psychiatry - from the era of the asylum to the age of Prozac. John Wiley & Sons, New York, 1997.（木村 定訳：精神医学の歴史――隔離の時代から薬物治療の時代まで. 青土社、東京、1999.）

32) 新宮一成：自我の病理と他者の出自. 臨床精神病理、20 ; 119-127、1999.

33) Stang, R.: Edvard Munch - der Mensch und der Künstler. Übersetzung aus dem Norwegischen von Ehrhardt Neumann. Verlag Karl Robert Langewiesche, Königstein im Taunus, 1979.

34) Steinberg, S., Weiss, J.: The art of Edvard Munch and its function in his mental life. Psychoanal. Q., 23 ; 409-423, 1954.

35) 角田京子：両価性症状の変遷についての構造主義的メタ心理学的解釈――思春期分裂病の2症例から. 臨床精神病理、23 ; 157-175、2002.

36) 角田京子、津田 均：統合失調症の両価性への構造主義的メタ心理学的アプローチ. 精神経誌、105 ; 1037-1044、2003.

37) Sumida, K.: Rethinking E. Bleuler's concept of ambivalence in schizophrenia - as a primordial phenomenon in scission and integration of the psyche. Final program of of 7th International Conference on Philosophy, Psychiatry and Psychology. Heidelberg, p. 51. 2004.

38) 角田京子：統合失調症における両価的葛藤のヴァリエーション. 人間存在論、15 ; 13-28. 2008.

39) Warick, L. H., Warick, E. R.: Transitional process and creativity in the life and art of Edvard Munch. J. Am. Acad. Psychoanal., 12 ; 413-424, 1984.

40) Winkler, W.: Psychologie der modernen Kunst. Alma Mater Verlag, Tübingen, 1949.

41) Woll, G.: The tree of knowledge of good and evil. Translated from the Norwegian by Friis, E. J. In: Rosenblum, R.(ed.): Edvard Munch - Symbols and images. National Gallery of Art, Washington, pp. 229-247, 1978.

42) Wylie, M. L., Wylie, H. W.: The creative relationship of internal and external determinants in the life of an artist. The Annual of Psychoanalysis, 17 ; 73-128, 1989.

43) 米本正平、橳島次郎、松原洋子ほか：優生学と人間社会. 講談社、東京、2000.

幼年期の踏査

——アドルフ・ヴェルフリの妄想的自叙伝について——

上尾　真道

Ⅰ．病跡学と歴史

1902年にメビウスが病跡学という学を創始したとき、そこで新たに本質的な思考の土台が導入されていたことを最初に確認したい。つまり、それは「歴史」ということである。実際、メビウスがその名のもとに行ったのは、天才の生涯を、病理的な位相として分節化する試みであった[7, 25]。主体の歴史という観点が、病理と創造を巡る研究に導入されているのである。

この導入は、ヤスパースによる病跡学の定義において、いっそうはっきりしてくる。彼は病跡学を、「生活記録あるいは伝記」であり、「その目的とするところは、第一に精神病理学者に興味のある精神生活の側面を記述してその発生を論ずることであり、第二にこういう人間の創造力の発生に以上のような精神生活がどういう意義をもつかを明らかにすること」と定義する[9]。言うなれば、病跡学とは、精神病理と創造との関係が明らかになるような舞台としての歴史記録なのである。

しかし、この歴史記録がどのようなものとして始まったのかも少し見ておかねばなるまい。近代精神医学においてこうした歴史記録は、なにより病歴という実践として導入されたわけだが、それについてフーコーは次のような指摘をしている。「真理の本質的な点は……患者が彼自身の歴史に差し止められることである。重要なのは、患者が彼の実生活のいくつかのエピソードによって構成された、ある種の同一性において自らを認識するということである」[3]。ここで述べられている真理について、フーコーはその否定的側面について強調している。つまり、近代の科学的思考が人間に及ぶ際に、この知と結託することで現実性を主体に押し付けてくるようなものとしての真理が、ここでは問題となっている。この真理とは、主体の外部にあって主体を現実性に従属させる力を持ったものであり、フーコーが付言するように、「外部から、家族、職場、市民としての身分、医学的観察といったシステムすべてによって設立されて」[4]いる自伝的総体として構

成されている。言うなれば、病歴の中で主体は、外部から与えられる自らの同一性のうちに疎外されることになるのである。

こうして歴史記録は、主体をそれ自身とは何か別ものとして描きながら、社会に位置づけることになる。しかし、それは主体にとっての真理を、別の水準へと移し変えながらである。ここで我々はこう問うてみたい。こうした移し変えへの抵抗の地点において語られ得る歴史がありはしないだろうか、そしてそのことから、病と創作との出会いを問い直すことはできないだろうか。本稿はこの問いを、一人の精神病者とともに検討してみたい。アドルフ・ヴェルフリ——精神病者であり、かつ、アール・ブリュットの優れた作家でもある彼の妄想的な自叙伝について検討することで、我々は、病と創作との共通の源泉としての歴史について考えようと思う。

Ⅱ．アドルフ・ヴェルフリ

1．アドルフ・ヴェルフリについて

ヤスパースの病跡学の著作『ストリンドベリとゴッホ』が世に出る直前の1921年、アドルフ・ヴェルフリは、スイスの精神科医モルゲンターラーが著した『芸術家としての精神病者』[22]を通じて公に紹介された。アドルフ・ヴェルフリは、当時、ヴァルダウ精神病院に収容されていた精神病の患者であり、それ以前は、農場の日雇い労働者などをしていた。およそ一度もまともな美術教育を受けたことのなかった男が、その本において、芸術家として世に紹介されたのである。

彼の手がけた散文、詩、音楽、とりわけ目を見張るように絢爛で、西洋の伝統絵画からしてみればしごく風変わりな絵の数々が、その1冊の書物の中で紹介された。ヴェルフリのこの迫力の作品群の前に、アンドレ・ブルトンは彼を20世紀の偉大な一人として数え上げることをためらわず、リルケもまた「症例ヴェルフリは、生産的なものの根源についていつか新たな説明を獲得する、その助けとなるだろう」と、1921年10月10日、ルー・アンドレアス゠ザロメ宛ての手紙に書き付けることとなった。フランスの画家であったデュビュッフェに至っては、このヴェルフリとの出会いを通じ、「生｛なま｝の芸術」というアイデアに憑かれ、「アール・ブリュット・コレクション」というプロジェクトに向かうことになるのである。

ヴェルフリはこれらの作品を、1895年に収容されたヴァルダウ精神病院の独房で創り始めた。誰に言われるともなく絵を描くその姿は、1898年ごろから確認さ

幼年期の踏査　　　　　　　　　　　　　　　97

れたという。彼の初期のデッサンは、モノトーンの鉛筆を使ったもので、鮮やか
さこそないが、緻密な書き込みと、シンボリックな意匠の反復やひねくれた幾何
学が、既に独特なスタイルとして確立されている。初期作品のモチーフは、風景
画から、図形的コンポジションまでであるが、いずれも基本的に一枚絵として描か
れていた。

　こうしてヴェルフリが確立したデッサンスタイルは、やがて、彼の一大叙事詩
における挿絵のために役立つことになる。1908年、ヴェルフリは自らの自叙伝を
綴るという試みを開始する。彼は、絵や詩を伴った、彼自身の物語を作るという
作業へと没頭していく。そして、それは彼がこの世を去る1930年まで、休むこと
なく続けられ、最終的に、シリーズにして5篇、冊数にして44冊、頁にして2万
7千頁以上の巨大な創作物を生み出した。そのうちには色彩豊かな絵入り頁がお
よそ1,600頁、コラージュ作品が同じく約1,600頁含まれている。『揺り籠から墓場
まで：あるいは働き、汗し、苦しみながら、祈りの苦痛は呪いにまで』と題され
た最初のシリーズは、1912年まで書かれ、8冊の本としてまとめられている。続
く1912年から1916年までは『地理学と代数学の書』と題された作品が制作され
る。以下、1917〜1922年『歌と踊りの書』、1924〜1928年『踊りと行進のアルバ
ム』、1928〜1930年『葬送行進曲』とシリーズは続く。彼は制作意欲をいつでも
欠くことはなかったが、それでも癌に侵されたその体は、ついに死という形で
ヴェルフリの手を止めさせ、最後の作品は未完のまま遺された。

　さて、その独特な絵画によってもっぱら評価の高いヴェルフリであるが、本稿
では、彼の作品の大部分を占める、その物語の側面を取り上げて論じることとし
たい。そして、それがまさに自叙伝という、歴史記述の形式を取って為されたと
いうことを手掛かりに、ヴェルフリの作品制作の背景にある問いを浮かび上がら
せるよう試みよう。

2. 『揺り籠から墓場まで』について[註1]

　出発として、最初のシリーズ『揺り籠から墓場まで』の内容と構成を確認して
おこう。タイトルが示すとおり、これはヴェルフリが生まれてから死ぬまでの一
生を描こうとして開始された。それはこのようにして始まる。「きつい仕事でそ

　註1）膨大なヴェルフリの物語作品の筋や詳細についての情報は、スポエッリの基礎的
な研究に多くを負っている[26]。ヴェルフリ自身の作品としては、『揺り籠から墓場まで』[28]
と『地理学と代数学の書』の第11巻[35]が出版されている。

のわずかな生活の糧をつながねばならない貧しい親の息子として、私は1864年の3月1日、スイスのベルン州はボーヴィルのニュヒテルンで、初めて世界の光の中へと生まれでた」[29]。それから父親と母親の紹介が続く。それから兄弟の紹介が加わる。

　自叙伝にふさわしい始まりであるが、しかし、ヴェルフリは最初の一文のうちにすでに、全く事実と異なることを書いている。彼が生まれたのは1864年2月29日である。また父親と母親の記述にしても、兄弟姉妹の構成についても、それらはほとんど架空のものである。この架空のヴェルフリ一家は、そのまま架空の歴史を紡ぎ始める。このように、『揺り籠から墓場まで』は、まず、そのほとんどがでっちあげの物語であるということによって特徴づけられる。

　この架空の自伝のさらなる特徴は、様々な場所を次々と移り往く旅が、主要な筋となっていることである。そのようなわけで、ヴェルフリ一家は物語が始まるやいなや、さっそく幼いドゥフィ（アドルフの幼名）を連れ、生まれ故郷のスイスを離れて、ニューヨークへと移住する。それ以降も、一家は出会いや不幸などを経験しながら、各地を転々とする。ニューヨークにしばらく住んだ家族は、聖ヘレナ島へ移るのだが、またしばらくすると母親アンナのホームシックのために、ヨーロッパへと戻ってくる。ジブラルタルに上陸したあと一行はスペインを歩き回り、ベルギーの王女ステファニーに出会う。アンナはそこで宮廷の女官に推薦され、家族はしばらくウィーンの宮廷で生活することになる。その途上では、海難事故や疫病が彼らを襲い、兄弟の幾人かはすでに亡くなってしまう。

　こうして事実とかけ離れながら展開していく『揺り籠から墓場まで』であるが、しかし、ウィーンで暮らしていたヴェルフリ一家が父の「危機」のためにスイスのベルンへと戻ってきて、そこで6歳になったヴェルフリが、実際に通ったシュタイングリュブリの小学校へ入ることになるところで、次のような但し書きが物語に突如、断絶を設ける。「このテクストの続きは、第5巻。アドルフ・ヴェルフリ記す。ベルン、1911」[30]。そして、ここで指示どおり第5巻を見れば、そこに展開されているのは、シュタイングリュブリの小学校入学以降の、事実と変わらぬ自伝である。彼はそこで生まれ故郷シャングナウの景色をつぶさに述べ、それから、少年時代、青年時代と思い出を綴っていく。偽りの自伝から一転、そこでのヴェルフリの記述は事実に忠実なものである。

　さて、それまで架空のことばかりを書いたヴェルフリだが、事実に即して書く術を知らないというわけではない。ここで一つのテクストのことに触れておこう。ヴェルフリは、彼の一連の壮大な自叙伝の構想に取り付かれるよりも前に、

事実に即した自らの歴史を書いたことがある。それは、「短い生活記録」[34]と名づけられたものであり、彼の正確な誕生の日付と、父親、母親についてのおおむね正しい記述をもって始まり、それ以降の、彼にとって転機となったような事件を隠すことなく伝えている。例えば、酒乱の父の放蕩癖について、彼が幼くして孤児になったことについて、惨めに破れた恋、自らの犯罪行為、とくに少女に対しての二度の暴行未遂事件、そしてその二度目のものによって放り込まれた聖ヨハンソン刑務所の生活、そこでの一種の神秘体験、そして最終的に彼を精神病院へと送ることになる三度目の、3歳半の少女への暴行未遂事件のことなど、赤裸々とまではいかずとも、ほとんど偽りなく述べられている。そして、最後は宗教的な祈りにも似た訴えかけによってテクストは締めくくられる。

この「短い生活記録」の最後には彼の署名と日付が添えられており、それによれば、これが書かれたのは1895年1月、すなわち、彼がヴァルダウ精神病院に収容されたまさにそのときである。このテクストは、ヴァルダウ精神病院の精神科医によって病歴として要請され、書かれたものなのである。彼の精神病院暮らしの最初において、歴史の記述の作業はすでに導入されていた。彼はこれに誠実に応え、事実から逸脱することなく、その作業を終えていたのである。

『揺り籠から墓場まで』の第5巻前半部は、まさにこの「短い生活記録」の反復である。少年時代から聖ヨハンソン刑務所釈放までが、歪曲なく、ただし詩によって飾り立てられながら、ここでもう一度、繰り返されているのである。しかし、物語がヴァルダウ精神病院へと近づいてくると、ヴェルフリは物語中で架空の旅行を企画し、友人達とスペインへ向けて旅立つ。そしてたどり着いたある町で、彼は幼年期の回想を始める。物語は再び、幼年期の思い出へと舞い戻るのである。

こうして物語は、先の但し書きの後へと繋がる。但し書きの日付からは、以上の部分が、物語もそうとう書き進められたころに、第5巻として分冊されたものであることがわかる。本来、1908年に連続して書かれていたこの部分を、事後的に分け隔てたことの意義は、架空の部分と事実の部分との断絶をはっきりさせるためであると見ることができるだろう。実際、その分け隔てが行われた1911年にはすでに、ヴェルフリの物語は、彼の本来の生育歴とは全く関係のない、地球規模の大冒険譚となっていたのだ。

幼年期の思い出に再び還ったヴェルフリは、今度は、さらに壮大な大旅行を企画していた。ヴェルフリ一家は「スイス狩猟と自然調査旅行団」のメンバーとなって、ヨーロッパに留まらず、アメリカ、アフリカ、アジア、オーストラリア

と地球上のあらゆる大陸を、そしてさらには、地球上に存在しない大陸までをも、探検旅行することになる。『揺り籠から墓場まで』の大半を占めるのはこの大旅行の記述であり、幼いドゥフィのまま自然調査者として活躍するヴェルフリは、チンパンジー人間や、空を飛び話をする巨大薔薇など、各大陸で発見した動植物相を報告する。例えばオーストラリアにて。「まず、繁殖しているのは、個別なものと群生のものとがあるが種のようなもので、刺激的でとても素晴らしい『自然児』あるいは『巨大薔薇』であり、変化し、あちこち走り回る才能としての、笑い、歌い、泣き、話す器官を持っていた。そして、きちんとして誠実な人間あるいはおとなしい動物などに非常になついている……」[31]。こうした発見物を、ヴェルフリはカラフルなイラストともに読者に伝えるのである。このようにして、ヴェルフリの自叙伝は、架空の大旅行記となってしまった。

Ⅲ．幼年期の言語

　こうして『揺り籠から墓場まで』は、忠実な自叙伝であることを逸脱し、法外な架空の冒険譚へと姿を変えてしまった。さて、ここでヴェルフリには二つのタイプの歴史叙述が見られることに注目しよう。ヴェルフリは必ずしも彼の物語の全てを架空で覆｛おお｝おうとしていたわけではなかった。つまり、第5巻を分冊化したことでもわかるように、彼は少年期から青年期の記述を、彼が病院に提出した病歴と、それほど変わらないものとして行っているのである。裏をかえせば、彼が彼の妄想的な執筆活動に巻き込まれることになるのは、彼の歴史の中でも特にある時代に限られている。つまり彼の幼年期である。彼はわざわざ青年期の記述を止め、それへの回想を再び巡らせるという形で、この時代に固執を持って立ち戻っている。彼は、幼年期を描く時にのみ、彼の自伝を妄想とも作品ともするのである。

　幼年期を記述するということは、文学のジャンルとしてもその当時すでに珍しいものではなかった[8]。しかし、ヴェルフリが幼年期をまったくの空想として描き出すとき、そこには誰も本質的に考えたことのなかった決定的なアポリアが示されている。つまり、克服し難い幼年期健忘の存在であり、幼年期を事実として再構成することの不可能性である。孤児であったヴェルフリにとって、この問題は、極めて大きな問題であっただろう。ヴェルフリにとって最も避けがたいこの不可能性と、ヴェルフリ自身の幼年期への類稀な固執は、幼年期を書くことそのもの意義を問うことへと我々を導くことになる。

こうした問いが、ヴェルフリと同時代に取り組まれていたのは、歴史という問題の新たな局面が出現する契機と見なせるかもしれない。つまり、フロイトが開始した精神分析もまた、患者の想起を辿る中で、この幼年期健忘のアポリアに行き着いていた。フロイトは、「幼年期はそのものとしてはもはやないのです」と患者に告げたが、後々まで精神分析の思想を基礎づけるこのフレーズが、フロイトの歴史認識を巡る実践を経て紡ぎだされたものであることをここで少し確認しておこう。

最初期のフロイトの実践において、病歴の調査がその大部分を占めていたことはよく知られている。そして、そのころのフロイトにとって、その病歴とは、事実との関係で判断すべきものであったことも知られている。いわゆる誘惑理論を主張していたこの時期、問題は、一貫した時間の流れを遡ることによって到達できる、病因そのものに触れることであった。フロイトはこの遡及を通じて得られた主体の幼年期の性的体験、とりわけ誘惑を、しばしば事実として受け取ったのであった。

もちろん、この事実性は疑わしいものであり、そのため、これもよく知られているように、この見解は棄てられることになった。そして、そこからこそ精神分析の新たな局面は開かれた[註2]。問題は、「我々は現実性という基盤を失ってしまった」[5]とフロイトが述べたこのアナムネーズの限界から、彼がさらに歩を進めた時に、どのような新たな歴史認識に関わる見解を携えてのことだったのか、ということである。率直に言えば、それは、幼児性欲というスキャンダラスな見解である。

つまり、1905年の『性理論三篇』において主張されているように、もはや問題は、幼児が受動的に被る外傷的経験としての性ではなく、性そのものと幼年期との不可避な結びつきである[6]。ここに導入された新しさは、性という概念を根本的に把握し直すことにあるだろう。フロイトは、この幼年期を性の倒錯的な本質によって特徴づけているが、それはまさに、性が、目的や対象のコラージュによって構成されている、ということである。身体的なものの代表と考えられる性欲動ですら、分節化されたシステムを経由している。性は、最初から交換や逆転を可能とするような統辞論的な構造の内部に置かれている。このことこそ、『性

註2）以上のようなフロイトの議論は、70年代以降の米国でのトラウマを巡る議論、その中でのフロイトの断罪、そして、それらに対する精神分析の側からの反論などを通じて、十分に紹介されている。概略的な解説書としては、フィル・モロンの著作がある[21]。

理論三篇』の主要な主張であり、幼年期とはまさに、この文法が身体に介入する、あるいは文法が身体化される、最初の契機として捉えられなければならない。フロイトはまさに、歴史の語りにおいて現実性という基盤が失われてしまった場において、性についての枠組みのもと、身体と言語の出会いという問いを立てていると言えるだろう。

　従って、この最初の出会いの碑としての幼年期が歴史の運動において問題である。ラカンに準じて言い換えれば、これは、身体にすぎない主体が、言語を主体に吹き込む〈他者Autre〉と関わることになる最初の契機である。

　ラカンは、この〈他者〉という言語の領野に主体が生れ落ちる最初の出現を、一の線le trait unaireという概念を使って示している。それは主体を指し示す最初のシニフィアンであるが、しかし、それだけで主体がどのようなものであるかを示すことはない。というのも、ラカンの定義に従うならば、シニフィアンはそれ自体では何も意味せず、ほかのシニフィアンに対して主体を表象するものだからである。ラカンが一の線の説明に、狩でしとめた獲物を数える印の線を挙げる[10]のも、まさにそこで問題になるのが、主体が死に体として〈他者〉の領野に入ってくるということだと示唆しているのにほかならない。一方で、やはりこの最初の出現のみが、主体が存在しているということを〈他者〉との関係の中で示す唯一のよすがであることに代わりはない。我々はさしあたり、主体が〈他者〉に拠らずに存在し得たであろうという可能性を享楽と呼ぶことができる。一の線は、その意味では享楽の唯一ありうる手掛かりであり、同時にその喪失の印である。ラカンはこう述べる。「享楽はまさしく、私が印、一の線と呼ぶものが機能しだす最初の形式と相関しています。一の線に意味を与えるとしたら、それは死の印です。死が機能しだす場合にしか、何も意味は持たないということが良く分かります」[11]。

　このように、主体は死に体として〈他者〉と関わることになる。一方で、ラカンが絶えず強調するように、〈他者〉は、この主体の存在それ自体について満足に応答することはできない。意味作用が生じるために、〈他者〉の領野へと一の線が何度差し向けられたとしても、そこで完全な回答を得られることはない。言語それ自体が、主体に対して決定的に応答能力を欠いているというこの事態を、ラカンは「メタ言語はない」、「〈他者〉の〈他者〉はいない」という表現により繰り返し強調している[14]。ここにおいて、言語が、主体に対して満足に応答し得るための一貫性を持たないということ、つまり〈他者〉における欠如の問題が浮上する。

こうして主体が言語という〈他者〉と関わるときに生じる最初の困難な状況が明らかになる。言語を使ってしか主体が生き延びることはできないような状況において、最初に明らかになるのは、主体が自らの存在を確かめることはできず、〈他者〉もまたそれについて決定的な回答を与えることができないというディスコミュニケーションなのである。言わば、主体は常にその身体的存在を見誤られるものとなり、他方で言語もまた、常に見当違いな言葉の羅列でしかなくなる。言語がまさに主体の存在と関わらねばならないその点において、言語は真理を告げるものとしては最も不確かなものとなる。

こうした精神分析の理解に則せば、問題となる幼年期健忘は、まさにこの外傷的な言語との出会いに満ちたものだと考えることができるだろう。そして、幼年期について語ろうとすることは、こうした言語との不和な関係という問題に主体が直面する契機でもある。ヴェルフリが彼の自叙伝を、彼の幼年期の全面的な書き換えによって覆おうとしたことの意義は、その点から理解すべきであろう。自叙伝を綴る試みの中で幼年期と関わった時、ヴェルフリは、この問題に捕まり、そのために幼年期に留まることになるのではないだろうか。だとすれば、彼は物語を書き続けることで、この問題をどのような解決へ導こうとしたのであろうか。次節において、ラカンの理論にさらに踏み込みながら、ヴェルフリの取り組みの意義を検討していこう。

Ⅳ．利息計算と一の線の反復

まずは、ラカンがどのようにして、主体と〈他者〉との不和な関係が一定の秩序に回収されるとしているかを見ておきたい。ラカンによれば、主体がこの一の線を頼りに〈他者〉と関わるとき、そのディスコミュニケーションそれ自体が、関係の残余物として登場する。「主体は〈他者〉の領野にシニフィアンの一の線によって記されています。それでも、こう言ってよければ、主体が〈他者〉を輪切りにしているわけではありません。割り算という意味で、そこには余りが、くずがあります。この余り、この最終的〈他者〉、この割り切れないもの、要するに〈他者〉の他性のこの証拠にして唯一の保証、それが a なのです」[18]。ディスコミュニケーションの印そのものであるこの a は、〈他者〉が主体の真理について何も知らないということの証として生じると言えるだろう。

しかしこれは、そこに決して現れないものの印であるからこそ、同時に、到達すべき主体の真理を指し示す道しるべともなる。後のセミネールで、ラカンはそ

の積極的な側面を剰余享楽と呼んでいる。「まず、言語は、主人の言語であって
も、要求、それも失敗する要求でしかないのです。その成功からではなく、その
反復から、何か別の次元が生じます。それを私は喪失と呼びました。この喪失か
ら、剰余享楽が具体化されるのです」[12]。言語との関係で享楽が失われてしまっ
ていることそれ自体がこうして具体化されることにより、主体の生は享楽によっ
て条件付けられたものとなるのである。

　ラカンは、このaと主体との関係の舞台として与えられた場を幻想と呼び、そ
れによって、主体の欲望が支えられるとした。それは、〈他者〉が欲しているか
もしれない対象aを頼りに、主体と〈他者〉の関係が、〈他者〉の欲望という問
いを巡って改めて構築される契機である。こうした欲望と幻想の関係は、よく知
られた鏡像段階における想像的な同一化を平行的に支えるものとして示されてい
る[15]。ラカンは一の線を通じての自我理想の形成について述べているが[16]、こう
した機能もやはり、幻想と欲望の関係の成立に規定されていると言えるだろう。

　こうしたラカンの図式は、さしあたりいわゆる神経症の構造として理解でき
る。さて問題は、ヴェルフリが自叙伝を執筆する中で試みたことは、こうした歩
みとの関連でどのように理解できるかということである。我々がおそらく注意し
ておかなければならないのは、喪失が対象として生じるという時、そして〈他
者〉の欲望という問いがこの幻想により支えられるという時、そこには一つの跳
躍がある、ということである。つまり、〈他者〉の欲望とは、アプリオリにそこ
にあるものではなく、一つの賭けの後に事後的に問いとして関わることができる
ものである。我々は、ヴェルフリが精神病と診断されたことを理由として、彼の
物語の歩みのうちに、この跳躍の閾に取り残された神経症的な解決とは別の解決
の可能性を探ることができるのではないだろうか。

　ここで我々はもう一度ヴェルフリに戻り、彼の歴史記述がどのように展開して
いったのかを追いかけておこう。ここでは、『揺り籠から墓場まで』の終わりご
ろに、頻繁に登場するようになる奇妙な実践を手掛かりに考えてみたい。それ
は、利息計算という作業である。「私は今、何かある手堅く、良い評判の銀行に、
またもや30万フランを3パーセントの利息で預けており、今や利息と複利の総計
は、全体の利息計算の終了、すなわち1913年1月3日から2455年の1月3日まで
に、最終列にあるような資本総計にまで達する」[32]。しばしば、この計算は彼が
生まれた年から始まっている。そしてたいていの場合、およそ彼が生きる見込み
のない年まで、延々と機械的に続いていく。こうしてヴェルフリにとっての歴史
は、数列の次元に取って代わられることになる。

実際、この作業は『揺り籠から墓場まで』の後半のほとんどを占める主題となり、その後も繰り返されつづけた。モルゲンターラーは、彼が次のように言いながら、その作業に没頭している様を教えてくれている。「ああ、まだ莫大ですごい利息と、利息の利息の計算が終わりやしない」[23]。ヴェルフリの執筆活動は、こうして計算の作業と混ざりあうことになり、物語は、数列の侵入によって特徴づけられるようになってくるのである。

　こうした数列の支配力について、我々は、一の線の機能を、欲望の問いの成立の手前において考慮してみることで接近することができる。ラカンは、欲望というものが限定された仕方で主体に関わるということについて述べながら、同時にその見かけ上の無際限さが何によって与えられているかをもまた述べている。「この偽りの無際限さはただ一つのことにしか関わらない。……つまり、この無際限さは、ほかならぬ、整数の無際限さである。この偽りの無際限さは、整数の定義に関して帰納と呼ばれているようなたぐいの換喩と結びついている」[19]。シニフィアンの性質として、まずは、整数の無際限さに比すべき、換喩的次元を参照しなければいけない。先ほど一の線について述べた際に強調しておいたのは、まさにそれがそれだけでは何も意味しないシニフィアンである、ということであった。このため、主体の享楽を回復することのできないこの一の線は、限りない反復作用を惹き起こすことになる。「反復は、私が一の線、棒、エクリチュールの基本要素に同一のものとしてフロイトのテクストから引き出した一つの線、つまり享楽の闖入を記念するものとしての線が正確に示されたものです」[13]。

　ラカンはこの構造を数学における序数の次元を参照しながら考察している。シャローはそれについて次のように指摘している。「序数の連続において、つまり（限界やひとまとめによる）自然な停止点の不可能性においてラカンは反復の基礎的な構造を見出す」[1]。実際、ラカンはまず1962年5月30日のセミネールにおいて、一の線の機能がカントールの超限理論と関係していることについて触れ、後に「エトゥルディ」において、反復をはっきりと超限に関係づけている。そこでは何より数えるという行為に本質的に含まれる到達不可能性[20]、つまり際限のなさが問題である。

　さて、この不可能性が具体化された姿が対象aであるとしても、それがどのようにして生じるのかは問われねばなるまい。つまり、そこにはどのような特別な契機が必要なのか、ということである。シャローが、カントールを参照しながら得た示唆は、この限界を画定するための一つのシニフィアンが必要であるということであった。その点で、シャローはカントールが提示した最初の超限数ωに、

〈父の名〉を位置づけようとする[2]。〈父の名〉は、ここでは、この無際限性そのものの象徴的取り扱いを可能にするシニフィアンとして理解されるだろう。

　一方我々は、ラカンが精神病における〈父の名〉の排除について語ったことを思い出すならば、ヴェルフリにおいては、この無際限性が開かれたまま置かれているのではないかと考えることができるだろう。ヴェルフリが示す数列の次元は、この序数の無際限さそのものを示しており、そこにおいては、言語によって主体に導入された困難な課題が、鮮烈なまま我々に伝えられていると考えられる。次節において、この課題へのヴェルフリの取り組みが、どのような地点まで彼を運んでいくのかを見ることにしたい。

Ⅵ．数列の終わりと固有名の系譜

　ヴェルフリが『揺り籠から墓場まで』の終盤で利息計算に身を投じる際、まさにそこでは序数の際限のなさを突き詰める実験が繰り広げられていた。ヴェルフリが踏み込んだこの計算のオートマティズムの支配は、『揺り籠から墓場まで』という幼年期の最初の局面を終わらせ、ヴェルフリに新たな執筆活動への移行を促すことになる。この新たな作品に、ヴェルフリはまさに問題が数学的なものであることを示すようなタイトルを掲げている。1912年、『揺り籠から墓場まで』に続いてすぐさま書き始められた続編は、『地理学と代数学の書』と名づけられた。

　『地理学と代数学の書』は、世界を一から数え上げ、作り直す物語である。ヴェルフリは手始めに、彼が前シリーズで旅してきた土地を、数々の災難と引き換えに得た寄付金によって、買収することを開始する。そして、この幼年期の旅の記録を、彼の名前アドルフによって、洗礼していくのである。ヴェルフリはこれを「聖アドルフ巨大創世」と呼び、地球全土にまでこの帝国主義を広げていく。

　「いまやしかし、私は次のヨーロッパの国とアジアの巨大都市において、高貴で優雅な聖アドルフ商業銀行一つにつき、2千万フランずつ建設基金した。以下のとおりである。

　1．聖アドルフホール、侯爵領スイス
　2．聖アドルフ米、フランス
　3．聖アドルフ戦闘、ペテルスブルクそば

4．聖アドルフベッド、オムスクとトムスク
5．聖アドルフ魔女ホール、中国内
6．聖アドルフ斧、中国、ヘイヤー、アクセンハルそば
7．聖アドルフカメラン、中国と
8．聖アドルフライオンホール、インド

　これらすべてのアメリカ、ヨーロッパ、アジアの聖アドルフ南と輪、ならびに、グリーンランドと聖アドルフ大陸商業銀行は、聖アドルフ森皇帝帝国、ノルマンディー大公国、カイザーホールにある大きな聖アドルフ商業銀行中央の支店である」[27]。
　ヴェルフリは丁寧に、自らの名前によって一つ一つ世界を広げていく。泡沫会社の濫立や銀行制度の発展といった20世紀初めの経済発展を背景に、ヴェルフリが実際行っているのは、自らの固有名アドルフの拡大再生産であることが気づかれるだろう。
　この固有名の機能について、ラカンは『同一化』のセミネールにおいて、一の線との関連から取り上げている。とりわけ１月10日のセミネールでは、固有名の機能とは、まさしく「言語において、この線の情報を受け取るべく用意されているもの」と結びついているのだと示唆されている。固有名についての多くの議論の中で述べられている特徴であるが、固有名そのものには内包的意味はない。従って固有名を理解するためには、まさにそこにおいて主体が、ほかのものと弁別され、数え上げられるための何かとして生じる契機を認めねばならない。ラカンはこうして固有名と一の線の機能的なつながりを指摘しているわけだが、それはすなわち、固有名を巡って再び享楽が問題となるということでもある。固有名のこの無意味さを巡って、ラカンは次のように問うている。「固有名の海の中で、ある種の欠陥として浮かび上がるこの存在は、いったいどこから来るものだろうか」[17]。もちろんこの答えとして用意されているのが、享楽である。一の線と同様、固有名は、そこで主体が享楽を失いつつ探す最初のシニフィアンとみなせるだろう。ヴェルフリにおいて、数列の反復が固有名の反復と合流する点に、我々はそれを確かめることができる。
　固有名において、主体の唯一性を示そうと差し出される「一」は、常に主体の存在の意味を捉えそこない、そのため、さらなる「一」の追加へと回付される。この絶え間ない回付は、反復それ自体として、序数の生成に従いながら、際限なく数列を生み出しつづけることになる。聖アドルフ巨大創世とは、まさにそのよ

うな過程として読むことができるだろう。ヴェルフリを育んだ故郷シャングナウが「聖アドルフ家」とされ、それを包むスイスが「聖アドルフ森」と改名される時に、この「一」の拡大的反復を窺うことができる。世界はこうして、アドルフが有する「一」の再請求の場として拡大されていくのである。ヴェルフリにおいては、この「一」の反復というものが、自らの固有名と一緒になって、享楽の獲得を証拠づけようとする地点にまで肥大していくのだと見ることができる。

　それにしても彼は、一体どこで立ち止まることができるのだろうか。

　『地理学と代数学の書』の後半の巻になると、ヴェルフリの巨大創世は、ついに宇宙へと拡がることになる。「巨大旅行アバンギャルド」と名を変えた彼の冒険の仲間達とともに、彼は「巨大万能蒸気船」に乗って宇宙へと飛び立つ。ここで彼が出会うのは「父なる神」という全能者である。「父なる神」に導かれ、彼は宇宙の星々を飛び回り始める。

　ついに直接的出会いを果たしたこの全能者の審級に、数学的な巨大さに対してヴェルフリが見出した妥協を見て取ることができるだろう。彼はここにおいて、伝統的になされてきたように、無限に関する問いを神に預けたのだと考えることができる。この事態は、この出会いと平行して現れる、いっそう代数学的なヴェルフリの発明と併せると、よりはっきりしてくる。つまり、世界の膨張とともに膨れ上がるヴェルフリの数の体系の最大数を示す単位、Zornの発明である。ヴェルフリが、「悪いことが起こるので、そこから先に行くことはできない」[24]として探しつづけた一つの限界点は、ドイツ語で「怒り」を意味するこのシニフィアンによって、最終的に印づけられることとなったのである。

　このような数列の、そして享楽の追及の限界画定により、ヴェルフリにおいて生み出されたものを見るのは興味深い。それは、固有名の系譜であった。彼は1916年、自らを「聖アドルフ二世」と名乗ることを宣言した。言わば、言語の限界に立ちはだかる父の形象の下で、ヴェルフリは彼の世界に急ごしらえの系譜を導入するのである。依然としてこの固有名は、完全な存在の意味作用を与えるものではあるまい。しかし、言語の不完全性を「父なる神」とZornを介して遠ざけることで、固有名のこの不完全性も一部補填されたのだと考えることができるだろう。この「父なる神」と「聖アドルフ二世」のカップリングにより、ヴェルフリが言語と取り持つ関係は、一定の枠組みを与えられ、その領域を画定される。

　その結果として一種の安定が彼にもたらされたこともまた興味深い事実である。この「聖アドルフ二世」という名が登場した1916年以降、ヴェルフリの作品

は、それぞれのタイトルが示すように、彼の新しい世界と新しい名前とを称えるための音楽として作り続けられるようになるのだ[註3]。彼はそれ以上のところへもはや向かおうとはしない。彼が初期の詩の中で述べていた「代数学は音楽」[33]という等式がいまや実現し、この官能的に変容した言語によって、彼の幼年期の帝国は寿｜ことほ｜がれ続けるのである。

Ⅶ. 結　論

　こうしてヴェルフリの冒険を、我々は、歴史記述のうちに含まれている言語と主体の関係の問い立て、およびその解決の物語としてみてきた。世界を踏破し、全てを数え尽くそうとするヴェルフリの飽くなき情熱は、主体が言語の中でまさに一の線でしかないこと、そして、主体はこの「一」の反復によって自らの存在、言い換えれば享楽へと達しようと試みるのだというラカンの見解から理解されるだろう。ヴェルフリがこの運動に身を投じる在り方を、神経症の構造と比較して捉えるならば、次のように言うこともできるだろう。神経症の構造においては幻想が、つまり、主体と欠如そのものの具現である対象aとの関わりが、主体に一貫性を与える基盤となるのに対して、主体自らが、対象aの到来を待たずして、直接に享楽へと前進するような反復の試みがあるのだと。言わばヴェルフリは幻想が生み出されんとするまさにその過程に身を投じるのである。

　さて、このようにヴェルフリの自叙伝をラカン理論を通して読むことは、歴史叙述の根底にある言語と主体の関係の病理的構造に触れさせつつ、同時に我々を作品制作にまつわる問いへとも導く。実際、ヴェルフリの自叙伝は、「作家」を名乗るヴェルフリにより差し出された一つの「作品」である。しかしそれはどのような根拠に支えられているのだろうか。ヴェルフリが幼年期に留まり、〈他者〉との関係を問い直すための言語実践に身を捧げた際、彼もまたこの問いに答えんとしたのではないだろうか。つまり、ヴェルフリの自叙伝は、「作家」であるための、つまり言語を自らの力とするための保証を探る実践としての創作活動なのである。

　註3）ヴェルフリにおいて音楽は重要な主題であり、初期から彼は音楽を詩、散文、絵画のいずれにおいても重視していた。彼は肩書きの一つに、しばしば「作曲家」と記しており、彼の描く絵には、彼特有の六線符など、音楽的モチーフが頻繁に登場する。実生活においても、彼は自ら作曲した音楽を、紙のラッパでよく演奏していたという。

このような創造の起源へと向かう問いが、シュルレアリスムにせよ、ダダにせよ、20世紀の芸術一般において決定的なものであったことは、一つの同時代性を印しているだろう。芸術がまさにその意義を己自身に問うことでしか存在し得ない時代にあっては、常に創造者としての作家が問いに付され、そこで主体と〈他者〉との関係が問い直されなければならない。最初の「芸術家としての精神病者」であるヴェルフリは、歴史の極限としての幼年期に留まり、そこで幻想が生まれ出る過程そのものを示しながら、創作活動が避けて通ることのできない課題を明るみに出していたのである。

文　献

1) Charraud, N.: Cantor avec Lacan, La Cause freudienne. Revue de psychanalyse, 39; 117-125, 1998.

2) Charraud, N.: Cantor avec Lacan（Ⅱ）, La Cause freudienne. Revue de psychanalyse, 40 ; 139-145, 1998.

3) Foucault, M.: Le pouvoir psychiatrique. Seuil, Paris, p. 158, 2003.

4) *ibid.,* p. 159.

5) Freud, S.: Zur Geschichte der psychoanalytischen Bewegung, G. W. X , S. Fischer Verlag, Frankfurt, p. 55.（高橋義孝他訳：精神分析運動史．フロイト著作集10．人文書院、京都、p. 265、1983.）

6) Freud, S.: Drei Abhandlungen zur Sexualtheorie, G. W. V , S. Fischer Verlag, Frankfurt, pp. 28-145, 1942.（中山元訳：性理論三篇．エロス論集．ちくま学芸文庫、東京、pp. 15-200、1997.）

7) 福島　章：病跡学と精神医学．福島　章、高橋正雄編：臨床精神医学講座S8病跡学．中山書店、東京、p. 6、2000.

8) ハルダッハ＝ピンケ、I.、ハルダッハ、G. 編（木村育代訳）：ドイツ／子どもの社会史．勁草書房、東京、pp. 70-76、1992.

9) ヤスパース、K.（西丸四方訳）：精神病理学原論．みすず書房、東京、p. 375、1971.

10) Lacan, J.: Le Séminaire livre XI. Seuil, Paris, p. 185, 1973.

11) Lacan, J.: Le Séminare livre XV Ⅱ . Seuil, Paris, p. 206, 1991.

12) *ibid.,* p. 144.

13) *ibid.,* p. 89.

14) Lacan, J.: Subversion du sujet et dialectique du désir dans l'inconsient freudien. Écrits. Seuil, Paris, p. 818, 1966.

15) *ibid.,* p. 816.

16) *ibid.,* p. 808.

幼年期の踏査　　　　　　111

17) *ibid.*, p. 819.

18) Lacan, J.: Le Séminaire livre X. Seuil, Paris, p. 37, 2004.

19) *ibid.*, p. 36.

20) Lacan, J.: Étourdit, Autres écrits. Seuil, Paris, p. 467, 2001.

21) モロン、P.（中村裕子訳）：フロイトと作られた記憶．岩波書店、東京、2004．

22) Morgenthaler, W. (trans. Esman, A. H.): Madness and art: The life and works of Adolf Wölfli. University of Nebraska Press, Lincoln and London, 1992.

23) *ibid.*, p. 24.

24) *ibid.*, p. 30

25) 中谷陽二：パトグラフィーの誕生と時代背景．病跡誌、56；12-21、1998．

26) Spoerri, E.: Schreiber, Dichter, Zeichner, Componist. In: Wölfli, A.: Schreiber, Dichter, Zeichner, Componist. Wiese Verlag, Basel, pp. 5-93, 1996.

27) *ibid.*, p. 44.

28) Wölfli, A.: Von der Wiege bis zum Graab. Oder, Durch arbeiten und schwitzen, leiden, und Drangsal bettend zum Fluch. Schriften 1908-1912. Bd. 1 & 2. S. Fischer Verlag, Frunkfurt, 1985.

29) *ibid.*, Bd. 1, p. 8.

30) *ibid.*, Bd. 1, p. 68.

31) *ibid.*, Bd. 1, pp. 563-564.

32) *ibid.*, Bd. 1, p. 419.

33) *ibid.*, Bd. 1, p. 16

34) *ibid.*, Bd. 2, pp. 176-181.

35) Wölfli, A.: Geographisches Heft No. 11. Verlag Gerd Hatje, Stuttgart, 1991.

セザンヌのタンペラマン
——不肖の父の肖像——

内海　健

Ⅰ. はじめに

　ポール・セザンヌはいかにも無骨な男である。その筋金入りの不器用さは、制作においても人生においても、終始一貫している。絶え間ない煩悶の中で遅々たる画業の歩みをたどり、人生の大半を周囲からの無理解の中で過ごし、20世紀の初頭に亡くなった。

　だが、その存在は、絵画史の中に埋もれることはなく、それどころか後には「20世紀絵画の父」とまで呼ばれるようになった。たとえば、パブロ・ピカソは次のような言葉を残している。

　　「私は、セザンヌをよく知っている！　セザンヌは、私の唯一のかけがえのない先生だ！　私がセザンヌの絵画を何枚も見てきたことを、考えてみると良い……。私は、何年もセザンヌの絵画を研究してきた……。セザンヌ！彼は、私達全員にとって父のような存在だった。セザンヌこそが、私達を守ってくれたのだ」[5]

　彼は終生、セザンヌの『大水浴図』を手元に置いていたという。アンリ・マティスもまた、「セザンヌは、私達全員の先生です」[18]、「セザンヌは、正に一種の絵画の神様です」[19]と称揚している。

　本稿では、セザンヌの生涯をたどりつつ、その創作について、絵画史的な観点を交えつつ、病跡学的な考察を加えようと思う。

Ⅱ. 生　涯

　ポール・セザンヌは、1839年1月19日、南仏エクス・アン・プロヴァンスに生まれた。父ルイ＝オーギュスト・セザンヌ（1798-1886）は一介の帽子の行商人で

あったが、商才に長け、エクスの有力な銀行を買収し、富豪に成り上がった。母アンヌ＝エリザベート・オーベール（1814-1897）は、エクスの椅子職人の娘で、もともとルイ＝オーギュストの使用人だった。ポールの出生時には、二人は内縁関係にあり、1841年に妹マリーが生まれた後、1844年に正式に入籍した。

少年セザンヌがどのような子どもであったのかについては、一次資料に乏しい。ここでは代表的な評伝のいくつか（ベルナール[4]、ガスケ[9]、ペリュショ[24]）を通覧してまとめておこう。

彼は神童タイプの少年ではなかった。むしろ愚鈍にみえたらしい。父の前ではすく

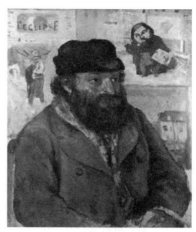

図1　『セザンヌの肖像』
カミーユ・ピサロ（1874、ロンドン・ナショナル・ギャラリー所蔵）

んでしまい、すぐさま母のスカートの中に隠れた。他方、強情で怒りっぽく、ほしいと思ったものは決して離さず、地団駄を踏み、さらにはひきつけを起こして失神してしまうこともあった。

彼はまた、病的なほど鋭い感受性をもった少年だった。臆病ですぐに自分の中に引きこもってしまうかと思うと、突然頑固になり、わけもなく顔色を変えて怒り出し、髪を逆立てて強情をはることもあった。気分は移ろいやすく、人であれ物であれ、次々と受ける印象によって変化し、熱中の時期と消沈の時期を繰り返した。

彼は何事においても不器用であり、どんなに小さな障害でも手を焼いてしまう子どもだった。他方で勤勉であり、粘り強く、そして苦しげに物事を習得していった。学業では算術と修辞学が得意であり、デッサンはそれほどうまくはなかった。また、たぐいまれな記憶力をもっていたといわれる。

1858年、セザンヌは父の意向にしたがって、エクスの法科大学に入学した。父は息子が画家になることを頑として認めなかったが、セザンヌの方も頑なであり、父を恐れながらも決して諦めなかった。最終的には父の側が折れ、1861年、セザンヌはパリに出る。ちょうど、パリとプロヴァンスの間に鉄道が開通した頃であり、その後、セザンヌは何度となく往還することになる。ボザールには入れなかったが、画学校アカデミー・スイスに通い、そこでピサロやギヨーマンと知

り合った。

　1869年、後に妻となるオルタンス・フィスケと出会う。オルタンスはセザンヌの12歳年下であり、アルバイトで画学校のモデルをしていた。二人は父には内緒で同棲を始め、1872年に息子ポールが誕生した。1872年の初夏から73年の暮れまで、セザンヌはパリ近郊のオーヴェール＝シュル＝オワーズに居を構え、ピサロらと制作に取り組み、印象主義の薫陶を受けることになる。1874年の第1回印象派展に参加し、3点の作品を出展した。

　1882年、ようやくにして、サロンに初入選する。1886年にはオルタンスと正式に結婚。その年に、父が死去する。それにより、相当な額の遺産を相続したが、その生活スタイルはほとんど変わらなかった。

　1890年以後はエクスにほぼ定住する。1895年、画商ヴォラールにより初の個展が開催され、好評を得る。1899年、アンデパンダン展に出品。1904年、サロン・ドートンヌで33点の絵画が展示され、ようやく傑出した画家として、一般に認知されるようになった。

　1906年10月15日、戸外で制作中、雷雨に遭い、肺炎に罹患。10月22日死去（67歳）。

Ⅲ．画家セザンヌ

　セザンヌは遅咲きの画家である。制作期間は長い。中断もほとんどない。後代の研究者は、その年代は4期に区分し、それぞれ「揺籃期」、「印象主義」、「構成主義」、「総合の時代」と呼ぶ（表1）。

　揺籃期（第1期）の絵画は、パレットナイフを不器用に捏ね上げたかのような筆触が特徴的である。陰鬱でかつ激越な感情が、マチエールの暗い混合の中に叩き込まれている。作品としての完成度は低い。ちなみに、マネには「コテで描く左官屋」[25]と皮肉られている。

　おそらくセザンヌは、つねに描くというプロセスの中に没頭していたのだろう。それゆえ、整えられたプロダクツへとそれを収める道筋を見出すことが困難であり、同時にそのことに対して強い抵抗をもっていたのではないだろうか。彼は出来上がった作品にはあまり興味を示さず、息子のポールが壊した時も、特段意に介する

表1　セザンヌの制作年代

1860-	揺籃期
1872-1878	印象主義
1879-1987	構成主義
1888-	総合の時代

こともなかった。口数の少ない彼が、晩年ガスケに語ったところによると、「要するに私というものが干渉すると、凡ては台無しになって了う」[10]のである。

　当時、画家として身を立てる第一歩は、サロンに入選することである。ただし、毎年2,000点ほどの作品が選ばれ、さして困難な関門という程のものではなかった。だが、セザンヌは毎年のように出展しては落選を重ねた。実際に当時の作品をみると、さもありなんというものがほとんどである。挑発的にやっていたともいわれるが、そもそも画壇に受け入れられるようなものが描けなかったようである。彼が初めて入選したのは、ようやく1882年のことであり、それも審査員となった知人アントワーヌ・ギュメの厚意によるものだった。

　セザンヌに転機が訪れたのは、印象派との交流である。1873年12月、モネ、ルノワール、ピサロ、ドガらは「画家、彫刻家、版画家等による共同出資会社」を設立し、1874年4月に第1回のグループ展を開催した。それは当時の画壇にとっては目を覆いたくなるようなスキャンダルであった。ゾラを除くジャーナリズムからは酷評され、「印象主義」と皮肉られたが、後に彼らはそれを自分たちの運動の名称として取り入れる。セザンヌもまたこのサークルに名前を連ねた。

　その中にあって、とりわけカミーユ・ピサロ（1830-1903）との出会いはセザンヌのキャリアにとって決定的な意義をもつものであった。セザンヌは1872年、パリ北西のポントワーズに旧知のピサロを訪い、しばしば同地やオーヴェール＝シュル＝オワーズに逗留して教えを受けた。ピサロは、セザンヌより9歳年上であり、個性的な画家仲間の中にあって、均整のとれた人格をもち、穏やかで良識的な人であったと伝えられる。彼は早くからセザンヌの才を認め、気難しい彼を教導した。ピサロが教えたのは、印象派の色彩の原理、そして網膜に与えられた印象を率直にとらえるという方法論であった[17]。セザンヌはようやく表現する術を見出した。いわゆる「印象主義」の時期（第2期）の始まりである。

　とはいえ、セザンヌは印象派とは一線を画する。同時期にポントワーズの同じ場所を描いたピサロとセザンヌの絵画を比較してみると（図省略）、明らかにセザンヌの方が厚塗りである。この『ポントワーズの道』（1875-77）という作品は、セザンヌが最も印象派に接近した作品とされているものであるが、色彩の現れを写しつつも、すでにそこにはボリューム感が表現されている。ある意味で、色彩は印象派にとってその到達点であり、セザンヌにとっては出発点であったといえるだろう。

　1870年代の後半からセザンヌは印象主義から離脱し、「構成主義」（第3期）といわれる時期に入る。この時期からセザンヌの制作の場は、故郷のエクスやその

周辺のプロヴァンスに移行する。印象派が拠点としたパリ近郊のイル・ド・フランスと比べて、南仏のプロヴァンスは風景の移り変わる足が緩やかであり、風土はがっしりと安定している。彼のタンペラマンが求めていたものにより近いのかもしれない。セザンヌの絵画のジャンルは、おもに静物、肖像、風景であり、後期には水浴図が加わる。この点に関しては19世紀までの伝統が踏襲されており、特に革新的なものはない。その中で、静物は早くから完成度の高い作品が残されている。やはりセザンヌにとっては、「現れ」よりも「存在」の方が気質に合うのだろう。

構成主義の時代には「サント・ヴィクトワール山」および「大水浴図」のシリーズなどが始まる。印象主義から離脱し、独自に展開する軌跡があとづけられる。さらに1880年代後半からは「総合の時代」(第4期) に入る。2つのシリーズに加え、『セザンヌ夫人の肖像』(1885-87)『赤いチョッキの青年』(1888-90)、『果物籠のある静物』(1888-90)、『カード遊びをする人々』(1890-92) など、後に代表作とされるものがこの時期に描かれている。

すでに揺籃期において、セザンヌは端倪すべからぬ画家として、彼の周辺では評価されていたが、この頃になると、タンギー、ショケ、ヴォラールといった画商を介して、ゴーガン、ゴッホといった若い画家たちから強い関心を向けられるようになり、その表現の革新性が次第に認知されていくことになる。

IV. 絵画史的考察

1. 写真という事件

ここで絵画史的な観点から、セザンヌの絵画の位置づけを試みてみよう。まず、印象派の出現を論じる際に欠かせないポイントとして、写真の登場がある。

写真は16世紀に制作されたカメラ・オブスクラ (暗い部屋) をその原理とし、1820年代、ニセフォール・ニエプスによって発明されたといわれる。その後、ダゲレオタイプなどの機器の開発によって急速に普及した。すでに幕末の志士の肖像が残されていることからも、その浸透のスピードが窺い知れよう。

写真は西洋絵画の意義を根底から問い直す契機であった。ルネサンスにおける遠近法の発明は、絵画におけるものの見方を決定づけたが、写真は、遠近法を遥かに超える客観性を見るものに与えた。まさに事件だったのである。ベンヤミンが「写真は視覚の無意識である」[2]と述べたように、写真は人間が通常把捉する限界を超え、今までリアルだと思っていたものを超える超リアルとでもいうべき

次元を現前せしめた。つまり、われわれが視覚的現実だと思っていたものがコンベンション（慣行）に過ぎないことを暴きたて、無慈悲に「現実」を突きつけたのである。

他方、いかに写真が対象を見えるがままに映し出すものであっても、どこか屈服できないものがそれを見る者に残るのもまた事実である。現像されたものを前にすると、「われわれはこのようには見ていない」、あるいは「私はこのような顔をしていない」という思いがどうしても拭い切れない。それは故なきことではない。というのも、写真には、時間と肉体が欠けているからである。

フィルムの感光に最小限の時間が必要であるにしても、写真に現れるのは、変動してやまない世界を一瞬の中に凝固させた像である。生きた時間、あるいは持続（ベルクソン）は切断され、われわれはそこに入り込むことができない。世界はすでに生成の終わったものとしてそこにある。

そしてまた、写真と人間の眼球は機構を異にする。眼球は通常左右2つある。また常に動いており、無理に固定しようとすると、像を結ばなくなる。端的にいうと、眼球はそれだけで独立した器官ではない。身体のシステムの中に組み込まれているのである。

2．モネ──知覚から感覚へ

そうした中で、モネに代表される印象派の絵画は、伝統的なサロンに対するセンセーショナルな反逆であると同時に、写真の登場という事件に対する回答の試みでもあった。

写真は、われわれのものの見方が一つのコンベンションに過ぎないことを突きつけた。ではこのコンベンションとは何か。それは環界に対する応答の形であり、そこに産出されるのが知覚である。ヘルムホルツのいう「無意識的推論」であり、認知科学的にいうなら、先立って現実を構成するスキーマである。ベルクソン[3]によれば、知覚とは環界に描かれる可能な行動の構図であり、それが展開される順序に応じて空間化されたものである。

モネの絵画は、そうしたコンベンションを徹底的に還元したものである。「モネは単なる眼である。しかしいったい何という眼であるか」[32]というセザンヌの言葉が残されている。モネは感覚器官としての眼、さらにいうなら網膜に定位し、風景の中に溶け込み、そこに現れてくるものを写しとった。知覚が一定の距離のもとにかたどられるのに対して、感覚の特徴は「切迫」である。ある意味、モネは眼を触覚器官のように差し出したのである。

118 　第２部　疾患と創造の相即相入

　知覚において産出されるのが描線である。それによって対象がかたどられ、構成された空間の中に配置される。それに対して、感覚において生成するのが色であり、セザンヌがピサロから学んだ原理である。モネにあって写真にないのは、瞬間における動きであり、微分的な力である。

3．モネからセザンヌへ

　一般的な絵画史的区分では、セザンヌは「後期印象派」に位置づけられる。美術批評家のロジャー・フライによると、後期印象派とは「眼に直接入ってくる視覚情報から離れ、人が感覚を超えて把握し認識している対象のリアルかつ確実な姿を、絵画として論理的に構築することに向かう」[8]ものであるという。

　眼に入ってくるのは、際限なく変化し続ける無数の断片的な感覚である。モネはあくまでそこにとどまる。それに対してセザンヌは、感覚の切迫のなかで「対象のリアルかつ確実な姿」へと向かう。それはコンベンションによって、特定の対象認識が成立する手前にある、そのリアルな実在感そのものである。その際、統覚の機能である「私」が出てくると、すべてが台無しになる。そしてカンヴァスに複数の流れが交錯し、特定の視点に回収できない一つの実在が像を結ぶ。あえてベルクソン＝ドゥルーズ的にいうなら、それは「潜在的なもの」といってよいだろう[7]。

　第３期から第４期にかけてのセザンヌの絵画でしばしば指摘されるのは、空間の歪み、あるいは視点の複数化である。グリーンバーグ[12]は『セザンヌ夫人の肖像』を例にとって、セザンヌは画面を構成する四辺から演繹的に制作した結果、人物像に歪みが生じたとしている。アール・ローラン[16]は『果物籠のある静物』を取り上げ、それが複数の視点から構成されることを示している。このタブローには、単一の視点が前提とされていない。机の面や籠やポットは、同一の視点のなかに収まらない。それぞれが別の視点を要する。こうした見解に対して松浦[20]は、それは絵画に安定した一つのタブローとそれに対応した眺望する一つの視野を前提としたものであり、セザンヌの絵画は、あらかじめ共約しえない一つ一つの視覚的な出来事が、複数の拡がりとして積層していく過程で成立したものであると述べている。

　たとえば『赤いチョッキの青年』をみてみよう。そこに描かれた青年の右手や右耳は異様に大きい。この絵画は、単にタブローに向き合って、描かれた人物を対象として認知するなら奇妙な作品である。ところが、見る側が動いてみると事情は異なる。たとえば青年の懐の中に回り込むようにしてみるとタブローの様相

は一変する。というより、セザンヌの絵画を感じようとするなら、われわれの身体は否応なく、そのカンヴァスの中に引き込まれる。そうでなければ、奇妙な表象を前にした困惑だけが残される。セザンヌはモネのように単に感覚の水準にとどまらず、実在を求める。小林秀雄は、「セザンヌの眼は……瞬間の印象より、持続する実体を捉えようとした」[14]と簡潔に述べている。それは予め成立した空間の中にある対象の知覚ではない。むしろ筆触とともに空間が立ち上がる。認識のコンベンションが徹底的に還元される時、そこには、ほどけてはまとまり、まとまってはほどける、世界と身体との相互浸透がある。

　感覚は距離ゼロにおける知覚であり、「切迫」である。そして世界と身体の交叉したところにアフェクトが生じる。モネはそれを微細な差異に解消した。だが、セザンヌにとって、そこには仄暗い衝動、たぎり立つ情念といったものが流れ込む。彼はようやくみずからのタンペラマンを表現する術を見出したのである。

V. セザンヌのタンペラマン

　セザンヌはしばしば「タンペラマン（tempérament）」という言葉を使い、その多寡によって画家の才を評していたという。彼によると、ドラクロワには豊富にあり、マネにはなく、そしてピサロにあるが、少し足りない。タンペラマンは当時すでに一般的な用語であり、通常は気分や感受性を意味する。そして気質のことを指す。語源的には、古代の体液学説の四つの類型に由来する。セザンヌの時代は、19世紀の時代精神でもあるメランコリー（黒胆汁質）が示唆されていたと考えてよいだろう。

　すでに少年時代については素描したが、ここで画家セザンヌがどのような気質ないし特性の持ち主であったか、あらためてまとめておこう。

　まず挙げられるのは鋭敏なサンサシオン（sensation 感覚）である。それは繊細というよりは、激しい。視覚にかぎらず、およそ「感覚」と呼ばれるもの全般においてセザンヌは過剰であった。晩年にいたっても、人に不意に触れられると飛び上がるほど驚いたといわれる。

　対人的にも過敏であり、人が自分に「爪を立てる」ことを極度に恐れた。議論は苦手で、すぐに黙りこくってしまう。いったん引っ込むと、全く取り付く島がなくなる。さもなければ我を失って怒鳴る。とりわけ過敏に反応したのが、俗物性、厚顔さ、虚栄である。画家仲間のうちでセザンヌが最も嫌ったのはマネであ

り、彼からみると、その自惚れ、貴族趣味、取りすましたところが「皮膚を粟立たせる」ものであった。他方で、マネに言わせると、セザンヌは「絶対にかかわりたくない手合い」[26)]であるという。

　全般に不器用であり、ちょっとしたことでも大きな障害となってしまうのは、少年時代から変わらなかった。とりわけ社交や世事が稚拙であり、「人生という奴は恐ろしい！」[27)]というのが彼の口癖であった。

　他者からみるとセザンヌは頑固であり、気難しく、時には愚鈍ではないかとさえ思われた。人並外れた反骨心をもち、決して妥協しない。父オーギュストも、最終的には彼が画家の道を歩むことを容認せざるを得なかった。親友であるゾラがなにくれとなく与える処世術のアドヴァイスも無駄であった。

　感情面においては、セザンヌは激情型である。揺籃期の画風はまさに「フォーヴ」である。攻撃的で、時として爆発する。とりわけサロンに落選し続けた時代は、時としてその感情が迸り出て、「ルーブルに火をつけろ」と叫んだりすることなどもあった。自分の中の激情を抑えるのに相当苦労したようである。ただし、他人に対して粗暴なふるまいに出たことはない。セザンヌはあくまで内的に煩悶していたのである。気分は陰鬱をベースとする。そして移ろいやすい。「それは毎日夕方、日が沈むとやって来る。そして、それから、雨が降る。それが僕を陰鬱にする」。気象や風土に左右されやすく、雨天の時はとりわけ陰鬱に傾きやすかった。

VI.　ゾラ『制作』

　セザンヌは寡黙な人であり、自分のことをあまり語らない。彼の言葉として残されているのは、最晩年に彼を慕ってエクスに詣でたガスケやベルナールといった青年たちに語ったものがほとんどである。他方、セザンヌにはエミール・ゾラという特権的な語り部がいる。

　セザンヌとゾラの出会いは中学生時代である。当時パリから転向してきたゾラは、父を亡くし、赤貧の中にあり、クラスメートからいじめを受けていた。セザンヌはそうしたゾラになんのこだわりもなく話しかけたのだが、それによって彼自身もいじめの対象となった。しかし彼はされるがままにはならず、激しく抵抗した。翌日、ゾラは家からりんごを持ってきて、セザンヌに与えた。

　セザンヌとゾラ、それにバイエを加えた３人組が形成され、彼らは強い絆で結ばれた。休日ともなると、プロヴァンスの野山を駆けめぐり、詩を読み、夢を語

り合うような関係が結ばれた。高校を卒業したゾラは、いち早くパリに出て、セザンヌも上京するように促した。数年後、ゾラは赤貧の中から身を起こし、ジャーナリスト、作家として地歩を固める。他方、セザンヌは相変わらず無名のままだった。しかしゾラは、毎週木曜日に自宅で催す夕食会には、欠かすことなく彼を招いた。

だが、いつまでたっても才の開花する気配を示さぬセザンヌに、ゾラは次第に痺れを切らすようになる。1860年代後半になると、ゾラはセザンヌの絵にもはや関心をもつことはなくなった。「ポールは、大画家の才能は持っているかもしれない。だが、大画家になる才能は持たないであろう」[28]と慨嘆し、匙を投げたような気持ちになっていた。そして、いつしかそんなポールを小説のマテリアルとしてみるようになる。

1886年、ゾラは「ルゴン＝マッカール叢書」の第14巻として『制作』[33]を出版した。ちなみに第7巻が『居酒屋』、第8巻が『ナナ』である。『制作』の主人公クロード・ランティエはまさにセザンヌを彷彿とさせる人物として描かれている。迸るような情熱をもち、飽くことなく制作に打ち込むランティエは、ある時から一つの裸婦のモチフにとらわれ、描いては消去する果てしのない過程にはまり込み、呻吟を続け、遂には完成しない絵の前で絶望のうちに自らの命を絶つ。悲劇的なものへの憐憫と同時に、滑稽なものを見るかのような作家の冷めた視線を拭い去ることができない作品となっている。

ゾラは自然主義的、そして社会科学的な作家である。精神医学的にはマニャンの変質学説から強い影響を受けたといわれる。ゾラは、かつての無二の親友が、いかに自分が働きかけようと、それが何の影響も与えることがないことに、無力感を抱くと同時に変質の兆候を感じ取ったのではないだろうか。袋小路にはまったままもがき続けているポールの姿は、いかにも怪異な印象を与え、彼の中で何かが変わってしまったというあきらめのような気持ちを引き起こすものであったのだろう。『制作』の中には、次のような節がある。

「彼はますます気も狂わんばかりとなり、自らの内にひそむ何か未知の遺伝的なものをつよく感じてはいらだつのだった。その未知なるものは、時には彼をすばらしい創造にかき立てるし、また時には、デッサンの基本さえも忘れさせるほどの無能な痴呆状態に追いこむのだった」[34]

「彼を苦しめている神経の平衡障害は、ある物質的要素の何グラムかが多すぎるか少なすぎるために生じているのであるが、その遺伝的疾患が、彼を偉大な天才とするかわりに狂人にしようとしているのだった」[35]

ゾラは他の作品と同様、『制作』をセザンヌに謹呈したが、それ以降、2人の交流は途絶えた。この作品に対して後年、セザンヌは以下のようなコメントを残している。

「絵について道理の通ったことを言えと言っても、無理に決まっとる。だが、画家が、自分がまずい絵を描いたからと言って自殺するなんて、そんなことがあるもんか。一つの絵が実現できない時は、それを火にくべて、また次を描き始めるだけだ！」[29]

VII. メランコリカーの末裔

困難なタンペラマンを抱えながらも、セザンヌは最終的には絵画史に大きな足跡を残した。ここではセザンヌの達成を可能ならしめたいくつかのポイントを示しておく。

一つは、経済的な裏付けがあったことである。自分の意向に背いた道に進んだ息子に対して、父オーギュストはぎりぎり生活できるくらいの仕送りしかしなかった。だがそれは途絶えることはなく、セザンヌの牛歩のごとき歩みを支えた。第二に挙げられるのは、身体の頑健さである。50代になると、糖尿病の影響もあって、衰えがみられたものの、死の直前まで、セザンヌが制作を中断したことはなかった。第三には、青年期にゾラやバイエといった刎頸の友とでもいうべき仲間との交流があったこと、第四には、ピサロという先達を得たことが挙げられるだろう。これらはどちらかというと外的要因である。

内的要因としては、そのタンペラマンがもたらす激しい内的煩悶を抱え続ける忍耐強さをもっていたこと、何度倒れても立ち上がる、百折不撓の粘り強さをもっていたこと、度し難い情動のうねりが突き上げる一方で、少年時代から理知的・合理的な志向を併せもっており、絵画に関しても、ルーヴルに通い詰め、古典の勉強を怠らなかったことなどが挙げられるだろう。セザンヌの生涯を振り返ると、1861年にパリに上京してからしばらくして、あまりにも煩悶が強く、「神経の病気」になり、オーヴェール＝シュル＝オワーズに退去したというエピソードはあるが、狭い意味での疾病を示唆する所見はない。制作が中断した時期もない。他方で、怪異な存在としての印象を周囲に与えたことは確かである。最晩年、画材を持ってサント・ヴィクトワールに出かける時には、近所の少年たちから石を投げつけられていたという。セザンヌという存在には、病と健康という安易な二分法を許さぬ凄まじさがある。

ではそのタンペラマンはどうだろうか。すでに示唆したところだが、セザンヌの気質はメランコリーにアフィニティがある。ちなみに、彼は19世紀を代表するメランコリカーであるボードレールに深く共感し、その詩や万物照応（correspondences）の思想に親しんでいた。とりわけ「腐肉（Une Charogne）」を愛唱していたといわれる。

ただし、セザンヌのメランコリーは、循環気質あるいは循環病質などと医学化される以前の、アルカイックな相貌をもったものであり、エスキロールによって憂鬱症と同一視される以前にはあった荒々しい様相を示す。たとえば、ガレノスは、それをmelancholia adusta[13]と類型化している。古代の体液学説において、黒胆汁（melancholia）は冷たくかつ湿っているのが本来の性質である。それに対して"adusta"というのは「焼けた」、「乾いた」という意味である。メランコリーが激情をはらんだ形をとることは、すでに古代ギリシアの記述にも含まれており、天才と結びつく資質としてとらえられていた。

たとえばアリストテレスはその天才論において、メランコリーでは黒胆汁が大量でかつ冷たく、基本的には無気力で鈍重であるが、それが熱せられると激情や欲望に左右されやすくなると述べている。この熱が思考の座の近くに来ると、狂気に至ることもあるが、適度な温度まで戻ると、憂鬱症的ではあっても、思考はよりよく働き、ダイモーンの至近にあって、多くの点で他の人に卓越するという[31]。

セザンヌは、こうした古典的なメランコリー型の天才であったといえるのではないだろうか。その才能の基本となるのは、過剰なアフェクトであり、交感する力である。揺籃期の絵画は、そのアフェクトの激流をカンヴァスに塗り込めた未熟なものであるが、中世におけるメランコリカーの特徴とされる、ファンタスムの跳梁跋扈する世界を彷彿とさせる。

もうひとつ付け加えておかなければならないのは、メランコリカーの遅鈍さである。古典的なメランコリーは土星と親和性をもつとされていた。この惑星は、かつての占星術においては、最もゆっくりと周回する星であり、迂回と遅延をその本性とする。ベンヤミンはみずからをそのようなメランコリー気質であると自認していたが[30]、この様態はセザンヌにも当てはまるだろう。むしろ彼こそ「不機嫌なサトゥルヌス」と呼ぶにふさわしい。

アフェクトの激流と遅鈍さの中でもがいていたセザンヌは、印象主義との出会いによって、ようやく理論と技法の洗練を獲得する。その原理を定式化すれば、知覚から感覚への回帰である。ただ、すでにみたように、モネが徹底的して感覚

の水準にみずからを定位したのに対し、セザンヌにとっては、感覚は、その切迫（ベルクソン）の中で、世界と身体が交叉するところに、アフェクトの生起する場であった。そして、モネが現れに徹する一方、セザンヌにとっては、世界と身体が相互浸透するなかで、存在の厚みがいかに立ち上がるかということが問題であった。いわゆる「構成主義」と呼ばれるものである。おそらくメルロ＝ポンティは、自分の現象学がそ

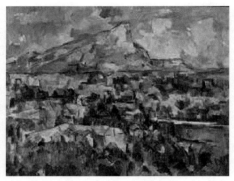

図2　『サント・ヴィクトワール山』
ポール・セザンヌ（1904, フィラデルフィア美術館所蔵）

こに展開されていることを見出したであろう[22]。ただし、彼はセザンヌの怪異さをもってスキゾとしており、パトグラフィー的にはみるべきものはない。

では、最後の「綜合の時期」へのターンは何だったのだろうか。クレーリー[6]はその移り行きについて、構築的タッチの中ですべてをまとめる試みが放棄され、知覚とはそれが形成されるプロセスそれ自体に他ならぬことが発見されたのだと述べている。またゴウイング[11]は、1900年以降、セザンヌの絵画の中で、対象はむしろ色の流れのなかに染み出してくと指摘している。実際、サント・ヴィクトワール山の連作を通覧すると、晩年には印象派に再接近したようにもみえる（図2）。だが、それは印象主義への回帰ではない。

Ⅷ. おわりに――サント・ヴィクトワールの方へ

知覚の原像Urbildはどこにもない。サント・ヴィクトワール山を見る時、それはすでに変容を被っている。写真もまた原像ではない。像が結ばれた瞬間、すでに原像は消失している。メランコリカーが病に陥るとき、一度も所有されたことのない対象、どこにも現れない対象Urbildに対して、彼らはその不在を否認し、ナルシシスティックに同一化する。他方で、アガンベン[1]を参照するなら、メランコリカーは、一度も所有されたことのない対象を喪失した対象として示そうとする想像的な能力をもつ。セザンヌのサント・ヴィクトワール山の連作は、不在の原像をトルソとして、反復的に産出し続けた、そうしたプロセスであったのではないだろうか。

セザンヌは、絵画はmodelerすなわち、モデルに倣って肉付けして形を作り出すことではなく、modulerするのだと語っている[15]。Modulerとは音楽でいう変調のことであり、こうしたダイナミックな内在するずれを、セザンヌはその絵画の中に展開した。メルロ＝ポンティがセザンヌの絵画にみとめた「存在の燃え上がりは」[23]このmodulation、変調すなわち差異の中にはらまれている。

岡崎は「セザンヌのインパクトが二十世紀美術の出発点にあったとしても、セザンヌの作品それ自体は二十世紀美術の展開によっては回収しきれなかった」[21]と述べている。セザンヌは一つの巨大な徴候であり、死してなお、徴候であり続けた。それは病の徴候だったのかもかもしれない。しかしそれはセザンヌ個人のパトスにとどまらず、二十世紀の西洋絵画全体に取り付いた病であり、絵画史はまだそれから覚めていないのかもしれない。

文　献

1) Agamben, G.：Stanze：La palora e il fantasma nella cultura occidentale. Giulio Einaudi, Torino, 1993.（岡田温司訳：スタンツェ——西洋文化における言葉とイメージ. ありな書房、東京、1998.）

2) Benjamin, W.：Kleine Geschichte der Photographie. 1931.（久保哲司訳：図説　写真小史. ちくま学芸文庫、東京、1998.）

3) Bergson, H.：Matière et Mémoire. Presses Universitaires de France, Paris, p. 57, 1939.

4) Bernard, E.：Souvenir sur Paul Cézanne. A. Messein, Paris, 1912.（有島生馬訳：改訳 回想のセザンヌ. 岩波文庫、東京、1953.）

5) Brassaï：Conversations avec Picasso. Gallimard, Paris, p. 99, 1964.（飯島耕一、大岡信訳：語るピカソ. みすず書房、東京、p. 107、1968.）

6) Crary, J.：Suspensions of Perception：Attention, Spectacle, and Modern Culture. The MIT Press, Cambridge, pp. 287-289, 2001.

7) Deleuze, G.：Le bergsonisme. Presses Universitaires de France, Paris, p. 83, 1966.

8) Fry, R.：Transformation：Critical and Speculative Essays on Art. Chatto & Windus, London, 1926.（岡崎乾二郎：抽象の力. 亜紀書房、東京、p. 11、2018.）

9) Gasquet, J.：Cézanne. Bernheim-Jeune, Paris, 図2 『サント・ヴィクトワール山』ポール・セザンヌ（1904、フィラデルフィア美術館所蔵）1921.（與謝野文子訳：セザンヌ. 岩波文庫、東京、2009）

10) *ibid.,*（小林秀雄：近代絵画. 人文書院、京都、p. 39、1958.）

11) Gowing, L.：The Logic of Organized Sensations. In：Rubin, W. ed.：Cézanne：The Late Work. Museum of Modern Art, New York, p. 55, 1977.

126 第2部 疾患と創造の相即相入

12) Greenberg, C.：Modernist Painting. Forum Lectures. Art & Literature, no. 4, Spring, pp. 193-201, 1965.（藤枝晃雄訳：モダニズムの絵画. グリーンバーグ批評選集. 勁草書房、東京、pp. 62-76、2005.）

13) Jackson, S. W.：Melancholia and Depression：From Hippocratic Times to Modern Times, Yale University Press, New Haven, Connecticut, p. 10, 1986.

14) 小林秀雄：近代絵画. 人文書院、京都、p. 33、1958.

15) 同書、p. 33.

16) Loran, E.：Cézanne's Composition：Analysis of his Form with Diagrams and Photographs of his Motifs. University of California University, Berkeley and Los Angeles, 1948.（内田園生訳：セザンヌの構図. 美術出版社、東京、1972.）

17) 前田英樹：セザンヌ—画家のメチエ. 青土社、東京、2000.

18) Matisse, H.：Écrits et propos sur l'art. Hermann, Paris, P. 84, 1972.（二見史郎訳：画家のノート. みすず書房、東京、p. 97、1978.）

19) *ibid.*, p. 84.（同書、p. 91.）

20) 松浦寿夫、岡崎乾二郎：絵画の準備を！ 朝日出版社、東京、pp. 244-245、2005.

21) 同書、p. 235.

22) Merleau-Ponty, M.：Le doute de Cézanne. In：Sens et non-sens. Gallimard, Paris, 1948.（粟津則雄訳：セザンヌの疑惑. メルロ＝ポンティ・コレクション4 間接的言語と沈黙の声. みすず書房、東京、2002.）

23) Merleau-Ponty, M.：L'OEil et l'Esprit. Gallimard, Paris, p. 67, 1985.

24) Perruchot, H.：La Vie de Cézanne. Hachette, Paris, 1956.（矢内原伊作訳：セザンヌ. みすず書房、東京、1995.）

25) *ibid.*,（同書、p. 198.）

26) *ibid.*,（同書、p. 198.）

27) *ibid.*,（同書、p. 56.）

28) *ibid.*,（同書、p. 88.）

29) *ibid.*,（同書、p. 292.）

30) Sontag, S.：Under the sign of Saturn. Farrer, Strauss & Giroux, New York, 1972.（冨山太佳夫訳：土星の徴しの下に. 晶文社、東京、p. 125、1982.）

31) Tellenbach, H.：Melancholie. Zur Problemgeschichte, Typologie, Pathogenese und Klinik. 4. Aufl. Springer, Berlin, 1983.（木村敏訳：メランコリー（第四版）. みすず書房、東京、pp. 36-37、1985.）

32) Vollard, A.：Paul Cézanne. Galerie A. Vollard, Paris, 1914（近藤孝太郎訳：セザンヌ傳. 改造社、東京、1941.）

33) Zola, E.：L'OEuvre. Bibliothèque Charpentier, Paris, 1886（清水正和訳：制作（上）（下）. 岩波文庫、東京、1999.）

34) *ibid.,*（同書（上）、pp. 90-91.）
35) *ibid.,*（同書（下）、p. 94.）

ヒルデガルト・フォン・ビンゲンと
側頭葉てんかんにおける神秘体験
──異言は何故真理を語るのか、
また、ヒステリーは異言を語りうるか──

兼本　浩祐

大島　智弘

Ⅰ．はじめに

　夢幻様の神秘体験を語る多くの歴史上の人物に対して、側頭葉てんかんがその背景にあったのではないかという論調の病跡学的な論文は、特に近年相当数あり、聖パウロから、ジャンヌ・ダルク、さらにはスウェーデンボルクまで極めて多岐にわたっている[1,2,4~6,11]。しかし、ドストエフスキーとフローベールを除いて、実際に症候論からてんかんに罹患していたことが強く推察される例は稀である。側頭葉てんかんには前兆として恍惚体験があると言われてきたこと（この根拠も実際には怪しいのであるが）、これらの人物がエネルギッシュで精力的な人物であり、てんかんの病前性格として一般的に流布してきたイメージ（あるいはいわゆるてんかん性格の現代的な焼き直しであるGeschwind症候群）を連想させることなどを主な論旨として、てんかん学的にはいささか説得力を欠く理由付けで、そうした人物の足跡に側頭葉てんかんが関与していたのではないかと類推されている場合が少なからずある[7]。

　しかし側頭葉てんかんにおいて発作群発後に出現する発作後精神病状態では、訴えられる体験が実際に宗教的・神秘的な色彩を帯びることは一つの大きな特徴であって、このことは複数の代表的な発作後精神病の研究で繰り返し指摘されている[3,8,10,12,14]。その点からすれば、病跡学的に側頭葉てんかん関与説が主張されてきた多くの宗教家が、キリスト教神秘主義の系譜に属する人達であって、いわば神との直接的な交感に深く関与していることは、必ずしも完全に的外れとも言えないという側面もある。

　今回筆者は、キリスト教神秘家の系譜に属する宗教家の中で、本邦でも素晴らしい解説書が出版されているヒルデガルト・フォン・ビンゲンを取り上げ、その

病跡を、自験例の側頭葉てんかん（既報）[9]における神秘体験と比較した。さらに側頭葉てんかんとヒルデガルトの神秘体験の異同を論じることによって、ヒステリーにおける異言、あるいは神（真理）の顕現ということについても考えてみた。

ヒルデガルトの病跡に関しては、種村季弘著『ビンゲンのヒルデガルトの世界』（青土社）[15]を全面的に参照させていただいたことを付記しておきたい。また名古屋大学健康保健学科の古橋忠晃先生には、本稿発表の際に大きな助力を頂いたことも付記しておく

Ⅱ．ヒルデガルト・フォン・ビンゲン小史

ヒルデガルト・フォン・ビンゲンは、1098年に神聖ローマ帝国の地方貴族の第十番目の子供として誕生した。当時貴族の娘が修道院で養育を受け、修道女となることは珍しいことではなかった。1106年、ヒルデガルトは8歳の時に修道女となったが、彼女が養育を受けたのは、男子修道院ザント・ディジボードの付属施設の女子修道院であり、後にこのディジボード修道院との確執は大きな問題として彼女の前に立ちふさがることになる。麗人として名高かったユッタ・フォン・シュポンハイムが彼女の養育に当たったが、このユッタも同じく貴族の子女であった。

1136年、ヒルデガルトが38歳の時にユッタが死去し、ヒルデガルトはユッタに代わって女子修道院の院長に就任する。さらにその五年後の1141年、43歳の時に、神の啓示を受けたとして、『道を知れ（Scivias）』の執筆を開始し、自らの幻視体験（後の彼女自身の言葉によれば「生ける光の影」(umbra viventis lucis)）を初めて他人に告知した。この告知は、この時にはごく親しい人達や彼女が著述のためにどうしても必要とした二人の速記者以外には知られない形で秘密裏に行われた。彼女は自らの体験を公表する機会を極めて慎重にうかがい、1147年、49歳の時、当時宗教界に非常に大きな影響力があった聖ベルナール（クレルヴォーのベルナルドゥス）に助言を求めて書簡を送り、聖ベルナールの取り成しで、教皇より執筆の認可を正式に受けて始めて、公の活動を開始した。

彼女の名声はその後非常に高まり、1150年、52歳の時には、各地からヒルデガルトを慕って多数の修道女が集まった。ディジボーデンベルクが手狭になったため、ビンゲン近郊のルペルツベルクに新しい女子修道院を自ら設計し、資金調達をして転居することとなった。この際、ヒルデガルトによってもたらされた名望を我が手から手放すまいとしてこの転居を妨害しようとした僧院長クーノ一派と

の間に大きな軋轢が生じたが、ヒルデガルトは時に決然と時に巧妙にこれと対峙し、新たな地への転居を完遂した。1151年、53歳の時には、『道を知れ』を完成、神からの直接のメッセージを精力的に伝道し続けた。こうした神からのメッセージを伝える宗教書とともに、植物、宝石、魚類、料理など多数の博物学的な書物、これに加えて病気の治療に対する医療の実践、修道院の設計と建築、修道院で歌うための歌曲の作詞・作曲、何度もの旅行と布教活動など、多病にもかかわらずきわめて活発な活動を死の直前まで続け、1179年9月17日に81歳の天寿を全うし死去した。

Ⅲ. ヒルデガルトの幻視あるいは啓示

　ヒルデガルトの幻視は、対外的には40歳代の"Scivias（スキヴィアス）"『道を知れ』で初めて示され、その序文で実は少なくとも5歳の頃にその体験は遡ることが述べられている。またその中で彼女は、この幻視体験が興奮状態（トランス）や瞑想状態ではなく、実に意識がしっかりしていて周囲の状況が分かっている正常な覚醒状態で生じ、それを受けている時も周囲で現実に生じている事象を同時に知覚していると述べている。この幻視体験はVisio（ヴィジオ、英：ヴィジョン）という言葉で表現され、ヒルデガルトは神との交歓のためのかけがえのない体験としてこの幻視体験を捉えている。ギベールという彼女を敬っていた教会関係者宛ての書簡において、ヒルデガルトは、この体験を、「生き生きした光の影」（umbra viventis luminis）がまずは現れ、その光の中に様々な様相が形となって浮かび上がり輝くこと、その中で炎のように言葉が彼女に伝わり、また見た物の意味づけは一瞬にしてなされ、長く記憶に留まること、さらに、別の「生ける光」（Lux vivens）がその中に現れることがあるが、それを見ると苦悩や悲しみがすべて彼女から去ってしまい、若返ることなどを書き連ねている。

　ヒルデガルトの神秘体験の特徴は、こうした体験が完全に随意的ではないものの、体験の最中にも外界に対する疎通の窓口を残していることであって、急性精神病状態におけるような体験の形式的側面の解体とは異なった解体の仕方をしているという点である。この点は次の節で詳述するが、ここでは、この幻視が清明な意識のもとに出現していること、さらに重要な点としては単に受動的な体験ではなく、「生ける光」という不定形ないわばロールシャッハ図版のインクの染みのような原型から読み取られるような能動的な契機を含んでいるという点である。自由連想やロールシャッハ図版の読み込みは枠組みから自由であることを要

請されるが故に、逆にその自由において大多数の我々が極めて不自由であること、すなわち意味のくびきに厳しく拘束されていることをあらわにするものである。ヴィジオにおいてヒルデガルトに与えられた啓示は、たとえば症例シュレーバーで有名なシュレーバー（フロイトやラカンに影響を与えたとされる精神病者）が受け取った啓示とはその能動性において根本的な相違がある。シュレーバーの啓示は妄想知覚ないしは妄想着想の構図の内にあり、啓示される主体の完全な受動性に特徴づけられるのに対して、ヒルデガルトの啓示はヒステリーの構図の内にある。

IV. ヒルデガルトの病

　ヒルデガルトは長寿を全うしたが、その生涯は極めて多彩な身体症状と「大病」に彩られている。病の床に伏していた時期の記録には、ざっと挙げるだけでも、「ヨナのようにベットにくるまれて身動きができない」、「視力減退」、「手足の麻痺」、「カタレプシー的硬直状態」などといった症状記載があり、また、こうした様々の身体症状が、病間期には完全な寛解を示しているという点も特記すべきである。特徴的な逸話を一つ挙げたい。

　ヒルデガルトの名声が高まったために、彼女を慕って多くの修道女が集まり、新たな女子修道院を独立して作ろうとした際に、ディジボーデンベルクの修道院院長クーノと激しい軋轢が生じたことは既に触れたが、クーノとのやりとりが以下のごとく記載されており、ヒルデガルトの病の性質を推察するうえで示唆に富む。クーノはもともとヒルデガルトの病気を仮病とみており、ある日、彼女の病床を訪れた。何とか化けの皮を剥いでやろうと頭を起こそうとしたり、反対に寝返らせようとしてみたり、大奮闘する。しかしどうにもならず、途方にくれてクーノが病床に向かって「ヒルデガルトよ。主のみ名において、起きてそなたに天が定めたもうた住まいに赴くが良い」と叫ぶと、クーノが最後まで言い終わらぬうちに、ヒルデガルトはすっくと身を起こして、まるで何ヵ月も病床に釘付けになっていたことなどなかったかのように、いそいそと歩き回ったとされる。修道院長はこれは神の奇跡であると恐れおののいて平伏したとされる。この劇的な可逆性を目の前にした時に、近代人である我々は、クーノのように神の御業としてそれに対して畏怖するのではなく、それを例えば暗示効果として心理学化して「理解」し、その前を素通りしてしまうことになろう。いわばクーノ修道院長にとっては世界の埒外にあったヒルデガルトの事跡を我々は我々の世界内に囲い込

んでしまうのである。ヒステリーの自己実現にとってこのことの落差はおそらく
無限に大きい。

　ヒルデガルトほど自らの神秘体験にとっての証人の重要性に自覚的であった神
秘家はいないように思われる。彼女のいわば出世作となった『道を知れ』は、修
道士フォルマールと自分の弟子筋に当たる修道女リヒャルディスによる口述筆記
によって完成された書物である。ディジボーデンベルクからの出立の際にみせた
フォルマールへの執着、またリヒャルディスが実家の母親の計略によって彼女の
修道院から引き離され、栄転させられた際にみせた激しい抗議と抵抗は、こうし
た口述筆記人がいわば彼女の神秘体験がこの世に形を成すための必要不可欠な媒
体であって、自らの神秘体験がそれと不可分の媒介者という器によっていわば通
過されることを通してしか自己実現しえないことに対してヒルデガルトが極めて
自覚的であったからこそその行動であると思われる。媒介者がもしも彼女の体験を
「症状」として読み取るのであれば、彼女の体験はそのようなものとして囲い込
まれ矮小化されてしまうであろう。そしてそれは本来のその潜在性を開花させぬ
ままに枯れ落ちることになったであろう。

V.　側頭葉てんかんの発作後精神病における神秘体験

　発作後精神病という病態が、てんかんと関連する代表的な精神病状態として再
認識されたのは20世紀末であるが、発作後精神病状態においてはしばしば神秘体
験が経験されることは既に述べた。以下ごく簡単に自験例を提示する[9]。

　この女性は、初診時31歳の女性で、既往歴では3歳時、右上肢の一過性の麻痺
を伴う半時間程度の一側間代けいれんがあったことが知られている。私が初診し
た時には熱心に新興宗教の信心をしており、宗教家の教えに従って薬を自己中断
し発作群発状態となったことが何度かある。また、いったん情動的に賦活される
とその情動が持続する傾向が発作のない時でも認められ、いささかエキセント
リックな印象のある女性であった。最初の発作は、12歳時、体が硬直して意識が
消失する発作で始まり、13歳の時には、「自分の番でないのに試験の答案を取り
にいき、自分にはその覚えがない」という自動症に気づいていたようである。15
歳頃から発作の前兆を自覚するようになり、17歳頃から投薬治療を開始されたが
発作は抑制されなかった。前兆は、「いつも同じ風景が頭の中に浮かび、お化け
が出るような寂しい感じ」が数秒～数十秒間持続するものである。この前兆に続
いて、あるいは、前兆を伴わずに「当番きやはった、どうしたらいいの」という

言語自動症を伴う複雑部分発作（意識消失発作）が月に数回の頻度で出現してい
た。

　入院前に発作群発後の精神病状態が何度か観察されたが、具体的なその体験内
容の一つは以下のようであった。発作が4〜5回群発した後で、半日から1日前
後の清明期を経て出現したその状態を彼女は以下のように叙述している。「私の
体の血液の循環をまざまざと感じます。温かい血の流れと冷たい流れとがあり、
それが心臓にきた時に私は頂点に達して死ぬのです」「世界の中心を私は私の身
体感覚で直接感じます。私の治療中の歯も拍動していて、まずは私のその義歯の
中に私の神経が通っているのを感じ、同じように世界の隅々にまで私の神経が
通っているのを私は感じます。場所だけではなくて時間も私は超えて感じていま
す。これで二千年後のこともわかるのですね」といった自分の身体感覚から世界
の動きの隅々まで、そして過去も未来も実感できると主張された。しかし、この
体験はコントロール不能で、ちょっとした刺激で金切り声をあげながら病棟を走
り回るなど、医療保護入院の対象ともなった。こうした状態はほぼ1週間で回復
し、この間の記憶や見当識は彼女の場合保たれている。なお、この症例では左前
側頭部切除術によって発作は完全に消失し、神秘体験も消失し、さらにこの神秘
体験を経てから急速に高まった新興宗教への関心も憑き物が落ちたように霧散し
てしまい、現在では彼女は旅館の若女将として働いている。いまや彼女には以前
のエキセントリックな印象は全くない。

VI.　二つの神秘体験の比較

　因果関係を断定することはできないとはいえ、提示した側頭葉てんかんにおけ
る宗教への傾倒が、発作の群発によって引き起こされた神秘体験と密接に関連し
て出現していたであろうことは、病状の経過から推察されるし、さらに彼女の神
秘体験がてんかん性の放電あるいはそれに由来する生化学的な脳内変化と密接に
関連していることは、病歴の推移および多くの先行研究からかなりの確度で推察
することができる。海馬・扁桃核を中心とする脳機能の発作群発後の変化が、時
間体験を変容させ、そうした時間体験の変容が世界との過剰な相即関係を発生さ
せる可能性を以前我々は論じたが、側頭葉てんかんにおける神秘体験と宗教への
傾斜の背景にこの時間体験の変化が関与しているのではないかという議論をその
際には展開した[7]。

　側頭葉てんかんの神秘体験においては、体験の形成器あるいは世界の濾過器と

しての脳そのものが変質していることによって、少なくともその時点においては全ての外界からの刺激が一定の傾向性を帯びた形で脳内に取り込まれる。したがって、たとえば通常の視知覚や聴覚がそうであるように、知覚が生起する度ごとにそれに不即不離に付随した質としてそうした傾向性は与えられるのであって、そうなればそれは極めて受動的な体験である。これに対して、ヒルデガルトの神秘体験は意識的な主体が意識的に取捨選択したものではないとはいえ、意識や無意識を貫くヒルデガルトの世界全体を規定する真の秩序に沿うために弛まぬ訓練と媒介者との推敲を経て能動的に仕上げられたものであるという側面を持つ。こうした両者の背景を考えるならば、むしろ問わねばならないことは、両者の相違ではなくて、元来これほどに出自の異なる二つの体験がしばしば共通した神への直接的な接近としての神秘体験と捉えられてきたのはなぜかということであろう。

Ⅶ. 異言から予言へ

　本上まもるは、人となることと引き換えに致命的な欠損を我々は身に受けてしまったといった考えを否定神学と呼んでいるが[12]、こうした構図での世界の理解においては、世界の成立と同時に、自らの根拠へと連なる真理は覆い隠されるという二律背反が生ずることになる。つまり、この二律背反においては、我々の救済のために必要な真理は通常の形で対象を認知している日常においては我々に対して覆い隠されているのであって、現人の理を排することなしには直接的にはそれに接することは我々にはできないということになる。つまり私達は世界からはみ出すことなしには真理に到達することはできないということなのであり、そして、世界からはみ出すということはいわば狂気の一種であるとも言い換えうる。パウロの異言についての教説は、こうした狂気と真理との関係を反映するものである。パウロはコリント人への前の書において異言と予言の相違について以下のように語っている。

　　「異言を語るものは人に語るにあらずして神に語るなり。そは霊にて奥義を語るとも、誰も悟る者なければなり。されど予言する者は人に語りて其徳を建て……異言を語る者は己の徳を建て、予言する者は教會の徳を建つ。われ汝らがみな異言を語らんことを欲すれど……異言を語る者、もし釋きて教會の徳を建つるにあらずば、予言する者のかた勝るなり……世には國語の類

おおかれど、一つとして意義あらぬはなし。我もし國語の意義を知らずば、語る者に對して夷人(えびす)となり、語る者も我に對して夷人とならん……されば異言は、信者の為ならで不信者のための徴なり。予言は、不信者の為ならで信者のためなり。もし全教會一處に集まれる時、みな異言にて語らば……汝らを狂へる者と言わざらんや……もし異言を語る者あらば、二人、多くとも三人、順次に語りて一人これを釋くべし。もし釋く者なき時は教會にては黙し、而して己に語り、また神に語るべし。

　神との直接の接触の結果である異言の抑え難い引力と危険性をパウロはここで幾重にも強調している。神と真摯に関わろうとする者、あるいは自らの存在の根拠を裏打ちする真理を探そうとする者は、当然誰しも自らの根拠に直接触れることを希求するのであって、異言が真理そのものであるとすれば、「われ汝らがみな異言を語らんことを欲する」のは当然であろう。しかし、異言という形で表明された言葉は、世界内から逸脱しており、その結果、異言を語る者は共同体において「夷人」となる。ここで言う「夷人」は単なる異人といった意味を超えて狂気に近い。なぜなら、パウロは「世には國語の類おおかれど、一つとして意義あらぬはなし」と強調しており、外国語が理解できないといった意味と異言の理解し難さとの間に根本的な相違があることを明確にしているからである。しかし、異言は、媒介者による翻訳によって予言となりうるとパウロは続ける。ヒルデガルトの異言はまさにこうした鍛錬を経て、異言から予言へと仕上げられていったのである。

Ⅷ. ヒステリーは真理へと接近しうるか
──あるいはヒステリーは真の異言を語りうるか

　ヒステリーという病が、てんかんと際立って異なるのは、その症状の生成が現実の特定の他者を必須の構成要件としている点である。ヒステリーという病は常に愛についての物語を背景として現れるが、近代以降におけるヒステリーは、禁じられた愛あるいは禁じられた欲望が達成されようとする瞬間に、その代償としてけいれん様発作や失立・失歩などの病を獲得する時にしばしば劇的な形を取る（例えば、憎んでいたお姉さんが駆け落ちしてその代わりに愛される娘の座を射止める、王のように君臨して自身を蔑んでいた父親に勝利して賞賛される娘の座を射止めるなど）。医者という立会人が、身体医学という巨大な知識の体系の名において、彼女の身体に一つの名前を割り振ることで、彼女の身体はいわば医学によって所有される

ことで浄化され、禁じられた欲望を担う重荷を宙吊りにすることに彼女達は成功する。身体医学が行うこのような身体の浄化と匿名化を、精神医学は再び解除して具体的な他者への愛の物語として再構築するわけであるが、おそらく中世においては症状を解除するための別の道筋が存在していたのだと思われる。つまりは、彼女の身体が捧げられるべき正統な宛先は、本来は神なのであって医学ではなく、神が彼女の身体を所有する場合、ヒステリーは精神分析による答えとは異なった、場合によってはより完全な答えに至る可能性を持っていたのではないかと、ヒルデガルトを顧みることで私には感じられるのである。

　否定神学的に語るとすれば、以下のようにも言えるかもしれない。我々の日常はなぜ、構造的に真理を覆い隠すように構成されているのか。我々の毎日が他の人が欲しいと思っているものを自分が欲しいと錯覚する欲望の転導や様々のプロパガンダをそのまま自身の意見だと錯覚する一種の洗脳によって覆い尽くされ、こうして私本来のものではない様々の共同体の意味づけに覆いつくされることによって我々が共同体の一員たる資格を得るのだとすれば、先ほど述べたように世界の内にあることとこの真理の隠蔽とは表裏一体である。こうした意味に稠密に覆われた共同体からの逸脱は、統合失調症の場合に典型的に見出されるが、我々の本稿における問いはヒステリーにおいてもこうした共同体からの逸脱は起こりうるのかということである。より具体的に言うならば、ヒルデガルトのような卓越した個人的資質と中世という神への転移という特権的な状況に恵まれた場合、つまりヒステリー的存在の有り方が、その潜在性を十全に展開する環境を得た場合、ヒステリーは何処まで行きつくことができるのかということである。異言というものが、意味によって覆われた我々の体験構造からの逸脱であるとした場合、神の花嫁として自らの身体を捧げたヒルデガルトは、異言を語りえたのだろうか。それともそれは多くのヒステリー状態における言動がたとえ一見奇異に見えても結局は表面的にそうであるにすぎないように、それでも共同体の網の目に絡め取られたままの言説であったのであろうか。

IX. 結　語

　発作後精神病と一般的なヒステリーにおける神秘体験に共通していることは、その出自の著しい相違にもかかわらず、語られた体験そのものは我々にも理解することが可能な世界内体験として語られている点である。一方はロールシャッハの図版を読み取るような能動性を持ち、他方は神秘体験にとって戦略的な一部の

脳組織の放電と密接に関連して専ら受動的に体験されるという相違はあるものの、いずれの体験も存在の核、あるいは否定神学的に表現するのであれば真理の次元には届いておらず、したがって異言とはなり得ていない。それとは対照的に統合失調症においては、体験は異言そのものであって世界内存在から逸脱している。しかし大部分の統合失調症における異言は異言に止まり、予言となって世界内へ伝えられることはない。しかし、極めて優れた資質を持つ人の中には統合失調症体験の異言性を予言にまで鍛錬することができる人達がいるように、才能と時代に恵まれれば、ヒステリーにおける神秘体験を異言性に至るまでに深化させることを成し得た人も存在するのではないか。ヒルデガルト・フォン・ビンゲンこそそうした人ではなかったかというのが本稿の当座の結論めいた結語である。

文 献

1) Bazil, C. W.：Seizures in the life and works of Edgar Allan Poe. Arch. Neurol., 56；740-743, 1999.

2) Brorson, J. R., Brewer, K.：St Paul and temporal lobe epilepsy. J. Neurol. Neurosurg. Psychiatry, 51；886-887, 1988.

3) Devinsky, O., Abramson, H., Alper, K., et al.：Postictal psychosis：a case control series of 20 patients and 150 controls. Epilepsy. Res., 20；247-253, 1995.

4) Foote Smith, E., Bayne, L.：Joan of Arc. Epilepsia, 32；810-815, 1991.

5) Foote-Smith, E., Smith, T. J.：Emanuel Swedenborg. Epilepsia, 37；211-218, 1996.

6) Johnson, J.：Henry Maudsley on Swedenborg's messianic psychosis. Br. J. Psychiatry, 65；690-691, 1994.

7) 兼本浩祐：てんかんの病理と創造. 福島章、高橋正雄編：臨床精神医学講座 S8 病跡学. 中山書店、東京、pp. 147-157、2000.

8) Kanemoto, K.：Postictal psychoses, revisited. In：Trimble, M. & Schmitz, B. eds.: The Neuropsychiatry of Epilepsy. Cambridge University Press, Cambridge, pp. 117-131, 2002.

9) 兼本浩祐、河合逸雄：前兆として「環界との過剰な相即体験（Weizsäcker）」と発作後に躁状態を示した症例. てんかん研究、12；28-33、1994.

10) Kanner, A. M., Stagno, S., Kotagal, P., Morris, H. H.：Postictal psychiatric events during prolonged video-electroencephalographic monitoring studies. Arch. Neurol., 53；258-263, 1996.

11) Landsborough, D.：St Paul and temporal lobe epilepsy. J. Neurol. Neurosurg. Psychiatry, 50；659-664, 1987.

12) Logsdail, S. J., Toone, B. K.：Post-ictal psychoses. A clinical and phenomenological

description. Br. J. Psychiatry, 152：246-252, 1988.

13) 本上まもる：〈ポストモダン〉とは何だったのか――1983-2007. PHP研究所、東京、2007.

14) Oshima, T., Tadokoro, Y., Kanemoto, K.：A prospective study of postictal psychoses with emphasis on the periictal type. Epilepsia, 47：2131-4, 2006.

15) So, N. K., Savard, G., Andermann, F., Olivier, A., Quesney, L. F.：Acute postictal psychosis：a stereo EEG study. Epilepsia, 31：188-193, 1990.

16) 種村季弘：ビンゲンのヒルデガルトの世界. 青土社、東京、2002

サド侯爵の拘禁反応

小畠　秀吾

Ⅰ．はじめに

　ドナチアン・アルフォンス・フランソワ・ド・サド（通称サド侯爵Marquis de Sade）は、王政末期から革命時代に生きたフランスの貴族、リベルタン[註1)]であり、『ジュリエット物語』、『ソドム百二十日』など数々の風俗紊乱的な小説を書いたことで知られる。その名はまたサディズムという性倒錯類型の語源として現在に残っている。さて、サド侯爵は自身の小説のように、性的快楽を求めて女性たちを雇い入れ鞭打ちや肛門性交等の「乱行」をしたために逮捕され、人生の30年近くを獄中および精神病院で過ごした。その拘禁下、サドは妻に宛てて、数字をめぐって独特の不可解な解釈を展開する奇妙な手紙を繰り返し送っている。本稿は、このサドの「数字の解釈」を取り上げ、考察を加えるものである。

Ⅱ．伝記的事実

　まず、サド侯爵に関する伝記的事実を、評伝[14,15,20-22,29,30,33,34)]をもとに整理しよう（表を参照）。

1．生涯

　サド家は、12世紀まで遡ることができる南仏プロヴァンスの名家である。ペトラルカの恋愛抒情詩に謳われた美女ラウラは、祖先ユーグの妻であった。父親のジャン・バティスト・ジョセフ・ド・サド伯爵は有能な外交官であった。父が大貴族コンデ家姻戚のマリー・エレオノールと結婚したことにより、サド家は地方貴族から王家につながる宮廷貴族になった。

　註1）リベルタンという言葉は、元々は神学的教義に囚われず理性に従って行動する自由思想家の意味で用いられていたが、17世紀には「不信仰者」とともに「放蕩者」の意味をも含み、多様な広がりを持っていた[1)]。

表

年号（年齢）	個人史	拘禁	社会的出来事
1740年	6月2日コンデ館で誕生		
1745年（5歳）	叔父ポール・アルドンスに引き取られ教育を受ける		
1750年（10歳）	ルイ・ル・グラン校に入学		1751年、『百科全書』刊行開始
1754年（14歳）	士官学校に入学		
1763年（23歳）	騎兵大尉として退役。		1762年、ルソー『社会契約論』刊行
	5月17日、ルネ・ペラジー・コルディエ・ド・ローネーと結婚		
	10月、娼婦に瀆神行為をさせて、ヴァンセンヌ監獄に入獄		
	（ジャンヌ・テスタル事件）	15日	
1764年（24歳）	父の職を継いでジェクス地方の国王代理官になる		
1765年（25歳）	居城ラ・コストに女優ボーヴォワザンを連れ、遊興の日々		
1767年（27歳）	父の死により、ラ・コスト、マザン等の領主となる		
	8月27日、長男誕生。		
1768年（28歳）	4月、ローズ・ケレルをアルクイユの別宅に連れて行き、鞭打ち（アルクイユ事件）		
	このためソーミュール城、ついでピエール・アンシーズ要塞に拘留	7ヶ月	
	6月、罰金刑の判決が下るが、ピエール・アンシーズ要塞に戻され、11月に釈放		
1770年（30歳）	中隊長として騎兵連隊に復帰		1770年、ドルバック『自然の体系』刊行
1771年（31歳）	義妹アンヌ・プロスペルと親密になる		
1772年（32歳）	6月、マルセイユで4人の娼婦を集め、鞭打ったり、媚薬入りのボンボンを食べさせたりした。同日夜、街娼にボンボンを食べさせ、鶏姦を要求（マルセイユ事件）		
	7月より、義妹アンヌ・プロスペルと逃避行		
	9月3日、エクス高等法院で欠席裁判。斬首刑の宣告（身代わりに肖像画が燃やされた）。		
	12月8日、サルディニアで逮捕され、翌日ミオラン要塞に収監される	4ヶ月	
1773年（33歳）	4月30日、妻の手引きによりミオラン要塞から脱獄		
	12月、義母の要請で勅命拘引状が発行される		1774年、ルイ15世崩御、ルイ16世即位
1777年（37歳）	1月、母死去。		

表　つづき

年号（年齢）	個人史	拘禁	社会的出来事
1778年（38歳）	2月13日、パリで逮捕され、同日、ヴァンセンヌ監獄に収監される	16ヶ月	1778年、ルソー、ヴォルテール没
	6月、プロヴァンス高等法院でマルセイユ事件の判決破棄。		
	7月14日、鶏姦および風俗紊乱により罰金50リーヴルの最終判決。		
	7月15日、ヴァンセンヌ監獄に戻されることになるが、護送中に逃走。		
	8月26日にラ・コストの居城で逮捕され、9月7日、ヴァンセンヌに収監される		
	冬頃から、妻の手紙の「符号」の解釈が始まる		
1781年（41歳）	7月、獄中で夫人と初めて面会する		1781年、カント『純粋理性批判』刊行
	夫人の不貞を疑い、激しく嫉妬し、10月に夫人との面会が禁止される		
1782年（42歳）	『司祭と臨終の男との対話』完成。	12年	1783年、ダランベール没
1784年（44歳）	2月29日、バスティーユ監獄に移送される。「自由の塔」の独房。		
1785年（45歳）	『ソドム百二十日』浄書。		
1787年（47歳）	『美徳の不運』完成。		
1789年（49歳）	7月2日、窓から民衆を扇動。危険人物とみなされ、4日、シャラントン精神病院に入院。		フランス革命勃発（バスティーユ襲撃）
1790年（50歳）	4月2日、シャラントン精神病院から解放される		
	夫人と別居。女優マリー・コンスタンス・ルネルと交際を開始。		
1791年（51歳）	『ジュスティーヌあるいは美徳の不幸』出版		1791年、度量衡法制定
	戯曲『オクスティエルン』がモリエール座で上演される		
1792年（52歳）	9月、ピック地区の書記になる		
1793年（53歳）	4月に告発審査委員、7月にピック地区委員長に任命される		1793年、恐怖政治がはじまる
	8月、非人道的動議の採決を拒否し、委員長を辞任。		
	12月8日、反革命の嫌疑により逮捕され、監禁される		
1794年（54歳）	10月15日、釈放される	10ヶ月	1794年、ロベスピエール失脚
1795年（55歳）	『アリーヌとヴァルクール』、『閨房哲学』出版		1795年、モンジュ『画法幾何学』刊行
1797年（57歳）	『新ジュスティーヌ』、『ジュリエット物語（悪徳の栄え）』を匿名で出版		1798年、ルジャンドル『整数論』刊行

表　つづき

年号（年齢）	個人史	拘禁	社会的出来事
1800年（60歳）	経済的困窮から慈善病院に入る		1799年、ナポレオン第一統領に（統領政府期）
1801年（61歳）	『恋の罪』出版 『新ジュスティーヌ』出版元が警察の捜索を受け、その場にいたサドも逮捕される。 4月2日、サント・ペラジー監獄に入獄		
1803年（63年）	3月14日、ビセートル獄に移る。4月27日、家族の嘆願によりシャラントン精神病院に。		
1804年（64歳）		13年	1804年、ナポレオン皇帝即位（第一帝政）
1805年（65歳）	病院内で劇団を組織し、しばしば芝居を上演する		
1807年（67歳）	『フロルベルの日々あるいは暴かれた自然』完成		
1813年（73歳）	『ガンジュ侯爵夫人』出版		
1814年（74歳）	12月2日、シャラントン精神病院で死亡。死因は喘息性肺塞栓。		1814年、王政復古。ルイ18世復位

　ドナチアン・アルフォンス・ド・サド侯爵は、1740年6月2日、パリのコンデ館で生まれた。幼少期は王子の遊び相手を勤めたが、王子相手にも癇癪を起こし殴りつけるような尊大で頑固な子であった。かつては父のサド伯爵は「文学や自由思想には縁のない、実利主義的な、小心翼々たる出世主義者」[30]とみなされ、ドナチアン少年は、もっぱら道楽者でペトラルカの研究書を著す文学者でもあった叔父のポール・アルドンス・サド神父から人文的素養と好色を教えられたと考えられていたが、近年の研究では、父親も文学と情事に明け暮れ、ドナチアン少年の人格形成に影響を与えたことが知られている[33,36]。貴族の子弟が通うルイ・ル・グラン校に4年間在籍した後、14歳で士官学校に入り10年間、軍隊生活を送った。1763年5月（22歳）、軍務を退き、終身税裁判所名誉長官モントルイユの長女ルネ・ペラジーと結婚した。モントルイユ家は身分は低いが法曹界に勢力を持つ裕福な法服貴族であり、当時、経済的に逼迫していたサド家にとって財産目当ての、モントルイユ家にとっては家名目当ての政略結婚であった。しかし、ルネは放蕩三昧の夫を献身的に愛し、のちにサドが収監されるとその釈放のために奔走する。結婚わずか5ヵ月後、サドは娼婦に瀆神的行為を強要する事件（ジャンヌ・テスタル事件）を起こし、初めて収監される。15日間拘留された後、釈放されたが、以後サド侯爵は要注意人物として警察にマークされる。サドはそ

の後も女優や高級娼婦を愛人として放蕩生活を送るが、そのような中で、女乞食を騙して別荘に連れ帰り、鞭打つ事件（アルクイユ事件）を起こし、ピエール・アンシーズ要塞に7ヵ月収監された[註2]。この事件は尾鰭をつけて喧伝され（レチフ・ド・ラ・ブルトンヌ[23]は、サドが女性を生体解剖したと記している）、一躍サドの悪名を高めた。1772年6月（32歳）、サドは娼婦たちに媚薬入りボンボンを食べさせ、鶏姦を要求する事件を起こした（マルセイユ事件）。このときサドは娼婦たちを鞭打つ一方、自分を鞭打たせ、その回数を「215、179、225、240」と暖炉にナイフで刻みつけている。逮捕の危険を察して逃亡生活を送るが、12月に逮捕された。ミオラン要塞に収監されたが、4ヵ月半後に夫人の手引で脱獄した。以後しばらく各地を転々としたが、1777年2月（36歳）にパリで逮捕され、ヴァンセンヌ牢獄に収監された。義母モントルイユ夫人による再審理請求が認められ、1778年6月（38歳）、エクスの法廷に出頭。「鶏姦および風俗壊乱」により罰金刑の判決が降りるが、勅命拘引状が発行されていたため再び収監されることになる（モントルイユ夫人は、婿の醜聞で家名に傷がつくことを怖れ、再審理に持ち込み微罪判決を勝ち取った上で、それ以上乱行できないように婿を幽閉したのである）。同年9月にヴァンセンヌに入獄。同年冬（39歳）より、本稿の素材である「数字の暗号」の手紙を妻に宛てて書くようになる。1782年（42歳）、『司祭と臨終の男との対話』を執筆し、以後、作家活動に入る。1784年2月（43歳）、ヴァンセンヌの閉鎖にともない、バスティーユ監獄に移送された（ヴァンセンヌ収容は5年5ヵ月）。1789年7月2日（49歳）、バスティーユ監獄の窓から市民を扇動したため、危険人物として、翌々日、シャラントン精神病院に移された（バスティーユ収容は5年5ヵ月）。1790年4月、シャラントン精神病院を出る（シャラントン拘留は9ヵ月）。1791年（51歳）、匿名で『ジュスティーヌあるいは美徳の不幸』を出版。革命政府下ではピック地区委員会の要職を務め、政治パンフレットを発行するが、1793年12月（53歳）、反革命の嫌疑で逮捕され、翌年10月まで拘留された（革命政府下の拘留は10ヵ月）。1795年（55歳）、『アリーヌとヴァルクール』、『閨房哲学』を出版。1800年（60歳）、『恋の罪』を出版。1801年3月（60歳）、『新ジュスティーヌ』発行元のマッセ書店が警察の捜索を受け、サドも逮捕される。4月にサントペラ

　註2）司法界でモントルイユの政敵であったパリ高等法院のモープーは、この事件を好機としてこれを訴訟に発展させようとした。この動きに対してモントルイユ夫人は機先を制し、王から勅命拘引状を引き出して婿を収監させて審理をうやむやにし、さらに免刑状を発布させて訴訟を中止させたのである。

ジー監獄に収監され、1803年3月（62歳）にビセートル監獄に移された（サントペラジー拘留は1年11ヵ月）が、同年4月、シャラントン精神病院に移された。以後、1814年12月、74歳で亡くなるまで同病院で過ごした。シャラントンでの入院期間は11年8ヵ月であった。

2．獄中生活

1768年5月、アルクイユ事件後に収監されたピエール・アンシーズ要塞では、高等法院が事件を重大視していたことから、サドは部屋から出ることも同囚と交渉を持つことも禁じられていた。しかし、7月には散歩が許可され、11月には妻との面会も許される[14]。

1772年、マルセイユ事件の後に収監されたミオラン要塞では、サドの身柄を丁重に扱うように政府からの指令が出されており、召使いを置くことも許され[20]、同囚と賭博や晩餐をして楽しむこともできたらしい。一方、面会と文通は厳重に禁止された[30]。

1778年9月7日、サドはヴァンセンヌ牢獄に入獄する。当初、獄中の生活はきわめて制限されていた。部屋は寒くて湿気が多く、家具はベッドしかなかった[7]。食事は一日二回、非常に粗末なものであった[30]。12月になると紙とペンが与えられ文通が許可された。以後、サドは妻に宛てて、夥しい量の手紙を書く（当時の手紙を図に示す）。庭の散歩も許されるようになったが、散歩はここでの最も優遇された待遇である。サドは、ここで獄吏や同囚と激しく対立し罵り合い、また、他の囚人を煽動しようとすることもあった。1781年7月には4年ぶりに妻との面会が許されたが、サドは妻の不貞を疑い、怒りを爆発させたため、すぐに面会を禁止された。

1784年2月、サドはバスティーユ監獄に移され、独房に入れられた。上級貴族の身分に応じた寝食賄い料を支払い、その金額に応じた保護を受けた。当時、バスティーユは「王国中でも断然快適な牢獄」だったといわれるが、部屋の狭さと厳格な規律のためサドには不快な環境であったらしい[21]。バスティーユに入って以来、サドは手紙を書かなくなる。ポーヴェール[21]によれば、サドはヴァンセンヌの5年半で220通以上、総計460ページ以上の手紙を書いているが、バスティーユの5年半に書いた手紙の分量は105通、総計124ページに過ぎない。

3．数字の符号

サドはヴァンセンヌに入獄した1778年の冬より妻が「符号」で釈放の日を知ら

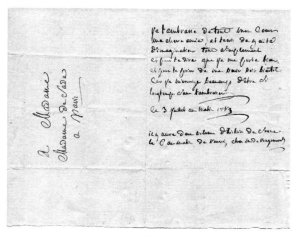

図

せていると考え、妻の手紙に書かれた数字から釈放の時期を推量するようになり、この「謎解き」を妻への手紙にたびたび書いている。書簡集[24]をもとに、以下にその例を示す。

　「ああ、お前が拘留期間を私に教えてくれないなどということはないだろう。実際に、お前は、22という自分の番号で、16ヶ月ということをはっきりと私に知らせてくれているのだ。その日付は２月22日、土曜日、No.3。これ以上明白なことがあろうか。私の釈放の日が1780年２月22日以外だと疑えば、無駄な骨折りをした挙句、破滅的な幻想に至るというものだ。」(1779年２月17日)

　「先日、お前が24を必要としていたので、誰かがル・ノワール氏（パリ警視総監）に扮して送り込まれたのだ。私がル・ノワール氏に手紙を書こうとしていると、彼は４日に来た。これで24になった訳だ」

　「私が16したい時、―と言うのは、お前によれば16と中断は同じもので、お前は言葉と観念をそんな風に好き勝手に歪ませているのだから――私がＳ氏の30も40もの単調なばかげた拘禁を16したいと望み、私が１を引いたら、終わるだろう。彼はドアが開くことを熱望している。16になったら、私は彼

のためにドアを開けてやろう。三人の男性が彼のために食事を持ってくるのだ。ちょうど狂人にしてやるように。彼は退屈で馬鹿げたことだとわかるだろう。16が実現したら、私が9したい時は、彼にちょっとしたニュースを知らせてやるか、ふざけて楽しませてやろう。他の数字でも同じことだ。24なら？　4日に彼に誰かとおしゃべりする楽しみを与えてやろう。33なら？彼に三時間歩かせてやろう。彼は私に書いて寄越すだろう；『3日に、私は三時間歩きました』とね。これが私の33だよ」（1780年4月21日以後）

　この手紙には、「4日（quatre）に来た（vint）」と「24（vingt-quatre）」、「16（seize）」と「中断（cesse）」といった語呂合わせがみられる。

　　「お前のいまいましい謎かけは解けた。私は82年か84年の2月7日に自由になれるのだろう（えらい違いだが、私もそれ以上は見極められないのだ）。この忌まわしくくだらない言葉遊びはこの日の聖人、つまり聖アマンを指しているのだ。それに2月（février）にはFevreという言葉が入っているから、お前はあのやくざ者の名前を5と7の数字に結びつけたのだ。お前のくだらない数字遊びによれば、私の釈放は5年（あるいは57ヶ月）先の2月7日、聖アマンの日ということになり、7と5に結びつけられたルフェーヴルはお前の愛人というわけだ」（1781年8月から10月の間）

　この手紙にも「2月（février）」と「ルフェーヴル（Lefèvre）」の語呂合わせが認められる。ルフェーヴルとは、かつてサドの秘書をしていたプロヴァンス地方の下層階級出身の男性である。サドは、妻が「自領の百姓風情」に身をまかせていると思い込み、激しい嫉妬と怒りを露わにした。別の手紙では、妻の手紙（8月5日付）に書かれた数字などからルフェーヴルのペニスのサイズを「長さ7インチ、周囲5インチ」と推量している。

　　「19と4あるいは16と9を組み合わせるために娘を生命の危険に晒し、12年間も飽きることなく数字遊びを続けるとは、お前の母親は、よっぽどひどく酔っ払っているか、まるっきり気が狂っているかどちらかだよ。ああ、あの忌まわしい女はどれだけ多くの数字で消化不良を起こしているんだろう！私は確信しているのだが、もし、彼女がはじけ散る前に死んで、人が彼女の腹を開いたら、そのはらわたからは何百万もの数字が飛び出てくるだろう

よ。私がこれらの数字の複雑な絡み合いをどれほど嫌っているか、お前には想像もつかないだろう。交渉人の言葉は数字だと私は聞いたのだ……」(1784年2月)

この手紙では、数字による符号は、不倶戴天の敵である義母モントルイユ夫人の悪意とされている。サドにとって、数字の符号はもはや釈放の光明を示すものではなく、混乱させ苦しめるものと受け取られている。

1784年にバスティーユ監獄に移されると、サドの手紙の量は減り、数字の奇妙な解釈もみられなくなる。しかし、『文学的覚書』(1803)[28]では、1801年の逮捕・収監について「私は彼女(サド夫人)の話にかなり辻褄の合わないところがあることに気付いた。それでこのとき、バスティーユのときのように、数のシステムが私に敵対して用いられていることがそれとなくわかった」と記しており、バスティーユ収監中も数字の解釈が続いていたこと、1801年のサントペラジー入獄を契機にこの症状が再燃したことがうかがわれる。

Ⅲ. 考 察

サド侯爵には病跡学的興味をひく点が多々ある。サド自身は文学的素養が豊富であったとはいえ、作家を志向していたわけではなかった。拘禁されたことにより、娼婦を鞭打ち、鶏姦する快楽を実践できなくなったため、止むを得ずこれを想念の世界で繰り広げ、小説の中で具現化したのだった。サドにとって小説は禁じられた行為の代替物に過ぎない。このような牢獄文学者[30]という特殊性は病跡学的考察の対象となるだろう。また、サドの放蕩の被害者でありながら、獄中の夫を見放すことなく献身的に支援し続けた夫人との関係がサドの創作に及ぼした影響もエピ・パトグラフィ的関心をよぶ。これらの問題意識に立ちながら、先に紹介した妻に宛てた奇妙な手紙を素材として囚人サドの精神状態を考察することが本稿の目的である。

1. 診断

先に示したサドの手紙の文面は論理が不明であり、どのように自分の釈放時期を割り出しているか他者には理解できない。ここからは精神障害の可能性がうかがわれる。しかし、彼の関心が数字そのものではなく他者からのメッセージに向いている点で自閉症的な没頭とは区別される。また、サドは数字に隠された意味

を能動的に追求しているのであり、意味が自ずと知覚されるような本質属性の突出とも異なる。そもそも、1790年にシャラントン精神病院から解放されてからは革命政府下の地区委員長まで務める程度の社会的機能を保持していたことからも、統合失調症を含めた狭義の精神疾患に罹患していた可能性は否定できよう。一方、詐病の可能性も低いと思われる。狂気を装うのであればより目立つように奇矯に振る舞うだろうが、獄中のサドの振る舞いに殊更奇妙な点は語り伝えられていないのである。なお、サドは、義母モントルイユ夫人から、精神錯乱を装えば出廷せずに済むし審理にも有利にはたらくと詐病を唆されたが、これを拒絶している[30]。サドが数字を奇妙に解釈するにいたった、妻が符号で刑期を知らせているという観念は妄想といえようが、拘禁状況下で生じていること、釈放に関する願望充足的な内容であること等の点から、早野[9]もいうように拘禁反応とみるのが適当と考えられる。

　拘禁反応とは刑務所や拘置所、捕虜収容所などでの拘禁下に生じる状況反応である。小木[13]は、拘禁状況の一般的特徴として自由の制限と無名化による単調で形式的生活の反復を挙げるが、これらはサドの獄中生活にも当てはまる。自由の喪失と単調な生活の苦悩、将来への不安がサドの症状形成の基盤にあることは確かだろう。しかし、サドの数字の奇妙な解釈は、従来の拘禁反応の分類[13]の中にうまく位置付けられない。レッケの昏迷のような原始反応でもなく、ガンザー症候群のような反応性朦朧状態でもなく、ビルンバウムの妄想様構想のような反応性妄想とも異なる。

　デルブリュック（1854）、グーチュ（1862）に始まる拘禁反応研究は、近代的な自由刑を前提としている。翻って、サドが生きた18世紀後半から19世紀初めは、フーコー[8]の指摘によれば、処罰が「烙印」から「監禁」に変化しつつある時代であり、サドが一連のスキャンダルを起こした1760～70年代はベッカリーアの『犯罪と刑罰』（1764）、ハワードの『監獄事情』（1777）により刑罰制度の前近代性が批判された時代でもある。また、アンシャン・レジーム下のフランスの司法制度は複雑なものであった[10]。本来、「正しい裁き」は王に属するものであり、実務上、裁判所に委ねられるに過ぎない（「委任された正義」）。法院には大きな権限が与えられているとはいえ、国王はいつでも「正義を取り戻す」、つまり裁判自体を移管したり、法院の判決・決定を破棄したりすることができた（「留保された正義」）。これは、罪人の側からすれば、自身の処分が複数のレベルで決定されうる不透明なシステムといえる。サドの場合も、プロヴァンス高等法院で罰金刑とする最終判決が出されながら、モントルイユ夫人の差し金で勅命拘引状が発行

されていたため期限の見えない収監が続いていた。今日、拘禁反応は既決囚より未決囚に多いことが知られている[13]が、このサドの立場は未決とも既決ともいいがたい。拘禁反応が制度下での目的反応であるとすれば、前提とする制度が異なれば症状の表現形式もまた異なろう。サドの症状形成の意味は、彼の置かれた状況や時代背景を踏まえて理解しなければならない。以下はその考察である。

2. 症状の意味

1) 疎通困難と孤立・隔絶

　サドが生きた18世紀後半は、キリスト教的道徳観が影響力を失い、人間理性を重視する啓蒙思想が隆盛した時代である。無神論を標榜したサドも神学的世界観に基づく既成道徳を憎み、啓蒙思想家たちの著作に親しんでいた。『百科全書』序論[6]においてダランベールは以下のようにいう；人は苦痛や破滅から身を守る必要から、同じ必要をもつ他者と協力して、自分たちを破壊するものを見分けようとした（社会形成と言語の起源）。また、この必要から「自然研究」が求められるようになった。外界の物体や空間の属性を究明するものが「幾何学」であり、幾何学的関係を抽象的操作によって普遍的な仕方で表現するものが「算術」である。そして、一般性の性格を最も単純で短い表現式によって表示し記号化する学問・技術が「代数」である。これら数学的諸知識は物体界の属性の理解をすすめるが、その筆頭は観察と計算によって天体の距離や複雑な運動を正確に明らかにする「天文学」なのである、と。得られた数字を手がかりに釈放の時期を割り出そうと苦闘する獄中のサドの姿は、あたかも意のままにならない天体の運行を計算する天文学者のようである。拘禁という外界の苦難の特性を数字によって究明しようとする症状は啓蒙思想の時代精神を反映しているとみることもできる。当時、革命前のフランスには、ラグランジュ、ルジャンドル、モンジュら当代最高の数学者が揃っていた（「数学の明星はすべてパリの空に集まっていたのである」[11]）。加えて、サドが士官学校（高等数学教育機関でもある）に在籍していたことも指摘しておきたい。

　一方、百科全書によれば、記号は他者との相互理解を可能にする、他者との協力と伝達のための道具である。「彼に対する他者の意思、欲望を見出すこと、そのためにそれらを読み解くための『システム』を手に入れること、それが獄＝語句に繋がれた囚人サドの願いであり、それが彼の有名なあの『数と暗号のシステム』への妄執となって結実した」という秋吉[2]の解釈も、記号が他者理解や他者との紐帯を可能にするという文脈に則っている。しかし、サドの体験において

は、夫人との交流は常にすれ違う。サドにとっては、夫人は情報を伝えようとしているのに、「符号」が噛み合わないため伝わらないのである。サドは妻を「言葉と観念を好き勝手に歪ませている」と非難し、同じ手紙で「これが私の33だよ」（下線筆者）と一方的に宣言する。外界とのほとんど唯一の窓口である夫人との間におけるこの言葉の噛み合わなさは、ある種の言語危機であるとはいえよう。しかし、統合失調症者の言語危機が事物の〈もの〉性の突出による環界の相貌の変化[18]である、いわば一人称的事態であるのに対して、サドにおける言葉のすれ違いは夫人とのあいだの疎通困難という二人称的事態に始まり、やがて対他者、対社会の三人称的事態に発展する点で、根本的に異なるものである。

　釈放への一方的な妄想的期待は、当然ながら裏切られ続ける。物理的隔離もさることながら、妻のメッセージを読み取れない疎通不全こそがサドの孤絶を深めただろう。サドにとって数字は、当初は妻からの光明であったが、やがて妻の裏切りを示すものになり、最終的には仇敵モントルイユ夫人の悪意を表すものへと変貌していった。つまり、数字は「他者との絆」の象徴から「社会からの拒絶」の象徴に変化したといえる。この拘禁反応を通じた他者との断絶の体験が孤立と呪詛の作家サドの形成に影響したと思われるが、この点については後述する。

２）数字と物量化

　ここで、「数字」についてもう少し考えてみたい。そもそもヨーロッパには数からさまざまな事象を解明しようとする数秘学Numerologyの伝統があることを踏まえると、サドが数字に釈放日の手がかりを求めたこともあながち奇妙ともいえない。1757年、カサノヴァがピオンビ監獄を脱獄するにあたり、アリオストの『狂えるオルランド』に数占いを適用し、「10月の終わりと11月の初めのあいだ」の託宣を得て決行日を決めたという例もある。

　しかし、それでもサドの数字への偏向は際立っていると言わざるをえない。マルセイユ事件で、サドは娼婦に自分を鞭打たせ、打たれた回数を壁に刻んでいるが、この傾向は入獄以後も続き、たとえば、「3268＋3268＝6536、（ヴァンセンヌに）舞い戻って以来、約6600回の挿入」と容器を用いた自慰の回数を書き留めている[33]。このようにあらゆるものが数字で表現される。ロラン・バルトの表現に倣えば「すべてを記数法の対象にしようとする強迫観念」[4]ということになる。妻の手紙を手がかりに自身の釈放日や（妄想上の）妻の浮気相手のペニスのサイズを推量する拘禁反応症状も、この延長線上にある。

　バルトは、サドの快楽が加算可能なものであることを指摘しながら、「快楽は要するに数学的観念にすぎない以上、まったく形式上のものであり、言語活動の

快楽なのである」[4]という。つまり、サドの快楽は、感覚や感情ではなく観念に属するものといえる。小澤[19]が「性愛の身体も時間もさらには建築空間も、サドにおいては数字という抽象的な、対象そのものではない数値情報への変換可能性を常に孕んでいる」というように、サドにおいては、妻の不貞による精神的苦痛も、鞭打ちによる肉体的苦痛も、物量化を通して数学的観念に変換される。寝取られ男の屈辱は、妻に裏切られた苦悩から、間男のペニスのサイズという測定可能（＝観念として操作可能）な性質のものに置換される。鞭打たれる快楽は「240回叩かれた」と数量化されることによって、痛みという直接的な身体的感覚を失う。（定性的）感覚から（定量的）観念へと変化する過程で直接性、固有性が失われていくと言い換えてもよいだろう。

　さて、秋吉[2]は、獄中のサドは他者の言葉のずれや矛盾がもたらす曖昧さを克服するために「数と暗号のシステム」を求めたが、そのシステムのためにより強い不確実さに苦しむことになり、確かなものを「物＝自然」に求めたとする。しかし、サドの数字への偏向が入獄以前より存在することを踏まえれば、これは彼の元来の気質・傾向にまで敷衍して捉えるべきと思われる。これもすでに早野[9]が指摘するように、サドには吝嗇、精力性、我の強さから強迫性格の存在を想定できるが、彼が世界の不確実性、曖昧性を超克する呪術的万能性を数字に求めていたとすれば、ここに笠原[12]が掲げた「強迫スペクトル」に繋がる特徴をみることができよう。サリヴァン[31]も、強迫的人物では他者との関係における安全保障感が欠如し、言語魔術を用いてこの欠如を克服しようとするという。サドにとっての数字も強迫性格者における一種の言語魔術であり、これがその特異な拘禁反応の症状形成の素地となったことがうかがわれる。なお、この強迫傾向は、創作活動においては、過剰な秩序性（『ソドム百二十日』における四の倍数に基づく構成）、同一主題の反復（ジュスティーヌが悪人に虐げられた挙句、落雷死する物語を三作執筆する）として現れる。

3．拘禁反応症状と創作・思想との関係

　先に我々は、拘禁反応の症状においてサドと夫人の「符号」が噛み合わずにすれ違う様や、快楽や苦痛が身体的感覚を失い数量的観念に置き換えられていく様をみた。これらの特徴がサドの小説表現や思想にどのように影響したかを、以下に検討してみたい。もちろん、植田[35]が警告するように、作中人物とサド自身とを安易に同一視するべきではないが、作中人物にサド本人の経験や思考がある程度反映していると考えることは許されるだろう。

1）疎通しない世界

　サドの小説では、善人と悪漢が相互に自分の議論を開陳するが、それらはどれも相手に受け入れられることはない。言葉が行き交うばかりで落としどころがない。それどころか悪人は、自分の説を善人が受け入れないことを期待している。たとえば『美徳の不幸』では、リベルタン達はジュスティーヌが頑なに美徳を守ることを欲しているのであり、彼らの議論は他人を説得しようとする類のものではない[37]。ドゥルーズ[5]も「納得させ説得しようとする意図、つまり教育的な意図ほど、サディストに無縁なものはない」という。「伝わらない言葉」はサドの小説語法でもある。ロラン・バルト[4]によれば、サドは意志伝達用の言語ではない独自の言語体系を作り出した〈言語設立者〉である。また、マルティ[16]も「サドの沈黙の語りは、言語の核心にあるコミュニケーションの原則と手を切っているからである。サドは同胞をもたない孤独な人間であり、その語りは決して何かを正当化する弁明ではない」という。

　このようなサド作品に描かれる、虐待者と犠牲者が相互に話しながらも言葉が通い合わない世界には、サド自身が拘禁反応を通じて体験した断絶や孤独が影響していると推論できないだろうか。多くの論者によってサドは孤独や孤立の作家であるといわれてきた。たとえば、『ジュリエット物語』（1797）[26]のサン・フォンは、「自分がしてほしくないことを他人にするな」という自然法を嘲笑い、「同類を鎖で縛りつけ、あらゆる暴力でこれを圧迫すること」こそが自然の傾向だと嘯き、エゴイスムを称揚する。しかし、最初期の作品『司祭と臨終の男との対話』（1782）[27]では、サドは「みずから幸福たらんとせば、これを他にも施すべし」と社会の連帯と互助を説いていたのである。また、同年、サドは女友達に宛てた書簡で「同朋を幸福にするため、いたわり、助け、愛するために、自然はあなたを彼らの間に置いたのであり、彼らを裁き、罰しそしてとりわけ監禁するためではないのだ」とも書いている[3]。人類愛を説いているように読めるが、これは結局、監禁された個人の哀訴に過ぎない。とはいえ、この時期にはサドはまだ他者・社会の助けを期待していたのである。妻が助力してくれるとの期待のもとに「数字の解釈」を盛んに行っていたのも、この時期である。しかし、先に示したように1784年には「数字」はむしろ社会の拒絶と悪意の象徴と受け取られるようになる。一方、この時期より手紙を書く量が減るとともに、本格的に創作活動に入り、断絶とエゴイスムを強調した数々の代表作を生み出していくのである。このような拘禁反応症状の変化とサド作品の思想の変化が時期的に軌を同じくしているのはおそらく偶然ではない。サドにとって創作活動は、拘禁反応体験から生

じた社会からの拒絶と悪意に対する防衛であったであろうし、またその創作活動自体を広義の拘禁反応に含める見方もできるだろう。

2）小説に描かれた数字

　すでに示したように、サドはあらゆるものを数量化・物量化しようとする。この数字への置換は、対象の直接性・固有性の喪失と結びつく。この特徴は作品世界においても見受けられる。その典型的な例は『ソドム百二十日』[25]の最終場面にみられる。この小説では、4人の権力者が、攫ってきた若い娘たちや少年たちを館に監禁してさまざまな性的陵辱や倒錯行為を行う。序文では犠牲となる娘たちや少年たちの名前や来歴が詳述され、第一部まではどの悪人がどの被害者にどのような行為を加えるか描写されるが、第二部からは「或る男は娘を裸にして〜」、「或る男は二人の男を相手にして〜」等の人物を無名化した表現が増えていく[註3]。第四部では荒唐無稽な残虐行為が延々羅列され、最終場面では処刑された人数が加算され「合計10」と無味乾燥に記される。生き残った登場人物もまた加算され「合計16」と記され、解放される人物（とはいえ、その後、拷問を受け虐殺されることが示唆される）もひとりひとり数えられ「合計20」と記される。ここでは、ひとりひとりは単に「1」と数えられるだけの無個性的存在と化している[註4]。秋吉[2]は、『ジュリエット物語』作中の「犯罪友の会」を例に、本来は個人と個人の具体的な関わりから成り立つはずのエロスの世界が、サドにおいてはあらゆる固有性が剥奪され直接・具体的な関わりが失われた中で義務的に黙々と繰り広げられることの奇怪さを指摘する。人物の個性の喪失は、サドの小説のひとつの特徴である。『ソドム百二十日』第三部以降では残虐行為が執拗に書き連ねられる

　註3）無名化した表現の使用については、「『ソドム百二十日』は未完で、後半は草案にすぎない。サドがこれを完成させることがあれば、第二部以降にも具体的な人物を明示したはずである」という反論があるかもしれない。しかし、一般に小説では登場人物に性格づけがなされ、どの人物はどのように振舞うかを想定して書き進めるものだろう。個々の人物像と言動は不可分なはずである。これに対して『ソドム百二十日』では、主体と客体が指定されることなく倒錯行為や残虐行為のみが記述される。本作が草案であればなおさら、人物像を無視した創作過程がサドの思想の特異性を裏打ちしている。

　註4）サドの小説を読むとき、筆者はしばしば、好色な放蕩貴族を主人公にした同時代のオペラ『ドン・ジョヴァンニ』を連想する。従者レポレッロが歌う「カタログの歌」では主人公が口説き落とした女性の数が「スペインでは1003人」と歌い上げられる。ひとつひとつが固有のドラマであるはずの情事がただの数字に還元されてしまうところにこのアリアの滑稽味があるのだが、サドの小説はこれを大真面目にやっている感がある。

一方で、それらの行為による被害者の苦痛の描写はほとんどない。サディストは他者の苦痛に快感を覚えるという通念からすれば、これはいかにも奇妙なことである。また、被害者が激しい責め苦を連日加え続けられたにも関わらず息絶えないといった非現実性も顕著である（この点について訳者の佐藤晴夫は「了解し得ない事柄が多すぎる」と当惑を吐露している[25]）。しかし、『ソドム百二十日』最終場面では人物が実体性と固有性を失ったただの数字に過ぎない観念的存在であるとすれば、生々しい苦痛が伴わないことも、致死的な責めを受けても死なないことも筋が通っている。これは、『ソドム百二十日』の暴力行為はその過剰性のゆえに実行不可能であり、それを描く言葉は再現性を目的とすることを止めることによって、意味を失い、そこに伴うはずのおぞましさや否定性が消えるという鈴木[32]の指摘に通じる。我々はすでに、強迫者サドにとって数字が呪物（フェティッシュ）であること、創作が一種の拘禁反応であることを考察した。サドは、会話が通じない世界を描き、自ら他者とのつながりを断つことで孤絶という危機状況を防衛した。それは、一方、人が数字化、観念化されて固有性と生々しさを失った様式的な世界でもある。強迫者の創造の特徴とされる内的情動の排除と表現の両義性[17]が、ここに現れている。サドは情欲のままに為す悪を否定し、理性的に悪を為すあり方を「不感不動（アパテイア）」と呼んで理想としたが、それは一面では強迫者の防衛的構えの表出とみなすことができるのかもしれない。

Ⅳ. 結　び

本論では、サド侯爵が妻からの手紙をもとに不可解な数字の解釈を行った事実を拘禁反応と捉え、その特異な症状形成の素地となった数字への偏向を強迫性格との関連から考察した。さらに、これらの諸点とサドの思想の特徴として指摘される「孤立」や「固有性の剥奪」等との関連について病跡学的考察を試みた。筆者が知る限り、これまで拘禁反応の病跡学的意義に関する議論はほとんどない。本論がこの問題へのささやかな寄与になれば幸いである。

文　献

1) 赤木昭三：フランス近代の反宗教思想——リベルタンと地下写本．岩波書店、東京、1993.
2) 秋吉良人：サドにおける言葉と物．風間書房、東京、2001.
3) 秋吉良人：サド——切断と衝突の哲学．白水社、東京、2007.

4) Barthes, R.：Sade, Fourier, Loyola. Editions de Seuil, Collection "Tel Quel", 1971.（篠田浩一郎訳：サド、フーリエ、ロヨラ．みすず書房、東京、1975.）

5) Deleuze, G.：Présentation de Sacher-Masoch：Le froid et le cruel. Les Éditions de Minuit, 1967.（堀千晶訳：ザッヘル＝マゾッホ紹介——冷淡なものと残酷なもの．河出文庫、東京、2018.）

6) Diderot, D., d'Alembert, J. L-R.（ed.）：Encyclo-pédie, ou Dictionnaire raisonne des Sciences, des Arts et des Métiers. 1751-1780.（桑原武夫訳編：百科全書——序論および代表項目．岩波文庫、東京、1971.）

7) Dühren, E.：Der Marquis de Sade und seine Zeit. Ein Beitrag zur Kultur-u. Sittengeschichte des 18. Jahrhunderts. Mit besonderer Beziehung auf die Lehre von der Psychopathia Sexualis. Verlag von H. Barsdorf, Berlin und Leipzig, 1900.（岡三郎訳：サド侯爵とその時代．国文社、東京、1971.）

8) Foucault, M.："La Société punitive" Cours au Collège de France. 1972-1973. Seuil/Gallimard, 2013.（八幡恵一訳：処罰社会——コレージュ・ド・フランス講義1972-1973年度：ミシェル・フーコー講義集成3．筑摩書房、東京、2017.）

9) 早野泰造：サド侯爵の世界——サディズムの現象学．牧野出版、東京、1985.

10) 石井三記：18世紀フランスの法と正義．名古屋大学出版会、名古屋、1999.

11) 岩田義一：偉大な数学者たち．ちくま学芸文庫、東京、2006.

12) 笠原嘉：うつ病の病前性格について．笠原嘉編：躁うつ病の精神病理Ⅰ．弘文堂、1976.

13) 小木貞孝：死刑囚と無期囚の心理．金剛出版、東京、1974.

14) Lely, G.：Etude sur sa vie et son œuvre. Editions Gallimard, 1967.（澁澤龍彦訳：サド侯爵 その生涯と作品の研究．ちくま学芸文庫、東京、1998.）

15) Lever, M.（translated by Arthur Goldhammer）：Sade-A Biography. Harvest Book, San Diego, 1991.

16) Marty, É.：Pourquoi le XXe siècle a-t-il pris Sade au sérieux? Seuil《Fiction & Cie》, 2011.（森井良訳：サドと二十世紀．水声社、東京、2019.）

17) 松浪克文、渡邉良弘：強迫性と創造．松下正明総編集：臨床精神医学講座 S8 病跡学．中山書店、東京、pp. 195-207、2000.

18) 宮本忠雄：言語と妄想——危機意識の病理．平凡社、東京、1994.

19) 小澤京子：サド、建築家．ユリイカ、46（12）；141-154、2014.

20) Pauvert, J-J.：Sade Vivant. volume 1：une innocence sauvage 1740-1777. Édition Robert Laffont, Paris, 1986.（長谷泰訳：サド侯爵の生涯Ⅰ——無垢から狂気へ 1740〜1777．河出書房新社、東京、1998.）

21) Pauvert, J-J.：Sade Vivant. volume 2：《Tout ce qu'on peur concevoir dans ce genre-là…》1777-1793. Édition Robert Laffont, Paris, 1989.（長谷泰訳：サド侯爵の生涯Ⅱ——

牢獄と革命 1777〜1793. 河出書房新社、東京、2012.）

22) Pauvert, J-J.：Sade Vivant. volume 3：《Cet écrivain à jamais célèbre…》1793-1814. Édition Robert Laffont, Paris, 1990.（長谷泰訳：サド侯爵の生涯Ⅲ——苦闘する精神 1793〜1814. 河出書房新社、東京、2012.）

23) Rétif, de la Bretonne.：Les nuits de Paris. 1788.（植田祐次編訳：パリの夜——革命下の民衆. 岩波文庫、東京、1988.）

24) Sade, Marquis de.：Letters from Prison（translated by Seaver, R.）. Arcade Publishing, New York, 1999.

25) Sade, Marquis de.：Les 120 Journées de Sodome ou l'École du libertinage. Jean-Jacques Pauvert, éditeur, 1953.（佐藤晴夫訳：ソドムの百二十日. 青土社、東京、2002.）

26) Sade, Marquis de.：Histoire de Juliette ou lesProspertités du Vice. Jean-Jacques Pauvert, éditeur, 1953.（佐藤晴夫訳：ジュリエット物語又は悪徳の栄え. 未知谷、東京、1992.）

27) Sade, Marquis de.：Dialogue entre un pretre et un moribond.（澁澤龍彦訳：末期の対話. マルキ・ド・サド選集 恋の罪. 河出文庫、東京、1988.）

28) Sade, Marquis de.：Notes littéraires. Œuvres complètes du Marquis de Sade, t. XV, Paris, Cercle du Livre Précieux, 1967.（橋本到訳：文学的覚書. サド全集第10巻 ガンジュ侯爵夫人. 水声社、東京、1995.）

29) Schaeffer, N.：The Marquis de Sade, A Life. Harvard University Press, 1999.

30) 澁澤龍彦：サド侯爵の生涯. 中公文庫、東京、1983.

31) Sullivan, H. S.：Clinical Studies in Psychiatry. WW Norton, 1956.（中井久夫、山口直彦ほか訳：精 神医学の臨床研究. みすず書房、東京、1983.）

32) 鈴木球子：サドのエクリチュールと哲学、そして身体. 水声社、東京、2016.

33) Thomas, C.：Sade, Écrivains de toujours, Seuil, Paris, 1994.（田中雅志訳：サド侯爵——新たなる肖像. 三交社、東京、2006.）

34) Thomas, D.：The Marquis de Sade, a new biography. Citadel Press, Lexington, 1992.

35) 植田祐次：小説家サドの語りの定式. 植田祐次 編：十八世紀フランス文学を学ぶ人のために. 世界思想社、東京、pp. 154-163、2003.

36) 植田祐次：啓蒙の世紀のリベルタン作家. ユリイカ、46（12）；54-59、2014.

37) 安原伸一朗：王様は裸だと叫び続けるサド. ユリイカ、46（12）；93-100、2014.

フィリップ・K・ディックと穴だらけの世界

小林　聡幸

Ⅰ.

　本稿は「夢幻・変容意識の病跡学」というテーマを与えられて構想したものであるが、このテーマからはすぐさま宗教的体験、側頭葉てんかん、ドラッグといったキーワードが思い浮かぶ。そこで、しばしば「悪夢のような」と形容される小説を書いたSF作家フィリップ・K・ディックを取り上げる。長編『パーマー・エルドリッチの三つの聖痕』はLSDをやりながら執筆したと噂されるなどドラッグ文化とのかかわりも深く、晩年にある種の変容意識ともいうべき神秘的体験をし、それが創作に大きな影響を与えたのである。

　ディックはいかにも神経症圏の人物で、香山リカ[18]は作品に濃厚に漂う空虚感から、境界性人格障害との推測を立てている。その診断の是非はともかくとして、おおよその方向性としては首肯できるところではある。しかし本稿では晩年の神秘的体験とその消化に焦点を当てる。

Ⅱ.

　ディックとは何者か。

　ディックは映画『ブレード・ランナー』(1982) や『トータル・リコール』(1990、2012と2回映画化) の原作者と紹介するのが人口に膾炙したところだろう。没後、『スクリーマーズ』(1996)、『クローン』(2001)、『マイノリティ・レポート』(2002)、『ペイチェック――消された記憶』(2003)、『スキャナー・ダークリー』(2006)、『ネクスト』(2007)、『アジャストメント (2011) と映画の原作に使われ続けている。下らない西部劇を「ホース・オペラ」と侮蔑したのに倣って、1950年代、インディアンを宇宙人、馬を宇宙船に置き換えただけの「スペース・オペラ」と蔑まれたSFは、1960年代にかけて、その文学性を高めようとする幾多の作家たちが登場したが、ディックはそのひとりということができる。

　ディックはどんな小説を書いたのか。

リドリー・スコット監督の映画『ブレード・ランナー』の原作となった『アンドロイドは電気羊の夢を見るか？』(1968)[4]はこんなストーリーだ。

核戦争後の地球、降り注ぐ放射能を避けて、多くの人間が火星に移住している。火星の開拓には、有機的アンドロイドが使われているが、脳ユニットの改良とともに、主人を殺して地球に潜入してくるアンドロイドが跡を絶たなくなり、それを見つけ出し「処分」する警察署雇いの賞金稼ぎリック・デッカードが主人公である。生理的モニター下に、感情を揺さぶる質問をし、被検者の感情移入能力を判定し、アンドロイドかどうか見分けるのがデッカードの仕事である。多くの動物が死に絶えたのこの時代、動物を飼わない人間は不道徳で同情心がないとみなされ、大きな動物、珍しい動物を飼うのが小市民の夢だ。電気羊しか飼えないデッカードは、本物の動物を飼うために、最新鋭の脳ユニット、ネクサス6型を装備した6人のアンドロイドを追う危険な仕事に手を染める。人間に非常に近いアンドロイドたちを「処分」するうち、彼はアンドロイドに感情移入し、人間をアンドロイドと誤認し、精神的危機に陥っていく。

例えば1969年の『ユービック』[5]。

死んだ人間が半生者として冷凍保存され、一時的に蘇生可能となった未来の1992年、超能力を用いて産業スパイを請け負うホリス異能プロダクションと、超能力を無効化する能力を持つ不活性者の派遣会社ランシター合作社が対立している。月面に超能力者が集結しているという情報を得たランシターは不活性者11人とテスト技師ジョー・チップとともに月に向かう。ところがそれは罠で、彼らは爆弾の攻撃に遭い、ランシター社長は死んでしまう。チップらはランシター社長を冷凍保存するために地球に向かうが、帰還する船内から奇妙な時間退行現象が起こり始める。火を付ける前にひからびるタバコ。古くなってしまうコイン。人間もひからびて死んでいく。ジェット機はプロペラ機に変わり、町中の店もどんどん昔の様相に変わっていく。同時に、テレビ番組やタバコのパッケージに死んだはずのランシターからのメッセージが紛れ込んでくる。崩壊する現実を食い止めるために〈ユービック〉なるスプレー缶を使えというのだ。やがて、死んだのはランシター社長ではなく、チップたちのほうが死んでいて冷凍保存されているのではないかということが仄めかされていく。

彼の主要テーマは恐らく2つ。ひとつは『アンドロイドは電気羊の夢を見るか？』に示されているように、人間とは何かという問題。これにはすでに答えが出されており、他人、あるいは他の存在に感情移入し、同情を寄せることができるのが人間だと彼は考えている。

もうひとつが、『ユービック』に範例を求めることができる現実とは何かというテーマである。やはり傑作の誉れ高い『パーマー・エルドリッチの三つの聖痕』(1964)[3]ではプロキシマ星系帰りの実業家パーマー・エルドリッチが持ち込んだ幻覚剤チューZは現実と変わりのない幻覚体験ができるのだが、薬から醒めたかと思っても再三、現実の人物が義手、義歯、義眼（三つの聖痕）を持った人物（すなわちパーマー・エルドリッチ）に変わってしまうという「悪夢」のような世界が描かれる。

Ⅲ.

フィリップ・キンドレッド・ディックは、1928年、イリノイ州シカゴで、役人の父ジョゼフ・エドガー・ディックと編集の仕事をする母ドロシー・キンドレッド・ディックとの間に二卵性双生児の片割れとして予定日より6週間早い未熟児で生まれた（生涯についてはウィリアムズ[40]による）。自宅で出産した母の無知により彼らは生命の危機に陥り、巡回保健師により彼のほうは命を取り留めるが、妹は生後40日で死んでしまう。後に、彼はひとり生き残ったことに罪悪感を感じるとともに、次のような母親の言葉にひどく傷つく。

「それから、そうそう、私たちは、湯たんぽであの子に大やけどをさせてしまったのよ。だから死んでしまっても仕方がないの。どっちみち、あの子は不自由な体になっていたんだから」[41]。

家族はフィルが生まれて2〜3カ月して、生地のコロラドに移ってしばらくそこに住み、それから北カリフォーニアのバークリーに移った。フィルが4歳の時、父が職を失い、ネヴァダで新しい職をみつけたが、母は児童福祉局での編集の仕事から離れることを拒み、離婚を申し入れた。5歳の頃は、母の両親と同居したが、祖父にひっぱたかれたりむち打たれたりして、フィルは祖父に脅えながら暮らしていた[26]。また、性的いたずらをされたが、犯人は祖父だったらしい[26]。両親が離婚してほどなく、母は首都ワシントンに転属となり、フィルは6歳から9歳半までを首都で過ごし、それからバークリーに戻った。幼少期のフィルは、ドロシーの母ミーモウがほとんど面倒をみてくれた。「喘息、頻脈、激しい眩暈などを含むいろいろな病気に悩まされた。それらはほんとうの病気のこともあったが、気のせいにすぎないこともあった」[40]というウィリアムズの記載をみるかぎり、すでに少年時代から神経症的・心身症的であったことが伺われる。6歳の時にすでにカウンセリングをうけており、その後の人生においても精

神科受診はしばしばだったようである[24]。また、公立学校にうんざりして病気の口実でしばしばずる休みをしていた。13～14歳には南カリフォルニアの全寮制学校に入ったが、その後はまたバークリー公立学校に戻った。

12歳頃からクラシック音楽に熱中し、またSFを読み始める。1942年には小説を書き始める。

1944年、15歳の夏にハーブ・ホリスのユニヴァーサル・ラジオのレコード店で働くようになり、1952年、執筆に専念するためにやめるまで続ける。

1947年カリフォルニア大学バークリー校に入学するが、ハイ・スクールの最終学年頃から悩まされていた「恐怖症」のため、中退する。

1947年の末、19歳になるのを機に、ひとり暮らしを始め、その数カ月後に、ジャネット・マーリンと結婚。しかし、この結婚生活は半年しか続かない。1949年頃、高血圧のために徴兵検査をはねられる。1950年に2番目の妻クレオ・アポストリディーズと結婚。1951年、最初の短編小説が売れる。1952年、始めて短編が雑誌に掲載。この頃からうつや広場恐怖のためにアンフェタミンを飲むようになる。1953年、レコード店に戻ることを誘われるが、広場恐怖のために断念する。年間30本近い短編を執筆し、1954年には処女長編『偶然世界』を執筆、翌年に刊行された。1955年、量子力学実験の事故で巨大なエネルギーに巻き込まれた8人の人物がそれぞれの主観の生み出す奇怪で変容した世界を遍歴するというSF長編『虚空の眼（宇宙の眼）』を執筆（刊行は1957年）。1956～57年は主流小説の執筆に専念するがさっぱり売れない。

1958年、アン・ルーベンスタインと知り合い、クレオと離婚、翌年アンと結婚した。翌年、ディックにとって最初のこども、長女ローラが生まれた。1960年には職業作家の道を断念し、アンの経営する宝石店の手伝いをするが、1961年には、第二次世界大戦で枢軸国側に敗退し、三分割されて日本の統治下にあるアメリカ西海岸地方を舞台とし、人物造形に重きを置いた、SF的設定下の主流文学とも言うべき『高い城の男』を執筆。これが翌年刊行されるや、高い評価を得、1963年のヒューゴー賞（SFファンの投票による大変栄誉ある賞）を受賞し、一躍、重要なSF作家のひとりとみなされるようになる。1960年代には長編のほうが金になるということもあり、実に10年間で20本の長編が出版された。この中には書き飛ばした駄作もあるが、『火星のタイムスリップ』、『パーマー・エルドリッチの三つの聖痕』、『アンドロイドは電気羊の夢を見るか？』、『ユービック』などSF史に名を残す作品が書かれている。もっとも、生前のディックの人気はアメリカではさほどではなく、むしろヨーロッパや日本での評価のほうが高かった。

フィリップ・K・ディックと穴だらけの世界　　　161

1963年には、アンとともに監督教会に通いだし、洗礼を受けた。

1964年、ナンシー・ハケットとの交際が始まり、翌年、アンと離婚、66年にナンシーと結婚し、67年、彼にとっての次女イゾルデ・フレイア・ディックが誕生した。1966年ないし67年初頭、ジェイムズ・パイク司教を訪ね、自殺した司教の息子の降霊会に参加。このパイク司教は、異端との非難を受け、辞職して著作活動にはいった人。69年、キリスト教の源流を求めて赴いた死海で不慮の死を遂げ、ディックの最後の長編『ティモシー・アーチャーの転生』のモデルとなる。

1970年、ナンシーがイゾルデを連れて家を出る。『流れよわが涙、と警官は言った』を執筆する。71年、自宅が住居侵入による窃盗にあう。当時のアメリカはベトナム戦争をへて、ケネディ的リベラリズムが崩壊していくなかで、幾多のより過激な運動が起こるとともに、政府のほうはニクソン政権下に保守反動色を強め、右派も過激化するグループが出てくるという時代であった[20]。ベトナム反戦で税金不払い運動などに参画していたディックは政府の手入れがはいるのではないかと強迫的になっていたらしい。この事件に関してディックは様々な推測を巡らせる[38]が、真相は不明である。

1972年、カナダのヴァンクーヴァーで開かれた世界SF大会に主賓として招かれ講演。そのままカナダに留まるが、自殺企図でヘロイン中毒治療施設に収容される。ヘロインをやっていたわけではないが、自殺防止目的でこのような施設に入れられた。カリフォルニアに戻り、レスリー・（"テッサ"）・バズビーと知り合う。73年、2年半のブランクをへて短編を執筆。テッサと結婚し、長男クリストファーが生まれる。

1974年2〜3月、神秘的体験が生じ、その後、1年ほど断続的に続く。この体験について考察する手記『釈義』を書き続ける。4月、極度の高血圧で入院。75年、『流れよわが涙、と警官は言った』がジョン・W・キャンベルJr記念賞を受賞した。

1976年、テッサがクリストファーを連れて家を出る。ディックは自殺を図る。ドリス・ソーターと同棲するがすぐに破綻。77年、ジョーン・シンプスンと同棲し、彼女とともにフランスの第2回国際SFフェスティヴァルに主賓として参加する。

76年に、神秘的体験を色濃く反映した『ヴァリシステムA』（死後、『アルベマス』として出版）を完成するが、ちょっとした行き違いから編集者に改稿を求められたと思い込み、改稿を試みるが、結局、断念し、新たに『ヴァリス』を執筆、78年に完成した。

1980年、『ヴァリス』のテーマをSFの枠組みで描いた『聖なる侵入』を脱稿、81年、同様の救済のテーマを普通小説の枠組みで展開した『ティモシー・アーチャーの転生』を完成した。82年、映画『ブレード・ランナー』公開直前に脳梗塞で倒れ、13日後に死去した。享年53歳。

Ⅳ.

　精神医学からみると、ディックは極めて神経症的な人物にみえる。明らかな臨床症状としては恐怖症と反復するうつがあったようだ。

　この恐怖症は生涯、大なり小なり続いたようで、広場恐怖症をともなうパニック発作とみていいと思われる。5番目の妻のテッサの証言[24]では、ベッド・ルームからも出られず、外出などとてもできない時もあった。広いところだとか人が大勢いるところに外出すると、パニックに陥り、そのようなことをするのは「地雷探知機なしで地雷原を歩くようなものだ」と言っていた。彼はほとんどバークリーとその周辺を出ることなく生活した。

　他方、気分については、テッサ[24]によると、たいてい気分が高揚していて、あまり眠らないで、活動過多状態だったという。外出困難な彼にとって、この活動過多の内容の大部分は執筆であったと考えられる。実際、繰り返す離婚の理由のひとつが、妻子を顧みず執筆にかかりきりになってしまうことであったようだ。他方、うつに陥ることもしばしばで、専門家のカウンセリングにも週二回といったペースで通っていた[24]。うつの治療にアンフェタミンが処方され、1960年代には常用していたようだが、本人が吹聴するほどには麻薬には手を出していなかったという[23, 24]。また、アスピリンを飲んでも覚醒剤を飲んでも、効果があり、薬剤を飲むと気分がよくなると思いこんでいた[24]。このあたりは典型的な躁うつ病というよりは、双極Ⅱ型障害などがよく当てはまるように思われる。

　生い立ちにも論点が多く、祖父からの虐待があったというが、その期間はさほど長かったわけではない。ただ、両親の離婚や転居など、不安定な幼年期ではあったと思われる。むしろ、重要な論点は生後すぐに亡くなってしまった双子の妹ジェインの存在である。妹が母親の不注意で火傷を負い、栄養不良で亡くなってしまったことに義憤を感ずるとともに、その義憤を社会正義への追求に振り向けていた。実際、1960年代には左翼系の政治活動にも参画していた。恵まれない人を救おうという関心の背景には、他人への感情移入こそがもっとも人間的な特質であるという、彼が小説の中で繰り返し主張してきた考えがあるが、その感情

移入とは、ディックにとってはまさにジェインに対して感情移入することなのである。

　妹がいわゆるコンプレックスになっていることはディック自身も重々自覚しており、次のように述べている。「もし我が人生に一貫して流れる悲劇的なテーマがあると言えるなら、双子の妹の死であってさ。それが繰り返し繰り返し起こることなんだ。ナンシーが去ったとき（のように）……それからテッサが出ていったときにもまた再現されたし」[33]。「何十年にもわたるぼくの人生は、亡くなった妹を見つけだそうとする歴史だったわけ」[34]。

　現実が崩壊していくディックの小説世界は精神医学的な文脈から捉えると、離人症状になぞらえることができるだろう。被虐待者が離人症状を持つのはありそうなことだが、この「現実とは何か」というテーマも彼は「人間とは何か」というテーマに由来すると考える。「ある時期の自分のテーマは現実の探求であった。すなわちこういう問題を持ち出したわけだ。『何が現実で、何がそうでないのか？』。しかし思うに、本当のところ、『何が人間で、何がそうでないのか？』というテーマのほうがより肝要であり、しかもそれは前者の下につねにかくされているのだ。人生を素材として何か値打ちのあるものをつくり出そうというとき、現実のどの部分が一番重要になるのかといえば、それは他者にとっての現実なのだ。現実を定義することは人間を定義することにほかならない。いやしくも人間に関心を持つ者にしてみればだ」[10]。

　ディックの小説の特徴として複数視点からの記述が挙げられる。例えば『高い城の男』では、何人かの登場人物それぞれの視点から物語が語られ、ひとりが別のひとりに関わるものの、全員が一堂に会することはない。読者はそれぞれの登場人物に感情移入しながら読むことを要求される。また、ハリウッドで製作された映画とは異なり、彼の原作では決して英雄的な人物は登場しない。人生に疲れた、しがない人物ばかりである。彼らがとる英雄的な行為はとてもささやかなものであるが、ディックはそれをとても大切に扱う。

　また、パラノイア的な傾向もよく指摘されるところであり、自身もそういわれているという自覚がある[23]。ベトナム反戦で税金不払い運動に参加していたディックはいつ国税局の手入れがはいるかと畏れていたが、1971年、自宅を襲撃されるという事件に遭う。ひどく粗暴な窃盗犯の盗難に遭ったと言うべきだが、警察に通報しても、きちんと取り合ってくれなかったことから、彼はこの事件の真相について様々な推測を巡らせる[38]。その詮索の仕方はパラノイア的と言ってもいいが、次から次へと別の解釈を産生するやり方は、ひとつの妄想にこだわる

パラノイアとは対極である。彼は精神分析医に「あなたはメロドラマ的で、人生に過度の幻想を持っているが、感傷的すぎるから、とてもパラノイアにはなれない」と言われたという[23]。

V.

さて、ディックは53歳で亡くなってしまうが、死の8年前から神秘的体験を経験し、以後の人生そして創作に大きな影響を残す。

その年、1974年に至るディックの生活は波乱に満ちたものであった。1970年に4番目の妻ナンシーが家を出ていき、ひとり取り残された彼の生活は荒れ、付近の若者たちのたむろする場となり、そこで彼は多くの若者たちが麻薬で破滅していくのを目の当たりにした。その経験は『スキャナー・ダークリー』(1977)[6]に反映されている。1971年には自宅襲撃事件に遭う。1972年、ヴァンクーヴァーの世界SF大会に招聘されるが、そこで、自殺を図り、治療を受ける。その後、テッサと知り合い、息子のクリストファーが生まれ、久しぶりに執筆を再開して、一定の安定時期にあったのが、1974年であった。

この神秘的体験はテッサの証言[24]によると次のような経緯である。

1974年2月頃、ヴァンクーヴァーで自殺を図る直前の1週間の記憶がないことを気にしていたところ、ゼロックスの手紙が届き、それがソ連から来たものと思いこむ。記憶のない期間、誰かに誘拐されて、忘れるように暗示をかけられて、アパートの前まで連れて行かれて、自殺するように命令されたと推測し、それと手紙が関係あると思っていた。このためゼロックスの手紙をひどく恐れていた（ただし、スーティン[36]によると、ゼロックス書簡が送られてきたのは3月だという）。

それから間もなく、ペントサル（チオペンタール）で麻酔して抜歯したが、麻酔が切れてひどく痛がり、コデインをたくさん飲んだ。その翌日、常用の降圧剤が少なくなったため、テッサが薬局に電話して降圧剤を届けてもらったが、配達人が到着するとディックが受け取りに出た。配達の女の子は黒い髪で魚のネックレスをしていた。そのネックレスが太陽の光できらきら輝いていて、目がくらんだ[29]（もっともテッサは彼がネックレスを見たのはおっぱいを見るのが好きだから、と述べる[24]）。ネックレスについてディックが問うと彼女は、初期キリスト教信者の秘密の印だと説明した。すると途端に世界が終末的な光景にかわり、現実に対する知覚が変化し、世界を「永遠の相のもとに sub specie aeternitatis」見ていた[29]。ディックの目には周囲が古代ローマの十二使徒の時代の世界に写った[29]。

女の子もディックも隠れキリスト教徒で、ローマ人に見つかるのを恐れながら生きていた[19]。

　この体験の前に、ローマの円形劇場の地下にある洞窟で絞首刑になって死ぬ夢を見たが、それが上述の隠れキリスト教徒であり、ディックが5歳頃にものをうまく飲み込めなくなってしまったことと、この隠れキリスト教徒が絞首刑になることとを結びつけ、自分には初期キリスト教徒の記憶があると考える[30]。4月に高血圧で入院したのも、ローマ人に追われる恐怖も影響しているという[13]。この初期キリスト教徒がひと月ほど取り憑いていたあと、1年ほどはトマスなる紀元100年頃のキリスト教徒が取り憑く。

　翌月の3月には「ピンクの光線」の体験をする。

　目を閉じてビートルズを聴いていたら、突然すさまじい光に襲われた。眼は眩み、頭をやられて何も見えない。視界は一面ピンクになっている。目に映るのはピンクのもやばかりで、ビートルズの曲の歌詞が変わっており、息子のクリストファーが先天性の鼠経ヘルニアで危険な状態にあるから、早く病院に連れて行けというメッセージとなっている。病院に連れて行くと実際ディックが聞き取ったような状態で、息子は手術で一命を取り留めた[31]。

　その後も、メッセージは断続的に送り続けられ、それは1年ほど続いた。その声は抑揚がなく、あたかも人工知性のように思われたため、彼はこれをAIヴォイスと呼ぶ[24,35,37]。「非常に知的な声だよ。感情を表に出さない、静かな声さ。かなり理詰めの口調でね。人工知能とか女の声といった感じ。とにかく男の声じゃない。やたら声が小さくて——ほとんど聞き取れないんだ。正確に言うとそれは声じゃなくて、自分の心に浮かんでくるものに近いんだけど、特有の声音があってさ。まさに声なのさ」[27]。

　このAIヴォイスはハイスクールで物理のテストのときに答えを教えてくれたのが初めで、35年ぶりにまた聞こえてきたのだという[15,27]。

　この情報を送ってくる存在、彼が「ヴァリスVALIS」、すなわち「巨大にして能動的な生ける情報システムVast Active Living Intelligence System」と呼ぶもの[19,28]が、彼の心に入り込み、運動中枢を支配し、彼のかわりに行動や思考をするようになった[23]。このヴァリスによって、トマスの意識が送り込まれたことについて、自分は他の時代のキリスト教徒であるという思いとともに、興味や習慣がかわり、ワインをやめてビールを飲むようになり、出版社との交渉がうまくなって金を上手に稼ぎ出すようになったことを、彼は証拠として挙げる[12,14,19,23]。

166   第2部　疾患と創造の相即相入

　しかし、どうやらその声がするのは主として入眠時であり、彼自身これを入眠時幻覚と述べる[24, 32]。「入院時幻覚として現れるんだ。うつらうつらするにつれてね。で、突然ひらめいたように情報が駆けめぐる。視覚や聴覚に訴えかけて。何かを語る声がするか、ある光景を眼にするのさ。時には両方一辺にくることもあるけど、めったにないね。そして光景はとにかく非常に目まぐるしく立ち現れる」[32]。

　また、ヴァリスが彼のかわりに思考し、行動したというのも、文字通りの作為体験のように受け取るわけにはいかない。

　「主としてわたしが得ているのは大量の情報であり、古代世界――エジプト、インド、ペルシア、ギリシア、ローマ――の宗教についての情報が、夜ごと奔流となって押し寄せてくる。（中略）これらすべてが夢、多くの夢、何百もの夢によって果てしなくもたらされる。目を閉じるやいなや、情報が印刷物の形や、写真のような視覚的な形や、レコードのような聴覚的な形で、高速度のプリント・アウトのように押し寄せてくるのだ。／こうした夢が訪れるのは、翌日に何をするかを決めるためであるらしい――わたしをプログラムしているか、準備させているのだ。昨夜はＪ・Ｓ・バッハに笑われていることをみんなに話している夢を見た。わたしはバッハの笑いを真似てみせた。誰も面白がらなかった。今日、気がつくと、ロックではなくバッハのレコードをかけていた」[12]。

　また、トマスの存在についても、夢が重要な役割を担っている。自分がトマスになってフィル・ディックの考えを聞くという夢をみる[24]。「眠っている間にそいつの考えを感知できるんで、よくやったものさ。で、ある晩も考えをうかがっていたら、奴はどうも頭の中に別人がいるみたいに思っていた。奴は『オレの頭の中には別人がいる。こいつは俺とは違う世紀に生きている』と思っていてさ（ぼくのことを考えていたわけ）。こっちは思ったね。わかってら、お互い様だろって」[30]。

　この頃はのべつ昼寝をしていて、寝ては声を聞き、それをメモしていた[24]。そのほか、この時期に周囲から見て異常な行動はなかった[24]。

　こうした神秘的体験を精神医学的にどう捉えるかは種々の可能性があるが、上記のような記述をみるに、てんかんや麻薬のフラッシュ・バックは考えにくく、むしろ多要因的に捉えたほうがいいように思われる。AIヴォイスがハイスクール時にもみられたこと、1963年に『パーマー・エルドリッチの三つの聖痕』[3]で描かれたエルドリッチの奇怪な顔のような、巨大な顔が見下ろしているというヴィジョン[23]を見ているなど、以前より解離性と思われる幻覚を体験しており、

解離性のメカニズムのもと幻覚的体験を来しやすい素地があった可能性がある。他方、若い頃から高血圧があり、1974年の神秘的体験のあと高血圧で入院し、最後は脳卒中で亡くなっていることをみると、神秘的体験の背景に脳器質性の要因が関与していた可能性は高い。また、血圧の薬のせいで低カリウム状態にあり、風邪ばかりひいていた[24]とのことであり、電解質異常の意識状態への影響も考慮される。最初の黒い髪の女の子と魚のネックレスの体験時にはコデインの影響が覆いがたいだろう。軽い意識変容状態の中で、夢の体験を神秘的体験として採取してきているのが、1974年の体験ではないだろうか。

VI.

　ディックの神秘的体験の精神医学的解釈が本稿の目的ではない。興味深いのはこの体験を消化しようとする、ディックの以後の行為である。この体験の意味を考えるために、彼は最終的に8000ページにも及ぶ手書きのメモを書き続け、これを「釈義Exegesis」と呼ぶのである。釈義についてテッサは他の創作メモなどと比較して、次のようにコメントする。「これは違ったわ。他のメモはどれもいいかげんにしていたんだけど。コーヒーをこぼしたままにしたり、ほうり投げてあったり。どうでもいいの。つまり、要は、いったん文字に書き付けてしまえば、二度と見直さなくても思い出せるわけ。でも『釈義』は、そう呼ぶようになってからは、他のとは別扱いにしていた」[24]。釈義は発表することを目的に書かれたものではないが、その一部はスーティン[11]によって編集され、読むことができる。

　釈義において、ディックは自身の体験の意味を説き明かすために、ギリシャ哲学、グノーシス主義、カバラ、ゾロアスター教、インド哲学、仏教思想など、持てる知識を総動員して、ああでもない、こうでもないといった具合に様々な解釈を提示する。他方、ゼロックス書簡がアメリカないしソヴィエトの当局の仕掛けた政治的忠誠度を試すものではないかと大部をかけて考察してもいる。そして自分の書いてきたSF作品を神秘的体験から再解釈し、総合しようとしている[16]。

　とはいえ、ここに展開されるのはひとつの定まった思想ではない。死の直前には、ベンジャミン・クレーム主宰の新興宗教団体が、マイトレーヤ（弥勒）の降臨を告げるキャンペーンを見て、自身の思想をマイトレーヤをキーワードに再編して語ったりしている[25]のであるが、恐らくそれが最終結論というわけではなく、彼は繰り返し繰り返し様々な解釈を試みているのである。ディックの思想の

骨子の見通しを得るために、1979年に書かれ、彼のエージェントとテッサに、ディック思想の「重要な要約」だとして託された『宇宙創生論・宇宙論』なる草稿に触れたい。大瀧啓裕による紹介[21]によれば次のようなものである。

　われわれの現実は投影された構造であり、その投影をなすものを人工物とみて、ディックはゼブラと呼ぶ。シマウマの縞による擬態になぞらえて、究極の現実のとる擬態の意味でこう名付けられており、ヴァリスとほぼ同義である[37]。創造の根源（活動以前の永遠の無の相にある神が、自らを知るために創造を欲した状態）が、自らの姿を見るために、鏡、反映としての世界を必要とした。それがわれわれの現実である。ゼブラは自分が人工物であることを知らず、創造の根源の存在にも気づかず、自らを唯一の真の神と考える。知人の誰かが死ぬことの理不尽さにディックは常々激怒する[22]のだが、それは無知の神ゼブラの盲目の因果律が支配する現実の無思慮な機械的構造がそうさせるのである。しかし、いずれこの現実が創造の根源の真に正確な相似物となるや、現実と創造の根源は合一する。

　ゼブラ＝ヴァリスは人工物ゆえに、AIヴォイスとディックが呼ぶような声で語りかけてくるのであるが、機械的に無思慮であり、かつ創造の根源を代弁するものであるというパラドキシカルな規定がなされている。いずれにせよプラトンのイデア論や、この世は悪の宇宙であるとするグノーシス主義の影響の強い考えである。

　このような「ディック神学」をもとに書いたのが、『ヴァリス』、『聖なる侵入』、『ティモシー・アーチャーの転生』である。『ヴァリス』[7]は次のような物語だ。

　「わたし」、SF作家フィル・ディックが、女友達の自殺を止められず、麻薬に溺れ、自殺を図って失敗するホースラヴァー・ファットの物語を語っていく。フィリップの原義は馬を愛する者、すなわちホースラヴァーであり、ファットをドイツ語に訳すとディック。冒頭数ページですでに「わたしはホースラヴァー・ファットだ。必要とされる客観性を得るために、これを三人称で記している」と述べつつも、フィル・ディックとホースラヴァー・ファットは別の人間として語られる。ファットはあるときピンク色の光線を照射され、ヴァリスによって頭の中に多量の情報が注ぎ込まれてくる、というように、およそ、ディック自身の体験をなぞった話が続く。癌の末期の女友達シェリーを巡って、ディックとその友人たちは不毛な討議を繰り返すなか、ファットは妻子に逃げられ、再び自殺を図る。ファットはシェリーを助けることに生き甲斐を見出すが、癌は再発し、ファットは「救済者」の復活という考えに取り憑かれる。「救済者」探求に出ようとした矢先、ファットと友人たちは『ヴァリス』なるSF映画にピンクの光線

などファットの体験と符合する多くの徴を発見し、映画の制作者（エリック・ランプトンと妻リンダ、音楽家のミニ）に会いに行く。そこで彼らが出会った「救済者」はリンダとヴァリスの間に生まれた2歳の娘ソフィアであった。彼女に会った途端、ファットはいなくなり、フィル・ディックだけとなる。つまり分裂していた彼らは目覚めたように合一するのである。しかし、ソフィアはその後、ミニの手で殺されてしまい、再び分裂してしまったファットは「救済者」探求の旅に出て、フィルはファットの帰りを待つ。

『聖なる侵入』[8]では未来を舞台に、キリスト時代以降、地球から閉め出されていた、不完全な形態の神＝ヴァリスが、地球に帰還し、完全な形態をとりもどすという物語で、『ヴァリス』のテーマをSFの設定で展開したものである。

『ティモシー・アーチャーの転生』[9]は、謎の死を遂げたジェイムズ・パイク司教をモデルにしている。癌に冒されたフェミニスト闘士と同棲し、自殺した息子の降霊を行い、破門され、死海で事故死するアーチャー司教の行状を、オカルトに対して懐疑的な息子の妻を語り手に描く。最後に司教の精神は、ちょうどディックにトマスの精神が宿ったように、統合失調症に罹患した司教の愛人の息子の中に転生する。

Ⅶ.

およそディックにまつわる検討素材は提示したので、若干の病跡学的考察を試みたいが、まず東のディック試論[1]を参考としたい。

東はディックの小説に「脱出」と「不気味なもの」という2つのモティーフを指摘する。例えば、『ユービック』を例にとると、奇妙な時間退行現象に遭遇するチップらは、その世界がフェイクであることを発見し、そこからの脱出を図ろうとする。「そしてその試みは成功しない。現実世界の虚構性に目覚め、現実の現実性を根拠づけてくれるはずの最終審級を求めていくら遡行を繰り返したとしても、その新たな現実もまたもうひとつの虚構であることに気がついてしまう。これがディック的な悪夢の典型である」[1]。他方、「不気味なもの」は『ユービック』においては、テレビ番組やタバコのパッケージに紛れ込んでくる死んだはずのランシター社長からのメッセージである。

東は「脱出」と「不気味なもの」は両義的な関係を結んでいることを指摘する。チップがこの世界の虚構性に気づくのは不気味なものに満ちているからであり、それゆえにこの世界から脱出を図ろうとする。同時にその不気味なものは外

部に本当の世界があることを告げるメッセージでもある。ところが世界全体が偽物であるなら、そもそもすべてが偽物なのだから、不気味なものがあったとしてもそれが外部に通じているという証拠にはならない。「脱出」のテーマは世界が本物か偽物かという二者択一を迫られる限りにおいて有効であり、「不気味なもの」が外部に通じているという発想は別の世界観に支えられている。

これを東[1]は「悪夢としての現実を乗り越えるため（あるいはそこから逃避する）の二つの異なった方法」で「その二つはときに対立する」とし、「それは、ひとことで言えば、超越の向かう場所、つまりは神の場所の問題である」と述べる。つまり、神がいるのは世界の外部なのか内部なのかという問題であるとする。

この「不気味なもの」については、東も触れているように、Freudのテクスト[17]が思い起こされるところである。Freudは「不気味なもの Das Unheimliche」というドイツ語の特異なあり方から論を起こしていく。「heimlich」という単語は「わが家」や「故郷」を表す「Heim」という名詞の形容詞形で、「くつろいだ」とか「居心地のいい」という意味があるが、故郷を偲ばせる、家庭を思わせるものから、他人の目を逃れ、隠された、秘密のもの、ひいては隠されていて危険なものという意味が生じ、「heimlich」は対義語の「unheimlich」と重なってしまう。そこで、Freudは本来隠されたものが露呈したのが「不気味なもの」と考え、抑圧された小児期コンプレックスの回帰と克服されていた原始的確信の再燃の二種があると定式化する。ただし、実人生で遭遇する不気味なものは、人を呪っただけで死んでしまうとか、死人が生き返るのではないかといった懸念が不気味さを醸すという、後者のほうであり、これは創作の中ではえてして不気味にならない。そして、人生には存在しない不気味な効果を上げる多くの可能性が創作の中には存在する。

つまり、実人生か創作かという環境の違いで、「不気味なもの Das Unheimliche」は「馴染みのもの Das Heimliche」に転換される。そのことは、この現実を本物とみなしているのか、偽物と気づくのかという視点の変化によって、世界に紛れ込んできた「不気味なもの」が、「この現実」の偽物性を示す絶望であったり、「この現実」の外部に真の世界があることを示す希望だったりと、両義的なありさまをとるディックの小説に対応しているといってもいい。

ディックの実人生に目を転じると、国税局の手入れを恐れ、麻薬依存の若者などが自由に出入りしていたために当局に睨まれていると思っていた1970年頃のディックは、走り去る人影を見て、自宅が襲撃される恐怖に駆られる[39]。ところが実際に「襲撃事件」が起こると、「よかった！」と思う[42]。ディック宅襲撃を

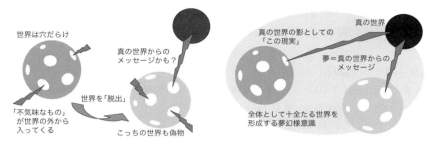

図1　ディック的世界　　　　　　　図2　夢の機能

たくらむ敵がいることが証明されたと思ったからである。自分の周囲に出現する「不気味なもの」が「この現実」の偽物性を示す絶望であり、また「この現実」の外部に真の世界があることを示す希望であるというディックの小説世界と相同の構造を有しているのである。

　ディック的な世界は穴だらけで不気味なものに満ちた世界と、その外に仄めかされるイデア界的な真の世界によって構成されている（図1）。真の世界があるということを断念して、不気味な世界の中で生きるということは、いわば精神病的な折り合いの付け方であり、他方、真の世界をたゆまず求めていくのが神経症的な折り合いの付け方であると定式化することができるだろう。ディックの小説世界は、精神病にも神経症にもなりきれないという意味で、境界例的であり、それこそが「悪夢のような」と形容されるところであり、独特な魅力の源でもあった。

　ディックは、『パーマー・エルドリッチの三つの聖痕』[3]で、パーマー・エルドリッチが混入してしまった世界のあり方にある種の神性をみたり、『火星のタイムスリップ』[2]では自閉症の少年や退化した火星の先住民ブリークマンがみる不完全な世界のあり様のほうに真実があるとする視点が提示されていたり、作品の中では精神病的な解決に傾くことも往々にしてあった。しかし、神秘的体験後の創作は「真の世界」を措定する方向に駆動された。この際に夢は「真の世界」の存在を告げるメッセージであり、「トマス」に代表される変容した意識は、穴だらけの不完全な「この現実」と、彼方に存在する「真の世界」とをひとつの地平に置いて、全体としては十全たる世界を形成する機能を担う（図2）。

　夢は不気味なものであってもいいのに、ディックにとっては神経症的な解決に利用されたということになる。つまり、彼は自分の見たいように夢を見るのだ。ディック後期の作品群を、高く評価する向きもあれば、東のように「20世紀の思

想が陥ったひとつの隘路が結晶化している」[1]と評する評者もいるのは、読者も
またディックに何を見たいか、なのであろう。

文　献

1) 東　浩紀：神はどこにいるのか：断章. 早川書房編集部編：フィリップ・K・ディッ
ク・レポート. 早川書房、東京、pp. 143-156、2002.

2) Dick, P. K.: Martian Time-Slip. Ballantine, New York, 1964.（小尾芙佐訳：火星のタイ
ムスリップ. 早川書房、東京、1980.）

3) Dick, P. K.: The Three Stigmata of Palmar Eldritch. Doubleday, Garden City, NY,
1965.（浅倉久志訳：パーマー・エルドリッチの三つの聖痕. 早川書房、東京、1984.）

4) Dick, P. K.: Do Androids Dream of Electric Sheeps? Ace, New York, 1968.（浅倉久志
訳：アンドロイドは電気羊の夢を見るか？　早川書房、東京、1977.）

5) Dick, P. K.: Ubik. Doubleday, Garden City, NY, 1969.（浅倉久志訳：ユービック. 早川
書房、東京、1978.）

6) Dick, P. K.: A Scanner Darkley. Doubleday, Garden City, NY, 1977.（山形浩生訳：暗
闇のスキャナー. 東京創元社、東京、1991.；浅倉久志訳：スキャナー・ダークリー. 早
川書房、東京、2005.）

7) Dick, P. K.: VALIS. Bantam, New York, 1981.（大瀧啓裕訳：ヴァリス. 東京創元社、
東京、1990.；山形浩生訳：ヴァリス 新訳版. 早川書房、東京、2014.）

8) Dick, P. K.: The Divine Invasion. Simon & Schuster, New York, 1981.（大瀧啓裕訳：
聖なる侵入. 東京創元社、東京、1990.；山形浩生訳：聖なる侵入 新訳版. 早川書房、
東京、2015.）

9) Dick, P. K.: The Transmigration of Timothy Archer. Timescape, New York, 1982.（大
瀧啓裕訳：ティモシー・アーチャーの転生. サンリオ、東京、1984.；山形浩生訳：ティ
モシー・アーチャーの転生 新訳版. 早川書房、東京、2015.）

10) ディック、P. K.（岩館　真、佐治香奈子訳）：黒い髪の娘. 銀星倶楽部12・フィリッ
プ・K・ディック，ペヨトル工房、東京、pp. 27-29、1989.

11) Dick, P. K. (Sutin, L., ed.): In the Pursuit of VALIS: Selections from the Exegesis.
Underwood-Miller, Navato, CA, 1991.（大瀧啓裕訳：フィリップ・K・ディック　我が
生涯の弁明. アスペクト、東京、2001.）

12) 同書、pp. 54-55.

13) 同書、p. 69.

14) 同書、pp. 86-88.

15) 同書、p. 132.

16) 同書、pp. 281-284.

フィリップ・K・ディックと穴だらけの世界　　173

17）Freud, S.: Das Umheimliche. Freud, A., Bibring, E. et. al., hrsg: Gesammelte Werke, XII, Werke aus den Jahren 1917-1920. Imago Publisher Co. Ltd., London, 1940, Sechste Aufl., S. Fisher, Frankfurt am Main, 1986.（藤野　寛訳：不気味なもの．フロイト全集 17．岩波書店、東京、2006.）

18）香山リカ：ディック世界の精神分析．早川書房編集部編：フィリップ・K・ディック・レポート．早川書房、東京、pp. 176-182、2002.

19）キニイ、J.：序文　天使たちとの戦い――フィリップ・K・ディックの神秘的なディレンマ．フィリップ・K・ディック　我が生涯の弁明．アスペクト、東京、pp. 19-39、2001.

20）小川　隆：訳者あとがき．フィリップ・K・ディックの世界．ペヨトル工房、東京、pp. 275-283、1991.

21）大瀧啓裕：悪魔のいない幻影．銀星倶楽部12・フィリップ・K・ディック．ペヨトル工房、東京、pp. 73-80、1989.

22）大瀧啓裕：新アロゲネス．聖なる侵入．東京創元社、東京、pp. 385-422、1990.

23）Platt, C.: Dream Maker: The uncommon people who write science fiction. Berkley, New York, pp. 145-158, 1980.（浅倉久志訳：ディック・インタビュー．早川書房編集部編：フィリップ・K・ディック・レポート．早川書房、東京、pp. 115-142、2002.

24）レノルズ、J. B.（原田康也訳）：テッサ＆クリストファー・ディック・インタビュー．銀星倶楽部12・フィリップ・K・ディック．ペヨトル工房、東京、pp. 54-72、1989.

25）Rickmann, G.: Philip K. Dick: The Last Testament. The Valentine Press, 1985.（阿部秀典訳：フィリップ・K・ディックの最後の聖訓 ラスト・テスタメント．ペヨトル工房、東京、1990.）

26）同書、p. 31.

27）同書、pp. 71-73.

28）同書、p. 84.

29）同書、pp. 88-89.

30）同書、pp. 92-95.

31）同書、pp. 98-99.

32）同書、pp. 140-141.

33）同書、p. 157.

34）同書、p. 158.

35）同書、pp. 191-192.

36）スーティン、L.：序　フィリップ・K・ディックの釈義について．フィリップ・K・ディック　我が生涯の弁明．アスペクト、東京、pp. 7-18、2001.

37）スーティン、L.：用語集．フィリップ・K・ディック　我が生涯の弁明．アスペクト、東京、pp. 427-439、2001.

174 第 2 部　疾患と創造の相即相入

38) Williams, P.: Only Apparently Real: The World of Philip K. Dick. 1986.（小川　隆、大
　　場正明訳：フィリップ・K・ディックの世界．ペヨトル工房、東京、1991.）
39) 同書、p. 34.
40) 同書、pp. 62-66.
41) 同書、p. 78.
42) 同書、p. 141.

第3部
自閉症スペクトラムの創造性

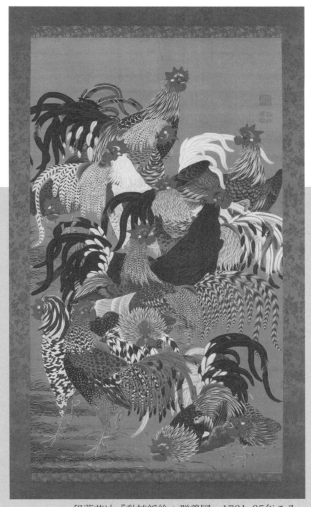

伊藤若冲『動植綵絵：群鶏図』1761~65年ころ

スタンリー・キューブリック論

または私は如何にして彼のドリー撮影と
自閉症児の電車好きが関係していると悟ったか

小林　　陵

Ⅰ．スタンリー・キューブリックとは？

　随分長いタイトルだと思われたかもしれない。これは1964年に制作されたスタンリー・キューブリックの代表作のひとつ『博士の異常な愛情または私は如何にして心配するのを止めて水爆を愛するようになったか（Dr. Strangelove or：How I Learned to Stop Worrying and Love the Bomb）』に因んだものである。このタイトルの奇妙さからもキューブリックが非常に独自の道を歩んだ監督であったことがうかがえるであろう。キューブリックはカリスマ的な人気を誇る映画監督の一人であり、寡作で知られるが、完成した作品は様々なジャンルを跨いでおり、フィルム・ノアール映画における『現金に体を張れ』（1956年）、SF映画における『2001年宇宙の旅』（1968年）、ホラー映画における『シャイニング』（1980年）、戦争映画における『フルメタル・ジャケット』（1987年）など、どれもがそれぞれのジャンルの映画論で必ずといって良いほど言及される金字塔的な作品となっている。さらに、様々なジャンルの映画を、様々な技法を用いて撮影していたにもかかわらず、それらは確かにキューブリック独特の作品なのである。彼の死後に10代から20代にかけて『ルック』紙のために撮影されたモノクロ写真が写真集として発売されたが[3]、それらの写真の中からも私たちは明らかなキューブリックらしさを感じることができる。そのキューブリックらしさの詳細については後述するとして、キューブリックは10代から「キューブリック」だったのである。それでは、キューブリック本人はどのような人物だったのであろうか？　彼ほど典型的に世間に奇人変人の「天才」というイメージを持たれていた映画監督も少ない。彼は生前、ひとつのシーンに100ショットも撮り、仕事以外では一歩もロンドンの自宅を出ず、飛行機に絶対に乗らないために国際映画祭には決して出席せず、交通事故を極端に恐れて車の中でアメリカンフットボールのヘルメットを被り時速50キロ以上で走らなかった、といったような都市伝説が語られていた。そ

れらの噂はイメージが先行した誇張が多く、キューブリック自身も「ローリング
ストーン」誌のインタビューで「本当にそんなことをやってたら（ひとつのシー
ンに100ショット撮っていたら）、作品などできあがるはずがない」（括弧内引用者）
「ポルシェ928Sを運転してるけど、時には高速道路で130キロや150キロ近く出す
こともあるよ」[27]などと否定をしている。しかし、噂が誇張だとしても、実際に
非常にユニークなライフスタイルや仕事の仕方をしていた人物であることは、後
述する様々な証言からも確かである。本稿ではそのようなキューブリックの人生
やパーソナリティについて分析し、その後にそれらと彼の作品との関係を考察し
たい。

Ⅱ．キューブリックの人生

　キューブリックは1928年にニューヨークでユダヤ系の医師の子として生まれて
いる。子どもの頃は成績が悪く学校もさぼりがちであり、教師たちからはしばし
ば「社会性がない」と評価されている[12]。また、父親からカメラをプレゼント
されたのをきっかけに、学業はそっちのけで、写真の世界にのめり込んでいく。
当時のキューブリックを知る者の証言によれば「スタンリーはとても個人主義の
人だった」「スタンリーは一人でいることを好むタイプで、決して僕らのグルー
プに加わろうとしなかった」[13]とのことであり、10代のキューブリックは自分の
好きな写真の世界に没頭し、同年代のグループとはほとんど関わらない孤独な少
年であったといえる。高校在籍中に撮った写真が『ルック』誌に掲載され、その
才能を若くして評価された。高校卒業後、一時ニューヨーク市立大学に在籍する
もすぐに中退して、『ルック』誌の見習カメラマンとなる。ただ、次第に雑誌の
ための写真を撮るカメラマンの仕事に物足りなさを感じるようになっていく。後
にキューブリックは『ルック』紙での仕事について「その年齢の自分にとっては
ものすごく面白かったけれど、次第につまらなくなっていった。特に僕の究極の
野望は映画を作ることだったから」[14]と振り返っている。そしてキューブリック
は「拳闘試合の日」（1951年）というボクシングの短編ドキュメンタリーを撮影
し、さらに、映画作りに専念するために同年『ルック』誌を退社、プロ並みに強
かったというチェスでお金を稼ぎながら、本格的に長編映画の制作に乗り出す。
叔父に資金を出資してもらい、初の長編映画『恐怖と欲望』（1953年）や『非情の
罠』（1955年）を制作。初めてハリウッドの映画会社と協力して制作した『現金に
体を張れ』が評価されたのをきっかけにカーク・ダグラスと知り合い、彼の製作

のもとで『突撃』（1957年）を撮影する。さらに、カーク・ダグラスは、自分が製作総指揮し主演もする予定であったハリウッドの歴史大作『スパルタカス』（1960年）において監督のアンソニー・マンが途中で降板となったことで、新たな監督を急遽探さなくてはならなくなり、キューブリックに白羽の矢を立てた。当時、若干30歳のキューブリックをハリウッドの超大作の監督に起用するのは大抜擢であったといえる。しかし、すべて自分の管理下で監督をしたかったキューブリックにとっては、ユニバーサル・スタジオが製作するハリウッドの超大作を請け負う仕事は窮屈で納得がいくものではなく、それ以降はハリウッドで映画を撮っていない。そして、撮影の拠点を制約の多いハリウッドからイギリスに移し、ウラジミール・ナボコフのスキャンダラスな小説を映画化した『ロリータ』（1962年）や、冷戦下の核戦争の危機を風刺した『博士の異常な愛情』といった問題作を撮った後、『2001年宇宙の旅』によってカリスマ的な映画監督となる。革新的な技術を用いて宇宙旅行を表現した『2001年宇宙の旅』は公開当初は難解だ、意味が分からないなど、多くの批評家から酷評を受けたが、徐々に若者を中心として支持が広がり、結果として歴史的な大ヒットとなり、いわゆるニューエイジ世代に大きな影響を与えることになった。また、パンク・ムーブメントの先駆けといわれる『時計じかけのオレンジ』（1971年）は、全世界で話題となるが、若者の暴力描写が物議をかもし、この作品によって若者の犯罪が増えたという非難や脅迫を受けるようになり、結局イギリスでは公開中止に追い込まれている。一方、私生活では、2度の結婚と離婚を繰り返した後、『突撃』で起用した歌手のクリスティアーヌ・ハーランと3度目の結婚をし、撮影の拠点をイギリスに移したのをきっかけに、生まれ育ったニューヨークを離れてイギリスの郊外に家族と移り住むようになる。クリスティアーヌとは晩年まで良好な関係を続け、3人の娘をもうけている。キューブリックが飛行機に絶対に乗らないというのは事実ではないが、飛行機が嫌いで自宅から長期間離れるのを嫌がったのもまた確かであり、『プラトーン』（1986年）や『グッド・モーニング・ベトナム』（1987年）など同時代の多くのベトナム映画はフィリピンやタイといった東南アジアで撮影されているが、キューブリックの『フルメタル・ジャケット』はすべてのシーンの撮影がイギリス国内で行われた。また、1シーン100ショットは大袈裟だとしても、何度も取り直しをさせることで撮影期間が延びてしまうことが多いことで有名となっていった。映画監督としての国際的な評価は高まっていくが、ナポレオンの伝記の映画化や、キューブリックの死後2001年にスティーブン・スピルバーグが監督して映像化される『A. I』、さらにはホロコーストに関する作品など様々な

新作の企画をするものの、いずれも撮影を始められる段階までまとめることが出来なかった。1999年に、ジークムント・フロイトの友人であったことでも有名なアルトゥル・シュニッツラーの小説『夢小説』を、舞台を現代に移し、トム・クルーズとニコール・キッドマンという当時ハリウッドスター同士の夫婦であった2人を主演に起用した『アイズワイドシャット』を発表、それが実に12年ぶりの新作となる。しかし、キューブリックは『アイズワイドシャット』を完成させた直後、同作品の試写会の5日後に心臓発作で亡くなっている。

Ⅲ．キューブリックの人となり

　キューブリックの生前の人となりについて、まず多くの人が口をそろえるのが完璧主義である。『シャイニング』のカメラマンのギャレット・ブラウンが「スタンリーが標準の十字線をある人の左の鼻の穴に合わせろと言ったら、ほかのどの鼻の穴でもだめなのだと悟った」[20]と語っているように、キューブリックは少しでも自分のイメージと違う場合には何度でも撮り直しをさせたり、脚本を書き直させたりしており、その疲れを知らない粘り強さは周りの者を驚嘆させた。また、詳細で正確な視覚認知を持っており、アシスタントのトニー・フルーウィンによると、キューブリックは新聞の広告が注文通りの大きさかどうかを非常に気にしていて、あるときドイツでの広告が契約よりも小さく感じると言うキューブリックの指示を受け、実際にその長さを測ると450ミリの契約が437ミリか438ミリだったことがあったという。フルーウィンはすぐにフランクフルトに飛んで、その原因を調査する羽目になったのであった[26]。キューブリックは非常に綿密で細かな指示を出していたが、周りの人からはなぜそれが必要なのか分からないということも多かった。たとえばフルーウィンが残していたキューブリックからのメモには、「気象庁に問い合わせ10月11日金曜日午後6時から午前4時のロンドンの気圧を調べること。また年間の平均気圧の値と極めて高い値や極めて低い値も知りたい。そして上記日時の気圧が高いのか低いのかを調べてほしい」と書かれていたが、それを頼まれたフルーウィンはなぜそれが必要なのかさっぱり分からなかった[26]。そうした執拗な細かさがある反面、自分が関心を示さないことに対しては徹底して無頓着だった。『スパルタカス』の撮影中、当時のハリウッドの映画監督の多くがダンディでお洒落だったのに対して、キューブリックが毎日同じ服を着ているために他のスタッフから敬意を払われていないと気がついたカーク・ダグラスがそのことを指摘すると、キューブリックは翌日には違う

服を着てきたが、今度はずっとその服を着続けたのだという[18]。そうしたこだわるところは徹底的にこだわるが、無頓着なところはまったく無頓着な姿勢や、契約に関して非常に細かく、一度言い出すと決して主張を曲げないところは、ハリウッドで様々な軋轢を生んだようであり、カーク・ダグラスは自伝の中でこう書いている。

　「くそったれでも名匠になれるし、逆に世界一の好人物が才能ゼロということだってありえる。スタンリー・キューブリックは才能あるくそったれだ」[4]

　後半生はほぼイギリスの自宅で過ごしたが、彼の死後、自宅からは1,000を超える数のダンボール箱が発見された。それらの箱には様々な資料や写真、フィルム、ファンレターなどが事細かく分類されており、それらを発掘する『スタンリー・キューブリックの秘密の箱』（2008年）というドキュメンタリー映画まで作られている。また、その箱自体にもこだわりがあり、既製品が使い勝手が悪かったために、自分でペンを執ってデザインをして寸法や厚みを詳細に指定して業者に特注をしたものだった。そのときの業者宛てのメモにはこう書かれていた。

　「ふたはきつすぎずゆるすぎてもいけない。とにかく完璧に」[26]

　箱だけでなく、収集をすることは好きだったようであり、特に文房具が好きで、外出を殆どしない人であったが、近所の文房具屋にだけはよく行っており、様々な色彩の文具に魅せられていて、冗談で「お店が出せるほどある」[26]と言うくらいに買い集めていた。これらの証言から見えてくる、こだわりが強く、収集癖があり、社交的なコミュニケーションを回避しやすく、細部への正確な視覚認知の能力を持っているといった特徴は、自閉スペクトラム症（以下ASDと略す）のものと一致する。アスペルガー障害の芸術家についての多くの研究をしているマイケル・フィッツジェラルドは、アスペルガー障害の芸術家についてこう書いている。

　「アスペルガー症候群の人の多くは、仕事の虫であり、ものごとへの固執性が顕著で、一人でいることと孤独に芸術活動に打ち込むことに満足している。彼らはことのほか好奇心が強く、事細かに細部まで注意を向け、100

パーセントそれに没頭するのである。また自分たちの芸術の分野では新しいものを求める人であり、かつその専門的領域内で絶大な想像力を発揮するのである」[5]

これらの要素はすべてキューブリックに当てはまる。さらに、フィッツジェラルドはこう続けている。

「自閉症でない人たちと比べると、自分の仕事の分野では従来の芸術家たちから影響を受けにくい人たちだといえる」[5]

他の芸術分野と同様に映画の世界でも、ジャン＝リュック・ゴダールが溝口健二の影響を受けていたり、ウディ・アレンがイングマール・ベルイマンの影響を受けていたり、ロバート・アルトマンがオーソン・ウェルズの影響を受けていたりなど、作品の中で様々な先達の映画の場面を模倣していくといったことが盛んに行われてきたが、キューブリックに関していえば、特定の作品に傾倒し、その影響下で作品を作ったという事実は伝記上からも作品上からも伝わっておらず、その点もフィッツジェラルドの主張するアスペルガー障害の芸術家の特徴と一致する。

キューブリックの家族関係については、あまり多くの情報が公開されているわけではないが、ヴィンセント・ロブロットの伝記では、2度目の妻ルースとの離婚の原因は、キューブリックがいつもスタジオに入り浸っており、その間ルースが一人で家に待っていなければならず、彼女がそのことに耐えられなかったからだと書かれている[16]。一方、3度目の、そして生涯の伴侶となるクリスティアーヌとの関係では、クリスティアーヌ自身がキューブリックと同様に「独立心に溢れたアーティスト」[19]であり、歌手であるだけではなく、絵を描くことに関心を持ち絵画の専門学校に通うなど、お互いが自分の世界に閉じこもることを許容することが出来たため、ASD的な特徴を持つキューブリックでも、長年に渡って良好な関係を続けることが出来たと考えられる。また、上記のようなキューブリックのASD的特徴からくる徹底した完璧主義は、低予算の映画を自分自身が一人何役もこなしながら制作していたインディーズ映画の時代には大きな問題とならなかったが、名声を得て大規模な映画に関わるようになり、周囲と衝突を起こすようになっていく。ハリウッドで不適応となったキューブリックは、巨大な映画会社のプロデューサーたちが権威をふるい、それに合わせることを強いられ

るアメリカよりも、より現場に個人主義が浸透しているイギリスで映画を撮影することを選ぶ。また、『博士の異常な愛情』、『ロリータ』、『2001年宇宙の旅』と傑作を作り上げていく中で、世間に奇人変人の天才映画監督として認知されていくようになり、他の誰かではなくキューブリックが要求することであれば、従わなければならないという雰囲気が出来上がっていったことは、撮影現場での理不尽ともいえるような細かな指示に耐えていたスタッフの証言からも想像できる。つまり、何を考えているか分からない天才映画監督のイメージが浸透していくことで、現場での適応を上げていたという面もあるということである。しかし一方で、外的な制約があり周囲から強制されるために作品を完成させることが出来るという面もある。イギリスに渡って世界的な巨匠として認知され、その完璧主義を許容されることで――誰にも邪魔されずにすべての選択肢を考慮しなくては気が済まないがゆえに、今度は作品を仕上げることが出来なくなるという事態が起きてくる。『フルメタル・ジャケット』以後の新作が作れなかった時期には、かなり落ち込んでいたようだと家族が証言している[5]。巨匠となりASD的な特徴を独特の個性として認められ周囲からの強制を受けなくなったため、逆に生じてきた不適応状態であったといえるであろう。そして、そのスランプから抜け出したキューブリックが最後に選んだ『アイズワイドシャット』のテーマが、人工知能やホロコースト、歴史上の偉人などの壮大なテーマではなく、夫婦の不和、つまり夫婦がいかに相手の心を理解出来ていないか、というものであったのは興味深い。最後にこのテーマが選ばれたことと、『フルメタル・ジャケット』以後、10年の間新作が作れずに自宅に引きこもっており、つまり家族との接点が多くなっていたことが、夫婦関係に何らかの変化をもたらしていたことも考えられるが、この時期の夫婦関係についての詳しい証言はないため、この点については想像の域を出ない。

Ⅳ．キューブリックの演出について

　では、そうしたキューブリックのASD的な特徴は彼の作品にどのように影響しているのであろうか。まずは演出面について取り上げていきたい。キューブリックは様々な新しい技術を導入し続けており、彼の演出法や撮影法の特徴を端的に表現するのは困難であるが、ここでは多くの人の記憶に残っているだろうと思われる2点について取り上げたい。1つ目はドリー撮影あるいはステディカム撮影と、それに関連した一点透視図法であり、2つ目は『シャイニング』の

ジャック・ニコルソンに代表されるような独特の誇張された表情である。本稿の冒頭で10代で撮った写真集にもキューブリックらしさを感じられると書いたが、筆者はそのキューブリックらしさにはこの２点、奥行きのある一点透視図法と独特のインパクトのある表情が大きく関わっていると考えている。ドリー撮影とはカメラを台車に乗せて移動させながら撮影をすることであり、キューブリックはこのドリー撮影を非常に好んで用いていた。たとえば、『突撃』の塹壕のシーンなどである。この塹壕のシーンではセットを作るときに、歴史的には第一次大戦のときの塹壕は映画のそれよりも狭かったが、それでは台車が入らないという理由から実際よりも幅の広い塹壕にしている[17]。キューブリックにとっては史実に忠実であるよりもドリー撮影が出来ることの方が重要であったのである。また、後に技術の進歩によって台車を使わなくてもぶれることなく移動しながら撮影することが出来るステディカムが登場し、『ロッキー』（1976年）で主人公のロッキー・バルボアがフィラデルフィア美術館の階段を駆け上がるシーンなどで使用されて話題となるが、キューブリックはすぐに『シャイニング』でその技術を取り入れて、少年が三輪車でホテルを走るシーンや、夜の迷路でジャック・ニコルソンに少年が追い掛け回されるシーンを撮影している。

　さて、一点透視図法について説明をすると、すべての線があるひとつの消失点に向かって集約しているように作られた奥行きのある構図のことである。キューブリックはこの構図を非常に好んでおり、ネット上にキューブリックの映画の中に登場する一点透視図法ばかりを集めて作られた動画（Kubric//One-Point Perspective）がアップされて話題を呼んだ[11]。キューブリックは先述のドリー撮影やステディカム撮影などのカメラ自体が動く撮影法において、カメラを撮影者の動きの進行方向に向けて撮影しており、必然的にそのように撮影すると、その行き先を消失点とした一点透視図法となるため、撮影法とこの構図は密接に関係しているといえる。

　それでは、ドリー撮影とASD的な傾向はどのような関係があるのであろうか？ここで奥平俊六という自身も自閉性の子どもを持つ美術史家の書いた「自閉症の人はなぜ電車が好きなのか」[23]という論考を紹介したい。自閉症児の多くが電車好きであることは広く知られている。現在の自閉症研究の基礎を築いたローナ・ウィングの自閉症の娘も電車好きであり[24]、後の研究者によって自閉症だったのではないかといわれているメラニー・クラインの症例ディックもしきりに汽車で遊んでいる[10]。近年、写真のように精緻な描写がネット上で話題となっている自閉症の画家、福島尚が描くのもいつも電車の絵である[23]。奥平は自閉症児

の電車好きには毎日規則正しく同じ動きをすることや、正確に定められた時刻表など様々な要素が関係しているとしながら、特に彼らの空間認知の仕方に関係があるのではないかと指摘している。自閉症児はもともと空間の把握、奥行きの知覚が弱い場合が多いと考えられており、奥平は当事者の手記として有名なグニラ・ガーランドやドナ・ウィリアムズの例を上げながら、彼らは世界を色彩と形が入り混じったもののように知覚しており、遠近や物の内外を把握することが困難で、三次元をかなり苦労して意図的に身につけていかなければならないのではないかとしている。そして、感覚的に把握しづらいからこそ、逆に設計図のように理知的に空間を把握する人がいるのであろうと推論する。

　　「電車はそうした彼らの眼前に、ある日、轟音とともに登場する。遠くから小さく見え、しだいに大きくなり、そして小さくなって遠ざかる。（中略）それは、世界が三次元であることを鮮やかに認識させるものであり、まさに動くパースペクティブである」[25]

　つまり、世界を平面的に捉えやすいために、彼らにとって電車を見ることや、電車に乗って風景を見ることは、まさにその瞬間瞬間にパースペクティブに開かれていく、普通の人々以上にエキサイティングな体験なのではないかということである。

　ASD傾向のある芸術家と奥行きの知覚については、室内設計家の岡南が『天才と発達障害』という著書の中で、アスペルガー障害のタイプの1つとして、視覚の周辺から中心に向かう奥行きを持った線「パースライン」を意識することが難しい場合があるのではないかと論じている[21]。そのため、空間を奥行きがあるものとして見ることが出来ず、それぞれのものがばらばらに宙に浮いているように感じられて、かえって1つ1つのものに目が行くために局所優位的になりやすいのだという。そこから、岡はルイス・キャロルが奥行きを把握することが難しい視覚的な特性があったために、遠近による見え方の違いからくる大きさの違いが、そのものの実際のサイズと感じられ、そこから『不思議の国のアリス』のアリスが大きくなったり小さくなったりするスケールアウト感覚の発想が生まれたのではないかと推論する。

　こうしたASD的な特徴からくる局所優位の視覚認知の特徴について、自閉症研究者であるサイモン・バロン＝コーエンは、弱い中枢性統合仮説として紹介し

ている[1]。つまりASDの人たちは入力した情報や全体像を相互に関連づけることのつまづきがあり、概観するよりもむしろ細部に注目する傾向があり、定型発達の人と比べて、部分部分についての指摘は正確であるのに対し、全体の意味を理解するのに時間がかかるのである。また、同じく自閉症の研究で著名なウタ・フリスも自閉傾向のある子どもの特徴として、全体をゲシュタルトとして見ようとする傾向が弱く、「木を見て森を見ないこと」であると述べている[7]。

さらに、バロン＝コーエンはこの弱い中枢性統合仮説が「感覚過敏」とつながっているのではないかとしている[1]。ASDの特徴を持った人たちは部分に注目してしまう傾向があるために、もののちょっとした違いや他の人が気付かないような細部に過敏に反応してしまうということである。こうした非常に細かく正確な認知は、先述したキューブリックが新聞の広告の大きさの違いに気づき我慢できずにスタッフを現地にやって確認させたというエピソードなどに表れているといえるであろう。

キューブリックの演出法に話を戻すと、彼はもともとASD的な細部に注視をする傾向があったために、逆に奥行きが感じられる構図に対して非常に関心を持っており、特にその瞬間瞬間にパースペクティブを作り出していくことが出来るドリー撮影にこだわりを持ったのではないであろうか。冒頭で紹介をした10代のキューブリックの写真を集めた写真集[3]の表紙の写真では、階段の上に立つ沢山の本を抱えた少女が下から撮られている。不安げな表情で自分の足元を見る少女の不安定な足取りから、今にも階段の下に、つまり、写真を見ている私たちの方に本が落ちてきそうだと想像させられる。そして、その本が落ちてくることを私たちが想像したとき、私たちと写真の少女の空間の間にパースペクティブが広がっていくのである。キューブリックは10代の頃から奥行きが生まれる瞬間に対して感覚を鋭敏に尖らせていたのかもしれない。

また、岡は『天才と発達障害』においてルイス・キャロルの認知の特徴として、奥行きの知覚の困難さに加えてもう１点、顔や表情を認知できない相貌失認をあげている[22]。つまり、ある種のアスペルガー障害のタイプの人は、微妙な色合いや明度の拾いが粗いために、人の顔や表情を認知できない相貌失認が生じ、人の顔がのっぺらぼうな表情のないものとして見えることもあるのだという。もちろん、全く人の顔が分からない完全な相貌失認ではなかったとしても、微妙な表情をつかむことが困難であるケースがあり、そこから様々な対人関係上の困難が生じるのではないかと岡は論じている。ルイス・キャロルについても、非常に記憶力が優れていたにもかかわらず人の顔を覚えるのが苦手だったこと

や、対人関係上で起きた様々な問題などを例にあげて相貌失認があったのではないかとし、さらにそれが『不思議な国のアリス』のハンプティ・ダンプティが人の顔はみな同じに見えると語ることに関係しており、キャロルは相貌失認の悩みをハンプティ・ダンプティに語らせているのだと推論している。

　ウスタ・フリスは、自閉症の人たちは、建物や風景を覚えられる程には、人の顔を覚えられないという研究結果を示しながら、相貌認知の弱さは生物学的な基盤があると述べている[6]。また、バロン＝コーエンも他者の視線から相手の心を読み取るテストなどでもASDの人は定型群と比べて、弱いという結果が示されたことを指摘している[2]。グニラ・ガーランドによる当事者の手記の中でも、子どもの頃６ヵ月間別居をしていた父親が家に帰ってきたとき同一人物だとは認識できなかったと書かれている[8]。おそらく子ども時代のガーランドは、様々な表情を持ち太ったり痩せたりもする顔を同一人物の顔だと認知することが出来ず、似ているが違った顔をした別の人物として認識してしまっていたのだと考えられる。このように自閉症者にとって、通常は当たり前のこととしてなされているような、一人の人物を様々な表情をしたとしても同じ人物だとみなし、別の人物が同じ表情をしたとしても同じ人物だとはみなさないということが困難な場合があり、これらも相貌認知の弱さと関係していると考えられる。

　ここでキューブリックの映像の特徴の２点目としてあげた人物の表情について考えてみたい。キューブリックの作品の中には、「キューブリックの凝視 Kubrick stare」と呼ばれる独特の上目遣いで睨みつける悪意に満ちた表情がある。『シャイニング』のジャック・ニコルソンや、『時計じかけのオレンジ』のマイケル・マクダウェル、『フルメタル・ジャケット』の「ほほえみデブ」ことヴィンセント・ドノフリオなどがその代表的な例である。これらの表情は観るものに、あたかもそれぞれの作品を越えて、同じ悪魔が乗り移っているかのように感じさせるような、同じ表情なのである。「キューブリックの凝視」に限らず、彼の作品には『フルメタル・ジャケット』のR・リー・アーメイ扮する軍曹が訓練兵を罵る際の表情のアップ、『シャイニング』でジャック・ニコルソンに追い掛け回されるシェリー・デュバルの悲鳴を上げる際の表情など、どれも一度見ると忘れられないような特徴的で誇張された表情がしばしば登場する。先にキューブリックは奥行きの知覚が弱いがゆえに奥行きの構図に鋭敏になったと論じたが、人物の表情に関しても相貌認知が弱く、表情の些細な変化から感情の機微を把握するのが難しいために、逆にこだわりを持って非常にインパクトのある表情を作り上げることが出来たと考えられるのではないであろうか。

Ⅴ．作品のテーマについて

　ここまでキューブリックのASD的な傾向と、主に演出の特徴について論じてきた。ここでは、そうした撮影の問題ではなく、作品で語られるテーマについても言及したい。キューブリックの作品の多くに共通するテーマとして、非常に秩序だったシステマティックなものと、逆に予測不能なものとの対立があげられる。たとえば、『現金に体を張れ』では寸分の狂いもなく完璧に作られたはずの強奪計画が、一味の一人が妻にバラすといういたって人間的な理由で破綻することになる。『時計じかけのオレンジ』では、欲望の赴くままに犯罪行為を行う若者を「パブロフの犬」のように暴力や性行為に生理的な嫌悪を示すように条件付けることによって、機械のように制御をしようとするが、最終的にそのプログラムは破綻してしまう。『フルメタル・ジャケット』は様々な個性を持つ人間を一律に殺人マシーンにプログラムをしようとする過程で起こりうる悲劇の話だとも見ることが出来る。『2001年宇宙の旅』で描かれ、後年の『A. I.』の企画でも再び取り上げられた人工知能というテーマも端的にそれを表している。人工知能はプログラム通りに合理的に人間のために物事を進めるはずであるが、『2001年宇宙の旅』ではそれが人間に逆らって動き出し、『A. I.』では感情をプログラムされたために苦悩をし始める。実際に映画化された『A. I.』はスピルバーグのカラーが反映されて、主人公のロボットのヒューマンな面が前面に出た感動作となっているが、もしキューブリックが監督をしていたとしたら、プログラム化されたロボットであるという面がより強調された、より複雑な内容になっていたのだろうと筆者は考えている。

　ASDの傾向を持つ人々は機械のように考えて、人の気持ちが分からず、感情がないという印象を人に与えることがある。たとえば、何かにつけて「艦長、それは非論理的です」と言ってくる「スタートレック」シリーズのバルカン人ミスター・スポックのような人物である。しかし、そのミスター・スポックでさえ時には自分自身の感情の動きを感じて葛藤するように、実際の臨床場面で臨床家である私たちが出会うのは、機械のようなASDの人々ではなく、他者の感情や自分自身の感情を捉えることが困難であるために葛藤したり、過剰な知性化によって何とか防衛をしようとしたりする悩める人々なのである。

　キューブリックの作品の多くに共通するこのシステマティックなものと予測不能で感情的なものの対立は、キューブリック自身のASD的な特性からくる物事

を整然と論理的に進めようとする傾向と、そうした論理の通りにならない不合理な感情との間の葛藤が反映されたものであろうと考えられる。

VI. まとめ

　スタンリー・キューブリックは幼少時から晩年にいたるまで、完璧主義で物事へのこだわりが強く、細部への非常に正確な視覚認知の能力を持つ一方で、社会的なコミュニケーションを避ける傾向があった。これらの特徴は自閉スペクトラム症のものと一致する。彼はASD的な特徴による奥行きの認知の弱さを補うかたちで非常に精緻なパースラインを持った構図を好むようになり、そのことがドリー撮影や一点透視図法の多用につながった。また、相貌認知の弱さが「キューブリックの凝視」と呼ばれる独特の誇張された表情の表現に結びついていると考えられる。さらに、彼の作品の中でたびたび繰り返される合理的でシステマティックなものと感情的で予測不能なものとの対立は、まさにASDの人々の抱える葛藤を表現しているといえるのではないであろうか。もちろん、当然ながら、これらのASDという解釈によってキューブリックの作品の全容が解明されるわけではなく、謎の多いキューブリックの世界を読み解いていくための視点のひとつになればと私は考えている。

文　献

1）Baron-Cohen, S.：Autism and Asperger syndrome（The Facts）. Oxford University Press, Oxford, 2008.（水野薫、鳥井深雪、岡田智訳：自閉症スペクトラム入門——脳・心理から教育・治療までの最新知識．中央法規出版、東京、pp. 79-83、2011.）

2）*ibid.*, p. 90.

3）Crone, R.：Stanley Kubrick：Drama & Shadows：Photographs 1945-1950. Phaidon Press, London, 2005.（平石律子訳：スタンリー・キューブリック　ドラマ＆影：写真 1945-1950．ファイドン、東京、2005.）

4）Douglas, K.：The Ragman's Son：An Autobiography. Simon and Schuster, New York, 1988.（金丸美南子訳：カーク・ダグラス自伝——くず屋の息子〈下巻〉．早川書房、東京、p. 111、1989.）

5）Fitzgerald, M.：The Genesis of Artistic Creativity：Asperger's Syndrome and the Arts. Jessica Kingsley Publishers, London, 2005.（井上敏 明監訳、倉光弘己、栗山昭子ほか訳：天才の秘密—アスペルガー症候群と芸術的独創性．世界思想社、京都、p. 302、2009.）

6) Frith, U.：Autism：Explaining the Enigma. 2nd ed., Wiley-Blackwell, Hoboken, 2003.
（冨田真紀、清水康夫、鈴木玲子訳：新訂 自閉症の謎を解き明かす．東京書籍、東京、p.
195、2009.）

7) *ibid.*, pp. 276-279.

8) Gerland, G.：A Real Person：Life on the Outside. Souvenir Press, London, 1997.（ニ
キ・リンコ訳：ずっと「普通」になりたかった．花風社、東京、p. 44、2000.）

9) Khammar, G.（監督）：Kubrick Remembered. Stanly Kubrick：The Masterpiece
Collection, 2014.（キューブリックの素顔．スタンリー・キューブリック：マスターピー
ス・コレクション．ワーナー・ブラザース・ホームエンターテイメント、2014.）

10) Klein, M.：The importance of symbol-formation in development of the ego, 1930. Int.
J. Psychoanal, 9. In The Writings of Melanie Klein, Vol. 1. Hogarth Press, London.（村
田豊久、藤岡宏訳：自我の発達における象徴形成の重要性．メラニー・クライン著作集
1 子どもの心的発達．誠信書房、東京、p. 272、1983.）

11) kogonada：Kubrick//One-Point Perspective. https://vimeo.com/48425421、2016年3
月6日アクセス．

12) LoBrutto, V.：Stanley Kubrick：A Biography. Da Capo Press, Boston, 1999.（浜野保
樹、櫻井英里子訳：映画監督スタンリー・キューブリック．晶文社、東京、p. 14,
2004.）

13) *ibid.*, pp. 18-19.

14) *ibid.*, p. 39.

15) *ibid*, p. 57.

16) *ibid.*, pp. 99-100.

17) *ibid*, p. 114.

18) *ibid*. pp. 149-150.

19) *ibid.*, pp. 185-186.

20) *ibid.*, p. 382.

21) 岡南：天才と発達障害――映像思考のガウディと相貌失認のルイス・キャロル．講談
社、東京、pp. 251-258、2010.

22) 同書、pp. 264-278

23) 奥平俊六：自閉症の人はなぜ電車が好きなのか――絵画作品を手掛かりに．藤田治彦
編：芸術と福祉――アーティストとしての人間．大阪大学出版会、大阪、pp. 263-286、
2009.

24) 同書、pp. 264-265.

25) 同書、p. 277.

26) Ronson, J.（監督）：Stanley Kubrick's Boxes. 2008.（スタンリー・キューブリックの秘
密の箱．フルメタル・ジャケット製作25周年記念エディション．ワーナー・ホーム・ビ

デオ、2012.）

27）The Editors of Rolling Stone：The Rolling Stone Interviews：The 1980s. St. Martin's Press, New York, 1989.（小倉ゆう子、岡山徹ほか訳：ローリング・ストーン・インタヴューズ80S. ソニー出版、東京、pp. 402-403、1990.）

28）戸谷明裕：鉄道風景画、リアルすぎて「神業だ」自閉症の画家描く. 朝日新聞 DIGITAL、2016. http://archive.fo／5k269, 2018年4月28日アクセス.

伊藤若冲

——創造性の地下水脈としての自閉スペクトラム特性——

華園　力

Ⅰ．自閉スペクトラムについて

　自閉スペクトラム症に該当すると考えられる症例を初めて報告した臨床家の一人、ハンス・アスペルガーの慧眼は、自閉スペクトラム（autism spectrum；AS）特性の強い人が科学や芸術で非凡な才能を発揮することがあることを、すでに見抜いていた[3]。アスペルガーは、科学やアートにおいて成功するためには少しばかり自閉症であることが必須であり、日常的な世界に背を向けて人跡未踏の新しいやり方で見直す能力が必要不可欠の要素であろう、と語っていた[42]。

　現在、特に科学や数学をはじめ様々な領域で、傑出した才能を持つ人物の多くがAS特性を持っていたと考えられている[11]。アートの領域では、知的障害や言語障害が強いにもかかわらず描画に関して非凡な能力を示す、いわゆる「サヴァン」能力を持つAS者が注目されてきた[23]。しかし、知的能力や言語能力に問題のない優れたアーティストの多くがAS特性を持っていることも指摘されている[13]。

　自閉スペクトラムは、次の２つの行動表現形の類型を併せ持つヒトの発達特性である。ひとつは、社会的コミュニケーションや対人相互交流の難しさ。言い換えれば、対人社会的情報を瞬時に自動的に感知し、読み取り、反応する能力の弱さである。いまひとつは、興味・関心・行動の限局や反復。つまり、細部・規則性・同一性へのこだわりという特性である。

　スペクトラムという概念は、その特性のディメンショナルな性質と、それが連続的に分布していて定型発達集団との間に断絶がないということを意味するとともに、複数のサブグループを内包している可能性がある、ということも含意する[31]。神尾らは、自閉症的行動特性の強さを表す対人応答性尺度（social responsiveness scale：SRS）を用い、日本の通常学級に在籍する６歳から15歳の子どもについて大規模な調査を行った結果、その評価点は正規分布が左に歪んだような形で連続的に分布し、カテゴリカルに分断できる断絶がないことを明らかに

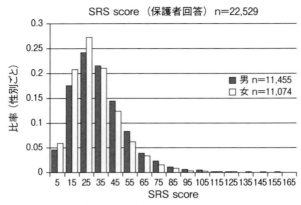

図1　一般児童集団内のSRSスコアの分布
（神尾による原図を許可を得て引用）

した[25]（図1）。このことは、AS特性の連続性と共に診断閾下レベルの特性を持つ者の存在も示唆している。また、バロン＝コーエンは自閉スペクトラム状態（autism spectrum condition：ASC）と呼び、障害を来しているかどうかにかかわらず、それを才能にさえなり得るものの見方や考え方の違いと捉えている[4]。

このように自閉スペクトラムの全体像を把握するためには、その強度分布の連続性の理解と、適応不全＝障害という要素（医学的診断）を棚上げにした理解が必要となる。そこで本稿では、その発達特性を持つ限り、適応障害の有無、つまり「障害」であるかどうかにかかわらず「自閉スペクトラム（AS）」、あるいは「自閉スペクトラム特性（AS特性）」と呼んでいる。そもそも生物学的レベルでは、適応不全の有無は本質には関係ない。

バロン＝コーエンはまた、自閉症を障害（disorder）として捉えるのではなく、「神経多様性（neurodiversity）」という概念で、脳の神経連絡や成人に達する道筋の多様性の中にみられる差異として捉えるべきであると述べている[5]。すなわち、その特性は、ひとたび親和的な環境（生態的地位）に置かれれば、細部への注意力やパターンを見抜く能力を発揮して、創造的才能を開花する原動力となり得る。

本稿では江戸中期に生まれた画家、伊藤若冲について論ずる。若冲が強いAS特性を持っていたと考えることで、その絵画表現や人物像を余すところなく理解できることを明らかにする。さらに、AS特性が若冲をはじめとしたアーティストの創造性の源泉になっていることに言及する。

II. 若冲作品にみられる細部への焦点化と法則性の洞察

　まず始めに、若冲作品から読み取れる認知行動特性をみていきたい。

　『南天雄鶏図』（図2）は、若冲が相国寺に寄進した『動植綵絵』という30幅の花鳥画のひとつである。若冲の絵は、形態と色彩の繰り返しと呼応に細心の注意が払われていることが多いが、この絵もそれをよく表している。

　目を引くのは南天の強烈な赤とそれに呼応する真っ赤な鶏冠だ。陰影のはっきりした黒い葉は克明に描かれた羽毛に対応し、真っ白な菊の花が鶏の白い耳朶と小禽の白い尾に呼応している。また、その小禽の黄色が鶏の黄色い目と共鳴する。羽毛にしても鶏冠の白いドットにしても、また赤い南天の実一粒一粒も、全く手を抜くことなく驚くべき集中力を持続させて描きあげている。どの部分も細部に至るまで同じ密度で描かれ、部分と全体、主題と背景の優劣がない。南天の実は絵絹の裏側から顔料を塗り表面は染料で色付けするという「裏彩色」によって微妙に陰影が付けられていて奥行が表現されている。南天の実は一粒ごとに明度に差があり、裏彩色の有無や顔料や染料の濃度差で表現されている。表面からは辰砂だけで彩色されたものと赤い染料を加えたものがある。南天の実は全体の中で3粒だけ過度に熟していることを黄色の彩色で表現しているものがあるという。緻密な表現、細密な描写がどの部分を取っても手を抜くことなく貫かれていて、色彩・発色への執着、細部への焦点化が顕著に認められる。このような「細部への過剰な焦点化」は、自閉スペクトラム者（AS者）の認知特性を強く反映している。

　脳の情報処理のスタイルとしてAS者にみられる特徴は、トップダウン処理は弱い一方でボトムアップ処理が強いという点である[10]。このことは、脳機能画像研究、fMRIや脳磁図（MEG）を用いた研究でも示されてきた。例えば、AS者の脳では、長距離のフィードフォワード接続は増強している一方、長距離フィードバック接続は減弱していることが明らかにされている[30,46]。またこれは、全体的な意味よりも細部に注目する情報処理スタイル、すなわち自閉スペクトラムによく認められる認知表現型

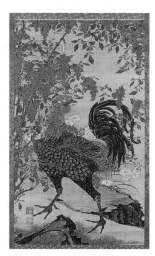

図2　南天雄鶏図

194 第3部　自閉症スペクトラムの創造性

である「弱い求心的統合（weak central coherence）」[15]とも関連している。この特性が、細部や局所への強い焦点化を可能にしている。

　若冲作品の多くは、例えば動植綵絵の『群鶏図』のように様々な羽模様の鶏が複雑に折り重なるように描かれた画面でも、あたかも完成図が目に見えているように、輪郭を描くことなく、ためらわずに色を筆で置いている。それはまるで着物の絵柄をシルクスクリーンで一気にプリントしたかのように見える。微視的な細部へのこだわりと、目標指向的な緻密な計画性が共存しているのである。目的指向性や計画性は遂行機能（executive function）の強さを反映している。AS者の中には遂行機能の弱い人も多いが、一方で遂行機能は健常あるいは優れているAS者も少なくない。若冲はあきらかに後者である。

　脳機能画像研究によれば、想像性に富んだ内発的拡散的思考に関連する脳のデフォルト・ネットワーク（default network）と目標指向的な評価に関連する遂行制御ネットワークシステム（executive control network）は通常は拮抗的に働いていることがわかっている。つまり一方が活性化しているときは他方は抑制されている。ところが、創造的思考プロセスにおいては、デフォルト・ネットワークと遂行制御ネットワークが同期することによって、創造的活動が成し遂げられていることが示されている[7,8]。トップダウン制御に縛られない内発的拡散的で新奇なアイデアの創出や、局所、細部への執着は前述した通りだが、一方で適切な目標指向性を持った評価的遂行制御が冷徹に働いているのも若冲作品の特徴である。それらの微妙な協働バランスが若冲の創造性の根幹にある。

Ⅲ．自然界の「神気」の描出——法則性への志向性

　優れたアーティストはしばしば、自然界に潜む色彩や形態のパターンを正確に読み取る力を発揮する。ゴッホのひまわりの絵にはマルハナバチがより多く寄ってくるといい[9]、彼の星月夜の絵にみられる渦の表現は、乱流のパターンを正確に捉えていることが数理物理学的解析で判明しているという[2]。ゴッホは自閉スペクトラム特性の強い人であったと考えられている[14,24]。

　赤須は、若冲が自然界の形態形成の原理としてのフラクタル構造を発見し、それを動植綵絵の中にメッセージとして提示していたのだと主張している[1]。フラクタルは自然の風景や動植物の複雑な形態の中に認められ、拡大しても同じ複雑な自己相似形状がみられる入れ子構造を規定する幾何学概念である。リチャード・テイラーはジャクソン・ポロックのドリッピングアート（絵の具をカンバス上

に垂らすことによって描く、アクション・ペインティングの技法による作品）がフラクタルであることを明らかにし、人間の美的感覚とフラクタルの関連を指摘した[47,48]。人間の視覚系は自然界のフラクタルやコンピューターで生成されたフラクタルと同じようにポロックの絵のパターンに反応し[49]、自然界、人工的、アート作品にかかわらず、フラクタルイメージは人間の美的選好を喚起するという[44]。例えば動植綵絵のひとつ『梅花皓月図』は複雑極まりない枝ぶりの梅の老木に花が咲き誇っている絵図であるが、陰影で隈取りされた枝分かれの相似形繰り返しや、様々な大きさの円弧の相似反復で構成されている。自然界の美的な形態はそもそもそういう構成規則で成り立っているともいえる。

　若冲がこのような数学的法則性をはじめとした自然界の法則を明瞭に意識し、それを意図的に絵の中で表現していたと考えるのは穿ち過ぎかもしれない。しかし、若冲は自らの絵の対象となる万物に宿る、描き出すべき本質を「神気」と捉えて、それを見抜くべく観察を重ねている。少なくともAS特性は自然界に潜む「神」、すなわち自然法則が規定するパターンを直感的に読み取る才能や動因を彼に付与していたであろう。若冲作品には生物をはじめとする自然界の形態形成上のパターンが正確に写し取られている可能性が高い。若冲は自然界に内在する美的なパターンを感受する能力に長けていたと考えられる。

　自然界の中にパターンを見出す能力を、テンプル・グランディンは「パターン思考」と呼んでいる[17]。この規則性、法則性、パターンを見抜く洞察力は、バロン＝コーエンのいう認知特性、システマイジング（systemizing）に関連すると考えられる[6]。システマイジングは細部の正確な観察からシステムのインプットとアウトプットのパターン、ああすればこうなる（If z occurs, p changes to q.）という法則性を見出そうとする希求性である。システマイジングは自閉スペクトラム者が強く持つ認知表現系（hypersystemizing）である。

IV．桝目描きと反復繰り返し表現

　同一パターンの繰り返し作業への執着が端的な形で現れているのが、桝目描きによるモザイク画である。画面をおよそ10 mm四方の正方形に分割し、その内部を一つ一つ塗り分けていく若冲の独特の桝目描きは、西陣織物の下絵（正絵）にヒントを得たものだといわれている。

　最も桝目の少ない『白象群獣図』でも、約6,000個の桝目があるという。これらを一つ一つ丁寧に塗っていくというのは、驚くべき集中力と根気を必要とする

気の遠くなるような作業だといえる。

　美術史家の山下は、「桝目描きは若冲流の『写経』なのだ」と述べている[56]。こういう作業が、一種の自己治癒効果を持っているということも見逃すべきではない。十一らは、自閉症の青年とマッチングさせた定型発達者を被験者として、心臓の自律神経機能を測定する実験により、自閉症者では持続的注意を要する機械的繰り返し作業に取り組んでいる時の方が、休息時よりも副交感神経機能がより強く活性化されていることを示した。これは定型発達者での測定結果とは逆になっており、「逆説的自律神経反応（paradoxical autonomic response）」と呼んでいる[50]。このことは、AS特性の強い者では、注意を持続させながら機械的繰り返し作業をしている時の方が、何もしていない時よりリラックスできていることがあることを示唆している。驚くべき持続的集中と忍耐で桝目を塗りあげている過程は、そのままリラクゼーションや癒しのプロセスでもあるのだ。

　こうした反復繰り返しによる表現は、AS者の表現活動にはよくみられる。同一のパターン、モティーフ、図柄、構図が、執拗といえるほどに反復されているのが若冲作品のひとつの特徴ともいえる。反復繰り返し作業を好み、いくら反復しても飽きることがない、順化を起こさないというのもAS特性のひとつである。多くのAS者の作品の中に、同一パターンの反復繰り返しが顕著に認められる。いや、「同一」と捉えるのはニューロティピカル的認知に基づく解釈に過ぎず、実は反復されているように見える一つ一つは作家にとってはその都度異なる新しい創造なのかもしれない。だからこそ一見単調に見える作業にも没入できるのだと考えることもできる。

V．多重視点——自己のあり方の特異性

　同じ動植綵絵の一幅、『池辺群虫図』（図3）には、多種多様な「虫」、すなわち昆虫、両生類、爬虫類などが登場する。右上に描かれている蔓の上を歩く黄色と黒のまだら模様の小さな虫はミイデラゴミムシ[註1]と考えられるが、よく見れば実際のミイデラゴミムシの斑紋と若冲の描いたものはかなり違いがある。また、この虫は日中、石の下などに隠れている地上性の昆虫であり、ツルの上を徘

　註1）池辺群虫図に描かれたミイデラゴミムシ（Pheropsophus jessoensis Morawitz, 1862）の見立てと生態については、滋賀県立琵琶湖博物館総括学芸員で陸上昆虫学を専門とする八尋克郎氏の助言を得た。

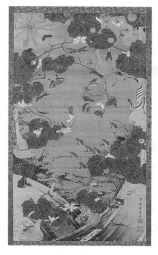 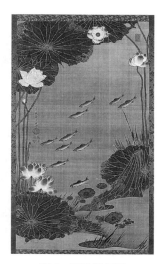

図3　池辺群虫図　　　　図4　蓮池遊魚図

徊することはない。当時興隆しつつあった博物学的関心とは異なるところに若冲の興味はある。若冲が注目するのは、それら動植物の色や姿のデザイン的な要素であり、それをファンタジーの世界にどう配置するかということなのだ。草木国土悉皆成仏という仏教思想の視覚的具現化ではあるが、自然界を忠実に写実したものではなく、現生生物のモティーフを借り集めて創造された若冲自身の心象世界、ファンタジーの世界である。

　AS特性の強い人はトップダウン修飾を受けない直の感覚が発達とともに後退せず、対象との距離が近いまま、感覚的（視覚的）イメージで展開される空想世界（AS者が没入することの多いファンタジー）に遊ぶことがしばしばみられる。

　また、この絵はひとつの固定した視点から眺望した風景ではなく、各部分がそれぞれ独立した視点から描写された多重視点で構成されている。このように、若冲の絵には、複数の異なるパースペクティブが何のためらいもなく同一画面を構成していることがある。

　特に、『蓮池遊魚図』（図4）では、顕著な「多重視点」が見て取れる。前景に見られるヒシやハスの葉、あるいはハスの花は、池辺から斜めに、または真横から眺めているように描かれている。上方に見られる一輪のハスの花は、あたかも上空から見下ろしたように描かれている。さらに、同方向に泳ぐアユやオイカワは、まるで水中写真で真横から撮影したように表現されている。

多重視点による構図、画面構成は日本や中国の絵画には昔から存在している。中国の山水画には「三遠（高遠、平遠、深遠）」という３つの異なる視点から画面を構成する構図法がある。王耀庭によれば、中国絵画は「散点透視」（ひとつの画面の中にいくつかの視点がある遠近法）の構図をとっているという。中国絵画は一種の「移動する視点」をとっており、空間の制限を打ち破ることで対象をより完全な形で表現できるという[39]。

日本画における画面構成にも多重視点はみられる。高階は、洛中洛外図のような風俗屏風の例を挙げて、西欧的な統一ある空間構成（一定の視点から全てを捉える視覚世界像）とは異なる俯瞰構図の構造を論じている。そこでは画家の視点は自在に移動しながら高い雲の上から町を見下ろすとともに、個々の人物や情景は、そのすぐそばで見ているように綿密に描き出されているという[45]。

そうした東洋絵画の伝統の上にあるとはいえ、若冲絵画の場合は、伝統的に確立された構図法や様式を踏襲しているのではなく、そのような様式を越えてさらに自由に、複数の異なる視点を共存させ、独自のファンタジー空間を構成し現出させている。

西洋においてもこのような多重視点は現代絵画に登場する。セザンヌからピカソ、ブラックと続くキュビスムの多重視点は、より思弁的ではあるが革新的な画面構成としてアートに新風を吹き込んだ。

このように、複数の視点を同一画面に共存させるためには、ひとつの統一された視点、ひとつの統一された「自己」による縛りを解除する必要がある。

認知神経科学では、自己（Self）には多面性があると考えられている。ひとつは、「身体的・具現的自己」。すなわち、行為の主体・責任が自分自身であるということを意識したり、視点を移動し、そこからの見え方を推測するという能力に関連した自己である。これに関しては、AS者では正常に機能しているといわれている。もうひとつは、「心理的・評価的自己」。すなわち、自己にまつわる知識・評価や「自伝的記憶」に関連する自己である。いわば、時空間を通じて一貫した評価軸を持つ自己ともいえる。AS者では、この心理的・評価的自己の働きは弱いことが知られている[59,60]。一貫した中心的自己によるトップダウン制御が緩むことによって視点の移動が相対的に自由になり、多重視点による画面構成・表現が比較的抵抗なくできてしまうのではないかと思われる。

AS者の自己の在り方の非定型性、特異性は[32,33]、その行動特性に様々な影響を与える。このような自己の特異性は、若冲の創作活動への没入的集中や内面と対象との距離の取り方とも関連している。辻は次のように指摘している。

「《綵絵》の世界は、さきにのべたように、内的世界と外的世界とが未分
化のままに交信し合う、かれ自身の映像体験の忠実な「記録写真」にほかな
らないからである」[53]

　「思うに、「物」の外形の冷静的確な表現に終始するためには、若冲の視覚
は、あまりにも特殊で強烈な自己同化の作用下に置かれていたのであろ
う」[54]

　AS特性の強い人たちが、細部に注目し、その鮮明な知覚体験の中に没入する
様子は、彼らの自伝的報告の中に多く認められる。例えばテンプル・グランディ
ンは次のように述べている。

　「子どものころ、大好きな常同行動は、両手のあいだから砂をさらさらと
何度もくり返して落とすことだった。砂の形にうっとりした。砂粒の一つひ
とつが小石のように見えるのだ。科学者になって顕微鏡をのぞいているよう
な気がした」[18]

　また、ドナ・ウィリアムズもその自伝の中で次のように言う。

　「わたしは何かを好きになると、心が吸い寄せられるように魅了されて、
そのままその物と一体になってしまいたくなる。人間にはなじめないという
のに、物ならば、自分の一部のようにまでしてしまうのが、うれしくてしか
たない」[61]

　自己の特異性によって、対象との一体化が可能となり、それによって対象に潜
む生気、「神」を体感できるということを若冲は実感から確信できていたのでは
ないだろうか。
　このように、絵画表現をひとつの行動表現型とみなす時、若冲の創出した表現
の中にAS特有の認知特性（認知表現型）が反映していることが看取できる。その
点を、さらに表情認知や寓意表現と時代背景との関連から考察してみよう。

Ⅵ. 表情認知の難しさ

　若冲作品に人物像が少なく、あったとしても動植物画に比べ表現力に極端な乖離があることは、表情認知の弱さと関連していると思われる。

　例えば、『蒲庵和尚像』は黄檗山第23代蒲庵和尚の肖像画（頂相）であるが、巧みな動植物の絵に比べてその拙さは不思議な印象すら与える。若冲の絵にはこのような頂相を含め人物画が極めて少なく、人の表情の描写は極めて拙い。さもなければ、『布袋唐子図』のように、まるで漫画や「ゆるキャラ」のようになってしまう。

　表情描写の乏しさは、動物の表情や目の描写にも表れている。『百犬図』に登場する仔犬たちは無邪気に戯れ合っているように見える。しかしその表情は平板で、特に目はどこを見ているのか視線は定まらず、あるいは対象を突き抜け、その奥に志向性や感情を読み取ることができない。遊び心をうかがわせる凝った犬の紋様に比して顕著性を主張しない。このことは他の画家が描く仔犬と比較するとよくわかる。同時代に活躍した円山応挙が描いた仔犬の表情や目の表現を若冲のそれと比べてみれば、違いは歴然としている。

　AS特性の強い人にとって表情認知、つまり顔の表情から感情を認識する事が困難であることは、今まで数多くの実験研究から明らかにされてきた[22]。顔や目というのは、普通それ以外のモノが発信する情報よりも人にとっては優れて目立つという「顕著性（saliency）」を帯びている。ところが、自閉症者にとって、顔や表情は情報としての顕著性が弱いことが一貫して指摘されている。また、自閉症者にとって、顔は、自動的（無意識的）なレベルではモノと同等の情動的意味しか持たない可能性があるといわれる[26]。神尾らは、表情に対する潜在的な情動反応を調べる感情プライミングという手法を用いた実験に基づき、高機能自閉症とアスペルガー障害の人は、人の顔や表情を見る時、通常とは異なる処理方略を取っており、前意識的（無意識的）にも意識的にも、モノよりも顔に対して選好を示さず、対人刺激に対する情動的意義の評価が正常に機能しないと説明している[27]。もちろん、表情認知の問題の強弱はAS者の中でも個人差があり、明示的手がかりによる学習によって補償できる人もいる。

Ⅶ. 寓意としての穴の多義性——ASと老荘思想の親和性

　若冲作品にはメッセージが寓意的に表現されていることが少なくない。例え
ば、商人としてのプライドや反骨精神と京都の復興を、木化してもなお蕾をつけ
るサボテン（大型宝剣）で象徴的に表現していると考えられる『仙人掌群鶏図』^{註2)}
をはじめ、その他数多く挙げることができる。

　そもそも、中国の花鳥画は吉祥を様々な動植物によって寓意的に表現するもの
であった[34]。しかし、若冲作品のモティーフには、それらの伝統的な吉祥のルー
ルを超越して、独自の寓意的意味が付与されている。若冲作品に散見される「穴
（孔）」のモティーフも、一種のアレゴリカルな意味合いを持つのではないかと思
われる。

　若冲作品にしばしば登場する太湖石は、中国、蘇州の太湖周辺で取れる穴の多
い石灰岩の奇石である。中国では古来より庭石として用いられたり、絵画の中で
描かれている。太湖石の孔は老荘思想を背景に持つ神仙思想では、凝縮された小
宇宙や別世界へとワープする洞窟の入り口という暗示的な意味を持つという[35]。
若冲は禅僧の大典らを通じて、この太湖石の意味はよく知っていたと推測でき
る。つまり、太湖石の穴は神仙の隠逸思想、それと深いつながりを持つ老荘思想
に繋がっている。

　若冲はこの「穴」のイメージ、アレゴリカルモティーフを拡大し、草の葉の虫
食いの穴［『池辺群虫図』（図3）その他］^{註3)}、積もった雪にポッカリ空いた穴（『雪

　註2）サボテンの専門家でもある真言宗中山寺派管長、手芸種智院大学学長の村主康瑞
氏（私信）によると、『仙人掌群鶏図』に描かれているサボテンは、少なくとも40〜50年を
経ている木化したかなりの老木の大型宝剣（*Opuntia ficus-indica* Mill）であり、輸入され
大坂の薬問屋、吉野寛斎（五運）の植物園などで栽培されていた当時珍しい植物であった
が、支配階級である公家や大名等に奉納されたことを示す公文書は認められないという。
商人・町人としての誇りと反骨を象徴するものであるとともに、老木に力強く芽生える蕾
に、天明の大火という大災害からの京都復興祈願の意が込められていると考えられる。
　註3）草の葉に空いた穴は若冲のオリジナルではなく、中国では宋、元から明時代にか
け流行していた毘陵草虫画と呼ばれる草虫画にも見られる[36]。若冲はそれらを京都の寺院
で目にしていたと思われる。ただ若冲はそれを気に入ったモティーフとして、彩色画、水
墨画、版画の中で強迫的と思えるほど執拗に繰り返し増幅させていく。もはや自然の「写
生」を逸脱したアレゴリカルでイマジナティブな意匠に変容している。

中錦鶏図』）、さらには、現実にはありえない、リング状になった木の枝が作る穴（『紅葉小禽図』）へと増幅させていく。これらは若冲自身が憧憬する「異界・仙界」へのゲートという寓意的な表現と思われる。俗世間から離れて、一人静かに絵絹に向かう若冲にとって、これらの穴は、そこからファンタジックな別世界、若冲にとっての仙界、すなわち俗世を避けた隠逸や隠棲の地へとワープするためのトンネルではないかとさえ思われる。さらに、この穴は万物の根源である「道」や、若冲自らをも表す寓意表現ではないかと推察できる[註4]。

　もちろん、これだけ多くの穴が繰り返し描かれている理由は、若冲自身が憧憬する仙界イメージの寓意表現というだけではなく、気に入った意匠、モティーフを反復繰り返したいという特性由来の動因や、持ち前のユーモア精神も関連していると考えられる。独特のユーモアもAS特性の強い人にしばしばみられるものであり、臨床場面でもしばしば経験する。若冲の絵には見ていて思わず笑みがこぼれるようなユーモアに満ちた表現が随所にみられる[註5]。

　若冲の生き方や作品の中に垣間見られる禅や、その背景にある老荘思想は、江戸中期の上方文化の底流にある。またそれは、AS特性の強いクリエイターにとって親和性が高く、創造活動を醸成する土壌の重要な構成要素であった。既存の価値や意味にとらわれない生き方、「畸（奇）」であることを良しとする時代精神と土壌が、AS者たちに親和的な文化を花開かせたといえる。

　註4）この穴は何も無い「空っぽ」（空虚＝「沖（冲）」）の表現でもあると思われ、これは老荘思想の「道」、すなわち万物を生み出す根源の表現でもある[19,37]。（老子第四章「道冲、而用之或不盈。淵乎似萬物之宗。（道は冲しくして、之を用うるに或に盈たず。淵乎として万物の宗に似たり。）」（道は無限に空虚な容器のようなものであり、その中にいくら物をいれても、満ちあふれるということはない。それは深い淵のように底しれず、あらゆるものがそこから生まれる根源であるかのように見える。）アルビノの雀、淡水魚のオイカワ、ヒキガエルなど、若冲の絵には画家自身を表していると思われるモティーフが登場するが、この「空っぽ」の穴も若冲自身を表現しているのではないか。なぜなら、「若冲」という居士号は、老子第四十五章にある「大盈若冲、其用不窮。（大盈は沖しきが若きも、其の用は窮まらず。）」（大いなる充実は空虚のように見えるが、その働きは窮まらない）に由来すると考えられているからである。

　註5）若冲絵画にみられるユーモアに満ちた表現は、動植綵絵『貝甲図』のアンコウのようなお化け顔が描かれている二枚貝、『池辺群虫図』の虫食いひょうたんの口を開けたお化け顔、「群魚図」の大きなタコの腕にしがみつく子ダコなど、枚挙にいとまがない。穴の表現もそれを通して覗き見るいたずらっ子の視線を連想させ、ユーモアを感じさせる。

若冲のような高機能AS者になると、その置かれた生息環境によって適応不全となるか、適応し才能の発揮に至るか、微妙な綱渡りになることが多い。しかし若冲は、商家の社交界では適応困難であったが、潤沢な経済力や恵まれた交友関係・理解者（その多くも若冲と同じ特性を持っていたと思われる）、江戸中期の時代精神と上方（京都）という土壌など、稀有の好条件によって、強いAS特性を持ちながらも生きづらさを回避し、中高年にわたって自己実現できた事例といえる。

Ⅷ. 伊藤若冲の人物像

伊藤若冲（1716-1800）は、江戸時代中期の正徳6年2月8日（1716年3月1日）、京都の中心部にある錦小路高倉の青物問屋、「桝源」の長男として生まれた。若冲の幼少期について記述した資料は知られていない。23歳の時、急逝した父親のあとを継ぎ、青物問屋の主人として17年を過ごしたのち、40歳で家業を次弟に譲り、絵を描くことに専念する。

若冲の人物像を知るための文献的手がかりは多くない。その中でも重要な位置を占めるのは、相国寺の禅僧、大典顕常の筆録集『小雲棲稿』に収められた「藤景和カ画ノ記」と、やはりそこに収められている、若冲が51歳の時、相国寺塔頭、松鷗庵に建立した寿蔵（生前に建てる墓）に大典が撰した銘文「斗米庵若冲居士寿蔵碣銘」である。この2つが若冲の人物像を伝える伝記としての基本文献とされている。

少なくとも50歳以前の若冲の人物像として知られていることは、様々な技芸を身につける器用さはなく、芸事としての音楽や女性との付き合い、酒の宴など、当時の商家の主人が好むようなスタイルの社交は好まなかったということ。また、孤独癖・独居癖があり、1人で画室に篭り絵の制作に没頭する人物であったということである[28,51]。

仁平らは、音楽能力を例に挙げ、自閉症の示すサヴァン能力は、並外れた情熱で長時間没頭することによる経験的学習によるところも大きいということを指摘している[38]。AS者の非凡な才能は天賦のものというより、脳のリソースの配分の問題、別の機能や時間・労力とトレードオフで獲得した能力という側面があることは確かだ。若冲は絵の修行を始めた10代半ば頃から遊興・社交で時間を割かれることなく、絵を描くことに没頭し、千に及ぶ宋元画を模写したと記録にあるように、膨大な学習経験を積み上げている。そこから獲得された能力はサヴァンとはいえずとも、常人の域を超え、売茶翁をもって「丹青活手妙通神」（あなたの

絵の腕前は神と通じ合っている）と言わしめるものになっていたのも頷ける。それを可能にしていたのも、AS特性が結果的にもたらす環境との相互作用であったといえるだろう。

Ⅸ. 錦高倉青物市場営業停止事件
――リーダーシップ・権力とAS特性

　このような従来から知られてきた若冲の人物像を覆すものとして、最近発見、注目された資料に『京都錦小路青物市場記録』という文書がある[29,41,52]。若冲56歳の頃、生家のある錦高倉青物市場は、営業停止に追い込まれる。奉行所と五条問屋市場が結託して、錦高倉の営業差し止めを目論んだ事件である。この問題を解決すべく、若冲は精力的に奔走する。沈着冷静に打つ手を選んで知恵者に相談し交渉を重ね、自らの命をかけて江戸の評定所に訴え出ることさえ目論んでいたといわれる。足掛け4年にわたる交渉の末、若冲はこの問題を見事に解決し、錦市場は存亡の危機を免れた。

　このエピソードを以って、従来の若冲の人物像が一変した、絵を描くしか能のない「特定の物事にしか関心がなく、社会性に欠ける人物」というイメージが覆されたといわれていることがある。しかし、このことは、若冲がAS特性の強い人であったという見方をすれば、何の矛盾もなく理解できる。

　実は、AS特性を持つ人には、優れたリーダーシップを発揮する人が少なくない。知的発達の良好なAS特性の強い子どもは、幼児期にリーダー的振る舞いをすることが見受けられる。多くは思春期に至って頓挫するのであるが、中にはそのまま成人期に至ってもリーダーシップを発揮する者がいる。ノルウェー、オスロ大学の心理学者、オーヴァースケイドは、数多くの大統領、首相、大企業のCEO、その他権力者たちの例を挙げ、彼らが強いAS特性を持っていたことを指摘している。AS特性の強い人が持つ優れた問題解決能力や、いざとなれば相当なリスクにも耐えることができる資質は、リーダーシップを発揮し権力を掌握し、それを維持していくために役立っていると主張している[40]。フィッツジェラルドは、政治家でアイルランド共和国第3代大統領エイモン・デ・ヴァレラの例を挙げ、彼がAS者であったとし、その理想や権力への絶対的確信、権力への渇望、完全主義などが特性に関連していると述べている[12]。

　自分の意思決定通りに周囲が従い事が運ぶというのが権力の魅力とすれば、それが自分の思い通りに物事が進行することを最優先したいというASの中核特性に親和的であることは明らかだ。対人関係が発信する微細な情報への感度が低い

ことがそれを後押ししている。AS者としての若冲が実務的能力やリーダーシップを示したとしても、不思議なことではないといえる。関心や目標・理想が芸術に向かうのか、社会的課題に向かうのかという違いに過ぎない。

若冲は先を見据えて計画的に行動する人でもある。相国寺に奉納して永久に伝わるように動植綵絵の制作計画を立てて実行したり、生前に寿蔵を建て、自分の死後、家屋敷を町内に引き渡す代わりに、自らの忌日に供養料を毎年町内から相国寺へ納める約束を取り交わしている。すでに述べたように、周到で計画的な遂行能力はその絵の技法や制作過程にも見て取れる。AS特性の強い人には遂行機能の弱さがみられることもあるが、若冲はむしろ優れた遂行機能を発揮できるタイプであったと思われる。

X．おわりに

伊藤若冲について知られている人物像や作品の特徴は、若冲が強いAS特性を持っていたと考えることで統一的に理解できる。

フランチェスカ・ハッペらは、弱い統合、すなわち緩んだグローバル処理と優位になったローカル処理によって生まれる細部への焦点化という認知スタイル（detail-focused cognitive style）こそが、多くのAS者にサヴァン的な、独創的でオリジナリティに富む才能を与える「始動エンジン」なのだと述べている。またもう一方の中核AS特性、つまりメンタライジングの弱さ[16]は、社会的交流に時間を割かれるのを回避し、他人の視点や意見の影響から逃れることを可能にすることで、才能の発揮に役立つ「燃料」のような役割を果たしているという。さらにAS者の減弱した自己意識（self-awareness）、自己の内的状態への気づきの弱さが、フロー状態に没入することを容易にし、創作への極めて高い集中力と成果をもたらすと指摘している[21]（このフロー状態では瞑想に入っている時のように副交感神経優位となっていると考えられ、前述した十一の逆説的自律神経反応[50]の所見とも合致する）。

ハッペらの指摘する才能の源泉となるこれらの認知特性は、ことごとく若冲の場合に当てはまる。遊興の類の社交を避けることによって創作にかかる膨大な時間が確保され、非定型な自己のあり方は、「独楽窩」という画室に籠って高度な集中力を発揮し、時にはフロー状態の中で作業に没頭することを可能にしたであろう。また、細部への焦点化と自己の特異性は対象への距離を縮め、独創的な表現の創出に寄与している。

206 第3部　自閉症スペクトラムの創造性

　知的発達の遅れを伴う、AS特性の強い作家たちのアート作品には、細部への焦点化、緻密な反復繰り返し作業に対する没頭的集中、対象と自己との融合的接近や多重視点など、個性的な表現の中に若冲の表現と共通する要素が垣間見える。また、知的発達は良好な、いわゆる高機能のAS特性を持つ作家たちをみても、その人物像から作品の特徴や創造プロセスまで、やはり若冲の事例と通底する特徴を持っていることがわかる。若冲の創造活動の基底にあったAS特性は、人種、地域、時代を超えて流れ続け、多くのクリエイターの創造の源泉となっている「地下水脈」ということができる[20]。

　辻惟雄は伊藤若冲の絵画と「アール・ブリュット」[註6]の類似性を指摘している。

　　　「画面全体が均等というのはプリミティブというか、ある意味アウトサイ
　　ダー・アートに近いとも言えますね」[57]

　また、辻はいわゆる素朴派のアンリ・ルソーとの共通項も挙げる。

　　　「だが、このいかにもナイーブな〈写真〉の態度には、モデルを物差で
　　測った通り描いて失敗したという、かのアンリ・ルソーの肖像画制作を想起
　　させるものがありはしないか」[55]

　　　「狩野派のいうことなんか聞いていない。そういう意味では、自己流の、
　　アマチュアです。その点でアンリ・ルソーを思わせ、アール・ブリュットに
　　通じるものを感じますね」[58]

　洞察に富んだ指摘だが、いわゆる「アール・ブリュット」作家たちの多くも、ルソーも若冲も、皆同じ水脈に根を下ろしているという舞台裏を知ってしまえば、それも至極当然の帰結であることがわかる。
　若冲の生き方や作品を発達特性の視点からみることによって、ASに対するステレオタイプなイメージを払拭し、それが多様でポジティブな側面をもつことを再認識させてくれる。AS特性がアート創造に貢献してきた一例を通して、私たちは人類が保存してきた神経多様性（neurodiversity）[43]の適応的資源としての意

　註6）「アール・ブリュット」というジャンルやカテゴリーが存在しうるかは議論の余地があるという意味で、ここでは括弧付きで表記している。

義を理解することができる。

文　献

1) 赤須孝之：伊藤若冲製動植綵絵研究——描かれた形態の相似性と非合同性について. 誠文堂新光社、東京、2017.

2) Aragón, J. L., Naumis, G. G., Bai, M., et al：Turbulent luminance in impassioned van Gogh paintings. 2006. https://arxiv. org/abs/physics/ 0606246（Accessed Sept 20, 2018）.

3) Asperger, H.：Die 'Autistischen Psychopathen' im Kindesalter. Arch. Psychiatr. Nervenkr., 117；76-136, 1944. in Frith, U. ed.：Autism and Asperger syndrome. Cambridge University Press, Cambridge, 1991.（冨田真紀訳：子供の『自閉的精神病質』. ウタ・フリス編著：自閉症とアスペルガー症候群. 東京書籍、東京、pp. 143-151、1996.）

4) Baron-Cohen, S.：Autism and Asperger syndrome. Oxford University Press, p. 14, 2008.（水野薫、鳥居深雪ほか訳：自閉症スペクトラム入門——脳・心理から教育・治療までの最新知識. 中央法規、東京、2011.）

5) Baron-Cohen, S.：Editorial Perspective：Neurodiversity - A revolutionary concept for autism and psychiatry. J. Child. Psychol. Psychiatry, 58；744-747, 2017.

6) Baron-Cohen, S.：Autism, hypersystemizing, and truth. Q. J. Exp. Psychol, 61；64-75, 2008.

7) Beaty, R. E., Kenett, Y. N., Christensen, A. P., et al：Robust prediction of individual creative ability from brain functional connectivity. Proc. Natl. Acad. Sci. U. S. A., 115；1087-1092, 2018.

8) Beaty, R. E., Benedek, M., Silvia, P. J., et al：Creative cognition and brain network dynamics. Trends. Cogn., 20；87-95, 2016.

9) Chittka, L., Walker, J.：Do bees like Van Gogh's Sunflowers? Optics & Laser Technology, 38；323-328, 2006.

10) Cook, J., Barbalat, G., Blakemore, S. J.：Top-down modulation of the perception of other people in schizophrenia and autism. Front. Hum. Neurosci, 6, 2012. https://doi. org/10.3389/fnhum. 2012.00175（Accessed Sept 20, 2018）.

11) Fitzgerald, M.：Autism and Creativity：Is There a Link between autism in men and exceptional ability? Brunner Routledge, New York, 2004.（石坂好樹、花島綾子ほか訳：アスペルガー症候群の天才たち——自閉症と創造性. 星和書店、東京、2008.）

12) 同書、pp. 301-327.

13) Fitzgerald, M.：The Genesis of artistic creativity：Asperger's syndrome and the arts. Jessica Kingsley Publishers, London, 2005.（井上敏明監訳、倉光弘己、栗山昭子ほ

か訳：天才の秘密——アスペルガー症候群と芸術的独創性．世界思想社、京都、2009.）

14）同書、pp. 258-271.

15）Frith, U.：Autism：A very short introduction. Oxford University Press, New York, 2008.（神尾陽子監訳、華園力訳：ウタ・フリスの自閉症入門——その世界を理解するために．中央法規、東京、pp. 123-129、2012.）

16）同書、pp. 90-99.

17）Grandin, T., Panek, R.：The Autistic Brain：Thinking across the spectrum. Houghton Mifflin Harcourt, Boston, 2013.（中尾ゆかり訳：自閉症の脳を読み解く——どのように考え、感じているのか．NHK出版、東京、pp. 202-216、2014.）

18）同書、p. 173.

19）蜂屋邦夫訳注：老子．岩波文庫、岩波書店、東京、2008.

20）華園力：アート表現に認められる自閉スペクトラム特性——創造性の源泉として．臨床精神医学、48；355-363、2019.

21）Happe, F., Vital, P.：What aspects of autism predispose to talent? Autism and Talent. Oxford University Press, Oxford, pp. 29-40, 2010.

22）Harms, M. B., Martin, A., Wallace, G. L.：Facial emotion recognition in autism spectrum disorders：A review of behavioral and neuroimaging studies. Neuropsychol. Rev, 20；290-322, 2010.

23）石坂好樹：自閉症とサヴァンな人たち——自閉症にみられるさまざまな現象に関する考察．星和書店、東京、2014.

24）James, I.：Asperger's Syndrome and High Achievement：Some very remarkable people. Jessica Kingsley Publishers, London, 2006.

25）Kamio, Y., Inada, N., Moriwaki, A., et al：Quantitative autistic traits ascertained in a national survey of 22 529 Japanese schoolchildren. Acta. Psychiatr. Scand., 128；45-53, 2013.

26）神尾陽子：自閉症の対人認知研究の動向——顔研究からのレッスン．精神医学、46；912-923、2004.

27）神尾陽子、Wolf, J., Fein, D.：高機能自閉症とアスペルガー障害の児童青年の潜在的な表情処理——表情は認知をプライムするか？　児童青年精医と近接領域、44；276-292、2003.

28）狩野博幸：若冲——JAKUCHU．角川ソフィア文庫、東京、2016.

29）同書、pp. 211-215.

30）Khan, S., Michmizos, K., Tommerdahl, M., et al：Somatosensory cortex functional connectivity abnormalities in autism show opposite trends, depending on direction and spatial scale. Brain, 138；1394-1409, 2015.

31）Lai, M. C., Lombardo, M. V., Chakrabarti, B., et al：Subgrouping the autismìspectrumì：reflections on DSM-5. PLoS. Biol, 11, 2013. https://doi. org/10.1371/journal.pbio. 1001544（Accessed Sept 20, 2018）．

32）Lombardo, M. V., Chakrabarti, B., Bullmore, E. T.：Atypical neural self-representation in autism. Brain, 133（Pt2）；611-624, 2010. https://doi. org/10.1093/brain/awp306（Accessed Sept 20, 2018）．

33）Lombardo, M. V., Baron-Cohen, S.：Unraveling the paradox of the autistic self. Wiley. Interdiscip. Rev. Cogn. Sci, 1；393-403, 2010. https://doi.org/10.1002/wcs.45（Accessed Sept 20, 2018).

34）宮崎法子：花鳥・山水画を読み解く――中国絵画の意味．角川書店、東京、2003.

35）同書、pp. 106-121.

36）同書、pp. 194-220.

37）森三樹三郎：老子・荘子．講談社学術文庫、東京、1994.

38）仁平義明、神尾陽子：自閉症者の「並外れた才能」再考．心理学評論、50；78-88、2007.

39）王耀庭（桑童益訳）：中国絵画のみかた．二玄社、東京、pp. 18-21、1995.

40）Overskeid, G.：Power and autistic traits. Front. Psychol, 7；1290, 2016. https://doi. org/10.3389/fpsyg. 2016.01290（Accessed Sept 20, 2018）．

41）佐藤康宏：もっと知りたい伊藤若冲［改訂版］――生涯と作品．東京美術、東京、2011.

42）Silverman, S.：Was Dr. Asperger A Nazi? The question still haunts autism. http://www.npr.org/ sections/health-shots/2016/01/20/463603652/wasdr-asperger-a-nazi-the-question-still-haunts-autism（Accessed Sept 20, 2018).

43）Singer, J.：NeuroDiversity：The Birth of an Idea. Judy Singer, Kindle Edition, 2016.

44）Spehar, B., Clifford, C. W. G., Newell, B. R., et al：Universal aesthetic of fractals. Computers & Graphics, 27；813-820, 2003.

45）高階秀爾：増補 日本美術を見る眼――東と西の出会い．岩波現代文庫、東京、pp. 10-14、2009.

46）Takesaki, N., Kikuchi, M., Yoshimura, Y., et al：The contribution of increased gamma band connectivity to visual non-verbal reasoning in autistic children：A MEG Study. PLoS One, 11, 2016. https://doi. org/10.1371/journal. pone. 0163133（Accessed Sept 20, 2018).

47）Taylor, R. P., Micolich, A. P., Jonas, D.：Fractal analysis of Pollock's drip paintings. Nature, 399；422, 1999.

48）Taylor, R. P.：Pollock, Mondrian and Nature：Recent scientific investigations. Chaos and Complexity Letters. 1；29-44, 2004

49）Taylor, R. P.：The facts about Pollock's fractals. https://blogs.uoregon.edu/

richardtaylor/2017/01/04/the-facts-about-pollocks-fractals/(Accessed Sept 20, 2018).

50) Toichi, M., Kamio, Y.：Paradoxical autonomic response to mental tasks in autism. J. Autism. Dev. Disord, 33；417-426, 2003.

51) 辻惟雄：若冲. 講談社学術文庫、東京、2015.

52) 同書、p. 340.

53) 同書、p. 196.

54) 同書、p. 194.

55) 同書、p. 312.

56) 辻惟雄、山下裕二：21 世紀の若冲――書き換えられる日本美術史. ユリイカ、41 (14)；66、2009.

57) 辻惟雄、小林忠、狩野博幸ほか：若冲ワンダフルワールド. 新潮社、東京、p. 28、2016.

58) 辻惟雄：美術史家・辻惟雄が語る「伊藤若冲」の人物像. 美術手帖. 68；17、2016.

59) Uddin, L. Q.：The self in autism：An emerging view from neuroimaging. Neurocase, 17；201-208, 2011.

60) Williams, D.：Theory of own mind in autismevidence of a specific deficit in self-awareness? Autism, 14；474-494, 2010.

61) Williams, D.：Nobody Nowhere：The extraordinary autobiography of an autistic girl. Doubleday, London, 1992.（河野万里子訳：自閉症だったわたしへ. 新潮社、東京、1993.）

グレン・グールドの病跡、リズム論への寄与、
演奏史上の位置

津田　均

Ⅰ．はじめに

　グールドは、デビュー時のバッハ　ゴールドベルク変奏曲のレコード演奏が大ヒットし、数年の短期間をツアー・ピアニストとして過ごしたが、その後はスタジオにひきこもり、メディアを通してのみ演奏を発信し続けた演奏家で、数々の奇矯とも言えるエピソードでも有名なピアニストである。グールドを扱った書物は次節でも扱うように非常に多く、資料も多いのであるが、グールド的な演奏の特徴そのものを彼の精神病理に直接結びつけた論考は意外にないのではないかと思われる。本稿では、そのことを、特にグールドの演奏のリズムに注目して行いたい。それと同時に、グールドの演奏史上の位置について試論を付け加える。

　ここでは、その試みを、グールドについてのいくつかの問いを呈示することから始めることにしたい。

Ⅱ．グールドをめぐる問い

　グレン・グールドには、いわゆる通常の意味で「偉大な」演奏家に向かって投げかけたくなる問いとは性質の違った問いを投げかけたくなる要素がいたるところにある。ここでは、まず、そのような問いをあげることによって、本論の病跡学的－精神病理学的問題意識と、芸術史的、哲学的問題意識を明らかにする。

　なお、芸術史と述べたが、実際に触れるのは演奏史である。しかし、グールドは、あえて芸術史と呼びたくなるような広範な問題にかかわっていると考えられる。また、哲学史的問題意識と述べたものの中心は、具体的にはリズム論である。しかしそれは、美学的裾野、精神病理学的裾野を持ち、後述するように哲学にも通じる問題を孕んでいると考えられる。以下にいくつか問いを列挙してみる。

（1）グールドはなぜ、その死後ますます人を惹きつけるのであろうか。

　録音技術の誕生爾来、死後も繰り返し愛聴される演奏家は数多い。グールドの演奏の虜になる人が少なくないということだけならば、それは、ピアニストとしてのグールドの偉大さを示しているだけのことであろう。しかしグールドについてはそれ以上のことが沸き起こり、それはまだ継続している。すなわち、グールドの残した録音、彼が語ったもの、執筆したものは、網羅的に集められ、公開、公刊されていく。グールドについての研究書、及びそれに類するものは、ますます数を増している。本邦にも、宮澤[29]、青柳[1]の著書があり、研究の水準は非常に高い。その青柳の言葉を借りるならば、関連するDVD、図書などの出版数という点で同水準のピアニストと比べた場合、グールドは「一人勝ち」なのである。このことは、グールドが、特異的に人を惹きつける存在であったことを示すと同時に、多くの人がグールド自身とその周辺をつぶさに調べ上げながら、そこに自分の思索、発見、解釈を投げ入れたくなるような存在であったことを示していると言えるだろう。単なる演奏水準以外の何かが広範な人々を魅了し続けている。

　ところで、その遺稿が詳細に調べ上げられ、やがては全集が出版され、徐々にその人とその人が残したものについての研究書が積み上げられるようになる人たちが存在する。そのような人としては、まず、作曲家、文学者をあげなくてはならないだろう。実際青柳は、グールドの修行時代の録音を分析する機会を得ながら、それを、文学評論の常套手段になぞらえている。しかしここでは、そのような人の例として哲学者を考えてみようと思う。偉大な哲学者もやはり、本人が意図している、していないにかかわらず、自分の思索の跡と自分自身を後世に研究の対象として差し出す存在だからである。そこで次の問が立てられる。

（2）グールドに哲学者と類似の側面があるとするならば、その場合、なぞらえられる哲学者は誰かいるだろうか。

　このときに筆者の念頭には、いくつかの観点から、ヴィトゲンシュタインがあがってくる。

　その理由のひとつが、病跡学的－精神病理学的に見たときに両者に共通する特徴である。既存の診断範疇を当てはめるならば、この2人には共通に、分裂気質論から考えなければならない側面と、ASD（自閉症スペクトラム障害）から考えなければならない側面が重なりあっていると考えられる。この重なりは、一般精神医学的にもこの二側面の関係をどのように捉えるべきかが論争の中にあるだけに、もちろん本稿で扱う範囲からこの精神医学上の重要問題に大きな貢献ができ

るわけではないが、注目に値する。

　簡単にこの２つの疾患範疇の関係について文献を振り返っておくと、タンタム[44]は、成人の対象を調査し、分裂病質（schizoid）と、ASDの対人関係異常とは異なるという見解をとっている。これは、奇矯さ、あるいは孤立傾向を持つグループに対する調査において、ほぼクレッチマーの分裂気質に由来する質問紙における分裂気質傾向と、発達障害の問題である幼少期の、言語の障害、非言語的コミュニケーションの障害、同じ動作の過剰な使用などの項目の間に相関関係がなかったことが、根拠になっている。一方でウォルフとチック[48]のように、アスペルガー障害とシゾイドパーソナリティ障害を同一視した論考もある。アスペルガー障害であるゆえの天才が存在するとして、６例の病跡を編んだフィッツジェラルド[11]は、「単純型スキゾフレニアや潜在性スキゾフレニアという用語は、今日ではアスペルガー症候群と呼ばれるであろう病態に、かつては公式に用いられていた」とまで述べている。

　しかし、結論を先取りすることになるが、本稿で筆者は、アスペルガー[6]が記載した種類の症例は、統合失調症はもちろんのこと、クレッチマーの分裂気質とも、あるいは英国精神分析の伝統の上にあるスキツォイドとも異なった要素があり、ここにあげたグールド、ヴィトゲンシュタインの２人は、ASDの観点、分裂気質の観点の両者から探るべき問題を抱えていたと考えている。

　わざわざ本稿でヴィトゲンシュタインを参照するのには理由がある。フィッツジェラルドは、ASD圏の天才には熱狂的に人を惹きつける一群があることを主張していて、ヴィトゲンシュタインとヒトラーを例にあげている。しかし、これはさらなる検証を要する主張だと思われる。その理由の１つは、ヒトラーのASD圏診断[12]がそれほど確実なものとは思われないことにある。（これに対してヴィトゲンシュタインの方は、何といってもその伝記記載[46]が明らかにASDに属すると考えられる同胞がいることを示しているので、診断の妥当性はヒトラーより高い。）しかも、一般の臨床では、ASDの人は、その人と付き合うのが難しい人として身近に事例化することなどはあっても、多数の人を熱狂させるという形で注目されることはまずないと言ってよいだろう。

　しかし、本稿で筆者は、分裂気質的側面とASDの病理を合わせ持つ人が熱狂的な崇拝者をその周囲に作り出すことは、やはりあると考える。けれども、そう主張するためには複数例が必要である。一般に、精神病理学的記述においては、現在主流の多数例の実証研究と異なり、少数例、場合によっては１例から病理の本質を抽出する方法論が許容されているし、特に病跡学の論文はその本性からし

て、1例のみを扱う手法が前景に立つ。しかしやはり、1例から精神病理学的主張を抽出しようとする場合、多数例に通用しない断片を取り出してしまう危険が伴うことも否めない。中安[34]は、1例から論を展開することと2例から論を展開することでは意義がまったく異なることを主張している。2例があればそこに共通と差異が生じ、その共通部分を抽出することが、1例に沈潜するより蓋然性に富む議論となるからである。

　ここで第1の問いにかえるのであるが、グールドには、ヴィトゲンシュタイン同様に、死後も多くの人を熱狂的に惹きつけてやまないという特徴がある。また、これからも述べるように、グールドとヴィトゲンシュタインには類似点が少なくない。そうであるならば、ASDの病理の本質を持つ人の中に、あるいはASDと分裂気質が共存しているような病理を持つ人の中に、日常出会うASDの人からは想像できないような、人々に熱狂を喚起する人がいると主張できる可能性が高まるであろう。したがって、もうしばらくヴィトゲンシュタインを同伴者としてグールドについて問いかけることを続けたい。

　もちろん、グールドもヴィトゲンシュタインも、ありきたりの症例記述が届かずそれを超え出る存在である。その超え出た部分にこそ彼らの独自性と影響力があるのかもしれず、診断的議論を芸術論や哲学に持ち込むことは、特に芸術学、哲学プロパーの人たちには忌避されるかもしれない。しかし本稿では、なるべくその結びつきに踏み込もうと思う。

　以下、いくつか2人の共通点をあげてみる。

　まず、グールドもヴィトゲンシュタインも「独身者」だった。性愛的側面について言えば、グールドが一時ある作曲家の妻と親しくしていたことが知られている[14]。ヴィトゲンシュタインはヴィーンで粗野な若者と同性愛的接触をしていたと伝えられる。また同僚スキナーとの間には同性愛関係があったようである[47]。しかし、二人とも、性嗜好云々を言う前に基本的に単独生活者であったと言えよう。

（3）グールドは演奏家の系譜上で特別な位置を占めるのか。そうだとしたら、
　　　どのような位置か。

　この問いに答える際にも、今しばらく同伴者としてヴィトゲンシュタインを参照する。二人とも、明確な伝統から出現したわけではなく、師弟関係の中から文化的土壌を吸い上げたというところに乏しい。

　ヴィトゲンシュタインは、いきなりフレーゲに相談し、ラッセルの門を叩き、自らの思索を始めた。彼はケンブリッジの教授職に一時あったのだから、当然弟

子筋はいた。しかし、弟子への態度はときに奇矯であり、大学で哲学の教職に就くのは最悪のことだからと肉体労働者になることをいきなり勧めたこともある[25]。たしかに、ヴィトゲンシュタインにはキャリアの開始時にラッセルという大きな庇護者がいた。しかしいずれにせよ、ある系譜の哲学の教養をふんだんに吸収してその延長線上に現れた学者でないことは間違いない。

　グールドには2人の師がいた。母と、19歳まで師事したゲレーロである。ゲレーロはチリ出身でトロントに移住した優秀なピアニストであり、グールドは彼から多くのものを得ている。後にグールドの重要なレパートリーとなるシェーンベルクを紹介したのもゲレーロであり、グールドの代名詞とも言うべきゴールドベルク変奏曲もゲレーロのもとで習得したらしい。グールドの読譜法は、視覚的にすべての楽譜を頭に焼きつけた後に指にのせるというものであるが、これもゲレーロに勧められた。グールドは難曲を見事に初見で弾くことができたが、楽譜を短時間で頭に入れ、すぐに暗譜で弾くこともできた。しかしグールドは後年、ゲレーロからの影響を自分で認めなくなる。このこと自体はグールド一流のスタンスなのかもしれない。それでも、グールドが、ある文化的土壌、伝統的奏法といったものを色濃く吸収して現れた存在ではないということは言えるであろう。（グールドの場合は、そのことにさらに、あたかも自分を導き自分に影響を与えた師などいなかったかのように自分を人々に見せようとしたという特徴を付け加えるべきかもしれない。）また、グールドは、講演する、ライナーノートを書くといったことを好み、ラジオ番組も定期的に製作していたが、他の人を教育するということはなかった。

　したがってグールドとヴィトゲンシュタインには、濃厚な伝統の上に現れたわけではないというところが、共通しているだけではない。後続に大きな影響を与えていながら、自分が新たな動きの牽引者となったわけではないというところも共通している。確かに、その後の分析哲学が、ヴィトゲンシュタインが立てたような問に、ヴィトゲンシュタインがとった方法と類似の方法で取り組んでいる。影響は決定的である。しかし、ヴィトゲンシュタインがある学派を率いたわけではない。同様に、グールド以降の、特にバッハを主要レパートリーに入れているピアニストは、何らかの意味でグールドの影響を受けているか、意識しており、この点で影響は決定的である。しかし、グールドがある演奏法上の流れの先陣をきり、後がそれを吸収したとは言えない。それではグールドの前後で何が生じたか、このことは別に考察しなければならない。いずれにせよ、伝統に対するこのような交わり方は、高機能のASD圏の人の特徴、あるいは分裂気質の人の特徴

を反映している可能性があろう。

（４）カリスマ性とアノニミティへの欲求この点でもヴィトゲンシュタインとの
　　類縁性を継続して考える。

　この両方を体現したという点では、ヴィトゲンシュタインの方が筋金入りである。彼は第一次大戦で無名の兵士として働き、その後一時、一介の小学教師となった。一方でケンブリッジにいたときは、カリスマだった。多くの学生がヴィトゲンシュタインの口調に感染し、模倣したと言われる。しかしヴィトゲンシュタインは自分の哲学を追求するために、教授職を捨て、再び独居する（一時は弟子のマルコムのもとに身を寄せ、アメリカで過ごした）

　グールドも孤独を好み、実生活での社交を嫌った。彼は、ルービンシュタインとの対談[40]で自分の気質を吐露している。ルービンシュタインが、自分が比較的年長まで結婚せず演奏旅行をしていたので、ホテル（一流ホテルのことと推測される）のサービスを好むと言っているのを受けて、グールドは、アノニミティが尊重されるモーテルを好むと言っている。またメディアこそがアノニムな芸術活動を可能にすると別の所で語ってもいる。

　またグールドには、「北」への思いがあった。それは、彼のラジオ作品（人の語りが対位法的に交わる作品）「北の理念」に結晶している。実際トロントより北に滞在してみたことがあり、そこでは都市のように人々が上昇を目指さないことを賛美している。一方、ヴィトゲンシュタインは、彼が特別に「北」を意識していてのことかどうかは明らかではないが、一時ノルウェーへの単独移住を敢行したことがよく知られている。

　メディア時代にメディアを存分に活用したグールドは、ヴィトゲンシュタインのように、アノニムになったり表舞台に出てきたりということを繰り返すことはなく、その必要もなかった。実生活では自分を孤独に置きつつ、メディアで目立つグールドを発信し続けた。演奏会のステージは好まなかったが、ゴールドベルク変奏曲デビュー録音の際の奇矯な行動（後述）を取材されることは厭わなかった。演奏会から引退してからは録音スタジオにひきこもったが、グールドにしかできないやり方で、録音、ラジオ番組、執筆などにより、大衆、専門家を挑発し続けた。メディアの外でグールドがアノニムであることを好んだとしても、メディアでは、グールドはグールドを晒し続けた。この点でも、カリスマ性を持ちながら自らがアノニミティを求めるところはグールドとヴィトゲンシュタインに共通であるとは言え、自己を演出し続けるという要素はグールドの方にしかなかったという点が違うと言えるかもしれない。

ところで、後により詳細に触れるように、グールドには、グールドと聴いてすぐわかる特徴的なリズムがある。また、特に演奏中に片手があいたときに、痙攣的なしぐさでもう一方の手で演奏を指揮するような動作をすることが多く、特に初期にはステージ上のマナーの悪さとして批判の対象となったこの動作は、精神医学的には、緊張病的、衒奇的と記述したくなる種類のものである。そこで、次の間が生じてくる。

（5）グールドの精神運動の特徴はどのようなものだったのか、それは彼の演奏にどう現れたのか。

　このことを見るためには、グールドのリズム論に踏み込むことになるが、それはまた、音楽一般において、また人間にとってリズムとは何なのかと問う機会を与えてくれる。これは本論での考察の主要テーマとし、後に詳述する。

　ただし、この間には、次の間も付随してくる。

（6）グールド的なリズムはいつでも彼の演奏に現れていたか。

　いくつかの代表的、有名な録音については、この問いへの答えは肯定的である。特に主要レパートリーであるバッハの一部についてはそうである。ところが、そのようなリズムを感じさせない名演も多く存在する。このことが、衒奇的に独特の抑揚で話す統合失調症患者もつねにそのようにしゃべるとは限らないし、自閉症患者に自閉症的な振る舞いや発語が常に現れるわけではないことに対応しているといったら、あまりに拙く一般臨床例との間に橋をかけ過ぎているだろうか。とにかく、グールドのトレードマークといってよいリズムの聴かれないグールドの名演は、特に若いときの演奏に多く存在するのである。

　最後に以下の問をあげておく。

（7）グールドの文化史上の位置は、メディアの時代の出現と結びつけてよいのか。

　グールドは、ステージ上で演奏家と聴衆が闘争しなければならないことを嫌悪し、メディアを擁護し、演奏会の消滅を予言した。その予言は実現したわけではない。しかし、それにもかかわらず、グールドの時代を境に、演奏において何かが変わったようにも思われる。そこには、グールドがメディアを最大限活用したというような説明ではすまない問題があるのではないか。この問いにもあとで立ち戻ることにしたい。

Ⅲ．グールド・プロフィール

（主にフリードリック[13]によるが、オストワルド[35]、宮澤[29]、青柳[1]、その他も参考にした。）

1932年毛皮商人のバートと音楽教師（ピアノと声楽）フローレンスの間に生まれる。母は作曲家グリーグが縁戚にいる。グールドは母が何回も流産したあとにできた一人っ子。母は、グールドが胎内にいたときから音楽をきかせていたらしい。演奏家に育つことを夢見ていたのだろう。この母はまた、強いピューリタン精神の持ち主で、自分の弟子が1音たりとも間違えることを許さなかったといわれる。グールドはこの母と親密だった。父は、グールドにモーターボートの運転を教えたり、後には、グールド用の低くて傾くピアノ椅子を作ってあげたりしている。グールド自身は、「鍵盤のエクスタシー」と言っているほど指はまわったが、日常生活はひどく不器用だったらしい。また、車の運転を好んだにもかかわらず、注意欠陥障害のようなところがあって、よく車をぶつけ、周囲の人が手をうって示談にしていた。（運転中にマーラーをかけていて、そのうち両手で大きく指揮を始めてしまうということもあったようである。）

はじめに、診断学的に決定的な意味を持つかもしれない記載を記しておこう。オストワルドによれば、グールドは赤ちゃんのとき、とても静かな赤ちゃんでハミングをするが泣くことがなく、また手をひらひらさせる動きをしていたと父親が語っていたという。精神科医であるオストワルドは明らかに、自閉症圏の病理の存在をこのエピソードからうたがっている[36]。

グールドの教師は、はじめは母であったが、11歳からゲレーロに師事する。グールドはゲレーロとのレッスンにおいて自分の考えを決して譲ろうとしなかったが、ゲレーロはグールドの性格を見抜いたうえで、うまく教えた。

幼少期のグールドは、名ピアニストの実演、録音を聴いたとき、その演奏家に自分がなりきってしまうような心酔を何度か経験している。それ自体は普通の音楽の学生によくある話であろうが、後年、少なくとも20歳前後にはすでに自分のスタイルを確立していて、しかも自分の有能な教師の意見に頑固に耳を傾けないことも少なくなかったグールドというものを考えると、興味深いエピソードである。心酔の対象は、ホフマン、シュナーベル、一時期、まったく自分と異なるタイプと思われるホロヴィッツも意識した。

12歳、トロント音楽院にすでに入学していたグールドは、子供を天才児扱いしないという両親の意向で、地元のパブリックスクールに入学するが、案の定仲間

にはいれなかったらしい。分裂気質の人やASDの素質を持つ人は、この時期に同性仲間を（まして異性のパートナーを）作るのが苦手で、いじめの対象や、今風に言うと「いじられる」対象になりやすい。誰かがグールドに雪の玉を投げたところ、グールドは動きもせず、それを拾おうともしなかったというエピソードが残っている。

パブリックスクールでは、教師が、グールドの作文を「才走っている」とした。その文体は教師仲間の羨望をかったのである。今日われわれはオストワルドの伝記から、そのペダンティックな文章を実際に読むことができる[37]。後年グールドは好んで、自分のレコードのライナーノートを書いたり、評論を発表したりするようになる。その文体は、われわれに、グールドの思考の綾を読み解く楽しみを与えてくれるものとして、ポジティヴに評価することができると筆者は思う。（しかし、グールド伝を書いたフリードリックはこの成人後の文章を評価していない。確かに、ASD圏の病理として言われるほどのものではないにしても、文章がペダンティックにすぎるという見方はあり得よう。）グールドは13歳で初の公開演奏会を行い、また、ベートーヴェン ピアノ協奏曲第4番の第1楽章をトロント音楽院交響楽団と共演した。14歳から18歳まで、トロントで何度かリサイタルを開いている。

19歳のときにゲレーロから独立。神童ピアニストとしても比較的早い独立である。（完全に成人しても師と行動をともにしているキーシン、師でもあり妻でもあった人の死のあとしばらく演奏活動を中止していたポゴレリッチなどのことを思いうかべると差が際立つ。）グールドは両親の別荘で練習を開始する。マイクロフォンを通して自分の演奏を録音し、聞き返すことで練習をしていた。

22歳のとき（1955年）、参謀もつき、アメリカ・デビューが計画された。まず、ワシントンでリサイタルが計画された。プログラムは、バッハのパルティータト長調、三声のシンフォニアから5曲、ベートーヴェンのソナタ作品109、ヴェーベルンの変奏曲作品27、ベルクのソナタ。批評家から絶賛された。次のニューヨークのタウン・ホールでのリサイタルには、夭折したリパッティのようなピアニストを探していたコロンビア・レコードのディレクター オッペンハイムが来るように采配されていた。オッペンハイムはすぐにグールドと専属契約を結んだ。グールドはデビュー録音として希望するものを尋ねられ、ゴールドベルク変奏曲をあげる。会社側は難色を示したが受け入れられた。このデビュー録音のときのエピソードは有名で、6月10日から16日に行われた録音に、グールドは真冬のような厚着をし、タオルの束、ミネラルウォーター、薬瓶などをもって現れた。この様子はプレスに公開され、格好の宣伝となった。デビュー録音はすぐに

ベストセラーになった。このような形で世界に自分が発信されることを、グールドは拒まなかった。

23歳には自作の弦楽四重奏曲を初演し、出版、グールドは演奏活動で金を貯めたら作曲活動に専念したいと考えていたが、作曲家として大成することはなかった。後にグールドは、すべての作曲家にはその人にしかない語法、内面の泉があるが、グールドにはそれがないことを、レナード・バーンスタインから指摘され、グールド自身がこのことを率直に認めている。

このときから32歳までが、グールドがコンサートピアニストだった時期であるが、1963年にはもうあまり演奏会を開いていないので、30歳までの数年間がツアーの時期だったということになる。しかも（精神的にも肉体的にも）頑健とはいいがたいグールドにとってはつらい期間だったようである。

24歳のときのソ連デビューは、当時ソ連で受け入れられていなかった新ヴィーン楽派をプログラムに入れているが大成功だった。モスクワでもレニングラードでも、前半は人がまばらだったが、この国には、前半が良い演奏だと長い休憩時間に聴衆が友人に電話をかけ、会場に来るように誘う習慣があり、プログラムの後半は満員となり、終演後拍手はなりやまなかった。引き続いてベルリンでカラヤン・ベルリンフィルとベートーヴェンの第3協奏曲を協演。グールドはカラヤンとは合うと感じたらしい。その後のヴィーンでのリサイタルも成功をおさめた。

しかし翌1958年には心身の状態の不安定さがすでに出始めた。このあたりの事情は、青柳が、コンサートツアーをする身の過酷さという観点から共感を持って描いている。北米旅行では演奏の質が安定せず、ヨーロッパでは9回コンサートをキャンセル。高級ホテルにこもって治療を受けた。この年の演奏会数は38回と少ない。

青柳はこの年のカラヤンとのバッハ ニ短調協奏曲第1番の演奏で「事故」が起きたと書いている[2]。グールドが1拍早く入ってしまった。グールドが初年の成功の絶頂から徐々に不安定になっていったことの徴候として、青柳はこの出来事をとらえている。フリードリックが、このときのことを振り返ったグールドの原稿を引用している[15]。「私は顔をあげ、カラヤンを見た。いや見たと思ったのだ、彼のアップビートの空振りを。そして4分の3秒あと、彼の腕の軌道がいちばん底をはっきり描いたとき、私は入った。——私だけだ——。カラヤンにとっ

てアップビートはダウンビートを意味し、逆も真なりだったのだ。」註1)

1959年には、グールドは54回の演奏会をこなしている。ロンドンでは、ベートーヴェンのピアノ協奏曲全曲シリーズのうち、第5番「皇帝」のみをキャンセルしている。ザルツブルク音楽祭でも2回キャンセルをしているが、かわりに開いた演奏会は録音が残っていて、名演である。曲目はスウェーリングの幻想曲、シェーンベルクの組曲作品25、モーツァルトのソナタK330、ゴールドベルク変奏曲。グールドは1個の音楽作品にはパルスがなければならないということを語っていて、宮澤32)は、2度目の録音のゴールドベルク変奏曲で、どのようにパルスが全曲を統一しているかを分析している。「パルス」は、グールドの音楽のリズムの問題を考えるうえで重要で、このときのモーツァルトK330もパルスに貫かれている。なお、メトロノームどおりにひけば誰でも一定のパルスを作れそうに思えるものだが、そうはいかない註2)。

8月にはルツェルン音楽祭に風邪で高熱だったにもかかわらず、グールドにしては珍しくキャンセルせずに出演、バッハの協奏曲第1番をカラヤンと共演する。

精神病理学的エピソードはこの年の12月8日に起こる。スタインウェイの主任技術者に親しみをこめて肩に手を置かれたグールドは、それに抗議する。グールドは同じ頃、両親の家を出て一人で住み始めるが、「窓から光を差し入れ、奇妙

註1）この事情は、指揮者の振りと実際の音の入りの関係に通じていないとわかりづらい。基本的に指揮者は、振りあげることによって音の入りを（テンポ、ニュアンスなどとともに）指示し、一番指揮棒が下がったところで楽員が音を出す。アマチュアの合唱団の演奏時などでは、下がりきらないうちに音が出ていたりするが、それでは、指揮者は合唱に操られた人形になってしまう。ところで、実際に一番下に振り下がったところでつねに音が入るかというと、特にヨーロッパ系のオーケストラではそこからさらに遅れて音が出てくることが多い。指揮者の棒が降り切ったのをみてからおもむろにオーケストラが音を出すという感じである。カラヤンはこの「遅れ」がかなり長い指揮者に属する。それがほぼ1拍分の長さになっていたので、アップビートはダウンビートを意味し、逆も真ということになっていたものと思われる。実際、たとえばカラヤンが指揮をしている映像を見ると、カラヤンの腕が音楽にかなり先んじて宇宙遊泳しているように見える。なお、グールド自身が左利きのままマーラーを指揮した映像も残っている。そこでもこの「遅れ」は少しあるが、カラヤンのものよりはかなり短い。

註2）青柳3)はこのモーツァルトの演奏の見事さに触れながら、「2拍子のパルスを頑固に守ることもなく」と評しているが、この初期の演奏からもグールドの意図しているパルスの継続は十分聞き取れるように思われる。

な音をたて、こちらに何やら信号を送ってくる。自分について話しているのが聞こえるが、何か法に触れるような仕事をしているところではないだろうか」と語ったらしい[4]。肩を叩かれて2ヵ月ほどしてから、「左手の4と5をつかさどる神経が圧迫され、しかも炎症でも起こしたのか」と書き送っている。1960年4月から9月まで休演。スタインウェイに30万ドルを要求する。スタインウェイは当然腑に落ちなかっただろうが、これを支払っている。

　しかし、その後グールドはコンサートに復帰した。そして名盤の誉れ高い、ブラームスの間奏曲を録音している。「窓から云々」のような明らかに病的な体験を示唆するエピソードはその後ないようである。

　ブラームスの間奏曲は坂本龍一が「墨絵のよう」と言って高く評価している。もっとも「墨絵のよう」とはグールドの演奏によく使われる表現で、グールド自身が、コントラストの強い色は嫌いで、グレーを好んだ[41]。この間奏曲は、ブラームスが老いを意識し、引退を考えたのち再び作曲を開始した頃の曲で、老境にはいり始めた作曲家の回顧的リリシズムがespressivo（表情豊かに）の指示のもとに際立っている。グールドの演奏は、そのような質とはいささか異なっているかもしれないが、暗闇の中から静謐な光を湛えた音がこちらをじっと見つめているような佇まいに息をのむ。グールドの演奏についてよく言われている対比法強調癖、副旋律強調癖も、あざといところなどない。（なお対位法強調癖には、グールドが左利きだったことも影響していると考えられる。）いわゆるグールド的リズムもない。

　対人関係が苦手なグールドは、共演が問題となる。急に突飛な解釈を持ち出し、これでなくてはやれないと先輩演奏家に迫ることはしばしば生じた。バーンスタイン、ニューヨークフィルとの1962年のエピソードは有名である。ブラームスのピアノ協奏曲第1番は3夜演奏されたが、1夜目に、バーンスタインは、グールドと解釈の一致に至らなかったという異例の演奏前スピーチをしている。これはユーモアにあふれたスピーチで会場が沸いている。では、グールドはなにゆえにある解釈にこだわったのか、これは後に検討する。

　グールドに対人関係において奇妙なところがあることは、33歳のとき、エリザベート・シュワルツコップとリヒャルト・シュトラウスの歌曲を録音しようとしたときのエピソードからもうかがえる。グールドは前期ロマン派を弾かないが、後期ロマン派は愛していた。その中でブルックナーとマーラーはピアノ・ピースを残していないので、ピアノ曲を書いたのは、ドイツ語圏ではほぼR.シュトラウスに限られる。R.シュトラウスはグールドの重要な守備範囲だった。グー

ルドは歌えない高い温度に部屋の暖房を設定したまま一人で伴奏を弾き続け、エリザベートはそのまま立ち去らざるを得ななかったらしい。オフィーリアの歌３曲のみがリリースされた。

　グールドは結局生演奏からは降りる決心をし、スタジオにひきこもって、定期的なラジオ番組の制作とそこでの演奏、さらに正規録音の制作を続ける。

　35歳時ラジオ・ドキュメンタリー「北の理念」オン・エア。グールドはひどい厚着だったが、「北」を愛していた。この作品は、何人かの人がそれぞれの北への思いを語りその語りが対位法的に重なる、不思議な、人の語りの対位法ラジオ作品である。

　37歳時ラジオでショパン（第３ソナタ）とメンデルスゾーンを弾く。ショパンの演奏は若いときのものとくらべかなり奇妙なものだったらしい。グールドはショパンに婉曲な留保を述べ、メンデルスゾーンを愛すべき作曲家と述べている。

　41から42歳、フランスからモンサンジョンのグループが訪れ、グールドを撮影、グールドの名はフランスで一挙に関心をもたれる。母フローレンス83歳で死去。

　45から46歳、手に原因不明の障害を生じた。医者にかかるのが基本的に嫌いなグールドは、症状を克明に記載しながら、自己療法をおこなった。どのような障害で、どのように治ったのかを医学的にその記載から読み取ろうとしても困難なようである。その後ハイドンのピアノソナタを皮切りに録音を再開した。

　48歳時、ゴールドベルク変奏曲を再録音し、その様子を録画、ラジオでグールドが愛していた「草枕」の一部の英訳を朗読、これを20世紀小説の最高傑作のひとつと評価している。

　1982年、トロント交響楽団の楽団員を集めてヴァーグナーの「ジークフリート牧歌」を指揮し、録音。９月、リヒャルト・シュトラウスのソナタを録音、満50歳の誕生日の２日後、脳卒中で死去。しびれと頭痛を訴えたが救急車を嫌い、友人の車で病院へいった。そこの、重症患者を何人も診ている看護婦は、グールドが病院で非常に落ち着いていたと述べている。トロントでの追悼式には3000人が参列した。

224 第3部 自閉症スペクトラムの創造性

IV. 診断的議論

1. 診断的議論の前提

　病跡学はつねに困難と多少のいかがわしさにつきまとわれている。人生の途上で明らかに典型的な病型の発病をしたという場合には、診断的議論に問題は起こらない。しかし、病型が非定型であったり、顕在的発症は免れていたりして、いつまでも論争の決着がつかない例の方が、病跡学の対象としては多数派といってよいかもしれない。しかもあまりに典型的な病型を示した例は、かえって病跡学的関心を惹かなかったりする。

　たとえ明らかな病期がなくても、気質、性格、人生行路のレベルでの探究が臨床精神医学的意義を持つことがある。クレッチマー[24]の天才の心理学も、飯田、中井[19]の科学者の病跡も、サブクリニカルなレベルの気質、人生行路、対象及び社会との関係の議論が大きなウェイトを占めるが、それらは、われわれの臨床を豊かにしている。(それは、精神医学の場合、表面の症候のみを頼りにして診断すると、しばしばかえって過ちを冒すからでもある。)

　本稿でも、このようなレベル、つまりグールドが芸術の中で何かをつかみとり、構築しようとしているところと気質が交差するようなレベルに焦点を合わせることにする。それによって、グールドが提起した問題が、精神病理学的バイアスがかかるにせよ、多少鮮明さを増して見えてくることを期待したい。ASDと分裂気質の両面から診断的議論を行う前に、考慮にいれておかなければならないことがひとつある。それは、グールドが、高年齢の母親から生まれ、幼少期から天賦の才のあることが明らかで、しかもストレスがすぐに身体症状に出てしまい、ヒポコンドリーが常態化したような一人っ子であったということである。はじめに行ったようにグールドとヴィトゲンシュタインを比較して類似性を見るとき、この点は2人の相違点として浮かび上がってくる。確かに、ヴィトゲンシュタイン家の男兄弟2人が自殺していて、ルードヴィッヒ・ヴィトゲンシュタインも自殺という考えに取り憑かれていた。このことについてルードヴィッヒの姉ヘルミーネは、自分の家の男兄弟にはみな弱いところがあると言っている。しかし、これは、ヴィトゲンシュタイン家の男子にかかる、大資産を築いた父の力がいかに強大であったかを示すものであろう。左手のピアニストになったパウル・ヴィトゲンシュタインは右腕を失った後も戦地でぎりぎりのところをくぐりぬけてきている[46]。すでに見たように、ルードヴィッヒにも、グールドにはない野

性の強靭さがある。

2．ASD概念から見た場合

　診断的、精神病理学的側面については、ASD概念の方を先に扱うことにしたい。グールドをASD概念から見た場合、まず、プロフィールにあげた、泣かない、手をひらひらさせる赤ちゃんだったという所見を取り上げなければならない。次に社会的コミュニケーションの相互性の障害を取り上げる必要があろう。頑として自分が決めた「秩序」、「システム」を貫こうとすれば、共演はうまくいかなくなる。バーンスタインとのブラームスの協奏曲の演奏の例がそうであるし、エリザベート・シュワルコップとの間でも、どういう形であったかははっきりしないが共演は一部しか成り立たなかった。若い頃に幽霊トリオ（ベートーヴェン）を演奏したときには、自分よりはるかに先輩のチェリスト、シュナイダーと合わせるのに際し、自分が通常と異なった解釈を呈示し譲らなかったが、シュナイダーも譲らなかったというエピソードがある。このときは、演奏会前に決裂が生じたかというとそうではなく、結局通常の解釈で名演が行われたらしい。

　日常生活に目をむけると、グールドに近しい人はいたが、基本的にグールドとそれらの人の間は、圧倒的にグールドが支配するようなコミュニケーションだったようである。グールドは生活が昼夜逆転していて、夜中に急に長電話をかけ、仕事の発想のことなどを話し続けた。しかし、反対方向の電話は許されていなかった。対人関係でつねに自分の方がコントロールできるようにしていたと言ってよいようである。フリードリック[17]は、グールドのコントロール癖を強調している。より巨視的にみても、グールドには、世界へ向けて演じ、発信して信奉者をコントロールするグールドはいても、世界の、あるいは隣人のメッセージの受け取り手であるグールドは希薄であるという印象がある。グールドは、メディアがアノニマな平等性を推し進めると述べるのだが、グールドとメディアを介した世界との関係を考えると、演じているのか素なのかわからないグールドがグールドを発信していて、世界は一方的にその受け手（聴衆）となっているという非対称性の印象を拭えない。

　その他、グールドには、ときにASDの人が持つような食についての問題があり、そこには常同的なところもあった。コンサートツアーのときには、「心因性の摂食障害」があったと言われていたし、後年スタジオにこもってからの生活では、人工的なビスケットしか食べていなかったのではないかとも言われる。一方地元のレストランでは、もちろん自分で料理をしないという理由もあるだろう

が、同じ時間に同じメニューを毎日のように注文していたという証言がある（ヴィトゲンシュタインにも、マルコムの妻が作ったスイス・チーズとライ麦パンが気に入ったら、ずっとそればかり食べたがったというエピソードがある[26]）。また、過度の厚着を、マトゥセックとマトゥセック[28]は、精神分析的な解釈から弱い自我の防衛としているのだが、もっと即物的にASDの人特有の温度感覚の失調があったと考える可能性も残されている。自動車の運転の際の注意欠陥障害があるのではないかと疑われるような振る舞いも、ASDに合併する可能性のあるものである。

情報処理の問題についても触れておかなければならない。もっとも既存のASDの情報処理についての知見でグールドの情報処理の特徴が解明できるかは疑わしい。明らかなことは、グールドは、技巧的難所にさしかかったときに、近くで大音量の音、（掃除機の雑音のことが多いようだが、他の楽音であったことさえあるらしい）を鳴らすことによって、そこを乗り切るという方法があることを発見していたことである。たとえば、ベートーヴェンの作品109のソナタ（第30番）の第3楽章の難所（六度の上行から三度の上行に変わるところとあるので、第5変奏の図1のところと思われる）を練習で乗り切るのに、ピアノの横に2台ラジオを置き、それを最大音響で鳴らしながら弾くということをしている[16]。

筆者の臨床経験では、ASD圏の人の病理は、情報処理の問題に関しては、情報の同時並行処理が苦手という形で現れることが多い。いわゆる中枢性統合（central coherence）が弱いために、複数の事柄が到来したとき、それを俯瞰する地点に立って、要領よく対処できないためと思われる。中枢性統合の弱さに対抗して言われるのが、ASDの人の局所的情報処理能力の高さであるが、実際に一般臨床群においてその能力が高いかどうかについては定まった知見がないようである[43]。ここからは筆者の（自己の臨床経験からの）推論であるが、ASD圏の人

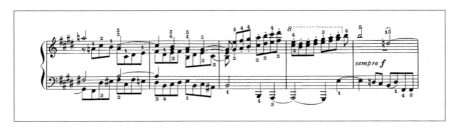

図1　ベートーヴェン　ピアノソナタ作品109第3楽章

の中には、複数の情報を、統合しないままそれぞれ独立に高い水準で並行処理できる人がいるように思われる。もっともこの仮説をもってしてもグールドに生じていたことを説明することはできない。グールドの場合、別の情報（雑音）が入ることによって、目標としている情報（演奏）の処理が「さらに高まる」ということが生じているからである。

　しかし、グールドが複数同時並行情報処理的な回路を持っていたという推論は、彼の別の側面からも推論できるのではないだろうか。グールドの主張に以下のようなものがある。だいたいクラシック音楽をする人は、バックグラウンドミュージックがあらゆるところに流れているような環境を嫌うものである。しかし、グールドは、むしろそれを肯定するようなことを書いている。演奏会が第一の真正な音楽を聴く場所であり、雑踏に音楽は不要というようなヒエラルキーの方を嫌っていて、バックグラウンド（後景）と前景を区別しないことを主張している[42]。これは、演奏会を捨てたグールドの哲学であるかもしれないが、ひょっとすると、そこには様々な情報が一度に入ってくることをむしろ好み、厭うことのない彼の神経基盤のようなものが反映しているかもしれないと筆者は推測する。

3．精神病性のエピソード

　精神病性のエピソードは、すでに触れたスタインウェイの技術者との一件の頃にしかないようである。ただし、一時グールドはある作曲家の妻とつきあっているが、その女性はグールドの「パラノイア的なところ」ゆえに別れたと言っている。

4．分裂気質の観点からみてとれる部分

　筆者は、グールドにASDの側面から見てとれる部分と、分裂気質の側から見てとれる部分が混在していると仮定してきた。本稿で筆者は、本章第2節で述べてきた部分が、グールドのASD圏の病理に対応しているところであると考える。分裂気質の側から考える側面としては、3点をあげる。第1は、たとえばバーンスタインとの解釈のずれに現れたグールドの考え方、男女の性愛的対比を嫌い、楽曲全体をモノトーンな構造物としようとするところである。第2は、自らをプライバシーには立ち入らせないまま公共に顕著に押し出すそのやり方である。第3は、彼特有のリズムが、カタトニックな地平、緊張病性エレメント[45]と呼べる次元を作っているところである。

228 第3部 自閉症スペクトラムの創造性

　第1の点を取り扱うために、彼がバーンスタインとのエピソードなどを通じて公にした方針を考察しよう。グールドは、複数のものの平等で対等な絡み合いが音楽の最良の姿であり、男女の性差を彷彿とさせる対比、華やかな競争、激しい闘争といったものを嫌うという性質を持つ。当然グールドの好む対位法音楽はこの方針に沿っている。ピアノ協奏曲の場合、この方針に沿うものであるためには、ピアノがオーケストラの中に溶け込んでいる必要がある。モーツァルトの協奏曲はそのようには書かれていないので、基本的に対象外になる。これに対して、ベートーヴェン、ブラームスの協奏曲は対象内にはいってくる。ここでさらに次のような要請が加わる。ソナタ形式では第1主題が男性的なものを、第2主題が女性的なものを象徴するというところがあり、それにしたがって、通常演奏のニュアンスもテンポも微妙に変わる。グールドはこれも統一して同じテンポにすることをブラームスのピアノ協奏曲第1番で要求した[38]。このやや奇矯とも言うべき方針を貫こうとした結果が、すでに述べたバーンスタインとのエピソードをもたらした。（なお、グールドには、ヴィトゲンシュタインにとってのラッセルのような庇護者がいなかったと先に述べたが、バーンスタインは、庇護者の一人であったと言えるかもしれない。）後のリズム論でも振り返るが、このように、様々なものの中に男女の性差、対比を読み込み、それを人工的統一をはかることで消し去ろうというところは、分裂気質者としてのグールドが現れたものではないだろうか[註3]。

　第2は、アノニムであろうとする一方で世間に対して実は自己を晒し続けているようなグールドの生き方である。マトゥセックとマトゥセック[28]は、ここに、

　註3）日常生活の自明性[9]は、それが精神病性の事象によって破られたときにはじめてその隠れた存在が際立ってくるような地平にある。各芸術のモードにおいて、たとえば、音楽において絵画において、そのような地平がより具体化して存在していないかと問うてみることには意味があろう。顕在的な統合失調症であったことが推測されるアントナン・アルトーは、彼が「基底材」と呼んでいるものについて述べている。「基底材 subjectile」とは、画家にとって画布という基底を作っているものを意味するが、ほとんどアルトーは造語のようにそれを用いている。デリダ[10]によれば、アルトーはこの基底材を「淫夢女精」と呼ぶ妖しげで性的なイマージュとともに猛り狂うものとして語っている。しかし「基底材」は、通常の人にとっては、その人の画線をそこに落ち着かせ、自らは身をひいているものであるから、ある意味、生活世界における「自然な自明性」[9]のことである。音楽では、自然なリズムが、この自明性の地平に置かれているという可能性は考えてみてもよいであろう。分裂気質者グールドはそこに、自然にというよりは人工的に自分の手で統一を作り出そうという特異な戦略をとっていると考えてもよいかもしれない。

パウル・マトゥセック[27]が呈出している仮説、「統合失調症圏の人は公共的自己に自己愛備給が過剰になされていて、それにより、脆弱な私的自己を遮蔽、保護しようとする」を見ていて、実際にグールドを範例として論じている。確かに、分裂気質の人で、奇矯な自己が広く世間に目立つ人は存在する。マトゥセック[27]によれば、統合失調症圏の人は、このとき、公共的自己が模範的なものを作り続けるわけではない。特上のものが出てきたり、駄作が出てきたりする。彼は、この点が、躁うつ病圏の人が常に一定以上のレベルを維持して世間の評価を裏切らないようにするのと対照的なのだと言う。マトゥセックら[28]はグールドの演奏内容には言及していないけれども、グールドにもこのような記述があてはまるところがある。

　デビューのゴールドベルク変奏曲の次にグールドが録音したのは、ベートーヴェンの最後の3つのソナタだった。数々の大家の名演があり、音楽上のひとつの究極の到達点とされる曲を、いきなり選んだわけである。この演奏には否定的な批評が相次いだ。解釈はいろいろあろうが（たとえば、つねにグールドに好意的な吉田秀和は、この演奏にもかなり高い評価づけをしている[49]）、筆者の感じるところでは、作品109はリサイタルのレパートリーに長く入れていただけに、なかなかのすがすがしさである。第3楽章の、"テーマより幾分おそく（Etwas langsamer als das Thema）"と書かれた第4変奏を前後の変奏と同じテンポで進んでいるのは、グールドにこの頃すでに統一癖のようなものがあったからだろうか。作品110は得意のフーガが2度出てくるにもかかわらず、あまり訴えてくるものがない。そして、作品111の鉄砲玉のように速い第1楽章は、確かに皆が批判するのも無理からぬものと思われる。

　この録音のライナーノートはグールド自身が書いている。かなり衒学的でわかりづらいところもあるが、要するに、この作曲家（ベートーヴェン）を前期、中期、後期といった具合に時代分けすることの無意味さを述べ、「こうしたソナタは、大胆な旅行者がその旅程で束の間途中下車した、野趣に富んだ田舎駅のようなものだ。たぶんこれらのソナタがこれまでに図式的に負わされてきた黙示録的啓示といったものではないだろう」と結んでいる[39]。想像するに、グールドは、たとえこの後期の3曲を人間最高の遺産として愛している人がグールドの演奏に否定的なことを言ったとしても、ここに書いているようなスタンスをとって超然としていたのではないか。

　分裂気質者にはこのようなところがあるもので、これは、クレッチマー[23]が次のように書いていることを想起させる。「人格水準が一様に沈下するのではな

く、非常に高揚した頌歌的荘重さや入念な様式が、どこか詩の真中でいきなり驚くべき陳腐な句によって中断される」。「いつもある数の針目をきれいに縫ったかと思うとひょっくり目をとばす」。クレッチマーはこれを、思考連合の障害から理解しようとしているが、マトゥセックの定式は、分裂気質者に公衆の目がどのような影響を与えるかといった観点から、統合失調症に親和的な人の、出来のちぐはぐさ、奇矯さなどの理解に至る道を開いている。その議論にしたがえば、彼らにとっては、脆弱な私的自己にまで公衆の目が侵入してくることの方が問題で、躁うつ病に親和的な人のように、世俗的評価を一定水準以上に保つことが問題ではないということになる。

さらに、分裂気質者にとっての表面と内面という課題も、グールドはわれわれにつきつける。

グールドは、もちろん皮肉たっぷりの批評家の言に怒り心頭のこともあった。自分が実は根深くロマン主義者であることを打ち明けることもあれば、対位法愛好を素直に語っているときもある。しかし、演出されて出てきた表面のグールドとその背後のグールドというものを考えても、その背後と表面の関係はわからない。裏面、背後の存在の推測のつきかねる「表面」に世界が幻惑されるとき、そこには、その人の分裂気質性が現れているのではないだろうか。純粋にASDの人の場合、典型的には、「裏面の存在の推測がつきかねる」のではなく、もともと二次元的な「平面」しかないように見えると思われる。

V. グールドとリズムの哲学

第3に分裂気質論、特に緊張病エレメント[45]の概念を参照しながら、グールドのリズムに踏み込みたい。

グールドは時に、奇矯、風変りとでも言うほかないようなアーティキュレーションをとった。図2に、グールドがバッハの平均律第1巻ハ長調のプレリュードをどのように演奏しているかを示した。グールドがこのようなアーティキュレーションをとるときには、通常ならば常に存在している1小節ごとのリズムの自然な揺れは消え去り、小節は、あたかも時間の切っ先がたえず反復されるような生硬なものとなる。もちろん、このようなアーティキュレーションとリズムが多く出現するかどうかということと、演奏の出来はまた別問題である。平均律全集の録音にはこのような部分が随所に見られるが、全体の出来栄えはひとつの金字塔である。また、すでに述べたように、このようなグールド的リズムや対位法

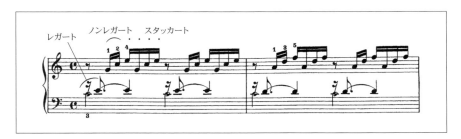

図2　バッハ　平均律第1巻ハ長調プレリュード

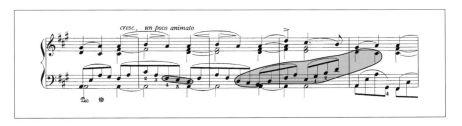

図3　ブラームス　間奏曲作品118-2

強調癖などは、いつも出てくるわけではない。たとえば、ブラームス間奏曲作品118-2を見ると、図3に示したような内旋律は確かにかなり強調されているが、あざとくはなく、全体には自然でかつ比類ない演奏である。

　ここで通常のリズム（ここでは電気的にビートが決定されているものは除く）一般の議論について、主にクラーゲスと木村を簡単に参照しておこう。

　クラーゲス[22]はまず、カント哲学的枠組を参照し、「リズムが現象界に属するとすれば、それは物の世界には属さない」と語って、次のような例を出す。「機械仕掛けで働くハンマーで3分の1秒おきに金属製の台を同じ強さで打つようにする。聞き手が音の大きさや間隔を見積もろうとしないで、率直に印象に身を委ねるときには、バラバラの音の系列ではな2音ずつに分節したとりわけふつうには長短格（トロカイオス）の音群が聞こえる。

　クラーゲスによれば、これは、拍子（タクト）が現象界に位置していることの証左である。

　また、クラーゲスは、「何によってことさらな慎重さで拍子（タクト）をつける初心者の機械的演奏から完成された芸術家のリズム的な演奏が区別されるのかがわかる」と述べる。「後者では一つにはメロディの運動があらゆる節目に橋を架

け、休止さえ生き生きとした振動で満たすことである。次にまたリズムが妨害されるまでにはならないかすかに感じ取れる範囲内でテンポが絶え間なく動揺することである」。そして、この動揺の例として、建造物の比喩を出す。「中世の石造りの建物を同じ様式の近代の建物より一貫してリズム的に見せるものは何か。一つは前者では、比例の配分のリズムとリズム的に条件づけられた拍子（タクト）の揺れとの両方が感じられ、比例がはるかに確実にとらえられていることである。次にしかしまた、当時は大量生産品のように正確に同じ大きさに切り取られた石で建物を建てることはしてはならないとされていた」。

　ここで、この動揺、揺れと、明瞭に意識されたテンポ・ルバートの関係はどうであろうかという問いを立ててみよう。両者はまったく同じではないにしても、関係はあろう。

　テンポ・ルバートは、その間自由なテンポの揺り動かしがいるという意味でも用いられるが、元来は、ルバート＝盗みを語源とする。文字通り小節内のある部分が盗まれることにより、そこの部分は速くなるが、その分は、小節内でにせよ、小節線をまたいでにせよ、別の部分が遅くなることにより返されるのが基本である。これにより「盗み」と「返し」という節度の中で、ダイナミックで情緒表現的な「揺れ」が生じる。したがって、ルバートは、クラーゲスの言う動揺そのものではないにせよ、高等な技術によって独特の表現を醸し出す一種の「揺れ」といってよいと思われる。

　ルバートがいかに難しく、また雄弁であるかは、次の指揮者フルトヴェングラーの言葉がよく語っている[18]。

　「リズムの自由が生まれるつかの間のときに（筆者注：テンポにルバートがかかるときのことを指している）必ずそれが"本物"かどうかが暴かれるものです。つまり、演奏家が音楽的衝動を感じて生まれたものか、あるいは人工的に作り出したものなのかがわかってしまうのです。ルバートが作品の意味するところによって行われず"他所（よそ）"から出てきたものである場合、つまり人工的であった場合には、かならず誇張されたものになります。」

　さらに注目すべきことに、拍も、揺れも、ルバートも、合奏では全員で、一斉に行われる。木村[21]は、合奏がまさに合奏になったときには、各人が自発的に演奏しているにもかかわらず、「メタノエシス」的根源に合奏者が従ったようになると述べている。現実には、拍についても、揺れについても、ルバートのかけ方についても、かなり事前の打ち合わせがあったり、リーダーの強力な主導があったりするのだが、しかし理想的な演奏の最後の瞬間には、そのような決定、

一人の主導などの制限から全員が解き放たれ、各人は個人を超えたものに従っているかのようになり、そこでかえって自由になるということが生じているということであろう。

　以上のような論考を背景にして見ると、グールドがリズムについて語り、実践しているところは、かなり特徴的である。彼はパルスということを述べる[30]。

「一個の音楽作品というものは、それがどれだけ長くても、基本的には、ひとつのテンポというか——これはあまりよい言葉ではないな——ひとつのパルスというか、リズムの一定の基準をもっていないといけない。ただし［ロックやミニマリズムのように］ひとつのビートが際限なく続いていく音楽ほど退屈なものはない。——変化を知らないような音楽のパルスには私は一切賛成しない。——で

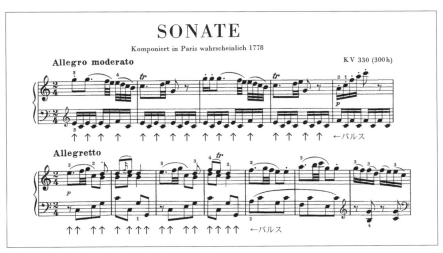

図4　モーツァルト　ピアノソナタK330　第1楽章、第3楽章冒頭

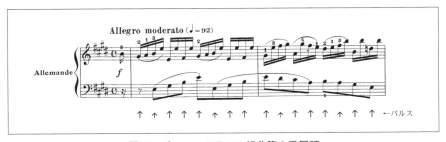

図5　バッハ　フランス組曲第6番冒頭

も基本的なパルスを設定して、それを分けたり、倍化させたりするのはかまわない」。

　ここでグールドがわざわざパルスと呼ばれているものの微妙な位置をわれわれは見て取り、聞き取らなければならない。パルスは機械による単純反復のようなものではない。機械を用いたビート音楽にグールドはまったく関心がない[31]。しかしパルスは、クラーゲスが述べているような、そして一般にクラシック音楽に当てはまるような、自然な比例をもって揺れ動く拍子（タクト）とも違う。グールドがパルスの語を用いるとき、それは、単なる拍のことではないグールド的な感性から言われている。

　宮澤は、ゴールドベルク変奏曲2回目の録音で、どのようにパルスによる全曲の統一がはかられているかを図解してみせている[32]。では、このパルスへの感覚は晩年になってから現れたものであろうかというと、すでに述べたように、そうではないように思われる。図4は、すでに触れた1959年のザルツブルク音楽祭におけるモーツァルトのピアノソナタK330の第1楽章と第3楽章であるが、ここにも、常にあるパルスが音楽を貫いているのを感じとることができる。同じ部分を他の演奏家のものと聴き比べるとグールドが独特の言い回しで使用しているパルスの感覚がはっきりする。

　もう1つ宮澤が指摘する、グールドのリズムを特徴づけているものがある。それは、グールド自身が「ディキシーランド」と呼んでいるリズムである[33]。要するにディキシーランドジャズのようなあと打ちのリズムである。図5はバッハのフランス組曲第6番の冒頭であるが、ここにも、図示したようなパルスがはいることにより、必ずしもあと打ちではないかもしれないが、ディキシーランド的リズムを感じとることができよう。宮澤はそこで、「グールドはジャズであるというプローブを発してもよい」「グールドのリズム感の良さ、躍動感の妙味」（p. 208）と言うが、本稿では少しひねった見方をしてみたい。というのもグールドのディキシーランドはけっしてジャズのスウィングではなく、上記のパルスと同じ位置にある特異なものであるように筆者には聴こえるからである。滋味豊かなディキシーランドジャズのリズムというよりは、グールドがパルスと呼んだものが後打ちのリズムを構成することにより独特なリズム感を作り出していて、そこには微妙にカタトニック（緊張病的）な性質が混じていると筆者は感じる。

　クラーゲスの言う拍子（タクト）の揺れには故郷、帰っていく場所がある。グールドは常にグールド的リズムで演奏したわけではないが、グールド的リズム、つまりパルスやディキシーランドにはこの帰還する「間」がない。「間」と

いう基底から浮いたままである。周知のように、グールドは確かに、クラシック以外の分野のミュージシャンから特異的に注目された。しかし、筆者は、たとえば「グールドはジャズだ」というような意見には賛成できない。ジャズを第一に愛好する人たちが、クラシックの演奏のある個所をさして「ジャズだ」と叫ぶ場合、それはたいてい彼らの最大級の賛辞なのだが、そこで、そこに本当にジャズがあるとするには及ばない。グールドでいえば、クラシックのオーソドックスな揺れからふわりとグールド的リズムに浮き上がるところがある。そこが、「ジャズだ」と叫ばれる場なのだと思われる。それは、緊張病性の（カタトニックな）地層にある[註4]。

　本稿では、グールドが、通常の揺れ、呼吸というようなリズム感覚にそぐわない素質を自己の内部にどこか抱えていて、ときにそれが自らの音楽を彼自身がパルスやディキシーランドと呼んだ地点へ持ち上げていると考えてみたいのである。それは、自然への帰還に委ねるのとは異なった、みずからが見出した地層におけるリズムのエクスタシーと音楽的秩序の創設であり、それだけに、その秩序を他人にも要求すれば、困難な事態が持ち上がることになる。

VI. グールドの演奏史上の位置

　グールドは自らがロマン主義者であると言って憚らなかった。指揮者では、ノイエ・ザッハリッヒカイト（新即物主義：即物的に、あるいは端正に楽譜の忠実な再現

　註4）緊張病性エレメントの概念[45]は統合失調症の精神病理として提唱されたが、さまざまに解釈されてきた。確かに、それは間への帰還なく時間の切っ先に留まることを意味するのであるから、様々な病理の、たとえば木村の用語を用いるならばイントラフェストゥム的と呼ぶであろう側面にも適用できよう。緊張病症状の疾患概念への帰属が揺れていることも考慮しなければならない。たとえば、今日、留保なく、緊張病症状は気分障害に出現し、マイナートランキライザーで治療するということが言われたりする。しかし、ここでは、そのエレメントの統合失調症性の具現化の一例としてグールドのリズムを考えてみたい。付言するならば、ビンスワンガーの言う3形式[8]、思い上がり、ひねくれ、わざとらしさのいずれもが、緊張病性エレメントを持つと言ってよいと思われる。それは、帰還場所を持たないまま立ち上がり（思い上がり）、日常性の暗黙の規範をかいくぐるという不可能を可能にしようとし（ひねくれ）、自らが自らの形を人工的に作ろうとする（わざとらしさ）形式である。（そして多面的なグールドのところどころにこの3形式を見出したとしても、それはけっして、グールドを貶めたことにはならないであろう。）

を目指す流派）の代表であるトスカニーニを評価せず、新大陸の指揮者では、ストコフスキーを愛した。ヨーロッパでは、あの、なだれ込むほどにテンポの揺れるマタイ受難曲を指揮したメンゲンベルクを評価してさえいる。

　ルバートに話題を戻せば、ルバートが大きくかかればかかるほど、ロマン派的情感に訴える演奏で、控えられれば、構築的で即物的な演奏ということになるが、これは目安に過ぎない。グールド（左利き）は、右手の旋律線にルバートが欠かせないショパンをほとんど演奏しないし、そもそも演奏の全体がロマン主義からは遠いように思われるが、確かに後期ドイツロマン主義は愛していたし、シェーンベルクやベルクもその延長上でとらえていた面があることは否めない。

　青柳は、グールドのもっともグールド的と思われている主要な録音よりも、初期のライブ録音などに関心を寄せ、グールドの多面性を描き出しているが、どこかにいつも、青柳自身が体験した、ロマン派的情緒主義と即物的構築主義の対立、転換が議論の背景にある。「時は回る」と述べているので[5]、このふたつのどちらか一方が優勢になるという対立が繰り返されるというイメージである。

　しかし人によっては、グールド以前とグールド以後ということを言う。それならば、「時は回る」では済まない。「時は変わった」のである。

　けれども、繰り返しになるが、メディアにひきこもったグールドが行ったことがその後の演奏家に引き継がれたというわけではないと思われる。

　周知のようにベンヤミン[7]は、アウラの喪失と複製技術の誕生を結びつけた。芸術が呪術性をもったもの、その場に皆が集まりとり行われるものであったのに対し、それは複製技術の誕生によって、人が集まることなく享受できるものとなるかわりに、芸術からアウラが失われていくという議論である。メディアを徹底利用したグールドならば、この議論においては複製芸術擁護の側に徹底的に立っただろう。しかし、グールド自身のアウラはますます突出してきていて、今でも人はそれを求めて集まる。アノニミティを好むといっても、グールド自身は圧倒的にアノニムではない位置にいる。しかし、アウラを求めず、アノニムにそれぞれの人が音楽を享受するという方向は、丁度グールドの頃から、たとえば古楽器演奏の隆盛などとともに、ひとつの流れとなってきたと思われる。また、けっしてグールドはジャズをしていたわけではないということを述べたが、最近は、楽譜は素材として扱い、自分の趣味から演奏を組み立てているような演奏にも出会う。彼らは、すべての人と神を取り結ぶアウラなどということには無縁であって、自分が好むようにやっていることに人が集まってくることを欲しているように思われる。もちろん巨匠性とも無縁である。古楽器演奏にも傑出した演奏家が

何人もいるが、一時代前から今日にかけて言われる巨匠というような存在とは、彼らは何か性質が異なっている。強烈なアウラを放っているというのとも違う。

もし時代が回ったとしたら、それはカント以前に、あるいはバロックに回ったのではないか。

カントは判断力批判[20]で、趣味判断と美の判断の違いを、ある極端な形で述べている。

カントによれば、両者の判断はともに感性的なものであるが、決定的に違う。趣味判断においては、各人が、それぞれの判断であることをあらかじめ前提にしている。これに対し、美は、合目的性に適った形で存在しており、人が美と出会い、それが美であると判断を下すときには、必ず他人にもそれが美であると強制したくなるという性質を持つと言う。

この議論がそもそもつねに妥当であるかは置くとして、今日、趣味判断と異なる層に、あるいはその最上層に美的判断があるというような概念を持たず、自らの趣味に忠実であろうとする演奏家は増えているように思われる。もちろん巨匠ルドルフ・ゼルキンの息子ピーター・ゼルキンが、父との関係を背負いながら自らの演奏を探すのに迷い放浪したように、個性と正統性との弁証法的対立、止揚という問題が消え去ったわけではないであろう。しかし、若い演奏家の中には、技術を自在に操り自分の趣味を示してみせるという以上の希望を持たない、むしろそれをこそ求めるという人も出てきているように思われる。

そして、そのような芸術活動が行われた時代に類似の時代となるとバロックにまで遡るのではないだろうか。バロックの時代には、100単位のオペラが、つまり今日世界中でスタンダードに舞台にのるオペラの数よりも多い数のオペラが短期間に作られ、消費されていった（今日歌曲として残っているものには、そのようなオペラの一部分であるものが多くある）。そこでは、呪術的1回性どころか趣味の大量消費の方が優勢であったかもしれないのである。

このような変化がグールドの前後で起こったとしても、そしてそのような変化の地点にグールドが立っていたということになんらかの意味があるとしても、グールドがその転換を先導したわけではない。多面的なグールドにはグールドのアウラが常にあり、グールド自身は演奏のスタイルの変遷からは常に特異点に留まっている。

文　献

1) 青柳いづみこ：グレン・グールド――未来のピアニスト．筑摩書房、東京、2011.
2) *ibid.*, p. 179
3) *ibid.*, p. 238
4) *ibid.*, p. 189
5) *ibid.*, p. 134

6) Asperger, H.："Die Autistischen Psychopathen" im Kindesalter. Arch. Psychiatr. Nervenkr., 117：76-136, 1944.
7) Benjamin, W.（佐々木基一編、高木久雄、高原宏平訳）：複製技術の時代における芸術作品．佐々木基一編：複製技術時代の芸術．晶文社、東京、p. 7-50、1999.
8) Binswanger, L.：Drei Formen missglückten Daseins, Niemeyer, Tübingen, 1956.（宮本忠雄監修・訳、関忠盛訳：思い上がり ひねくれ わざとらしさ．みすず書房、東京、1995.）
9) Blankenburg, W.：Der Verlust der natürlichen Selbstverständlichkeit. Enke, Stuttgart, 1971（木村敏、岡本進、島弘嗣訳：自明性の喪失――分裂病の現象学．みすず書房、東京、1978.）
10) Derrida, J.（松浦寿輝訳）：基底材を猛り狂わせる．　Artaud, A., Derrida, J.著、Thévenin, P.編：デッサンと肖像．みすず書房、東京、1992.
11) Fitzgerald, M.：Autism and Creativity：Is there a link between autism in men and exceptional ability?　Brunner-Routledge, Hove, East Sussex, 2004.（石坂好樹、花島綾子、太田多紀訳：アスペルガー症候群の天才たち．星和書店、東京、2008.）
12) *ibid.*, 邦訳 p. 45
13) Friedich, O.：Glenn Gould：A Life and Variations. Lester & Orphen Dennys, Toronto, 1989.（宮澤淳一訳：グレン・グールドの生涯．青土社、東京、2002.）
14) *ibid.*, 邦訳 p. 466
15) *ibid.*, 邦訳 p. 134
16) *ibid.*, 邦訳 p. 77
17) *ibid.*, 邦訳 p. 479
18) フルトヴェングラー、W.（門馬直美訳）：音楽を語る．東京創元新社、pp. 74-75、1966.
19) 飯田真、中井久夫：天才の精神病理――科学的創造の秘密．中央公論社、東京、1972.
20) Kant, I.（篠田英雄訳）：判断力批判 上、下．岩波書店、東京、1964.
21) 木村敏：あいだ．筑摩書房、東京、pp. 36-65、2005.
22) Klages, L：Vom Wesen des Rhythmus. Breslau Hirt, Zürich, 1923.（杉浦實訳：リズムの本質．みすず書房、東京、1971.）

グレン・グールドの病跡、リズム論への寄与、演奏史上の位置　　239

23) Kretschmer, E.：Geniale Menschen. Springer, Berlin, 1958.（内村祐之訳：天才の心理学、岩波書店、東京、1982.）

24) Kretschmer, E.：Körperbau und Charakter. Springer, Berlin, 1936.（相場均訳：体格と性格――体質の問題および気質の学説によせる研究. 文光堂、東京、p. 201、1960.）

25) Malcom, N.：Ludwig Wittgenstein, A memoir. Oxford University Press, London, 1958.（板坂元訳：ウィトゲンシュタイン――天才哲学者の思い出. 平凡社、東京、p. 22、1998.）

26) *ibid.*, p. 128

27) Matussek, P.：Analytische Psychosentherapie. 1. Grundlagen, Springer, Berlin, 1992.

28) Matussek, P., Matussek P.：Franz Grillparzer, Camille Claudel, Glenn Gould. Drei Modellanalysen. Matussek, P.：Analytische Psychosentherapie. 1. Grundlagen, Springer, Berlin, pp. 101-164, 1992.

29) 宮澤淳一：グレン・グールド論. 春秋社、東京、2004.

30) *ibid.*, p. 196

31) *ibid.*, p. 198

32) *ibid.*, pp. 218-219

33) *ibid.*, p. 206

34) 中安信夫：虚飾と徒花――「精神病理学 vs 生物学的精神医学」に寄せて. 臨床精神病理、14：205-212、1993.

35) Ostwald, P. F.：Glenn Gould：The Ecstasy and Tragedy of Genius. Norton, New York, 1997.（宮澤淳一訳：グレン・グールド伝――天才の悲劇とエクスタシー. 筑摩書房、東京、2000.）

36) *ibid.*, 邦訳 pp. 31-34

37) *ibid.*, 邦訳 p. 93

38) Page, T.（ed）：The Glenn Gould Reader. Alfred, A. Knopf, New York, 1984.（野水瑞穂訳：グレン・グールド著作集 1――バッハからブーレーズへ. みすず書房、東京、p. 113、1990.）

39) *ibid.*, 邦訳 p. 90

40) Page, T.（ed）：The Glenn Gould Reader. Alfred, A. Knopf, New York, 1984.（野水瑞穂訳：グレン・グールド著作集 2――パフォーマンスとメディア. みすず書房、東京、p. 63、1990.）

41) *ibid.*, p. 115

42) *ibid.*, p. 139

43) Spek, A. A., Scholte E. M., van Berckelaer-Onnes I. A.：Local information processing in adults with high functioning autism and Asperger syndrome：The usefulness of neuropsychological tests and self-reports. J. Autism Dev. Disord., 41；859-869, 2011.

44) Tantam, D : Lifelong Eccentricity and Social Isolation II : Asperger's syndrome or Schizoid Personality Disorder?. Br. J. Psychiatry, 153 ; 783-791, 1988.

45) 内海健：精神病における主体と時間——「緊張病性エレメント」について．臨床精神病理、9；91-106、1988.

46) Waugh, A. : The House of Wittgenstein : a family at war, 2008.（塩原通緒訳：ウィトゲンシュタイン家の人びと——闘う家族．中央公論新社、東京、2010.）

47) *ibid.*, p. 193

48) Wolff, S., Chick, J. : Schizoid personality in childhood : a controlled follow-up study. Psychol. Med., 10 ; 85-100, 1980.

49) 吉田秀和：世界のピアニスト 吉田秀和コレクション．筑摩書房、東京、p. 45-50、2008.

第4部

サルトグラフィーの試み

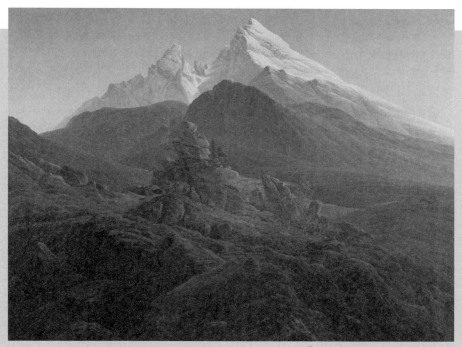

カスパー・ダーフィト・フリードリヒ『ヴァッツマン山』1825/26年

坂口恭平

──健康生成としての創造──

斎藤　環

Ⅰ．はじめに──サルトグラフィーとは──

　「病跡学」は本来、天才や傑出人の創造性を精神医学的に解明するための学問である。その典型的な応用としては、例えば夏目漱石の作品や評伝を分析して、かくかくの精神症状を呈していたがゆえに漱石は統合失調症であった、ないし双極性障害であった、等々の診断を試み、その病理が作品中にどのように投影されているかを検討する、といったものである。ただし従来の病跡学は、そのほとんどが「病理性」にのみ焦点化することが多かった。

　近年、さまざまな領域で「レジリエンス」や「首尾一貫感覚（sense of coherence：SOC）」といった発想が注目されつつある。Antonovsky, A.のSOC概念をわが国に精力的に紹介してきた山崎によれば[10]、医学全体において「キュアからケアへ」「病院・施設からコミュニティへ」「治療から予防へ　医療から保健福祉へ」といった地殻変動が起こりつつあるとのことである。

　従来の医学は「疾病生成論（pathogenesis）」、すなわち病気のリスクファクター（危険因子）に焦点を当て、その軽減と除去をめざす、いわばマイナスをゼロに戻すためのものであった。しかし、現代医学の使命は、単に病気の治療をめざすことばかりではない。ゼロをプラスにすること、すなわち健康の質を高める要因に着眼し、その支援・強化を目指すこと。医学は単に「病気ではない状態」をめざすばかりか、個人の「健康の質」を問題にしつつある。その意味で現代医学は、「健康生成論（salutogenesis）」の時代を迎えつつある。

　こうした視点からさまざまな天才の生涯を眺めてみれば、そこに見えてくるのは必ずしも「病理」の風景ばかりではない。むしろ印象的なのは、彼らが並外れて過酷な環境下においても素晴らしい創造性を発揮し、あるいは偉業を達成し得たという「強靱さ」の側面ではないだろうか。

　確かに彼らは、創造行為の中核的動因として、なんらかの病理を抱えていたかもしれない。しかしその一方で、きわめて高いレジリエンスを有していた、とも

考えられる。中井久夫が病跡学について述べた「不発病の理論」の可能性は、主としてこちらの側にある。本来であれば何らかの精神疾患を発病していたであろう天才が、創造行為に没頭することで発症を免れるという意味からも。

　病跡学における「健康生成」という視点の導入は、単なる個人病理にとどまらない、関係性やシステム論といった視座をも要請することにつながる。レジリエンスという概念にしても、何らかの病理がそれを安定化させるような「一病息災」的ホメオスタシスや、個体と組織のレジリエンスの対立といった、多くの逆説を含んでいる。

　以上のような発想にもとづき、筆者は2016年に筑波大学で開催された、第63回日本病跡学会総会の大会長を務めたさい、大会テーマを「サルトジェニック（健康生成的）な病跡学へ向けて」とした。小林聡幸は筆者による健康生成的な病跡学に対して、「パトグラフィー」ならぬ「サルトグラフィー」という卓抜な名称を創案し、本特集のタイトルに冠した。サルトグラフィーの目指すところは、天才の高いレジリエンスを検証することばかりではない。むしろ、病と健康の境界線上を生きる天才の視点を通じて、「健康」なるものの自明性を疑いつつ、健康の構造をシステム論的に捉え直すことで健康を再定義し、そこから「治療」のヒントを引き出すことも可能になるであろう。とりわけ「治癒の現象学」は[1]、この視点において、はじめて可能となるように思われる。

　本稿では、こうしたサルトグラフィーの視点から、双極性障害であることを公表しつつ旺盛な創作活動を続けているアーティスト、作家、建築家でもある坂口恭平を取り上げる。自身が通院し治療を受けながらも、病についても積極的に発信を続ける坂口の言葉は、不断に病と健康の葛藤を通じて恒常的なバランスを模索するという意味で、まさに健康生成のリアルな過程の表出となっている。

Ⅱ. 「感情の連続性」の喪失

　坂口の小説『家族の哲学』[7]には、双極性障害の苦しさが克明に記されている（以下、「」内の引用は本書からのもの）。精神医学の教科書や論文からは決してうかがい知ることのできないほどの、絶望的な苦しさがそこにある。彼の記述を読むかぎり、人間の思考や理性などは、感情の変動にひたすら圧倒されるばかりの存在、という印象が否定できない。

　知られるとおり、軽躁状態の坂口はきわめて生産的である。作品のアイディアが次々と浮かび、思いつくままに行動し、語り、歌い、描き、そして書く。好調

な時期には一日に10枚の原稿を書くことも苦にならないという。他にも「新政府内閣総理大臣」を名乗ったり、自殺予防のために自身の携帯電話番号を公開して行っている「いのっちの電話」活動など、精神科医からすれば観念奔逸的、誇大妄想的と形容したくなるようなアイディアを発案し、次々に実行に移してきた。

坂口の名誉のために注釈しておけば、彼はそうしたアイディアを実行する際には、関連法案の確認から関係各所への根回しまで、非常に「現実的」に行動し、多くの関係者を「動員」してきた実績がある。つまり精神医学的な意味での社会適応度を問題とするのであれば、坂口は少なくとも、躁期にあっても大きく逸脱することはほぼ無かった。このあたりは、やはり双極性障害で、躁期にのめり込んだ株取引で破産に至った北杜夫などと比べれば、はるかに「軽症」と考えられるであろう。

しかし、言うまでもなく、躁期は長くは続かない。うつ期がやってくると、坂口は別人のように絶望的になり、希死念慮にさいなまれることになる。彼の言葉をいくつか引用してみよう。

「元気そうにしているときだって、じつは苦しいんだよ、隠せているだけ」。うつ期に入った坂口はそう考える。家族に対する評価も180度変わる。「本当は内心、両親に対して絶望を感じていて、それによってずっと苦しんでる。だけど、調子がよいときはその苦しみを隠すことができるわけ。（中略）結局はずっとその問題を抱えてるんだ。じつは終始絶望してる」。

彼はそうした事態に備えて、壁に自分自身へ宛てたメッセージを貼っているという。「調子が悪いときは、ゆっくり寝ること」「かならず、仕事をやめたいと言い出すので、フー（後述）はしっかりと私の行動を止めること」などのように。坂口にはもちろん、それらのメモを書いたのが間違いなく自分であるという記憶はある。しかし、うつ期においては、メモの意味を理解することすら困難になるという。

もちろんこうした現象は、臨床家にとって耳新しいものではない。双極性障害の患者は、正常気分の時の認識や判断を、うつ期において全否定することがしばしばある。解離性同一性障害のような健忘は生じないが、「感情の連続性」が失われた結果、思考や世界観が180度近く変化してしまうのである。

それゆえ、うつ期においては、坂口自身が繰り返し記しているように、「じつは苦しかった」「本当は絶望していた」などと口にしながら、正常気分の時の発言や記録をすべてひっくり返すのである。そのさい「本当は」「実は」「最初から」といった、メタ的な言葉がしばしば付加される。うつ期の絶望感の恐ろしさ

は、それが常に、こうした心のメタレベルに侵入し、速やかに心の全領域を遡行的に占拠してしまうことで、その絶望が永遠に続くかのような認識をもたらす点にあるであろう。

そうなると、「以前にも絶望したが回復できた」「これは双極性障害の気分変動だから一時的である」といった、こちらもメタ的な認識すらも成立しなくなる。ここから言えることは、重度の抑うつ状態にあっては、感情が常に認識や記憶、論理のメタレベルを支配するため、言葉のみで抵抗するには限界がある、という事実である。もちろん、軽度のうつ気分に対しては、言葉による抵抗が有効な場合もある。憂鬱な気分が続いた場合に、「こういう気分は一過性だから大丈夫」と自分に言い聞かせながら切り抜けた経験は、誰しも覚えがあるであろう。

Ⅲ. エピ・サルトグラフィー

うつ期には希死念慮にさいなまれる坂口を生につなぎ止めてきた言葉の1つが、彼のパートナーであるフーの「死ななきゃ何でもいい」である。

彼とフーとの関係や会話は、サルトグラフィーという視点からみても、きわめて興味深い。作者に対してパートナーの「狂気」が影響を及ぼし、創造を促すとした宮本忠雄の「エピ−パトグラフィー」にならい、筆者はここでエピ−サルトグラフィーという視点を控えめに提唱しておきたい。

例えば坂口の愚痴に対するフーの言葉に、次のようなものがある。「そのようなときもある。それは仕方がない。そんな体なんだから仕方がない。しかし、忘れてはいけない。そうじゃないときもある。それを忘れてはいけない」。

このとき坂口に必要なのは、こうした「フーの視点」である。その視点から世界を見ることで、彼は「私が調子が悪いときに感じてしまう、あの絶望以外にも世界があること」を知覚することが可能になるという。

坂口に対するフーの接し方の一つに「聞き流す」というものがある。それは無視することではなく、言葉を「意味ではなく、音楽として受けとるということ」であり、「判断せず、決断せず、ただ受け入れる」ことである。坂口によれば、絶望している人間の前でこれを実践すると、その人間は「名もなき人間」になり、周囲が「未知の風景」となって「体がふっと軽くなる」という。そればかりか、聞き流されることで爽快さや感謝すらも生まれてくるのだという。

『家族の哲学』の最終章で、坂口がうつ期を抜け出すきっかけとなったのは、フーの言葉であった。自分を否定する言葉を語り続ける坂口に、フーは次のよう

に告げたのである。「よく、そこまでいろんな角度から自分を否定する言葉を見つけ出してくるね。たいしたもんだよ。創造活動にすら見えるもん」と。彼女の言葉を1つの契機として、坂口の気持ちは軽くなり、うつ期からの回復が起こる。

Ⅳ. 「思考という巣」をつなぐ「創造」

坂口は『現実脱出論』[6]において、「現実」に対するきわめて興味深い視点を提供している（以下、「」内の引用は本書から）。彼は、この現実もまた一つの幻想空間に過ぎないことを強調する。その根拠として坂口は、自身の気分状態いかんで、現実がらりと相貌を変えることを指摘している。例えば坂口には、好調な時とうつの時とでは空間の見え方、奥行き、色彩までもが変わって見える。「F1車」と「おんぼろトラック」くらい違うのだ、というのである。もちろんこれは「主観」と「客観」の対立などではないし、認知心理学的に解釈すべきエピソードでもない。

本書で坂口は「思考という巣」という興味深い概念を提唱している。坂口によれば、思考とは考える行為ではなく、人間が内側に形成した「巣」であり「現実と対置された空間」なのだ、という。人間の感覚も振る舞いも、この巣を作るための素材となる。このとき創造行為とは、個人が現実から脱出して作り上げた「思考という巣」どうしを、現実という意思疎通のための舞台の上でつなぐことを意味する。

例えば、坂口が語る「ものがたり」（≒思考の巣）を、フーがどのように聞くのかをみてみよう。ここで「ものがたり」とは、感覚器官という扉の向こうにしっかりと存在している空間を、現実のもとにおびきよせる行為である。そのような「ものがたり」、精神医学的には「妄想様観念」を、彼は家事に勤しむフーに語り伝える。フーは彼の荒唐無稽な話を、けっして批判しない。ただし坂口のほうも、話したことを「現実」の中ではけっして実践しない、という約束をフーと交わしている。

ここで再び、先ほど述べた「聞き流す」という身振りが出てくる。「町に流れるBGM」のように、妻は意識せずに「ものがたり」を聞く。「右から左へ聞き流す。頭の中にはできるだけ入れない。一つ一つ吟味しない。それに対して、対応しない。批判しない。同意もしない。かといって無視はしない。必ず一度、耳には入れる」という姿勢で。

妄想も幻覚も、全て事実として受け入れ、しかし現実世界では実践しないこと。その理由について、坂口は次のように述べる。「『現実さん』は他者だからだ。他者の耳元で、僕にとっての事実を一生懸命伝えても、妄想としか言われない。／『現実さん』にも通じる言葉で伝える必要があるのだ」と。坂口によれば「『現実さん』を歓待し、落ちついて他者として付き合ってみることで、自らの思考が、独自の知覚・認識によって形成された空間であると理解」できるという。

このとき「現実」とは、「他者と意思疎通するための舞台」である。他者の思考は完全には認識できない。他者との意思疎通は、現実という場でのみ可能となる。ただし、現実の空間では集団のためのルールや規則が優位になりがちで、個々の思考はすぐ窒息させられてしまう。だからこそ、個人同士の「思考の巣」を安全に接続するための回路が必要となる。この「他者の思考との邂逅、対話を直接的ではないにせよ、可能なかぎり滑らかに実現するための方法」を、坂口は「創造」と呼んでいる。

この「創造」の明快な定義には、アウトサイダー・アートやエイブル・アート、芸術療法の真の意義、病跡学の向かうべき方向、そればかりか、ありとあらゆる表現行為がなぜこの世界に必要なのかという問いに対する、きわめて説得的な答えがあると著者は考える。

V. オープンダイアローグ

こうした坂口の「創造」の定義が、ほぼそのまま「治療」に結びつく可能性について検討してみたい。筆者は近年、「開かれた対話」（Open Dialogue：OD）という対話によるケアの手法／思想の啓発活動に取り組んでいるが、ODにおける対話の考え方は、坂口による創造の定義と共通部分が大きい。

ODとは、FinlandのWestern LaplandにあるKelopudas病院のスタッフたちを中心に、1980年代から開発と実践が続けられてきた精神病に対する治療的アプローチである。薬物療法や入院をほとんど必要とせず、きわめて良好な治療成績を上げており、近年国際的な注目も集めている。詳細については成書、文献にあたるか[3,8,9]、Open Dialogue Network Japan（ODNJP）が作成した「オープンダイアローグ対話実践のためのガイドライン」[2]を参照されたい。

ODでは、患者や家族からの依頼を受けてすぐ「専門家チーム」が結成され、患者の自宅を訪問する。患者や家族、そのほか関係者が車座になって座り、家族

療法などの技法を応用した「開かれた対話」を行う。

ODの主要な柱の1つである「対話主義」は「言語とコミュニケーションが現実を構成する」という社会構成主義的な考え方に基づいている。先述した坂口の発想（「思考の巣」や「現実さん」）もこれに近い。

患者が妄想を語り出した場合、治療チームは、患者の語りを否定したり批判したりすることはしない。ただ、患者の経験したことについて、さらに質問を重ねていく。「私にはそういう経験はありません。もしよかったら、私にもよくわかるように、あなたの経験についてお話ししてもらえますか？」などのように。このように問いかけを重ねながら、さらに詳しく「妄想」を語ってもらうのである。妄想はモノローグ、つまり独語の中で強化され、ダイアローグに開くことで解放される。ならば、妄想に対して関心と好奇心をもってダイアローグに開いていけば、妄想は改善されうるであろう。少なくともODは、こうした発想に支えられた実践によって、目覚ましい成果を上げてきた。

そのためにはまず「治す」という発想から自由になる必要がある。治す、すなわち「妄想を取り除く」という目標に固執すると、やりとりは「議論」や「説得」に傾きがちになるであろう。ここで重要なことは、妄想の語りを核として、その周囲に複数の「声」が生成繁茂していくような、ポリフォニックな空間を拓くことなのである。

これをODでは「社交ネットワークのポリフォニー」と呼んでいる。それゆえ、単純な合意や結論に至ることは重要ではない。対話をする目的は、患者の苦しみの意味がよりはっきりするような共有言語を創り出すことであり、安全な空気のなかで、参加するメンバーの異なった視点が接続されることだ。合意や結論は、いわばその過程の「副産物」として派生することになる。

VI. 多重レイヤーのポリフォニー

ここで坂口の記述に戻るなら、「聞き流す」とは、相手の声を、その言葉の意味や内容にとらわれず、あたかもポリフォニックな音楽であるかのように聴くこと、とも言えるのではないか。一人なのにポリフォニーとは奇妙な表現だが、ここでは坂口が、「体の動き」の大切さを述べていたことが重要となる。人は声のみならず表情や仕草といった身体表現を用いて、おのれの「思考の巣」を開示しようとする。ODにおいても重視されるのは「沈黙を含む非言語的なメッセージに波長を合わせる」ことだ。ここには、しぐさや行動、息づかいや声のトーン、

表情、会話のリズムなどが含まれる。

　そのように考えるなら、坂口の言う「思考の巣」そのものが、本来ポリフォニックなものである可能性がみえてくる。対話の空間とは、患者がみずからの妄想へのモノロジカルな固執から解放され、「思考の巣」が本来持っているポリフォニックな構造を回復するための場所なのではないだろうか。

　「思考の巣」と同様に、「現実」もまたポリフォニーである。坂口はデビュー作である『0円ハウス』[4]以降、一貫してこの「現実」の多重性を主張してきた。路上生活者の視点に立てば、都市が豊かな「都市の幸」に満ちた狩猟フィールドになるように。あるいは彼の「独立国家」もまた、日本全国に点在する、法律上「誰のものでもない土地」を領土として成り立っている[5]。現実とは常にすでに、いくつものレイヤーが重なり合った重層的空間なのだ。「思考の巣」と「現実」は、ともにポリフォニックな構造を共有するがゆえに、接続が可能なのである。

　うつ期における「実は」「本当は」といったメタレベルの介入は、こうしたポリフォニーを抑圧するモノローグという意味で、すでに妄想的なエレメントをはらんでいる。一般的に、抽象的な理論や概念は身体性を排除しつつ、同一化もしくは対立のみをもたらし、ポリフォニックな同期を阻害してしまう。対話も創造もつまるところ、自らと他者の身体性を媒介として、こうしたポリフォニーに気づく契機として重要な意味を持つのである。

　意味やナラティブ、あるいは「関係性」は、複数の身体性が同期するところから生成してくる。このとき他者性とは、固有の身体性の謂であり、その限りにおいて同期は、融合や同一化のようなシンフォニーではなく、ポリフォニーなのである。

　ODが二者関係を基本とする個人精神療法の設定ではなく、チーム治療を必須としていたことを想起しておこう。二者関係の空間では、同一化に向かう圧力が強く作動するため、身体はしばしば単数化し、「他者」を疎外する空間になりやすい。チームとネットワークの導入は、生身の身体の複数性（＝水平のポリフォニー）のもとで、個人の身体の重層性、複数性（≒垂直のポリフォニー）が賦活され、予測を超えたポリフォニックな同期＝意味の生成が生じやすくなる。これがODにおいて、重要な治療的契機となる。

Ⅶ．おわりに

　ポリフォニーという視点から見るとき、坂口とフーの関係性は、きわめて特異

なものである。二者の関係であるにもかかわらず、治療的なポリフォニーに通ずる契機がいたるところに見てとれるためである。なぜこうしたことが可能となったのか。現時点でいえることは、彼らの特異な関係性が「現実さん」という第三項によって支えられており、安易な融合や調和が慎重に回避されていた可能性である。ここにはおそらく、チームによらずにポリフォニーを生成するためのヒントが潜在していると考えられるが、その検討については機会を改めて継続することとしたい。

文　献

1) 村上靖彦：治癒の現象学．講談社、東京、2011．
2) ODNJPガイドライン作成委員会編著：オープンダイアローグ対話実践のガイドライン　2018年版．精神看護、21；105-132、2018．
3) 斎藤　環：オープンダイアローグとは何か．医学書院、東京、2015
4) 坂口恭平：0円ハウス．リトルモア、東京、2004．
5) 坂口恭平：独立国家のつくりかた．講談社、東京、2012．
6) 坂口恭平：現実脱出論．講談社、東京、2014．
7) 坂口恭平：家族の哲学、毎日新聞出版、東京、2015．
8) Seikkula, J., Olson, M. E.: The open dialogue approach to acute psychosis: Its poetics and micropolitics. Fam. Process, 42; 403-418, 2003.
9) Seikkula, J., Arnkil, T. E.: Dialogical Meetings in Social Networks. Karnac Books, London, 2006.（高木俊介、岡田愛訳：オープンダイアローグ．日本評論社、東京、2016.）
10) 山崎喜比古：健康と医療の社会学．東京大学出版会、東京、2001．

色川武大の『狂人日記』

──絶望を描いた希望の書──

齋藤　慎之介

Ⅰ．はじめに

　色川武大（1929-1989）は、阿佐田哲也という筆名で『麻雀放浪記』をはじめとする麻雀小説を著したことで知られている。彼は、また、ナルコレプシーに生涯苦しめられていた。麻雀の緊迫した局面にもおかまいなく居眠りをしてしまう姿は、ほほえましいものとして、彼と交友を持った人たちの語り草となっている。

　晩年は本名名義で純文学作家として活躍をした。文学史的[5]には私小説作家に分類され、代表作である『怪しい来客簿』や「離婚」にみられるように、幅広い交友関係を活かした身辺雑記風の、軽妙なタッチの作品が多い。

　最晩年には、一人の精神病者の人生を描いた『狂人日記』を著した。それは、男が、生々しく執拗な病的体験に苦しみ、援助の手を差し伸べる人々の手を拒むようにして孤独な死を迎えるという、陰鬱で救いのない物語である。そして、本作を完成させた数ヶ月後、60歳のときに心臓破裂で死亡する。

　『狂人日記』は文学的にはさまざまに論じられてきたが、作者が全精力を傾けて、精神病者の内面と、他者や社会との関わりを描いたこの作品が、精神医学的観点から論じられたことはない。そこで本稿では、色川の生活史を概観したのちに、『狂人日記』を精神医学的観点から読み解いていく。彼はなぜこのような作品を描いたのか、彼の抱いていた狂気とどのような関連があるのかという点について病跡学的観点から議論を行いたい。そして、この異端の作家が、生涯の果てに掘り起こした「狂気」の正体を明らかにしてみたい。

Ⅱ．色川武大の生涯

　伝記的事実については、特別に引用文献を明示してある箇所を除き、全集に収録されている自筆年譜[43]に依る。

　色川は、昭和4年3月28日、東京市牛込区（現在の東京都新宿区）に、父武夫、

母あきの長男として出生した。出生時の鉗子分娩の影響から、生まれつき頭が大きくかたちがいびつであり、色川はそのことに幼少期から強い劣等意識や畸型意識を抱くようになった[35]。この意識は、かたちを変えながらも、一種の通奏低音のように彼の人生で響き続けることになる。

同年代の子どもらと交わるようになるにつれ「そもそも人並みではないのに、自分が人並みだとうぬぼれていると他の皆から見られることを、非常に恐れ」[35]、朝顔を洗う、歯を磨く、級友と机を並べて勉強するなどといった、「人並み」のことができなくなっていった。

退役軍人であった父は、仕事もせず、友人や世間と一切交わらず、軍人恩給のみで毎日を無為に過ごしていた。色川は、そのような父が40代半ばで得た初子であったために、父は息子を溺愛し、その教育に異常ともいえる情熱を注いだ。だが、色川はその期待と情熱をことごとく裏切るようにして、劣等生になりはてていった。小学校に居場所はなく、毎日のように、東京の街、特に浅草に盛んに出入りし、浅草独特の「インチキ・レヴュー」と称されるショー劇団が拠る劇場に入り浸った。大相撲、野球、映画などにものめり込んだ。

級友が知らない「自分だけの世界」に通じていくことで色川は、「でんぐりがえしはできないが、僕には浅草があるんだよ」[19]などと、子どもらしい優越感で自らを支えた。だが、色川はこの程度のことで満足しなかった。「自分だけの世界」を所持するために、ここから常軌を逸していくのである。色川は対談[41]で次のように幼少期を回顧している。

「いつごろからか、カードをつくる癖がつきましてね。相撲でも野球でも、代議士でも、ともかく人の名前が利用できるものなら何でもいいんです。カードをつくりまして、トランプ類とかサイコロとかで一定の方式をつくって勝負をやらせたり、ゲームをやらせたりするわけです」

「たとえばプロ野球で言えば、当時は1リーグでしたから8球団くらいあるわけです。その全選手のカードをつくって、大体本物と同じようなゲームをさせるわけです。いまでもおぼえてますけれど、サイコロが小さいのと大きいのとふたつありまして、小さいのが3で大きいのが5だったら3塁ゴロとか、三塁手がそれをとって一塁に送球すると、またサイコロを振る。リーグ戦をやると、向こうの世界とは違った、こちら独自の成績が出てくるわけです。その成績によってトレードなんかやるから、後楽園や甲子園でやっているのと全然籍が違ってきちゃって、たとえば長嶋がタイガースに行ってる

というようなこともある」

　これをプロ野球だけでなく、大相撲、映画業界、競輪などさまざまな業界の
カードも作成し、現実と同じペースで試合や興行を日々重ねていったという。競
輪だけでも全選手約4,000人分のカードを作成したというので、総計の枚数は想
像を絶するものである。やがて、裏方スタッフ、見習い、さまざまな取り巻き、
経営陣などのカードも加わり、紙幣が流通され売上をサイコロで分配するなど経
営にも手が広げられた。それらを観戦する名もなき住民たちのカードも作成さ
れ、さまざまな街に住まわせ、彼らの家計状況はどうなのか、何を観戦しにいく
か、そのためにどの電車に乗るか、などということもサイコロで決められるよう
になっていった。カード遊びにすぎないものが、現実そのもののように込み入っ
た煩瑣なものになり、収捨がつかなくなっていき、ただ自分で止めるわけにもい
かず、徹夜で、食事も勉強もおろそかにしつつかかりきりになっていたという。
色川はこの遊びについて「自分がまるで神様になったような、世の中のいろいろ
なことをとり仕切っているようなつもりになっておもしろい」[41]とその魅力を述
懐しており、これを小学生の頃から30歳近くまで断続的ながら続けていたと述べ
ている[42]。

　昭和16年12月（12歳）に太平洋戦争が始まり、色川は勤労動員でさまざまな工
場に配属された。工場内で色川は、友人と密かにガリ版誌を発行し、そこに小説
を書いていた。だが、ある日ガリ版誌が工場配属軍人に露顕し、戦時秩序に染ま
らず周辺に悪影響を与えた廉で、色川は15歳のとき中学を無期停学となる。同級
生が卒業していくのを眺め、周囲から決定的に遅れ、将来が閉ざされたという不
安と劣等意識を強めていった。

　その後まもなく終戦を迎えた。父の軍人恩給が無くなり、インフレ下で生活は
困窮したため、色川はヤミ商事会社、薪炭配給所、通運会社、新興出版社などに
職を求めた。だが、いずれも見習い期間が保てなかった。次第に色川は、焼け跡
に散在していた賭場に顔を出すようになり、ここを居場所と定めるようになる。
まだ10代で裸一貫であった色川は、生き馬の目を抜くような博打の世界で何度も
痛い目に遭い、這うようにして生家に戻ることもあったが、徐々に、チンチロリ
ン、花札、麻雀などの博打で喰いしのぐ術を覚えていった。

　だが、このような生活を続けるなか色川は、20歳を超えた頃「おそまきながら
自分も、市民社会の尻っぺたについて出直すことを思いはじめ」た。娯楽雑誌の
編集部を転々とし、また自身でも似たような娯楽雑誌に売文することを覚えて

いった。

　昭和36年（32歳）には、父親をモデルとした短編「黒い布」を書き上げた。この作品は三島由紀夫ら選考委員に激賞され、中央公論新人賞を受賞した。だが、後続作品が続かなかった。その要因として、次作への重圧もあったが、徐々に増悪していたナルコレプシーの影響もあった。この時期を回顧して色川は「医者に行かぬため本人には病名わからず、幻視幻覚甚だしく、長期入院の必要も予想せざるをえず」と記しているように、自分の精神状態がただならぬものと感じており、かなりの危機感を抱いていたことがうかがえる。

　だが、このことが、彼のもう一つの顔を生み出すこととなる。入院費を稼ぐつもりで、「阿佐田哲也」という変名で原稿料の高い週刊誌に麻雀小説を書くようになったのである。昭和44年1月から週刊大衆に連載された「麻雀放浪記」は、当時の若者達から圧倒的な人気を獲得し、書籍はベストセラーとなり、昭和40年代の麻雀ブームの火付け役となった。阿佐田哲也の名は、「麻雀の神様」として、あるいは映画化、漫画化された『麻雀放浪記』の原作者として世間に広く伝わった。

　昭和48年6月（44歳）には、従妹である黒須孝子と結婚した。

　昭和49年（45歳）頃に色川は、持病がナルコレプシーという病気であることを知った。その経緯については、自身の病気について詳細に語っている短編「風と灯とけむりたち」[34]に以下のように記されている。

　　「ようやく精神科の医者に行って、症状を話し、ナルコレプシーだと宣告された。この病気の病理はまだわからないが、分裂症とも、癲癇系ともちがう、独特の神経病だという。私はめったに他人の言葉を鵜呑みにはしないが、この時は、まずなによりも、救われたような気がした。

　　病理がわからなくて治しようがないなら、このこわれた頭を常態と思うよりほかない。それではこのまま、ぼちぼちやっていこう。治療薬はないが、発作止めの薬はいくつかあって、医者から貰うその薬を使うと、緊張の持続も少しずつできるようになる。本名を使って小説をまた書きこもうという気持ちをとり戻したのもその頃からだった」

　このように色川は、ナルコレプシーの診断を契機に、中断していた純文学への再挑戦を決意した。当時の状況は、睡眠発作や幻覚によって意識はたえず寸断され、疲労感も強く「1回17枚の週刊誌連載か20枚くらいの短編が緊張持続の限度

だった」というものであった。そのような条件もあったためか、本名名義の純文学作品はほぼすべて短編である。だが、そこからの文壇での活躍は華々しいものであった。昭和52年（48歳）には、本名名義の最初の単行本『怪しい来客簿』が泉鏡花文学賞を受賞した。妻との別居・離婚騒動を描いた「離婚」は第79回直木賞を受賞した。昭和56年（52歳）には、晩年の父との関係を描いた「百」により川端康成文学賞を受賞した。

　そして、最晩年の色川は、意を決し徹底的に生活を節制し、純文学作品としては唯一の長編として『狂人日記』を描きあげた。この作品は、昭和64年・平成元年２月（60歳）に読売文学賞を受賞した。その後執筆作業に専心するために、岩手県一関市に転居したが、まもなく自宅で心筋梗塞に倒れ、入院後一時は快方に向かったと思われたが、４月10日午前10時30分、心臓破裂で死亡した（行年60歳）。

Ⅲ．精神医学的診断

　幼少期を回想した作品（「ぼくの猿　ぼくの猫」「幻について」「道路の虹」など）には、入眠時や昼間覚醒時に幻視を体験していたことが記述されており、この時期からすでに幻覚症状が存在していたことが示唆される。10代後半頃の生活を回想した作品で「私は毎日、生家の一室で、平均16時間ほど万年蒲団の中に横たわって居眠っていた」[18]と過眠症状の存在を疑わせるものがある。だが、この時期は一度生家を飛び出すと、何日も寝ずに博打に没頭するような生活であったということもあり、この過眠が生理的なものか病的なものかの区別は難しい。それ以外に10代から20代に睡眠の異常を示唆する記述は見当たらない。

　30代から睡眠発作、脱力発作、昼夜を問わない幻視といった症状が明確に出現し、それは年々増悪していった。この時期の病状については、前掲した作品中[34]で詳しく語られている。

　　　「私は"ナルコレプシー"という奇妙な持病があって、これは一言でいうと睡眠のリズムが狂ってしまう病気である。私の場合、持続睡眠が二三時間しかとれず、そのかわり一日に何度も暴力的な睡眠発作に襲われる。生命を失なう危険はないようだが、疲労感は常人の四倍といわれ、集中力を欠き、また症状の一つとして幻視幻覚を見る。なぜそうなるかまだ原因がわからない。（中略）
　　　幻視幻覚は昼も夜も現れていたし、諸関節や顔の筋肉の脱力症状があり、

その頻度は日増しに烈しくなった。人と食事していても、道を歩いていても、失神する。絶えず現われる幻のために、知覚が混乱する。幻は、寝床の中だけでなく、昼間、眼を開けていても私の眼球に写っている。その場ではこれは幻だと承知しているが、それが記憶の中に混じると、どれが現実でどれが幻かわからなくなる。自分の頭が故障をおこしている、ということは疑えない」

　入眠時幻覚で出現する「お化けや妖怪の類を追い払うため」、ベッドの横に乗馬の鞭が置かれていたという[9]。脱力発作については、喜怒哀楽の大きい「麻雀の時に一番発作の頻度が高い」[40]と述べており、それは「坐ってて体が横倒しになって、肩が畳に着く時があるんです。一瞬ですけどね、どうしてあんな形ができるのかと思うような、骨がなくなるような感じでもってバッタリ倒れる」[40]ものだと説明している。これは情動脱力発作とみてよいだろう。

　これらの症状出現と同時期に、猛烈な空腹感から1日6回、それもたっぷりとした食事を摂るようになり[11]、著明な体重増加も認められた[39]。

　このような経過からすると、色川の医学的診断としては、30代に顕在発症したナルコレプシーであり、体重増加もその症状として捉えられる。また、幼少期からの幻覚体験、青年期の過眠症状（の疑い）はその初期症状と捉えるのが妥当であろう。現在の診断基準[註1]からは確定診断を下すことは難しいが、入手可能な資料からは、情動脱力発作を伴うナルコレプシー（ナルコレプシー・タイプ1）という診断が妥当である。

　45歳頃にナルコレプシーと正式に医学的診断を受け、治療も開始されたということであるが、その詳細な経緯は不明である。50代に入り、内科の主治医の紹介で、主治医の大学の同期生である「神経科の名医」のもとでナルコレプシーの治療を受けるようになったとエッセイ[37]で語っている。このエッセイの中で「神経科の名医」は、色川の破茶滅茶な生活に呆れ果て、とにかく生活を節制し体重を落とせと指導をしている。時代的にも、色川が東京近郊の医療機関を受診していたことからも、この「神経科の名医」とは、当時本邦でのナルコレプシーの第一人者であった本多裕医師であったと推測される。すると色川は、当時の標準的

　註1）DSM-5[2]および2014年の睡眠障害国際分類第3版[1]では、睡眠ポリグラフ検査、反復睡眠潜時検査あるいは脳脊髄液オレキシンA濃度をナルコレプシー診断のための必須項目としている。

治療[10]、すなわち睡眠覚醒リズムを整えるための生活指導や、過眠症状に対するメチルフェニデートやペモリン、入眠時幻覚や睡眠麻痺に対する三環系抗うつ薬、夜間熟眠障害に対するベンゾジアゼピン系睡眠薬などの薬物療法を受けていたであろうことが推測される。だが、生活指導に従わないばかりか薬剤も自己判断で恣意的な使用をしていたこともうかがわれ、そのためもあろうか、治療によって「緊張の持続も少しずつできるように」なってきた一方で、「幻視幻覚はやっぱり徐々にひどくなってくる」[34]などと病状の改善は不十分なものであったと考えられる。

Ⅳ. 心理学的側面

　性格面としては、来るもの拒まずという性格で、また面倒見も異常なほど良かったため、自宅には昼夜間わず、友人、博打仲間、原稿を待ちわびる泊まり込みの編集者、バーのホステス、素性の分からぬ家出少年少女などが入り乱れて雑居していた[13,14]。居場所のない人たちを次々に自宅に住まわしてしまい、収集がつかなくなる様子は「少女たち」「雑婚」「連婚」などの作品でユーモアや悲哀を交えて描かれている。見ず知らずの人間であっても非常に手厚く世話を焼き、妻によると「神様」のような際限のない愛情を持って遇していたという[15]。色川のこのような面は、ナルコレプトイド性格変化[註2]で部分的には説明できるかもしれない。だが、それにしても過剰である。この対人交流は、いずれ破綻することがわかっていながらも、世界のあらゆる事象をカード遊びの内に取り込もうとした際限や見境いのない情熱と通底してみえるものである。物事に対する「際限のなさ」「見境いのなさ」というのは色川の性格特性として指摘できるであろう。

　心理学的側面として指摘しておきたいのは父との関係である。父は、友人や世間と交流を断ち、毎日を無為に過ごす、偏屈で、世間的にはかなり奇異な人物としてとおっていた。父は息子を溺愛し、その教育に過剰な情熱を注ぎ、やがて息子が救いようのない劣等生だと認めてからは、毎日執拗に罵倒や懲罰を加えるようになっていった[17]。この時期について色川は「節度には乏しかったが大量の"愛情"を与えられた経験が幼児にあり、そのあとで誰にも愛されない状態を迎

註2）本多[9]が提唱した、ナルコレプシーの諸症状を原因として実生活上で失敗を重ねることをつうじ形成される性格変化であり、人がよく、自分を強く主張できず、他人の要望を断れないといった特徴を持つ。

えた」[36]と語り、父への感情は愛憎入り乱れたものであったと推測される。だが、これらを超越するように、色川は「父親に対しては身体が甘酸っぱくなるほど執着し、外形はともかく、気分のうえではずっともつれあって生きてきた」[16]と強く執着する。そして、父の鬱屈した孤独な生活を、老いを、そしてその死をじっと観察し続け「ぼくらは死んでいく父親を眺めて、ぼくらの一生を実感する必要がある」[19]といったように父の生をつうじて自らの生を捉え続けていったことがうかがえる。色川の作品の主題をみていくと、勤労動員中に友人と発行したガリ版誌に色川が初めて書いた小説は「父親を薪割りで叩き殺す話」[21]であり、文壇デビュー作の「黒い布」は父を主人公とし、その心的世界を描いたものである。「百」では父の老い衰え死に向かうさまが描かれ、「復活」では死んだはずの父が生き返り再びともに生活する物語が描かれている。このように色川には父への心理的な執着が認められ、その結果父は、色川が自身の生を実感するための鑑となり、またその文学の重要な主題として取り扱われていたことがみてとれる。

V．『狂人日記』の成り立ち

　本稿では最晩年の長編作品『狂人日記』を取り上げたい。色川はこの作品について「モデル小説ではなく、叙述はすべて作者が勝手に組みたてたもの」[38]と断っているものの、実在人物を下敷きとしている。それは、有馬忠士（1940-1982）という統合失調症を患った無名画家である。色川は有馬の弟をつうじて、その作品を知り、それ以来、何らかのかたちで絵画活動を支援したいと思っていたようであるが、有馬が突然亡くなったため、生前顔を合わすことはなかった。

　有馬の生涯は、死後発表された作品集[3]に記載されている年譜によると、以下のようなものである。1940年8月21日東京都世田谷区に生まれ、敏腕の飾り職人として鳴らしていたが、30歳時に統合失調症を発症し、精神病院への入退院を繰り返した。入院中に絵画制作に取り組むようになり、病院のケースワーカーであった女性と結婚した。結婚後は妻に経済的に支えられながら油絵に没頭するが、41歳時に向精神薬の副作用が原因とみられる心臓麻痺で死亡した。

　色川は「本書の小説は、モチーフは以前からあたためていたが、彼の絵を眺めたのが契機になって形にすることができた」[38]と述べ、単行本の装丁にも有馬の作品が用いられている。そして、本書の主人公には、有馬の生活史上のさまざまなディテールが投影されている。そのため、この作品は有馬の伝記的作品のようでもあるが、後述するように、本質的には色川自身の病的体験や内面の問題が色

濃く投影されており、有馬の人生とは別物として読まれるべきものである。

VI. 『狂人日記』における病的体験

　『狂人日記』は、主人公の男が精神病院へ入院する場面から幕を開ける。男は「自分の頭脳はこわれている」[22]と実感しており、「そうであるからには病院に入って（休むことができれば）休むのが適当と思う」[23]といった理由から入院するにいたったと説明がされる。そして、無味乾燥で即物的な文体で、精神病院での生活が日記のように綴られていくが、男を間断なく襲う幻覚体験、夢あるいは回想をつうじて、彼の素性や来歴、そして頭脳がどう壊れているのかが徐々に明らかにされていく。

　男の父親は製薬会社を経営しており、彼は裕福な幼少期を送っていた。男は「カード遊び」に没頭するような子どもであった。現実のあらゆる人物のカードを作り、それを現実と同じように動かし、自分だけの世界を作ることに強い充足感を得ていた。だが、あるときから彼は、自分の感情や目の前の現実に「紗の幕」がかかったような疎隔感を抱く。子どもながらにしてやってはいけない遊びをしてしまったと感じ、彼はこの遊びを「神さまごっこ」[25]と呼ぶようになる。

　また男は幼少期から、奇妙な幻覚体験や多彩な夢、あるいは夢か幻覚か区別がつかない体験を繰り返していた。他人にそれとなく幻覚の話をしたりするが、どうやら自分だけのものだと薄々わかってくる。幻覚体験や夢の多くは、さまざまな小動物や人間が千姿万態しながら攻撃を仕掛けてくるといったものである。男はそれらに必死に応戦するが、相手の執拗な攻撃に打ち負かされ、幻覚や夢の中で何千回何万回と殺される。これらは、当然不安や恐怖を与えるものであったが、同時に、大きな情感を持って迫ってきて、「身の溶けるような虚脱感」[27]や「戦慄とともにある深い自足」[27]をもたらし、ときに夢精をもたらすこともあった。どうやら自分だけにあるこれらの体験は、「秘密の色」を持って蓄積されていき、男はそれらを偏愛するようになっていった。

　ある日父の会社が倒産したことを知らされ、一家離散の憂き目に遭う。それと前後して、母は若い愛人とともに家族の前から姿を消す。これら突然の出来事を境にして、例のカード遊びにも終止符が打たれた。

　男はやがて敏腕の飾職人として名を揚げるようになり、経済的にも自立をする。結核で倒れ療養所に入った際に、そこで知り合った園子という女性と婚約をする。一家離散後、孤独に暮らしていた男は、家族を得、天にも昇る気持ちとな

る。彼にとって最良の時間であり「自分以外の広い範囲のものに眼が向いたわずかな期間だった」[26]という。だが、園子と体を重ねていくうちに失望を繰り返していく。それは、女性と肉体的に交わることから得られる快感や充足感は、幻覚や夢が与えてくれる「身の溶けるような虚脱感」や「戦慄とともにある深い自足」を前にすると、明らかに色褪せたものであったからである。

また、偏愛してきた夢や幻覚の世界は、他人に理解不能な自分だけの密室のようなものとなっており、それは園子と近づけば近づくほど「水腫のよう」[28]に2人を隔てるものであった。肉体的にも精神的にも園子から隔たれ苦悩していた男は、ある日突然園子を結核で亡くす。葬儀の場では、園子が別の男性と通じていたことを知ることとなる。園子との関係の最終的な絵面は「生木が裂かれたところ」[29]で停止したままであり、それは外傷的な体験として男に残った。男は、家族も愛する女性も仕事もなくし、壊れた頭だけを抱えて、精神病院へ入院するにいたったのである。

Ⅶ．愛の失敗と死

入院後、男には、自分の病気や生き方について、主治医に助けを求めるような気持ちが強くあった。主治医の方も、男の抱えていた困難や苦悩を解きほぐそうと、丁寧に診察を重ね、理解しようと試みた。だが、いざ診察になると、男には、他人が短い時間の言葉のやりとりで自分の何を理解できるのだ、というような気持ちが立ち上がってきてしまう。そして「私は、この病気、だかなんだかわかりませんが、こわれた自分を直していただきに、この病院に来たのではなさそうです。つまり、ただ、私は、休みたかったのだと思います」[24]などと、主治医の助けを求めつつも、関わりを拒む態度を取り続けてしまうのである。

男は病院で一人の女性と出逢う。寺西圭子という精神病患者である。彼女は病状も安定し、退院間近という状況であった。男はそんな圭子に惚れ込まれる。退院したら働きながら自分がお世話をするから一緒に生活をしてほしいと懇願される。男は逡巡し返答を先延ばしにしていたが、どこからか圭子を強姦したという噂が病院中に広がり、主治医にも咎められ、病院に居づらくなったということから、逃げ出すようにして、一足先に退院した圭子の部屋に転がり込むこととなった。そして2人は結婚をする。

男には園子と通じ合うことができなかったという手痛い過去がある。であるからには、今回こそはそうであってはならないと強く決意を固める。それは、「自

分の欲するところは、要するに、圭子と心をかよわし、一体になりたいのだと思」い、「基本的になにひとつ欠くるところのない健常者同士の一組として、不通不毛の個所を、あってなきがごとくにしなければならぬ」[31]という悲壮な決意である。

だが、やはりうまくいかないのである。同じように元入院患者であった圭子は、仕事をみつけ、新たな人間関係もでき、張り合いのある生活をするようになった。そのような圭子に世話になり、優しくされると、

> 「我が身より劣等なものに対して優しくなるのは、優しさといえるかどうか。まァそれにしても、ここでは自分という病者に対して彼女は健常者の位置にあり、長いこと病者の位置に居た彼女にとって、それがとても魅力的だということは頷ける」[30]

と卑屈になってしまう。

圭子が男の病状を案じると、

> 「健常者になったって、俺の年齢じゃァ、それほど変化は利くまいよ。気質も変わらないだろうし、若い者とちがってなんでもできるわけじゃない」[32]
> 「かりに、君も俺も、病気が直って、健常者が二人ってことになるとするね。そうしたら俺たちの間に何が残る。それこそありきたりの、うす汚れた半端者だろ、俺なんか——」[32]

という言葉が口をついて出て、病気を回復させ一歩でも先に進むことを、価値のないものとして踏みにじってしまう。通じ合いたいと切望しつつも、圭子との溝は大きくなっていく。

男は履歴書を片手に、飾職の口を探すようになる。だが、面接で病気のことに偏見の目を向けられてからは、仕事を探す気持ちも挫けてしまう。入院中から取り組んでいた絵画も、退院後は、圭子に描くように勧められても、絵筆が進まない。男は何もできないままに、屈託を募らせていくのである。

2人は、隣近所の偏見や非難に追われるように引っ越しを繰り返し、最後には山奥の過疎地にある空き家に住みつくこととなる。ある日、圭子が仕事から帰ってこず、それが二晩続いたため、男は死を——閉め立てた家のなかで、餓死する

ことを——決意する。そして、朦朧とする意識のなかで、幻覚なのか現実なのか
わからないが圭子が姿を見せ、別の男性と通じていたことを告白する。そして、
男は圭子の名を大声で叫びつつ、孤独な死を迎えるのである。

Ⅷ. 『狂人日記』におけるナルシシズム

『狂人日記』について概略を示した。全編をつうじて男が体験する多彩な幻覚、
夢あるいはそれらが混在したものが散りばめられており、なるほどそれゆえに男
は「狂人」なのだとわかる。だがその病的体験ゆえに男が苦悩し、それを治療し
てほしいがために精神病院へ入院したというわけではなさそうである。むしろ男
は、それらの体験に長らく付き合ううちに、それらに深い愛着を抱き、深く自足
するようになっている。それゆえに、愛し愛されることを望む他者とつながりを
持てなくなってしまったことに苦悩しているのである。

　すべてを失い精神病院に入った男は、ある女性との愛へ、もう一度賭けに出る
ことを決意する。この愛への賭けこそが、本作の主題であるといえる。

　だが男は、精神病院を退院したばかりの２人に、「なにひとつ欠くところの
ない健常者同士」として「不通不毛の個所を、あってなきがごとくにしなければ
ならぬ」といった、いわば完全無欠の人間による、完全の愛の状態を求めてしま
うのである。このような高すぎる理想は、主治医との関係にも垣間見られる。こ
のような理想を前にしては、日常的で平凡な、将来の生活やお互いの理解に向け
てのささいな一歩は、色褪せた取るに足らないものに映らざるを得ないだろう。
実際男はそれらを踏みにじり続けてしまう。そして、何もできないまま屈託を抱
え、園子で経験したのと同じ失敗を、圭子でも繰り返してしまうのである。

　さて、男に同じような失敗を繰り返させ、絶望的な死に追いやったものとは何
だったのであろうか。男は、孤独なカード遊びや幻覚や夢がもたらす幻想の世界
に自足することで、他者や他者とともにある現実から隔てられてしまっていた。
誇大的で実現困難な理想を掲げる一方で、日常的で地道な取り組みを蔑み、現実
的には何もできないままでいた。この一連の在り方は、男の生き方がナルシシズ
ムに強く影響されていたことを示している。つまり、『狂人日記』と題されたこ
の作品は、いわゆる臨床的な狂気（つまり精神病）によってではなく、ナルシシ
ズムという「狂気」によって自滅した男の生涯を描いたものと捉えられる。

IX. 愛の不能とナルシシズム

『狂人日記』の主人公の男には、孤独なカード遊びのなかで神様のような全能感を得たり、執拗な幻覚体験に長年苦しみつつそこから独特の快や自足感を得たりなどと、色川自身の幼少期からの精神史が投影されているとみてよいだろう。すると、その結果として形作られ、色川自身に巣食っていたナルシシズムが、主人公の男に投影され、男を孤独で救いのない死に導いたのだという理解ができる。

では、色川のナルシシズムはどのようにして形成されたのであろうか。先述したように色川は父に感情的に強く執着していたが、その父を主人公に据えた「黒い布」という作品において、父を、家族を含めて周囲の他者と親密な感情的交流を持つことができない、ナルシシズムを抱えた人間として描いている。精神分析的には、色川にとって自分が他者と親密な関係を持つことは、そのような父を出し抜き打ち負かすことになり、それは強烈な罪悪感をもたらすこととなったと考えられる。このような観点からすると、『狂人日記』で描かれる執拗で被虐的な色彩を持つ幻覚的世界は、他者と親密な関係を持とうとする色川の去勢不安の現れとしてみてとれるだろう。そしてその幻覚の中で、敵の攻撃に組み敷かれ殺害され、その際にオーガズムのような性的な充実を得ている。これは、幼少期に劣等生であった色川が、よく自宅の折檻部屋で父に罵倒されながら乗馬用の鞭で殴られつつ、「鞭が身体に当たるたびにそれが刺激になって、甘美な気分が濃くなる」[17]とマゾヒスティックな快感を掠め取っていた姿と重なる。これらは、フロイトが「ドストエフスキーと父親殺し」[4]で明らかにしたようなエディプス・コンプレックスの運命の一つ、すなわち、父を打ち負かすよりは、父に愛されるという女性的でマゾヒスティクな立場に逃げ道を求めていたことを示唆する。色川は、父に打ち勝つ罪悪感や去勢不安に苦しむよりは、父と同じように他者を愛することができない惨めな人間に甘んじることを選択したのだろう。だが、その代償として、彼自身もナルシシズムを抱えることとなったのである。

ここに加えて、彼がナルコレプシーという器質性精神障害を持っていたことが、独特なナルシシズムを発展させた可能性を指摘することができる。ナルコレプシーの病態はレム睡眠と密接な関連があり、その主症状（睡眠麻痺、入眠時幻覚、情動脱力発作）はレム睡眠関連症状と呼ばれている。すると『狂人日記』で描かれた幻覚世界は、レム睡眠中の神経生理学的変化よって生じる、恍惚、怒り、不

安などを主とした情動面の高まり[8]や、性的感情の昂ぶり[44]によって、強烈な情動的色彩が付加されたものとみてとることができる。このことが幻覚的世界をより魅惑的で離れがたいものとし、より一層現実から彼を疎外させるように働いたと考えられる。

　だが、このような理解は、色川の実生活を知るものにとってはにわかに首肯しがたいものであろう。長ずるにつれて、色川は信じがたいほど幅広い交友関係を持つようになり、他人の世話をとことん焼き、また多くの人に慕われ、傍目からは孤独とは程遠くみえたからである。この矛盾を解くためには、色川は晩年、愛することについて以下のように語っている部分が鍵となると思われる。

　　「私のような男が、本当に他人を愛するとすると、特定の人ではなくて、人類全般、あるいは生物全般を愛するという形になる。この点に関しては、観念など不必要で、身体がすっとそうなる。私は人間と他の動物をさほど区別しない。私にとっては、自分以外の物は人でも犬でも馬でも、さほど変らずに愛せるのである。そこに差をつけて、特定の誰かを愛そうと思うと、その前に、くろぐろと、私自身が立ちふさがるのである」[33]

　このように、際限なく見境いのない愛情の陰には、愛の不能が隠されていたのである。幼い頃から現実に居場所がないことの代償として、現実と酷似したカードの世界を発展させていったのと同じように、愛の不能ゆえに、愛と酷似したものを際限なく見境なく拡張していったといえるのではないだろうか。妻はこれを「神様」のような愛情と称していた。部屋でひとりカードを繰っていようと、皆と賑やかに遊び世話を焼いていようとも、色川の孤独はまったく変わらないのである。どちらとも、他者や他者とともにある現実から隔たれているために、色川はその周囲を「神様」のようにうろつくよりほかなかったのであろう。際限なく見境ない愛と、愛の不能とは、ナルシシズムというコインの表裏だと理解することができよう。

Ⅹ．絶望を描いた希望の書

　色川は52歳のときに父を亡くしている。その頃、すなわち50代から死の直前までに執筆された作品を編んだ連作短編集『引越貧乏』には、自身の老いや死を意識した心情が綴られるようになっている。このように、精神的に強く執着し、同

時に文学的主題の中心にあった父を亡くすと同時に、自分の残された時間の少なさを意識するような状況にあったことが、未だ手つかずであった、自分自身の問題について正面から向き合うような作品を描こうとした動機となったのだろうと推測される。

　では、なぜ色川はこの主題を、自分を主人公とした自伝的作品ではなく、面識のない一人の狂人を主人公とした、モデル小説あるいは伝記的作品と思われるような作品として提出したのであろうか。ここにも、ナルシシズムを取り扱った主題であったことが関係しているだろう。シミントン[45]が指摘するように、人は自分自身のナルシシズムについて、知ることや語ることに対して徹底的に抵抗する。それはあまりにも苦痛が大きいからである。この点は色川も同様であったと考えられ、この主題が最晩年まで手つかずに取り残されていた理由の一つでもあるだろう。色川は、少なくとも表面上は自分のことではないと逃げ道を採ることによってはじめて、自分のナルシシズムに手をつけることが可能になったのだと考えられる。

　その結果描かれたのは、これまで示してきたように、あまりにも希望や救いのない物語であった。なぜ色川は、このような絶望を描いたのであろうか。最後にこの点を、彼が生業とした「小説を書く」という創作活動の意義と絡めて考えていきたい。

　小説を含め、読者を想定して何らかの文章を書くという行為ないし過程は、それ自体ナルシスティックな自己表現である。それは、自分を理解してもらいたい、評価してもらいたい、誉めてもらいたいという欲求を孕んでいる。色川についていうと、やや逆説的であるが、誰かを愛すことも何ごとかをなすこともできない自分自身の姿を、並外れて惨めであるがゆえに誇示したいという欲求があり、それを満たすために本作品が描かれた、という理解ができるかもしれない。また、色川が「阿佐田哲也」という別の顔で、『麻雀放浪記』を描いていたこともこの文脈から理解することができる。というのは、ナルシスティックな人格構造では、並外れて惨めな「恥ずべき自己」と対となるように、極端な理想像である「理想自己」が存在していることが想定されているからである。この想定からすると、色川のもう一つの顔、すなわち、当時の若者に熱狂的に支持された『麻雀放浪記』を描き、博打の世界で熱く生きる主人公と同一視されるようにして憧憬の対象になった「阿佐田哲也」は、色川の「理想自己」と捉えることができるだろう。すると色川の分極したナルシスティックな自己像は、それぞれ「色川武大」と「阿佐田哲也」という2つの顔とその作品世界に割当られたのだと捉えら

れよう。

　別の理解としては、「小説を書く」ことの自己治療的側面に注目したものである。藤山[6,7]は、ナルシスティックな患者に対する精神分析的治療において、患者の内面が「死んだ」世界であることに着目している。そこは、大切な人との情緒的なつながりなどの、失ったら痛手となるような価値あるもの、意味あるものが何一つない死の空間であるとする。そのような世界を前にして、治療者はさまざまな逆転移感情（憤り、軽蔑、無力感や麻痺）に巻き込まれる。死に巻き込まれながらも死に絶えてはならない治療の過程は「切り立った断崖の上の、見通しのきかない隘路である」とする。だが、患者の「死んだ」世界がかろうじて生きながらえるような場所を、治療者の「生きた」逆転移感情が提供することができれば、彼らの心理的「死」はもう一度生き直すことを許される。そのようにして治療者が「患者の心的な死を身をもって生きるという逆説的な体験」を続けていくうちに、やがて治療的展望が拓けてくるという。

　色川が『狂人日記』で自らの心理的「死」を書いたのは、「書く」ことでそれをもう一度生き直そうとしたためではないだろうか。色川が本作に、自らの文学的人生の集大成として自分自身の問題と向き合おうと意気込んで臨んだ姿をみると、このような推測も大きく外れてはいないと思われる。藤山の説明からすると、色川は心理的「死」を抱えた一人の患者である。だが、作者としての色川は、それを一人の狂人に投影し生命を吹き込むことで、その心理的「死」がもう一度生き直すことができる場所を与えたのである。この意味で、作者としての色川は「生きた」治療者でもあったといえる。その創作過程はおそらく、自らの心理的「死」に沈み込み、溺れ込み、侵食され、ともすれば死に絶えてしまうようなものであったろう。だが、それを見事に描き切った色川は、「書く」ことで、心理的「死」をかろうじて生き永らえさせることを成功させたに違いない。

　本書を書き上げてまもなく色川は世を去ったため、彼にどのような眺望が拓けていたのか見届けることはできなかった。だが、『狂人日記』を書くことは色川にとって精神分析的治療にも似た自己治療的側面があったと考えられ、それゆえ本書は絶望を描いていながらも希望を指し示しているものと思われるのである。

文　献

1) American Academy of Sleep Medicine：International Classification of Sleep Disorders. 3rd ed. American Academy of Sleep Medicine, Darien, IL, 2014.（日本睡眠学会診断分類委員会訳：睡眠障害国際分類第3版. 日本睡眠学会、東京、pp. 100-111、

色川武大の『狂人日記』 267

2018.）

2) American Psychiatric Association：Diagnostic and Statistical Manuals of Mental Disorders, 5th ed.（DSM-5）. American Psychiatric Association, Washington, D. C., pp. 372-378, 2013.（高橋三郎、大野裕監訳：DSM-5 精神疾患の診断・統計マニュアル. 医学書院、東京、pp. 366-371、2014.）

3) 有馬儀人編：有馬忠士作品集——夢宇宙の闇と光をめぐる旅. 飛鳥新社、東京、1983.

4) Freud, S.：Dostojewski und die Vatertötung. In：Gesammelte Werke Bd. XIV. Imago Publishing Co., London, 1948.（高橋義孝訳：ドストエフスキーと父親殺し. 井村恒郎、小此木啓吾ほか編：フロイト著作集3. 人文書院、京都、pp. 412-430、1969.）

5) 藤田知浩：色川武大. 秋山駿、勝又浩監修、私小説研究会編：私小説ハンドブック. 勉誠出版、東京、p. 62、2014.

6) 藤山直樹：精神分析という営み——生きた空間を求めて. 岩崎学術出版社、東京、pp. 47-67、2003.

7) 藤山直樹：ナルシシズムについての覚書——心的な死との関連で. 藤山直樹編：ナルシシズムの精神分析. 岩崎学術出版社、東京、pp. 139-153、2008.

8) Hobson, J. A.：The Dream Drugstore：Chemically Altered States of Consciousness. The MIT Press, Cambridge, Massachusetts, 2001.（村松太郎訳：ドリームドラッグストア——意識変容の脳科学. 創造出版、東京、p. 40、2007.）

9) 本多裕：ナルコレプシーの研究——知られざる睡眠障害の謎. 悠飛社、東京、pp. 30-32、2002.

10) 同書、pp. 129-133.

11) 色川孝子：宿六・色川武大. 文春文庫、東京、p. 27、1993.

12) 同書、p. 43.

13) 同書、p. 44.

14) 同書、p. 200.

15) 同書、p. 205.

16) 色川武大：色川武大　阿佐田哲也全集2. 福武書店、p. 10、1992.

17) 同書、p. 35.

18) 同書、p. 66.

19) 同書、p. 133.

20) 同書、p. 194.

21) 同書、p. 208.

22) 色川武大：色川武大　阿佐田哲也全集3. 福武書店、p. 9、1991.

23) 同書、p. 10.

24) 同書、p. 12.

25) 同書、p. 26.

26) 同書、p. 36.

27) 同書、p. 61.

28) 同書、p. 63.

29) 同書、p. 67.

30) 同書、p. 103.

31) 同書、pp. 115-116.

32) 同書、p. 150.

33) 色川武大：色川武大　阿佐田哲也全集6．福武書店、pp. 33-34、1992.

34) 同書、pp. 71-73.

35) 色川武大：色川武大　阿佐田哲也全集12．福武書店、pp. 200-203、1992.

36) 同書、p. 319.

37) 色川武大：色川武大　阿佐田哲也全集15．福武書店、pp. 63-65、1992.

38) 色川武大：色川武大　阿佐田哲也全集16．福武書店、pp. 324-325、1993.

39) 同書、p. 349.

40) 同書、pp. 352-353.

41) 同書、pp. 358-359.

42) 同書、p. 361.

43) 同書、pp. 483-488.

44) LaBerge, S.：Lucid Dreaming. Ballantine Books, New York, 1985.（大林正博訳：明晰夢——夢見の技法．春秋社、東京、pp. 98-105、2005.）

45) Symington, N.：Narcissism：A New Theory. H. Karnac Books Ltd, London, 1993.（北村婦美、北村隆人訳、成田善弘監訳：臨床におけるナルシシズム——新たな理論．創元社、大阪、pp. 25-28、2007.）

からだでしかないじぶん

——癌患者としての伊藤計劃と創造性——

風野　春樹

Ⅰ．はじめに

　伊藤計劃（1974-2009）は、2000年代の日本SFを代表する重要な作家である。2007年のデビューから癌による死没まで、作家としての活動期間は2年にも満たず、オリジナル長篇はわずか2作にすぎないが、彼の作品は日本SF界に衝撃を与え、その後の作家たちにも大きな影響を与え続けている。その影響の大きさから、SF界では「伊藤計劃以後」という言葉すら生まれている。例えば彼が亡くなって2年が過ぎた2011年7月の『SFマガジン』は「伊藤計劃以後」を特集テーマにしているし、「伊藤計劃以後のSF」をテーマにした評論集『ポストヒューマニティーズ』も出版されている。

　伊藤は、ウェブ上に公開していたmixi日記[7]のプロフィールに、このように記している。

　職業：病人
　副業：物書き
　休業：WEB屋
　週末：嘔吐

　もちろん自虐的にではあるが、彼はたびたび「病気のプロ」を名乗っている事実、作家としてデビューするはるか以前から、彼は病人として入退院や手術を繰り返してきたのである。「職業：病人　副業：物書き」というアイデンテイティは、彼一流の韜晦であるとともに、偽りのない実感だったのだと思われる。本稿では、彼の作品と闘病生活との関係について病跡学的に検討を加えた。

Ⅱ．伊藤計劃の病歴

　まず、伊藤計劃の経歴を紹介しておきたい。

　伊藤は1974年10月東京生まれ。本名は伊藤聡。喘息の治療のため3歳のときに千葉県八千代市に転居している。「ぼくは昔から喘息で、サルタノール吸入器はマストアイテムだった」[6]と書いているように、幼少時から病と薬剤は彼についてまわっていた。こうした経験が、彼の人間観や人生観にも影響を与えているものと考えられる。

　伊藤は本を好み、勉強よりマンガを描くことに熱中するような少年に成長した。

　1995年4月に武蔵野美術大学映像科に入学。マンガ研究会に入会。同年から原因不明の「坐骨神経痛」に悩まされ始める。1998年、熱狂的なファンだったゲーム『メタルギア・ソリッド』シリーズの作者である小島秀夫と出会う。当初はクリエイターとファンの関係だったが、作家デビュー後は互いの作品をリスペクトしあう対等の友人同士の関係となり、その友情は彼が亡くなるまで続いた。

　1999年の卒業後にはウェブディレクターとして就職。この頃には「横になると歯を食いしばって叫び声をあげてしまうほど痛くなる謎の神経痛に汗だらだら」[6]だった。

　2001年夏に、ユーイング肉腫の診断を受け、9月には入院して左足大腿部の神経と筋を切除。その間にも年に400本を超える映画を鑑賞し、映画評を中心とした個人ウェブサイトは人気を博していた。

　2005年7月、肺転移を告知され、手術と抗癌剤治療を受ける。闘病のかたわら長編小説『虐殺器官』を書き上げ、2006年5月に小松左京賞に応募するが、最終選考で落選。同時に落選したのがのちに芥川賞作家になる円城塔で、円城に誘われ、ふたりで原稿を早川書房に持ち込んだことがデビューのきっかけになっている。

　2006年9月、再手術。10月には激しいうつ状態を体験している（これについては後述）。

　2007年5月には肺転移が再発し左肺半分を切除。6月、デビュー作となる『虐殺器官』を早川書房から刊行。この作品は翌年のベストSF国内篇第1位に選ばれる。

　その後入退院を繰り返し、化学療法、放射線療法を行う。

2008年6月、小島秀夫の依頼により、ゲームをノベライズした長篇『メタルギアソリッド　ガンズ・オブ・ザ・パトリオット』を刊行。

9月、morphine投与開始。並行して抗癌剤、放射線治療を開始。この頃には転移は6カ所を数えていた。

12月、オリジナル長篇第2作となる『ハーモニー』刊行。この作品は作者の没後、ベストSF国内篇第1位、星雲賞日本長編部門、日本SF大賞と数々の賞を受賞。

2009年3月20日、没。享年34。

2011年4月には英訳されてアメリカで刊行された『ハーモニー』が、フィリップ・K・ディック賞特別賞受賞。

2012年には、冒頭部30枚のみ完成していた遺作長篇『屍者の帝国』が円城塔との共作により刊行。第31回日本SF大賞特別賞、第44回星雲賞日本長編部門受賞と、没後もその評価は高まる一方である。

Ⅲ．抑うつ症状と「安定剤体験」

ここで、伊藤計劃を語るうえでなくてはならない「ポストヒューマンSF」について触れておきたい。

「ポストヒューマン」とは、現代SFの重要なテーマの1つで、山岸真によれば「テクノロジーによって変容した人類の姿、そしてそれにともなって倫理観や価値観、さらには人間性の意味や人間の定義までもが大きく変化した世界の物語」[9]ということになる。70年代のジョン・ヴァーリイ、80年代のスターリング、ギブスンらサイバーパンク作家から、G・イーガン、C・ストロスまで、多くの作家が主題にしているテーマである。

伊藤計劃の作品もこのポストヒューマンSFの流れのなかに含まれる。前にも書いた通り、「伊藤計劃以後のSF」をテーマにした評論集は『ポストヒューマニティーズ』と題されている。この「ポストヒューマン」のテーマは、伊藤計劃にとっては、単なるSFの題材ではなく重要な意味をもっていた。

作家になる以前の2002年に、伊藤はこう書いている。

「科学技術によって維持される身体。科学技術がなければ消滅してしまう身体。これが意味するのは、要するにぼくはサイボーグだってことだ。……ぼくは「テクノロジーの子供たち」のひとりだ。自分の生きた現実が既に、常にサイバーパンクであることを、肉体によって実証した人間たちのひとりだ」[6]。

幼い頃から喘息の治療をして、このときすでに癌の手術を経験していた伊藤は、自分自身がテクノロジーなしには生きられないことを実体験として知っていた。つまり「ポストヒューマン」は、彼にとって現実そのものであったのである。

伊藤は、癌の治療中に何度かうつ状態を体験している。そして、こうした抑うつ感や絶望感に対し、緩和ケアとして安定剤を投与されているが、これについてこのように語っている。

「怖いとか、泣きたくなる気持ちは当然あります。しかし、そういうのは治療に際して良くないからと医者に薬を飲まされたら、非常にフラットな気持ちになってそれが一切解決してしまったんですよ。人間の感情って、一体何なんでしょうかね」[8]。

これは、彼の大学の後輩であるマンガ家の篠房六郎が伊藤の一周忌に寄せて書いた文章に引用されている伊藤の言葉である。

ブログのなかでも、次のように書いている。

「いろいろなことを思う。医者に自分の大腿の中に巣食うものの存在を告げられたときのこと。あのとき感じた絶望。そんな絶望も恐怖も悲しみもあっさり吹き飛ばしてしまった安定剤のこと。その化学作用によって感情が吹き飛んだときの奇妙な怒り」[6]。

この「安定剤体験」について、伊藤は何度もくりかえし語っている。また、この体験は『虐殺器官』『ハーモニー』といった代表作にも大きな影響を与えている。いわばこの体験が、作家伊藤計劃と作ったと言っても過言ではない。彼は感情というのはテクノロジーや化学薬品により変容しうるものだということを実感している。しかし、それを受け入れるのではなく、そのことに苛立ちと怒りを感じている自分もいる。これはつまり、自分のものであるはずの感情が、たかが薬でなくなってしまうことへの実存的な怒りだろう。

さらに、うつ状態について、本人の語っている言葉を引用しておく。

「夕方になるとかならず気がめいり、恐怖に体が震えはじめる。比喩じゃなく、これ以上転移したら、もう削る肺はどこにもないぞ。そこで終わりだぞ、と。こういうのは自分の脳みそのはなしなので、ああ、これは脳の各機能がそういう感情をジェネレートしやすい方向に傾斜しているのだな、とか考えても、何も解決するわけじゃない。サイクルがはっきりしているから、フィジカルな、どうしようもなく物理的な（ま、意識も物理現象なわけですが）問題なのは明らかなのに」[6]。

伊藤は、うつ状態は脳の機能によって生じたものであり、物理的な問題である

とごく自然にとらえていた。また、意識も物理現象である、と彼は認識している。

しかし、それがわかっていても「何も解決するわけじゃない」というのも彼の実感であった。

自分の感情やアイデンティティのありようさえもが、薬剤やテクノロジーによって変容しうること、それはまさにグレッグ・イーガンらが描いてきた「ポストヒューマンSF」のテーゼである。例えば、イーガンの短篇「しあわせの理由」[2]は、脳内麻薬物質の分泌が極端に低下し、重度のうつ病になった青年が主人公である。彼は治療として脳内麻薬様物質を自由にコントロールできるいわゆる“幸福の合成装置”を得るが、それによってどのような幸福感であっても「コントロールされた幸福」でしかなくなってしまうという物語である。伊藤計劃が生きていたのは、まさにこの小説のような現実である。イーガンの小説では、主人公はそのような自分を受け入れているが、伊藤の場合は、それに対して「奇妙な怒り」を感じている。

「じぶんが、からだでしかないことを知っていて、そこから逃れられないことを知っていて、死ぬのが怖い自分」[6]と非常に切実な認識を、彼はブログに綴っている。

感情や意識すらも物理現象であるということを実体験として理解し、納得していながら、そこをはみ出す「怖さ」や「怒り」。それが伊藤の創作の原動力であるといえるだろう。

Ⅳ. 作品の検討

さて、こうした点を踏まえて、代表作である長篇2作についてみていきたい。デビュー長篇である『虐殺器官』[4]は、次のような物語である。

テロ対策のため管理社会化が進んだ近未来。それまで何の火種もなかった多くの国で突如虐殺が始まった。そしてその影に見え隠れするジョン・ポール。アメリカ特殊部隊隊員である主人公は彼を追う過程で、「人間には虐殺を司る器官が存在し、器官を活性化させる“虐殺文法”が存在する」ことを知る。

この作品は、一級のエンタテインメントであるとともに、非常に私的な物語でもある。そして、作者自身の身体をイメージした作品ともいえる。物語のなかでは、9.11テロを転機として世界が変わり、世界中へと虐殺の連鎖が広がっていくが、これには同じ時期の発症を起点として彼自身の身体のなかを転移して広がっ

ていく癌のイメージが重ねられているように読める。

「WTCに航空機が突っ込んだとき、ぼくは病院でその映像を見ていた。／ぼくはそのとき、不具者の仲間入りをしたばかりだった。僕は右座骨神経と右大腿の主要な筋を失い、膝下の制御と感覚の一切に、永遠の別れを告げたばかりだった」[6]と、エッセイに書いているとおり、『虐殺器官』で、世界が変わった転機として語られている9.11テロは、彼にとっては癌の発症と分かちがたく結びついている。まさに彼の世界もそのときに変わったのである。自分自身の肉体でありながら、触っても何も感じず自由に動かすこともできないということ。自分とは物質にすぎないということを、彼はこのときに実感としてはっきり知らされたのだった。

また、この作品のなかでの人間は、「虐殺文法」というソフトウェアスイッチにより自由意志を奪われてしまう存在である。また、主人公は、戦場での心理的障害を取り除くため、心理的・外科的処置を施されている。先ほど述べたように、こうした描写は、彼にとってはSF的なスペキュレーションではなく、現実そのものであった。こうした描写には明らかに作者自身の薬剤による感情喪失体験が反映されている。

つづいて『ハーモニー』[5]について検討する。

世界規模の大災禍により従来の政府は崩壊。新たな統治機構「生府」は、人々自身を公共のリソースとみなし、体内システムが常に健康を監視する高度な医療福祉社会を築いていた。そんな社会で、同時多発自殺事件が発生。WHO監察官の女性トァンは、かつて健康社会に反抗してともに自殺を試みたミァハの影を見る、というのが物語のあらましである。

この作品は、文体そのものに仕掛けがほどこされており、ウェブサイトを記述するときに使うhtmlのようなタグがそのまま書かれている。これは感情を記述するためのetmlという架空のマークアップ言語で、この記述スタイル自体が物語の根幹に大きくかかわっている。こうしたタグを使わなければ感情を体験することができない存在のために書かれている、という設定なのである。

『ハーモニー』で描かれているのは、体内を常時監視するモニタリングシステムとテイラーメイドの医療分子によってすべての病が駆逐された世界である。それは、自然を徹底的に排除し、現実を仮想現実化しようとする人間の欲望を描いたものであり、作者自身の見てきた医療現場の戯画でもある。しかし、そうした医療技術によって自分は生かされているということも、作者は十分認識している。

物語の結末では、そうした欲望の終着点として、「意識＝じぶんの消滅」が描かれる。全人類が、意識や感情を抹消した、いわゆる「哲学的ゾンビ」として生きる、ポストヒューマンによる完璧なユートピアが誕生することになるのである。

『ハーモニー』の一節を引用する。

「社会的動物である人間にとって、感情や意識という機能を必要とする環境が、いつの時点でかとっくに過ぎ去っていたら、我々が糖尿病を治療するように、感情や意識を「治療」して脳の機能から消し去ってしまうことに何の躊躇があろうか」[5]。

ここで糖尿病と比較されているのは、糖尿病は寒冷気候に対応するため必要とされた機能であるという説があるためである。つまり、人類が獲得した意識も、進化の過程で一時的に必要とされた機能にすぎず、必要とされなくなれば「治療」すべきものだというのが、この物語の根幹的なアイディアとなっている。薬剤やテクノロジーによる感情変容を体験している伊藤は、人間の意識や感情を特権化するような言説にはもともと違和感を覚えていた。ここにも、さきほど述べた作者自身の緩和ケアによる感情喪失体験の影響が見て取れるだろう。つまり、『ハーモニー』もまたある種の私小説であり、自己のおかれた状況に対する批評として読めるのである。

V. おわりに

ここで、「健康生成」というテーマに引きつけるならば、癌の闘病という過酷な環境にありながら、彼はなぜ精神的な健康さを保ち、優れた作品を生み出すことができたのか、という疑問がうかぶ。

伊藤計劃とほぼ同時にデビューした同志であり、死後に未完の遺作『屍者の帝国』を完成させた円城塔は、彼についてこう書いている。「彼は常に自分の病状を冷静に観察しており、自分を素材、物質として見つめる視線は揺らがなかった」[3]。

おそらくこれは幼い頃から喘息にかかっていた彼が身につけた態度であったのだろう。そして、こうした人間観は、科学という視点から人間を描くSFというジャンルに親和性があるものであり、SFに惹かれるようになったのは必然といえるだろう。

さらに、伊藤にとって「書くこと」が健康に与えていた影響も重要である。

そもそも大学時代までの伊藤は決して書く人ではなかった。伊藤計劃は美大ではマンガ研究会に所属。メンバーは漫画や小説を部誌に投稿していたが、伊藤は作品の予告を載せることはあっても、本編はいっこうに発表しなかったという。卒業後の2000年には短篇漫画「ネイキッド」でアフタヌーン四季賞冬・佳作を受賞、編集者がつくようになったが、その後続くことはなかった。

　彼が精力的にブログを執筆し、小説を本格的に書き始めたのは、癌の告知を受けたあとのことである。癌になったから作品が書けたというような安易なことを言うつもりはない。しかし、少なくとも彼が癌でなければ、彼の作品はまったく違うものになっていたということだけは言えるだろう。

　不安や死の恐怖といった生々しい感情や、自分の置かれた状況を、いったん距離をおいて冷静に見つめ、ブログでは映画オタクという一貫したキャラクターを演じ、さらに架空世界を舞台にしたSF作品としてアウトプットする。このプロセスが、疾病に「有意味感」（アントノフスキー[1]）をもたらし、彼の精神面での安定に寄与していたのではないか。そのように考えている。

文　献

1) Antonovsky、A.: Unraveling the Mystery of Health. Jossey-Bass Publishers、1987.（山崎喜比古、吉井清子監訳：健康の謎を解く．有信堂、東京、2001.）

2) Egan、G.: Reasons to be Cheerful and Other Stories.（山岸　真訳：しあわせの理由．早川書房、東京、2003.）

3) 円城　塔：文庫版あとがき．伊藤計劃、円城　塔：屍者の帝国．河出書房新社、東京、2014.

4) 伊藤計劃：虐殺器官．早川書房、東京、2007.

5) 伊藤計劃：ハーモニー．早川書房、東京、2008.

6) 伊藤計劃：伊藤計劃記録I．早川書房、東京、2015.

7) http://mixi.jp/show _friend.pl?id=293915

8) 篠房六郎：一周忌に寄せて．篠房六郎日記（http://cgi.din.or.jp/~simofusaC/c gi-bin/jin ny/j inny.cgi?no=20&page= l&view=mini）（参照2019-10-21）

9) 山岸　真編：スティーヴ・フィーヴァー——ポストヒューマンSF傑作選．早川書房、東京、2010.

庵野秀明のサルトグラフィー

斎藤　環

I. はじめに

　本稿では、アニメーション作家としての庵野秀明について、病跡学の視点から検討を加える。ただし、作品を彼の「病理」の直接的な反映としてとらえることはしない。主として庵野自身が開示している「壊れた」エピソードなどに照準し、そこからの回復に際して、彼の創造性がいかに関与したか、この点について詳細な検討を試みる。

　一般に、作家単独の創造行為によって生み出される小説、絵画、漫画などについて、そこに「作家性」、病跡学的には「作家の病理」の反映を読み取ることは、それほど困難でも不自然でもない。しかし映画やアニメーションとなると状況はかなり異なってくる。これらは基本的に集団作業の産物であり、そうした意味で作家性が直接に反映される可能性は低い。もちろん強烈な作家性のもとで現場をコントロールする監督がいるのは事実だが、これはその作家が強権的に現場を支配するという意味ではない。ディヴィッド・リンチが典型であるが、その作家への敬意と信頼が映画制作の組織全体を動かすとき、むしろ作家性は増幅されてしまうこともあるだろう。そして庵野秀明もまた、間違いなくそうした形で個性を作品に反映しうる希有な作家の一人と考えられる。

II. 生育歴と作品歴

　庵野秀明は、日本のアニメーション業界を代表する作家である。1960年5月22日に山口県宇部市に産まれ、アニメーション作家、映画監督、脚本家、声優として幅広い活動を展開している。実業家としての顔も持っており、株式会社カラーの代表取締役社長を務めるとともに、複数の企業やNPO法人で要職に就いている。

　幼少期からマンガやアニメ、特撮に強い関心を持ち、絵を描くことが好きだった庵野は、中学と高校では美術部に入部し、ひたすらマンガやアニメ・特撮モノ

など、自身の興味の赴くままに活動していた。高校2年の時、貯金して念願だった8ミリフィルム機材を購入、文化祭展示用の実写特撮やセルアニメ等の作成に熱中していた。大学進学にはそれほど関心はなく受験勉強もしなかったが、家族の勧めもあって、学科試験がなく実技のみで入学できる大阪芸術大学に進学した。

大学在籍中、庵野は複数の同好の士たちと出会い、共同で作品を制作する楽しさを知ったという。特に「DAICON III」（第20回日本SF大会大阪コンベンション）および「DAICON IV」（第22回日本SF大会大阪コンベンション）のオープニングアニメーション制作に参加した経験は、その後の庵野に大きな影響を与えた。また、日本初のSF専門店ゼネラル・プロダクツの立ち上げにも携わっている。

しかしその後、大学は学費を滞納して除籍処分となり、庵野は東京で就職活動を行った。この時宮崎駿に『風の谷のナウシカ』（1984）の原画担当として採用され、続けて『劇場版　超時空要塞マクロス』（1984）の製作にも参加している。

1984年、大阪時代の仲間が立ち上げた、株式会社ガイナックスの設立に参加した。ガイナックスは劇場用映画『王立宇宙軍』の製作を目的とした組織で、この映画製作の過程で、スタッフの斡旋やメカデザイン、作画監督等を担当した。それまではずっとスタジオに寝泊まりしていたが、この頃からアパートを借りて生活するようになった。

1988年には、オリジナルビデオアニメ作品『トップをねらえ！』（1988）で本格的商業作品をはじめて監督した。続いてNHKのTVアニメ『ふしぎの海のナディア』（1990）に総監督としてかかわったが、製作終了後は虚脱し、無為に過ごす日々がしばらく続いたという。これ以降、作品製作に全力で取り組んでは「壊れる」（本人の表現）ことが繰り返されることとなった。

この後、知人からオファーによってテレビアニメ『新世紀エヴァンゲリオン』の監督が決定し、1995年10月4日〜1996年3月27日にかけて、テレビ東京系列他で全26話が放送された。この放映が一種の社会現象を巻き起こしたことは後述の通りである。放映終了後、庵野は再び虚脱状態となった。友人らのサポートを受けてなんとか復活し、『新世紀エヴァンゲリオン劇場版』（1997）を総監督した。

この頃からデジタルカメラによる実写映像への関心が高まり、村上龍の小説を映画化した『ラブ＆ポップ』（1998）で実写商業映画を初めて監督した。同年、TVアニメシリーズ『彼氏彼女の事情』（1998）を監督し、翌年には実写映画『式日』（1999）を監督した。

2002年3月、漫画家の安野モヨコと結婚した。この結婚を機にライフスタイル

が大幅に変化し、心身ともに健康になったと言われている。

2006年5月、新たな映像企画製作会社として株式会社カラーを設立、2006年9月には映像制作の場として、スタジオカラーを立ち上げている。この後、数多くの事業の立ち上げなどに関わっているが、本論の内容とは関わりが薄いため省略する。

以後の経緯については、主要な公開作品と出来事を列挙するにとどめる。

2007年9月、第1回製作作品『エヴァンゲリヲン新劇場版：序』が公開。

2009年6月『エヴァンゲリヲン新劇場版：破』が公開。

2012年11月『エヴァンゲリヲン新劇場版：Q』が公開。

後述の通り、この作品製作後にうつ状態となり、長期療養生活を送る。

2013年（平成25年）宮崎駿監督の劇場アニメ『風立ちぬ』で初声優・初主演を経験した。

2016年（平成28年）総監督をつとめた映画『シン・ゴジラ』が公開され、高い評価を受けた。本作で第40回日本アカデミー賞最優秀作品賞と最優秀監督賞を、および平成28年度（第67回）芸術選奨映画部門 文部科学大臣賞、第37回日本SF大賞・特別賞を受賞した。

2021年3月8日に『シン・エヴァンゲリオン劇場版』が公開。

2022年（令和4年）、文化庁より紫綬褒章を受賞。

2023年3月、脚本・監督作品『シン・仮面ライダー』が公開。

以上のように、庵野秀明のフィルモグラフィーは膨大である。しかし筆者の知る限り、庵野自身の内面が投影されたと考えられる作品は決して多くない。例えば実写作品の代表作『シン・ゴジラ』は、日本映画史上の金字塔と呼ばれるに値する傑作であるが、作家の病理や内面の投影は読み取りにくい。これは『シン・ゴジラ』に限った話ではなく、『エヴァンゲリオン』以外のほとんどの作品においては、そうした投影はごく希薄であるように思われる。もちろん、関わったすべての作品に「庵野秀明らしさ」を感じることは可能だが、そこにあるのは卓越した「映像職人」としての高度なスキルとセンスであって、必ずしも「病理」や「葛藤」ではない。

あるいはアニメーターとしての庵野が「爆発シーン」に対して示す強いこだわりや、彼について宮崎駿が証言するような「人が描けない」傾向などから、後述する自閉スペクトラム症的な傾向をみてとることも不可能ではないであろう。しかし筆者は、そうした診断的な分析にはさしたる関心を持つことができない。存命中の人物に対してそれを行うことの倫理性という問題もあるが、そういう検討

に病跡学的な意義があるとは考えられないためである。

　よって本論では『新世紀エヴァンゲリオン』のみを対象として検討と考察を加えることとする。ただしそれは、必ずしも本作に登場する特定のキャラクターに庵野自身をそのまま重ねることではないし、本作に示されている病理的傾向をもって、庵野秀明の「診断」を試みることでもないことは、あらかじめ断っておく。

Ⅲ．エヴァという現象

　『新世紀エヴァンゲリオン』（以下、エヴァとする）は、庵野秀明が原作と監督を担当したオリジナルアニメ作品である。大災害「セカンドインパクト」を経てきた2015年の世界を舞台に、巨大な汎用人型決戦兵器「エヴァンゲリオン」のパイロットとなった14歳の少年少女たちと、謎の敵「使徒」との戦いを描く。世界設定はきわめて複雑であるため省略するが、物語の主軸をなすのは主人公の少年少女、碇シンジ、惣流・アスカ・ラングレー、綾波レイらの葛藤や関係である。

　本作はある種の必然性のもとで、メタ・ビルドゥングスロマンとしてのサーガという、ほとんど前代未聞の作品として成立し、いささか強引ながらも完結した。およそ四半世紀という年月をかけて、一つの物語が巨大な私小説的虚構フィールドを形成し、作家の苦闘と蹉跌と成長の過程を百万単位のファンが注視し続けたのである。それは作品創造という個人的営みが、メディアという増幅装置の媒介によって社会的影響を持ち得たという意味からも、一つの社会現象と呼ぶにあたいする出来事でもあった。「メタ・ビルドゥングスロマン」とは、そうした成熟の過程を、キャラクターのみならず、作家、および視聴者が共有し得た作品、という意味である。

　この現象が特異であるのは、それが前代未聞であり、ほぼ確実に絶後でもあると予想されるためである。単に受容の規模という点から観れば、エヴァ以上のヒット作はアニメに限らず存在する。アニメに限定しても、ジブリ作品や新海誠作品などはエヴァを上回る興行収入を達成している。

　しかし筆者が重視しているのは、本作がすぐれて私小説的な読みに開かれており、そこには作家の苦悩ばかりか成熟の過程が濃厚に投影されていたこと、作品そのものが作家を「呪縛」し、その製作過程が作家を追い詰めると同時に、最終的には救済し得た可能性があること、そのすべての過程において、作者と視聴者との間に、ある種の相互作用が存在したこと、そして何より、本作が1990年代以

降の「思春期心性」に深く訴え続けている、という点である。本作のヒット以降、エヴァに追随するかのような作品が数多く作られたが、いずれも本作を超えられなかった。この事実もまた、本作の特異性の傍証となるであろう。こうした特異性は、1990年代後半からの四半世紀という、メディア史的にもきわめて特異な時代背景のもとでこそ可能になったと考えられる。この点については後述する。

　エヴァという作品はしばしば、その「謎」の難解さばかりが強調されてきた。むしろ、謎解きの魅力こそがエヴァの魅力であるとする解釈も、少なからず存在する。しかし筆者は、その解釈に全面的に同意することはできない。なぜならエヴァは、難解なガジェットに埋め尽くされつつも、その世界観とキャラクターの佇まいはきわめて「わかりやすい」作品でもあるためである。

　筆者自身はリアルタイムでエヴァ・ブームを経験したが、あえて言えば、必ずしも熱狂的なファンというわけではなかった。そもそもシンジ、アスカ、レイという主要なキャラクターに、それほど共感も感情移入もできなかった。にもかかわらず筆者は、この作品がテレビ放映された1990年代後半から現在に至るまで、シリーズの全作品をほぼリアルタイムで鑑賞してきた。「ほぼ」と言うのは、テレビシリーズのみビデオで鑑賞したためである。

　以下、「論文」の体裁をいくぶん緩めて、筆者が経験したエヴァ・ブームについての印象を記しておきたい。

　1995年から1996年にかけてのテレビ放映直後のエヴァ・ブームには凄まじいものがあった。当時アニメを観る習慣がほとんどなかった筆者の耳にも、『新世紀エヴァンゲリオン』がすごいらしい、という評判は頻繁に届いていた。思想誌の編集後記などにもエヴァへの言及があり、その声望はあきらかにオタク圏外にも轟いていた。ちなみにテレビ東京系列はその後深夜帯にエヴァを再放送したが、その視聴率があまりに高かったことから、これ以降「深夜アニメ」市場の開拓が進んだと言われている。

　およそアニメとは無縁なはずのカルチャー誌『STUDIO VOICE』1997年3月号がエヴァ論を特集することとなり、筆者にも原稿依頼があった。その資料として送られてきたビデオを一気に鑑賞し、感動と言うよりはひどく感心したことを覚えている。本作は幼児期から膨大なアニメ・漫画・特撮を心の糧として生きてきた筆者の同時代人が、自身のあらんかぎりの趣味嗜好を高密度で詰め込んでみせた傑作だった。先述の通り、キャラクターに感情移入はできなかったが、その造形もまた、あまりにも斬新だった。さらに言えば、この特異なキャラクター群

像が、なぜ若い世代にこれほど受け容れられているのか、その点にも強い興味を覚えた。

とはいえ、当時のアニメファン全員がもろ手を挙げて『エヴァ』を歓迎したわけではなかった。特に旧世代のアニメファンには不評で、「ロボットアニメのくせに痛快さが足りない、うじうじしている」という批判が多かった。もっともエヴァは、その「うじうじ」ぶりが本質なのであり、的を射た批判とは言い難かった。むしろ熱狂していたファンを激怒させたのは、テレビシリーズの最終二話のほうだった。

文字とナレーション、あるいは絵コンテ、エヴァの台本などがそのまま画面上に映し出され、使徒や「人類補完計画」の謎は放り出され、別の世界線で学園生活を送るシンジらの姿が描かれ、なぜか葛藤を乗り越えたシンジが「僕はここにいてもいいんだ」と自己を肯定し、登場人物一同から「おめでとう」と拍手され、シンジが「ありがとう」と微笑むエンディング。これが物議を醸した「おめでとう」エンドである。この回に対する評論家・大塚英志による「自己啓発セミナー」という辛辣な批判はあまりにも有名である。以下にその一部を引用する。

「『エヴァ』最終回に於ける問題解決の方法が『（自己啓発）セミナー』と同一であるというのは事実以外の何者でもない。百歩譲ってそれがセミナーのカリキュラムからの引用ではなく、庵野の創意工夫の産物であったとしたら、まさにそれは彼の『創造』力の限界なり不可能性を露わにしてしまっていることになるではないか（中略）『エヴァ』にしてもセミナーにしても家族や社会といった所与の共同性に対して余りに無批判である、ということだ。他者性を根源的に欠いているアニメ」[6]。

Ⅳ. エヴァは私小説だったのか

問題の最終二話について、筆者にはさしたる違和感はなく、むしろ自然な終わり方のようにも思われた。その理由については、くだんの『STUDIO VOICE』の論考などに記したが、要は本作がサービス精神溢れる作家の私小説的メタ・フィクションである以上、作品の終わりが象徴的な自己救済のイメージで終わることに意外性は感じられなかったのである。この件については、エヴァのキャラクターデザインを担当した貞本義行の次のような証言もある。「最終話で、結局、どうしたらいいって（庵野さんが）聞いてくるから、『逃げたらダメだ』っていう他人が『逃げてもいいよ』って言われたら、たいていの人は楽になって、気持ち

いいよって答えたんですよ」[12]。そうであるなら、件の「おめでとう」エンドは、貞本のこの助言を素直に聞き入れて、庵野自身が「逃げること」を肯定すべく作られた回だった、ということになる。

いずれにせよエヴァが、庵野秀明の内面が最も濃厚に投影された作品であることについては、庵野自身の次の発言を引いておけば十分であろう。

「個人というかパーソナルってこともあったと思うんですよ。『エヴァ』のキャラクターは全員、僕という人格を中心にできている合成人格なんですけれど、コアの部分には僕がいるんですが、平たく言えば僕個人があのフィルムに投影されているってことですね」[5]。

エヴァは庵野秀明の「私小説」だった。そこには庵野自身の内面世界が如実に反映されており、この要素なくして、エヴァはこれほどの人気作品たり得なかった。それゆえキャラへの感情移入は、庵野自身への感情移入と区別がつかないものとなった。エヴァ後に大量に作られたエヴァもどきの作品群に欠けていたのは、まさにこの要素であった。

ここでの「私小説」の用法に違和感を覚える人もいるかもしれない。私小説と言えば太宰治や川崎長太郎のように、作家自身の生活や苦悩を一人称でリアルに記述した（かのような）小説、というイメージが一般的と思われるからである。その意味では漫画家のつげ義春の諸作品も私小説的と言える。しかしエヴァは、ＳＦという形式でありながら、物語の中に作家自身の苦悩と葛藤が刻まれていることは明らかで、ファンの多くもそれを私小説のように受け止めていた。その典型として「これは私の物語だ」という反応が少なくなかった。奇妙な逆説ではあるが、作家本人の内面が濃厚に投影された作品であるほど、受け手はそこに自身の鏡像を見がちである。太宰作品の受容がまさにそうであるように。

エヴァ以降、ゼロ年代にかけて、アニメではなくライトノベル業界で、こうした作品がしばしば見受けられた。彼らはミステリーやファンタジーの形式の中に、濃密に自己が投影された作品を書いた。代表的な作家としては佐藤友哉、滝本竜彦などがいる[7]。彼らは自他ともに認めるエヴァ・チルドレンであった。未検証ではあるが、筆者は庵野秀明こそが、こうした「私小説的ファンタジー」の始祖ではないかと考えている。

もう一点、エヴァがもたらした作品形式について検討しておこう。エヴァはしばしば「セカイ系」の元祖の一つと目される。セカイ系作品とは、キャラクター間の関係や葛藤が、宇宙を含む「世界」の様相と無媒介に結びついてしまうような作品を指す[9]。それゆえその物語は、まさにエヴァがそうであったように、複

雑で重層的な世界設定と、シンプルなキャラ造形とその関係性という組み合わせ
から成立する。それゆえ「セカイ系」批判として、しばしばそこに「社会」が存
在しないことが指摘される。実際、エヴァにおいては、「社会」にありようはほ
とんど描かれない。『シン・エヴァンゲリオン』でわずかに描かれた村落共同体
の描写は、かなり例外的なものである。

「私小説的ファンタジー」が「セカイ系」という形式に接近するのは、ある意
味で当然の帰結ではある。「キャラ」も「セカイ」も、作家の自己愛を直接的に
投影できる器であり、ラカンによる三界区分を比喩的にあてはめるなら、「キャ
ラ」と「セカイ」は想像界に、「社会」は「他者の領域」という意味で、象徴界
に位置づけられる。そして言うまでもなく想像界は、自己愛のフィールドにほか
ならない。それゆえ「社会」を排した「セカイ系」作品ほど、作家の純粋な自己
投影が容易になるのである。ここに、ファンタジーと私小説を通底させるよう
な、特異な回路があると考えられる。

とはいえ、本当にエヴァには「社会」がなかったか、といえば、そのように断
言することも難しい。例えば旧劇場版にこめられていたのは、オタク（≒エヴァ
のファン）に現実回帰を強く指嗾するトラウマ的なメッセージだった。一方シ
ン・エヴァでは、現実回帰が誘惑もしくは希望として示されているように見え
る。まだ終末幻想の残滓がくすぶっていた旧劇と、3.11後、あるいはコロナ禍
の最中で公開された『シン・エヴァ』とでは、作品のムードそのものもがらりと
異なっているのである。「セカイ系」作品内に「社会」はないとしても、そこに
投影された「作家の自己」を媒介として、作品は時に、愚直なまでに社会を反映
する器たり得ることもあると考えられる。

V．エヴァは「狂気」をいかに描いたか

エヴァは庵野自身の鏡像であると同時に、しばしば受け手の鏡像でもある。以
下は、エヴァに描かれた「狂気」のありようについて検討する。

1990年代から2000代前半までは、全世界的に「心理主義」の時代だった[8]。さ
まざまな社会的事象や問題が心理学的・精神医学的に説明可能であると信じら
れ、ワイドショーのコメンテーターなどに、精神科医や心理学者が重用された。
エヴァに詰め込まれた「ヤマアラシのジレンマ」「ATフィールド」「デストル
ドー」といった心理学的ジャーゴン（造語を含む）には、そうした時代背景も反
映されている。

エヴァ放映当時の庵野秀明のインタビューにおいて、庵野は自身を「分裂病」（統合失調症）になぞらえている[12]。これは正確には、1996年夏のコミックマーケットに出品された野火ノビタ執筆・編集による同人誌『大人はわかってくれない』において、野火がR・D・レイン『引き裂かれた自己』を引用しつつ、庵野を「分裂病」と評しており、庵野がその批評を肯定的に捉えていた、という意味である。

　しかし病跡学的な視点から検討するなら、エヴァを統合失調症的な作品とみることは難しい。統合失調症的な作品として筆者が想定しているのは、小説ならカフカ、映画ならD・リンチ、絵画ならムンクやF・ベーコン、漫画なら初期の吉田戦車の作品などである。いずれも鑑賞者との間にいかなるコミュニケーションの回路も開かれず、意味論的な分析や解釈が届きにくく、ただ、わけがわからないのに強烈な印象を残す作品群である。

　「わけがわからないのに強烈な印象を残す」のは、エヴァもそうではないだろうか。そこにあるのは、謎が謎を呼ぶ世界の設定と、圧倒的な面白さとの対比である。しかしエヴァの「謎と面白さ」の構造は説明が可能だ。作品世界の設定は──おそらくは後付けのものも含めて──きわめて複雑に構成されており、大量の情報が詰め込まれているために全体の構図を見通すことは難しい。また、意図的に「現実」と「虚構」ないし「象徴」が相互浸透する描写となっているため（「巨大な綾波」のように）、解釈の余地がさらに広がる。筆者自身、エヴァの世界における対立関係やもろもろの起源、世界のなりたちについて、今なおわからないところが多い。

　しかし一方で、キャラクターの性格や関係性の設定は、比較的わかりやすい。極言すればエヴァという作品は、主人公であるシンジ、アスカ、レイの3人の少年少女の関係性がどのように変わっていくか、その点だけに照準すればストーリーを追うことが十分に可能な作品である。もちろんそのわかりやすさは、説明が容易、という意味ではない。キャラクターの造形や振る舞いに「想定外の振幅」が少ない、というほどの意味である。先述の通り、庵野自身が「エヴァのキャラクターはすべて自分の分身」という趣旨の発言をしている。つまりエヴァは、自律的な個々のキャラクターが織りなすポリフォニックな物語ではなく、バフチンのトルストイ評のように、作家の分身が活躍するモノローグ的な作品ということになる。それゆえ、エヴァには「謎めいたキャラクター」はいても「複雑な性格のキャラクター」は存在しない。

　これは必ずしも批判ではない。日本のアニメ作品は私が知る限り、ガンダムか

らジブリ作品に至るまで、そのほとんどがモノローグ的である。これは「他者」を締め出した世界として完結しがちである、ということを含意している。それゆえ富野由悠季は「政治」を、宮崎駿は「運動」を、片渕須直なら「歴史」を導入することで、「他者性」を担保しようとした。庵野について言えば、おそらくは自身の「狂気」を他者性の担保として用いたのではなかったか。庵野がエヴァを形容する際の「分裂病」という言葉には「自身のあらん限りの狂気がこめられた作品」という自負が込められているのではないだろうか。

まさにその「狂気」のありようにおいてこそ、エヴァは現代的であり続けている。もしエヴァが、真に統合失調症的な作品であったなら、これほど広く「共感」され支持され、あるいは反発されることもなかったであろう。

しかしシンジ・アスカ・レイの三者が背負うことになった「狂気」は、庵野自身に内在するものであるばかりか、すぐれて現代的かつ「共感可能な狂気」であった。エヴァという「現象」は、時代精神と無自覚に共振しうる天才の、きわめて切実な自己開示だったからこそ起こりえたことなのである。ならば、三者の「狂気」とは、いかなるものであったのか。

Ⅵ. 承認をめぐる病

先述した通り、エヴァとはつまるところ、シンジ・アスカ・レイの物語である。彼らはエヴァを象徴するアイコンにしてキャラである。「キャラ」とはすなわち、エヴァがどんな作品——パチンコやゲームを含む——になろうとも、そのキャラとしての同一性はほとんど揺らがない、という意味である。新劇場版『Q』において、ＴＶシリーズ当時から14年を経ても、彼らが全く「成長」していないさま（「エヴァの呪縛」によるらしい）が克明に描かれたが、これも「キャラ」のあり方としては正しい[10]。

筆者はかつて、エヴァにおける主要キャラクターが、「承認をめぐる葛藤」のありようとして分類可能であることを示した[10]。すなわち「承認への葛藤」「承認への行動化」「承認への無関心」であり、これらの「病理」が、それぞれシンジ、アスカ、レイの三者の造形に対応している。

あえて「診断」を試みるなら、承認を巡って葛藤し続け行動を抑制しがちなシンジはいわゆる「ひきこもり」——診断名ではないが——であり、社交性が高く承認を勝ち取るための行動化にためらいのないアスカは「境界性パーソナリティ障害（境界例）」、承認されることに関心を示さず他者からの命令のまま行動する

レイは「自閉スペクトラム症」に対応している。

　もちろんこれらは診断ではなく、類型的な比喩に過ぎないが、葛藤構造として考えるなら、大きな異論はないであろう。例えば、シンジの葛藤構造は次のようなものだ。「承認されたい」「でも無価値な自分なんかが承認されるわけない」「自分が承認されない世界は滅びればいい」「でもやっぱり承認されたい」。この堂々巡りである。筆者はこの構造を「自傷的自己愛」と呼んでいる[11]。低い自己評価ゆえに「承認の引き上げ」を先取りする形で自らの「正気」を担保してみせる、という意味で、この構造は自己愛的である。しかしこの葛藤構造は、行動に対しては徹底して抑制的に作用するため、シンジはひきこもり続けるしかない。もっともその分、追いつめられて自暴自棄になった場合に発揮するエネルギーは核分裂的に暴走することになる。それは本作中では「初号機の暴走」として表現されている。

　アスカは承認に関しては優等生である。エリート教育を受けた彼女は高い戦闘能力とアピール力を兼ね備えており、周囲の期待に応えて大いに活躍する。彼女は「条件を満たせば他者が自分を承認してくれる」ことを良く知っている。だから彼女は努力するし、行動をためらわない。しかしこうした努力の背景には、幼少期に母親からの愛情を受けられず、精神を病んだ母親が自分の身代わりの人形とともに縊死をしたという重いトラウマがあった。過剰適応とも思われるほどの活躍を続ける彼女は、ひとたび使徒に敗北を喫するや著しく自信を喪失し、シンクロ率の低下や慕っていた加持の死などが重なって、自身も精神を病んでしまう。

　レイにおいては「承認を巡る葛藤」はほとんど存在しない。彼女は最初から承認に関心を示さない。他者との交流にも関心が乏しく、好意を寄せられてもあまり反応しない（こうした傾向は新劇場版ではいくぶん緩和されている）。彼女が住むのはコンクリート打ちっぱなしの壁に必要最低限の生活用品のみがおかれた殺風景な部屋である。レイはもともと本作においてはもっとも空虚な存在であり、その出自はクローンである（レイの魂が宿っていないクローンの肉体は、エヴァを起動するためのダミーシステムに用いられる）。レイのこうした特性、とりわけ彼女が当たり前の感情の動きや表出を理解していないことは、「こんな時、どんな顔をすればいいかわからないの」「これが涙。泣いてるの私。」といった台詞や、『シン・エヴァ』の第三村で——正確には「アヤナミレイ＝そっくりさん」であるが——赤ん坊のように感情や言葉を習得していく過程からもあきらかだ。

Ⅶ．３つの「モード」

　以上見てきた通り、３人のキャラクターは三者三様の「病理」構造を抱えており、それは精神医学的にはそれぞれの典型と言って良いほどである。ここで一つの疑問が浮かぶ。先述の通り、庵野秀明は彼らを自身の分身と述べていた。しかし「ひきこもり」「境界性パーソナリティ障害」「自閉スペクトラム症」は、それぞれが時に著しい対照をなすほど異質な「病理」である。にもかかわらず、それぞれに庵野の自己が投影されているというとはどういうことであろうか。庵野自身に解離性同一性障害のような傾向があり、三者はそれぞれが庵野の交代人格ということなのであろうか。

　筆者が個人的に庵野個人の「健康さ」を知る機会があったという点は抜きにしても、この「診断」は的外れである。そもそも筆者は、この３つの「病理」が、必ずしも個人の気質や性格と特異的に結びついた「病理」とは考えていない。むしろこれらは「モード」の如きものである。個人が他者や環境と関係する際に選択される、複数の人格モード、という意味で。

　例えば私は、庵野秀明について、かつて以下のように評した。

　「太宰の作品の多くがそうあるように、『境界例』的な作品は、そのリアリティを『作家の人格』によって担保している。作品への関心は、そっくり作家本人への関心と重なるため、どれほどフィクションと断ってあっても、物語と作家自身の体験とがしばしば混同されてしまう。作品のいたるところに、作家自身の素顔がちらつくという意味で、『境界例』的な作品は、本質的にメタ・フィクションなのだ。『エヴァ』最終二話の『学園編』において突如あらわれたメタ・レヴェルは、こうした『境界例』的構造のもとで理解される必要がある」[10]。

　以上のような意味で、テレビシリーズの最終二話、あるいは旧劇場版の「終劇」のありようなどは、一種の境界例的な「行動化」とも考えられる。

　その一方で、庵野は『Q』の公開直後にうつ状態に陥り、自殺念慮に駆られていた事実を公表している[S6]。そこには以下のように記されている。

　「2012年12月。エヴァ：Qの公開後、僕は壊れました。／所謂、鬱状態となりました。／６年間、自分の魂を削って再びエヴァを作っていた事への、当然の報いでした。／明けた2013年。その一年間は精神的な負の波が何度も揺れ戻してくる年でした。自分が代表を務め、自分が作品を背負っているスタジオにただの１度も近づく事が出来ませんでした。／他者や世間との関係性がおかしくなり、ま

るで回復しない疲労困憊も手伝って、ズブズブと精神的な不安定感に取り込まれていきました」[1]。

『Q』の"不評"への反応か、激務によるバーンアウトか、その両方か、そのあたりは判然としない。ただ、「プロフェッショナル　仕事の流儀」での談話[4]などからもうかがえるのは、庵野自身の自己評価は意外なほど低いという事実である。作品の質についての自信、自負は決して低くはない。しかし庵野が「自分の命より作品」と述べている言葉からも推測できるのは、彼が「作らない自分には価値はない」と考えている可能性である。謙遜や韜晦ではなしに、庵野の自己価値感情がそれほど低いとすれば、うつ状態のみならずひきこもりにも多分に親和性があると考えられる。その意味でシンジの抱えた葛藤や自傷的自己愛は、「庵野秀明」という個人の中核にあるそれともっとも近いと言えるかもしれない。

いっぽう、妻である安野モヨコが描く庵野秀明像は、「境界性パーソナリティ」はもちろん、「ひきこもり」にすら見えない。偏食ゆえに魚や肉が食べられず、一ヶ月間風呂に入らなくても平気で、結婚式披露宴では仮面ライダースーツで登場する（このエピソードはフィクションとのこと）。空気は一切読まず、あるいは読めず、精神年齢は自称10歳である[2]。実際、庵野秀明をめぐるさまざまなエピソードを拾っていけば、そこに社会性の障害、コミュニケーションの障害、想像力の障害（爆発シーンへの異常なこだわり、など）という、いわゆるASDの「三つ組み」を見出す人がいても不思議ではない。

以上の3つのモードを表1に示す。

以上述べてきた通り、シンジ・アスカ・レイというエヴァの主要なキャラクターは、庵野秀明における三つの葛藤モードとみなすことが十分に可能である。

表1　庵野秀明の3つのモード

病理モード	発揮される場面	病理モードの特徴
境界例的	対メディア 対オタク	「エヴァ」が視聴者を挑発するスタイルは境界例的 テレビシリーズの最終二話は，一種の「行動化」であり， 視聴者を激怒させた 自身を投影したメタ・フィクションであるエヴァが代表作となる
ひきこもり的	通常の対人関係	自己価値感情の低さと自作に対する強い自負の対比＝ 「自傷的自己愛」の構造
発達障害的	プライヴェート	妻に精神年齢10歳を主張する 大浴場で周囲に誰もいなければ「ウルトラセブンごっこ」に興ずる 妻に「ビール飲む？」と訊くのは「自分がビールを飲みたい」の意 アニメーターとして「爆発シーン」にはこだわるが人物は描けない

すなわち、作品制作や対社会的場面においては境界例モード、素の個人としては
ひきこもりモード、妻といるときなどプライヴェートな親密圏においては発達障
害モードに切り替わるのである。ただしこれらは、日常場面で実際にそのような
表出がなされるかどうかと言うことではない。そのいずれにも共感し感情移入で
きる自意識のモードがある、というほどの意味である。

　さらに重要なことは、さしあたりこの三つのモードこそが、現代の、とりわけ
若い世代の葛藤のありようを端的に象徴するものでもある、という点である。
1960年生まれの庵野は、2023年現在63歳である。にも関わらず、エヴァは実に四
半世紀もの間、若者、というよりは思春期の心の一番柔らかく脆弱な部分に響く
作品であり続けた。なぜそんなことが可能だったのであろうか。

　自己承認が不得手と思われる庵野が、自身を投影したキャラを作るなら、「自
己否定」の形でしか自己愛を表明できないシンジ、条件つきの承認でしか自己愛
を維持できないアスカ、自己愛にも他者への愛にも心を閉ざすことでしか自己を
守れないレイ、という三つ組みの造形に至るのは半ば必然だったのではないだろ
うか。そして、皮肉にもこの最もパーソナルな三つ組みこそが、1990年代以降の
「成熟困難」を象徴するスタイルとなり、多くの若者の共感を惹きつける器ない
し鏡像となったのである。

　1990年代後半からの四半世紀に起きた最大の社会変革は、メディア環境の変容
だった。商用インターネットの普及、スマートフォンの普及、各種SNSサービ
スの普及が相まって、人々のコミュニケーション・ネットワークは劇的に重層
化・稠密化を遂げた。かくして「いいね！」ボタンに代表される承認の可視化
が、人々に「承認依存」という新しい嗜癖をもたらしたと考えられる。ここで詳
しく論ずる余裕はないが、このようなメディア環境そのものが、そこに適応した
人々――主に若者――に「承認をめぐる病」をもたらしたと筆者は考えている。
それはたまたま、「ひきこもり（承認をめぐる葛藤）」「境界例（承認依存）」「自閉
症スペクトラム（承認ゲームからの離脱）」という三つの「病理」を析出させた。
しかもこれらは、一人の個人の中でしばしば共存しうる「モード」でもあった。

　庵野がこうしたメディア革命の前夜においてこの状況を予見していたとは考え
にくい。ただ、エヴァ制作の過程が彼をして、半ばは無意識に「３つのモード」
を体現せしめたのであろう。筆者の見るところ、この「３つのモード」は、この
四半世紀を通じてほとんど変わっていない。「時代は加速度的に変化する」とい
う常套句にもかかわらず、1990年代後半以降の社会は、サブカルの進化も流行の
周期も大幅にスローダウンしている。エヴァが四半世紀愛されたのは必ずしも例

外的な事態ではない。アニメの「プリキュア」シリーズは放映開始から17年が経過し、アイドルグループのAKB48も今年結成19周年を迎える。多くのブームが数年単位で消費されていた1980年代までの時代に比べ、現代の流行はきわめて息が長い。この四半世紀に関しては「心のモード」の変化もきわめてゆっくりだった。ひきこもりも発達障害もじわじわ増加し、境界例は臨床現場からネット上などに主戦場を移しているように思われる。ちなみに統合失調症は減少傾向にある。エヴァが受容されたのはまさにそのような時代だった。

　そうした時代を背景として庵野は、自身を否定し成熟を拒否し続ける限りにおいて、より多くのファンから承認を得られるという悪循環の中に釘付けになったのではなかったか。おそらくはこの構造こそが「エヴァの呪縛」であり、呪縛はメディア環境によっていっそう強化されていったのである。

Ⅷ. 「呪縛」からの解放

　庵野秀明はこれまで、繰り返し自身の父親について語っている。庵野の父は事故で左足を失っており、その不遇ゆえに世の中を恨んでいた。その陰性感情は息子である庵野秀明にも向けられ、時には暴力を振るわれたこともあったという。これをもって庵野を虐待サバイバーとみなすのは早計かもしれないが、「片足を失った父親」のイメージは、少なくとも庵野の嗜好に決定的な影響を及ぼした。例えば次のように。

　「完全なものって好きになれないんです。ロボットも手が、足がなくなっているほうがしっくりする。『鉄人28号』でも、腕がもがれるシーンが好きだった」「僕にとっては何かが壊れ、欠けてる方が普通なんです。それは体の場合もあるし、精神の場合もあるんですが」[3]。

　庵野はごく控え目に、父親の影響を自身の嗜好までにとどめているが、影響の範囲がそこだけに留まったとは考えにくい。シンジに対して虐待的に振る舞うゲンドウの造形には「心に欠落を負った人間」という意味で父親の投影が顕著であるように思われるし、なによりも庵野自身が、作品制作を通じてしか自分自身を肯定できないという「欠落」を抱えてしまったのではなかったか。

　こうした欠落は人間の成熟に対しては阻害的に作用する。まして、三〇代半ばにして自他共に認めるライフワークを手がけてしまい、その作品の中心的テーマが「終わらない思春期」なのである。この事実は、作中人物のみならず、作家である庵野の人格形成にまで大きく影響したであろうことは想像に難くない。

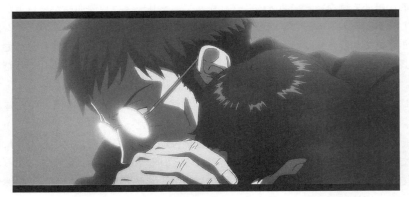

図1　シンジ（インナーチャイルド）を抱きしめるゲンドウ

　もし旧来の正統的ビルドゥングスロマンのように、エヴァのテーマが「父殺し」であったなら、その完結はずっと容易であったであろう。しかし意外にも、エヴァにおいて父殺しの主題が前景化したことは一度もない。なるほど、シンジーゲンドウーユイの三者は、かなりいびつなエディプス三角を構成してはいる。通常のエディプス関係と異なるのは、シンジとゲンドウが希求するものが常にすでに、亡き母であるユイの幻影でしかない点である。ゲンドウにとってのユイは「人類補完計画」の彼方に位置する母性的存在であり、シンジはユイの隠喩とも言える存在であるレイに曖昧な好意を抱き続ける。二人はユイという同一の対象を希求しつつも、それが複数の幻影であるがゆえに決して競合関係にはならない。その意味で二人は、エディプス複合のような対立から離れて、「母の欠落」を共有する同志とすら言いうるだろう。それは、庵野が実父と「欠損」を共有した事実と相似形をなす。

　『シン・エヴァ』は結末部分で、ゲンドウの詳細な心情吐露と自己開示が繰り広げられる。虚構と現実が混在する「マイナス宇宙」で、想像的に構成された古い電車の車内で、告白は続く。それはまさに、虐待サバイバーが自らのインナーチャイルド（碇シンジ）と和解する物語なのであった。本作では、ゲンドウがついにシンジを抱きしめるという、同じくインナーチャイルドとの和解を描いたエルトン・ジョンの伝記映画『ロケットマン』を連想させずにはおかないシーンが描かれる。さらりと描かれてはいるが、これは決定的に重要なシーンである。なぜエヴァにおいて「父殺し」が成立し得ないのか、その謎がここで明かされているからである。

先述したように、シンジとゲンドウは欠如を共有している。欠如の構造もほぼ同一だ。この欠如ゆえに自傷的自己愛を抱えてしまい、自己承認が困難な彼らは、常に他者からの承認を求めずにはいられない。他者の究極は母性＝ユイだが、それは永遠に失われてしまっている。ゲンドウは自身のインナーチャイルドをシンジに投影したためにしばしば虐待的にふるまい、投影されたシンジはまさに「投影性同一視」の作用によって、ゲンドウのインナーチャイルドに同一化していく。シンジの葛藤や苦しみがゲンドウのそれと相似形をなすのはこのためである。この同一視こそが、シンジの「父殺し」を頓挫させ、成熟を不可能にした「エヴァの呪縛」そのものではなかったか。

しかし電車内の「和解」によって、呪縛は解かれた。ゲンドウは電車を降り、アスカとレイの魂はそれぞれに救済され、すべてのエヴァンゲリオンは消滅し、エヴァの存在しない世界線で大人の姿になったシンジはマリと手を繋いで宇部新川駅から駆けだしていく。このラストシーンは、メタレベルへの上昇と、これまで連綿と紡がれてきたエヴァという物語の全面否定にほかならない。それゆえ本作のキャッチコピーは「さようなら、全てのエヴァンゲリオン」なのである。これは実質的な「夢オチ」とも考えられるし、その意味からもテレビシリーズの最終二話の反復とみることも不可能ではない。しかし、このエンディングに対するファンの反応はおおむね好意的なものであり、それゆえか本作はエヴァシリーズでも最大の興行収入（102億円）を達成している。

長くエヴァを見守ってきたファンにとっては、それが庵野秀明の「私小説」であることはむしろ自明の前提であり、それが実質的な「夢オチ」であろうと、そこに庵野の「魂の救済」の物語（ナラティブ）が垣間見えるなら、十分に満足できるものだったのであろう。いくつかの謎や不満を残しつつも、庵野は驚くべき誠実さをもってエヴァを終わらせた。それは作家として現実と向き合うことの決意表明であると同時に、庵野自身が今度こそ「エヴァの呪縛」から解放されたことの力強い宣言でもあったのである。

Ⅸ. インナー・メタバースでの救済

最後に一点、補足しておきたい。シンジとゲンドウの戦闘や「和解」が成立した空間の特異性について、である。この空間は作中で「マイナス宇宙」ないし「裏宇宙」と呼ばれており、「ガフの扉」の先に存在する現実と虚構が同一化した空間で、人間の肉体の機能では知覚できない仮想世界とされている。こうした設

定の細部についてはここでは踏み込まない。

　重要なことは、この空間が現実（ただし作中の）と虚構が入れ子になった空間であり、おそらくは庵野本人とキャラクターの内面も入れ子になるようなトポスとして機能している、ということである。実はこうした空間が描かれたのは、「マイナス宇宙」が初めてではない。一種の抽象空間であり時間的・物理的制約を受けないという意味では、エヴァの「自己啓発」シーンが、その最初期の例と言いうるだろう。こうした空間はエヴァに限らず、近年では『チェンソーマン』などの漫画作品でも多用されている。

　筆者はこうした空間を、仮に「インナー・メタバース inner metaverse」と呼んでいる。現実（作品）世界にシームレスに接続しつつ、作家の内界＝心的現実が多分に投影される形で構成されたメタバース、という意味である。単に「仮想空間」と呼ばずにメタバースと呼ぶ理由は、それが他者とのコミュニケーションに開かれた空間であり、そこでのやりとりが「現実」にも影響を及ぼしうるためである。この空間におけるシンジとゲンドウのやりとりが現実を変えてしまうのはこのためである。そしてこの点こそが、「自己啓発」シーンとの最大の違いである。メタバース内で完結したテレビシリーズとは異なり、「シン・エヴァンゲリオン」は「現実」（作中の世界線）のほうを改変してみせた。すべてのエヴァンゲリオンの存在が遡行的に消去され、エヴァのいない世界においてシンジの成長がはじまるのである。

　終わらせることがきわめて困難な構造を持つ虚構を、その虚構にあらかじめ埋め込まれていた機能を反復活用することで脱構築すること。いささか強引ではあっても、本作はこのようにしか終われなかったと筆者は考える。ここでひとつ特筆すべきは、宮崎駿にアカデミー賞をもたらした2023年の映画『君たちはどう生きるか』においても、はじめて同様のインナー・メタバースが描かれている点である。ちなみにこの作品は、宮﨑のキャリア中、最も自伝的な作品とみなされている。

　いささか想像を逞しくするならば、アニメ作家が自身の抱えた内的葛藤に決着をつけようとするとき、インナー・メタバースの存在は、健康生成的な機能を発揮しうるのかもしれない。とりわけ庵野秀明のように、自身の生み出した作品の影響で、自身の精神が甚だしい影響をこうむってしまうタイプの作家にとっては、その回復もまた、虚構と現実が相互浸透するようなトポスを要請するのかもしれない。この視点から考えるなら、庵野の師匠格に当たる宮崎駿が、おそらくは最後の長編アニメと目される作品において、庵野的としか言いようのないナラ

ティブに傾斜していったのは興味深い事実であろう。

文　献

1) 庵野秀明：『シン・エヴァンゲリオン劇場版』及びゴジラ新作映画に関する庵野秀明のコメント. https://www.evangelion.co.jp/news_20150401.html

2) 安野モヨコ：監督不行届. 祥伝社. 東京、2005.

3) 朝日新聞：おやじの背中. 1999年8月30日付朝刊.

4) NHK：プロフェッショナル　仕事の流儀「庵野秀明スペシャル」. 初回放送日、2021年3月22日.

5) 大泉実成編：庵野秀明 スキゾ・エヴァンゲリオン. 太田出版、東京、1997.

6) 大塚英志：『オウム』を超えるはずが……. 1996年4月1日付読売新聞朝刊.

7) 斎藤環：ひきこもり文学は可能か. 文学の徴候. 文藝春秋、東京、2004.

8) 斎藤環：心理学化する社会. 河出文庫、2009.

9) 斎藤環：キャラクター精神分析. ちくま文庫、2014.

10) 斎藤環：終わりある物語と終わりなき承認. 承認をめぐる病. ちくま文庫、2016.

11) 斎藤環：自傷的自己愛の精神分析. 角川新書、2022.

12) 竹熊健太郎編：庵野秀明 パラノ・エヴァンゲリオン. 太田出版、東京、1997.

第5部

病跡学のダイバーシティ

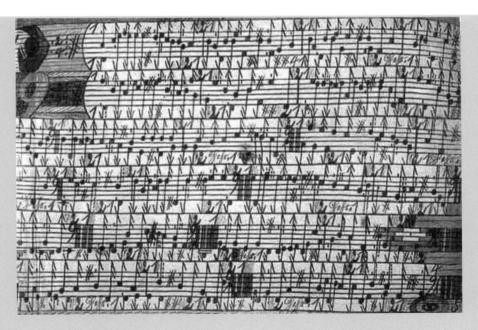

アドルフ・ヴェルフリ『楽譜』1930年

死と音楽

――宮城道雄と内田百閒の創造性の接点にあるものを巡って――

牧瀬　英幹

Ⅰ．はじめに

　スペイン風邪、関東大震災、第二次世界大戦など、時代の不安が社会を覆う中、自らの存在の不確かさと向き合いつつ、必死に生き抜いた２人の芸術家がいる。現代邦楽の父と称され、日本の伝統的な音楽に西洋音楽の要素を取り入れた《春の海》などの名曲を世に送り出した盲目の箏曲家宮城道雄と、夏目漱石の門下生の一人であり、三島由紀夫が「随一の文章家」と評した作家の内田百閒である。２人は箏の師匠と弟子の関係を超えた無二の親友であっただけでなく、死や喪失の問題と対峙し、そこから新たな創造性を生み出そうと試みた盟友でもあった。

　音楽や文学という枠組みに囚われることなく紡ぎ出された２人の創造性の接点は、関東大震災で亡くなった人々のための哀悼曲となった日本初の邦楽器による管弦楽曲《薤露調》や、随所に夢の記載やユーモアの要素が認められる『雨の念仏』等の随筆集、さらには、文学における音や声、リズムの意義を、反復性や不気味なものとの関係から深く追求した「柳検校の小閑」や「サラサーテの盤」等の小説という形で結実した。これらの作品には常に死と音楽の密接な結びつきが見て取れ、その関係性に内在する死の知は、２人と同時代に生きた人々にある種の精神的支えをもたらすものであったと考えられる。

　時代の不安が再び社会を覆い始めている現在、我々は宮城道雄と内田百閒が共に見出した死の知から多くを学べるのではないだろうか。また、そうした知を臨床実践に活用することで、新たな治療的展開を生み出していくことができるのではないだろうか。本稿では、これらの問題意識を踏まえ、２人の創造性の接点にあるものについて、精神分析の観点を用いながら考察してみたい。

死と音楽　　　299

Ⅱ．宮城道雄と内田百閒──その出会いと別れ──

1．出会いまでの2人の人生

　宮城道雄（以下、道雄と記す）は、1894年（明治27年）4月7日、父菅国治郎と母アサの長男として、神戸市三宮の外国人居留地にて生まれた。道雄には、6歳年上の姉静枝と2歳年下の弟啓二がいた。生後200日で眼疾を患い、4歳頃には母と生き別れることになった道雄は、主に祖母ミネに育てられた[註1]。ミネは、目の不自由な道雄が自然に満ちた山や海、そして、西洋文化に溢れる神戸の街を感じられるよう、よく連れて回ったという。道雄は後に随筆の中で、次のように述べている。「そのころ、まだ少し眼が見えていたので、沖の方の夕やけ雲も、うっすらと見えた。汽船の煙の甘いようなにおいをかぎ、波の音をききながらその夕やけをながめていると、子供心にも何かさびしい気持になったことを想い出す」[54]。

　8歳で失明の宣告を受けた道雄は、生田流の二代中島検校に入門。厳しい修行に耐えながら次第に才能を開花させ、11歳の時には三代中島検校の下で免許皆伝となった。13歳の時、事業に失敗し、朝鮮にて雑貨商を営んでいた父が暴漢に襲われて重傷を負ったため、急遽仁川に渡り、箏の師匠として一家の生計を支えることとなる[註2]。昼は箏、夜は尺八を教える忙しい毎日の中、14歳で処女作《水の変態》を作曲。この曲で初代朝鮮統監を務めた伊藤博文に認められ、伊藤は道雄を上京させて後援することを約束したが、その直後に暗殺され、この約束は果たされなかった。

　1910年（明治43年）、最愛の祖母ミネが急性肺炎で亡くなる。その後、京城に進出した道雄は、喜多仲子と結婚し、宮城姓を名乗るようになる。ほどなくして朝鮮箏曲界で頭角をあらわした道雄は、22歳という若さで大検校となったが、それに満足することなく、1917年（大正6年）4月、かねてからの夢であった上京を果たす。上京後まもなく、仲子が病死。東京では一人の無名な箏曲家でしかな

　註1）国治郎とアサ夫婦は、恋愛結婚で結ばれていたが、その頃羽振りのよかった国治郎に愛人ができ、それに耐えかねたアサは、幼い子ども達を残して実家へ去ってしまった[16]。後年の1933年（昭和8年）頃、道雄は一度だけアサと再会している。その際、アサが、道雄との再会を息子（道雄の異父兄弟）に反対されたことについて話したところ、道雄は「その弟さんが一番しっかりしていますね」と言ったそうである[22]。

　註2）父国治郎は傷が癒えた後、釜山の役所に勤め、1935年（昭和10年）に亡くなっている。道雄は演奏会のため、父の臨終に立ち会えず、葬式にも参加できなかった[44]。

かった道雄を支えたのは、吉村貞子であった。1918年（大正7年）に2人は結婚し、生涯を共にすることになる。後に2人は、貞子の姉スミの子であるよし子を養子としている[註3]。

　一方、内田百閒（本名栄造）（以下、百閒と記す）は、1889年（明治22年）5月29日、造り酒屋志保屋を営む父内田久吉、母峯の一人息子として、岡山市古京町にて生まれた。幼い頃より、祖母の竹に溺愛され、数多くの民話を語って聞かされた百閒は、「この祖母との親近の仲から、人並以上の自然への畏怖心、人と自然の魔力とのかかわりから生ずる物語の魅惑を身につけて行った」[92]。我儘し放題であった百閒は、ある時母に腹を立て「母の八雲箏の弦をぷつぷつと切ってしまい」、父に叱られたこともあったという。そんな父は、妻が乳を患い、手術を受けて以降、妾を別宅に囲い、2、3日続けて家を空けるようになった。放蕩の限りを尽くした結果、志保屋の家産は次第に傾き始め、その死を迎える前に看板を下ろすことになった[85]。

　環翠尋常小学校、岡山高等小学校を経て、県立岡山中学校に入学。中学校時代には、生涯尊崇の念を抱き続けた恩師木畑竹三郎や将来の妻となる親友堀野寛の妹堀野清子、そして夏目漱石の作品との出会いがあった。また、この頃から、箏を習い始めるとともに[註4]、「中学世界」に処女作の「雄神雌神」を投稿して入選を果たすなど、小作品の執筆活動を開始した。そんな中の、1905年（明治38年）、百閒16歳の時、脚気のために岡山市郊外にある仏心寺において療養中であった父久吉が急死した。百閒は、父の臨終の際の様子について、次のように綴っている。「最後の日は、父が起こしてくれと云うので、父の姉がそっと後から抱き起した。それで北向きに坐って、暫く庭の方を見ていたが、『これでいい、もう死ぬ』と云って、伯母に後を抱えられた儘、静かに目を閉じた。父の手を執って、その膝の前に額ずいた私は、十七の頭で、今の父の一言と、それに直ぐ続いた死との境い目を考え分ける事が出来なかった」[86]。

　1910年（明治43年）、第六高等学校を卒業した百閒は上京し、東京帝国大学文科大学（文学科独逸文学専攻）に入学。翌年には、東京内幸町の長与胃腸病院に療養中の漱石を訪ね、門弟となった。1912年（明治45年）、かねてから見初めていた堀

　註3）道雄の死後、同じく貞子の姉スミの子である喜代子、数江が養子となり、宮城姓を受け継いでいる。

　註4）百閒は、「田楽の涙」の中で、「私は昔の中学の初年級の時分から生田流の琴を習った」と記している[76]。

野清子と結婚。翌年には長男久吉が生まれ、その後、百閒は清子との間に、長女の多美野、次男の唐助、次女の美野、三女の菊美を設けている。1914年（大正3年）に大学を卒業し、2年後に陸軍士官学校独逸語学教授に任官。ようやく生活が安定したと思われた矢先に、漱石が永眠し、百閒は茫然自失に近い状態となった[95]。

　1917年（大正6年）、自らの死の不安、死んだ漱石との対峙を試みるべく、日記の記録が開始される。後に『百鬼園日記帳』として出版されることになるこの日記は約2年間綴られることになったが、その中には死の不安に苛まれ、不眠や神経衰弱の症状に悩まされた百閒の姿が克明に記されている。

　この日記を綴っている最中の、1919年（大正8年）5月16日、百閒は、友人の葛原齒の紹介で、本郷の中央会堂で開かれた道雄の第1回自作箏曲演奏会を聞きに出かけ、初めてその存在を知ることになる。翌年（大正9年）の5月27日には、百閒は葛原と共に道雄宅へ行き、道雄作曲の《唐砧》を習い始めることになった[註5]。日記にはこの日のことについて、次のように綴られている。「今日士官学校へ行ったら葛原から来いという電話がかかっていた故始めて行く。まだ若い、二十八の由、感じのいいめくらさん。彼作曲の唐砧を習う。これから又少少箏をひこうと思う。いい先生に紹介してもらったと思う。死んだ池上先生の事を思い出す。塩見先生の事も思い出す。十年も昔」[90]。

2．2人の関係と創造性

　この頃法政大学の教授も兼ねることになった百閒は、多忙の中にもかかわらず、足繁く稽古に通った。しかし、2人の悪戯っ気が共鳴し、師弟関係は次第に友人関係へと変わっていくことになった。「私もまだいろいろの事が面白くて、ただおとなしく、じっと箏だけ教わっていられない。忽ちのうちに宮城検校の胸臆にひそんでいる悪戯っ気と共鳴して、一緒に酒を飲んだり、散歩に引っ張り廻したりした」[81]。「内田さんはよく法政の学生を連れて私の家の前を通っていた。それがどうかすると夜遅いのである。その頃は内田さんも若かったので、よく悪戯をした。ステッキをつぎたして二階の雨戸をたたく。あまりくやしいので、私は家の者に何もいうな、いうなといっていた。内田さんが次の日真面目な顔をして来ても知らん顔をしていた。【中略】そのうちに内田さんが実はこうこうで

　註5）同年、百閒をこよなく愛した祖母の竹が亡くなっている。また、百閒が『冥途』を書き始めたのもこの年であり、万城は、百閒にとって「大正9年は大きな年であった」と指摘している[34]。

あったと白状したから、私もこうだったと対えた。このときばかりは流石の内田さんも根負けをしたらしい」[39]。

これらの記述にはその気心知れた両者の関係を見て取れるが、1923年（大正12年）9月1日に起きた関東大震災直後の様子を記した百閒の文章からは、その友情の深さを窺うことができる。「九月二日まだ大地の揺れ止まない時、どうなっているかと思って、その家のある広い道の角を曲がったら、向うの道端の、前の家の塀の上からかぶさっている大きな樹の下陰に籐椅子を持ち出して、宮城検校は遠くの物音を聞き澄ます様な顔をしていた」[82]。

また、大震災の翌年、百閒は旅行中の青森にて偶然道雄の演奏会が開かれることを知って駆けつけ、演奏会後、一緒にお酒を飲んだ。その際、興に乗った道雄が玩具の三味線を弾いたことで貞子に叱られ、興奮が冷めやらない状態となったため、百閒は買って来た焼きトウモロコシを両手に持ち、道雄に傘で叩かせて、一件落着させたとする逸話も残っている[72]。

このような道雄と百閒との交友関係は生涯続けられたが、いつもふざけていたばかりではない。2人の関係は、互いの創造性を高め合うものでもあった[18]。道雄は演奏会のプログラムや新曲の曲名について百閒に相談しており、随筆家宮城道雄の誕生を導いたのも百閒であった。そして、百閒もまた、道雄との関係を通して、独自の文学を開花させていったのである。

例えば、関東大震災が起きる前月に、道雄は、上京当時にお世話になった朝比奈林之助（指揮者朝日奈隆の父）を悼み、《薤露調》を作曲している。期せずして、この曲は関東大震災で亡くなった人に向けて演奏されるものとなったが、この曲名は、百閒が中国の棺桶を引くときの歌に《薤露行里》という歌があることを道雄に教えたことで考案された[18]。その他、光崎検校の《五段砧》をもとにして1953年（昭和28年）に作曲された《中空砧》という曲名もまた、百閒との相談の上に決められたものとして有名である。

また、道雄は、両陛下（昭和天皇・皇后）御成婚十周年・皇太子（平成天皇）殿下御誕生奉祝演奏会にて自作の《皇太子殿下御生誕奉祝歌》を演奏した翌年の1935年（昭和10年）に、百閒の勧めにより、最初の随筆集『雨の念仏』を出版している。これは、百閒の門人である内山保が口述筆記し、その原稿整理を百閒が行ったことで可能となったものであったが、佐藤春夫や川端康成などの文人をはじめとして、各界で大きな反響を呼んだ[1]。その後も、道雄の生前に6種、没後に3種の随筆集が出版されており、これらの随筆の中には、道雄が点字で打ったものを文字に訳したものも含まれている。道雄は、随筆を書くことが自分自身にとってど

のような意味を持つかについて、次のように述べている。「こういうことを試み、日常身辺の事にも今まで思わなかった趣きを感ずるにつけて、周囲の事件や自然の推移に対する感じが深くなって、鳥が鳴いても、人が笑っても、木の葉の屋根をすべる音にも、一層注意するようになったと自分で思う」[38]。随筆の執筆は、「自然詩人宮城道雄を育て上げる重要な働きをしたばかりでなく、彼の作曲の中に見られる外界描写にも大きな力となって現れ」[21]ることになったのである。

　一方、百閒は道雄、そして筝の影響を大きく受けて、自らの文学の可能性を切り開いた。その代表的なものとして、「柳検校の小閑」や「サラサーテの盤」等の小説をあげることができる。道雄をモデルにして書かれたとされる「柳検校の小閑」は、三島由紀夫が「盲人の世界の感覚と心理に対するおそるべき犀利な洞察力と感情移入、ほとんど盲人の感覚世界への自己同一化、と謂った形で、どんな細部もゆるがせにせず、いや、細部にこそ極度に盲人的触感を働かせて、神技を駆使した作品である」[37]と評する程に、文学における音や声、リズムの意義を形にしたものとなっている。また、そうした「純然たる想像力の創出した世界」は、百閒の他の「怪異物と同じ次元」においても認められるのである[36]。

3. 「桑原会」と突然の別れ

　このように、道雄と百閒はその交友を通して互いを支え、高め合う関係にあったと考えられるが、両者の接点としてもう一つ忘れられないものが、道雄が東京音楽学校（現在の東京藝術大学音楽学部）の教授に就任した、1937年（昭和12年）から開催されることになった「桑原会」である。素人ばかりの筝や三味線の演奏会で、聴く者はそのまずさから「くわばら、くわばら」と耳に蓋をするであろうという意味で命名されたこの演奏会の会長は百閒で、第1回のメンバーは葛原㓛、米川正夫、渥美清太郎の4人、これに世話役の藤田鈴朗が加わった。聴衆には、世話役の道雄を含め、今井慶松、米川親敏、加藤柔子などの三曲界の大家や、佐藤春夫、吉屋信子らの文士他、舞踊家、新聞・雑誌・レコード関係の人々など、約140人が集まった。この時ばかりは、百閒も大家を前にしての演奏で、「すっかり狼狽するようなあやふやな気持ちになった」と書いている。素人・玄人を交えて筝や三味線に親しむ場となった桑原会は好評を博し、戦争による中断の後、戦後も催された。第2回には道雄も尺八で参加するなど、桑原会は道雄と百閒の関係を、また別の形で結び合うものとしてあったのである。

　しかし、両者の別れは突然やってくることになる。1956年（昭和31年）、6月25日の午前2時50分頃、関西演奏旅行の途中で、道雄は急行「銀河」より転落。一

時意識を取り戻すも、そのまま帰らぬ人となった。この時のことを、百閒は「朝雨」の中で、次のように述べている。「六月二十五日は一日中雨が降った。だから朝も暗かった。【中略】いい心持で眠っていると、とんでもない大きな音で電話のベルが鳴りだした。寝入りばなを驚かされて、胸がどきどきする。【中略】電話を受けている家内に、寝たまま後ろから、早く切ってしまえとどなった。【中略】こんな時間に、だれだと腹を立てた。『えっ宮城さんが』。寝床の上に起きなおった。『宮城がどうしたというのだ』。私がすぐに代わって電話を受けた。【中略】寝床に戻って布団の上に坐り込んだ。舟が揺れている様にくらくらする。そうして頭の奥の方の芯のどこかで一点、きらきらと光り出した様な気がする。次の茶の間の中床に小さな水晶の観音像がある。お目出たい事でも不祝儀でも、どっちでも構わずその前に清水を供えて念ずる。家内がその水を新しくして、おがんで、何とか取りとめる様に祈った。足許が、膝がしらが、がくがくして、起っていられないと言った」[75]。

　百閒は、道雄の死をしばらくの間受け入れることができず、遺宅を訪問することも、葬儀に参加することもできなかった。ようやく道雄が落下した刈谷の地にある供養塔を訪れたのは、2年後の6月5日であり、その後も「ピールカマンチャン」をはじめとする数々の随筆の中で、ふとした時に道雄を思い出しては悲しい気持ちになることを記している。「検校宮城道雄と私は実にしばしば一献した。お互いが大分いい気持になると、彼れ検校はきまって、わけのわからぬ事を口走る。片手の指先で軽くお膳の端をとんとん敲きながら、ピールカマンチャン、ピールカマンチャン、ピールカマンチャンと言う。それは何ですか、と聞いてもにやにや笑うだけで答えない。【中略】ふと彼のピールカマンチャンを思い出すと、今でも悲しくなる」[78]。

4．2人の病理と死の不安

　道雄が急行「銀河」から落下したことに関しては、当時事故説が有力である一方で自殺説も囁かれたが、原因ははっきりしていない。その死の謎を埋め合わせようとするかのように、百閒は道雄の死を題材にした小説「東海道刈谷駅」を書いているが、亡くなる半年程前より、道雄の顔に変な影があったとする証言や、「そのお箏ができる頃には、私はおらんよ」などと、道雄自身が自らの死を口にしていたこともあったという[26]。

　人情に厚く、責任感が強かった道雄の性格からすると、演奏会前に自殺をし、主催者に迷惑をかけることは予想しがたいものの、その性格傾向は、次のような

若い頃のエピソードにも認められる。「ある日の夕方、雨田が宮城の家の二階で昼寝をして、うすぼんやりと目を覚ましてみると、横に寝ていたはずの宮城がいない。【中略】しばらくすると、たどたどしく二階に上がってくる宮城の足音がしたかと思うと、部屋を明けるなり、宮城はいう――『雨田さん、目を覚まして下さいよ。今あまり恐い夢を見たので汗をふいて来ましたよ。実は夢の中で、あなたについている神だというのが、恐ろしい形相で現れて、私にくってかかるのです。言うことがはっきりしないのですが、本当の仕事はどうの、こうのと、まくしたてるので、私は大汗をかいて苦しみました』」[17]。京極流箏曲家の雨田光平は、この時の感想について、「私が宮城氏に対して平素から抱いていた不思議な熱ぽたい気持の中の、複雑な友情や抵抗の潜在意識と言ったものを考えて、慄然としました」と述べているが、こうした厳格な超自我に基づく性格傾向と事故との間の無意識的な連関を完全に否定することはできないのかもしれない。実際、道雄は、少なくとも耳管炎（耳管の粘膜が炎症によって腫脹した状態）を患った時と第二次世界大戦中の２度、自殺を考えていたことが明らかになっている[註6]。

また、道雄は「日記抄」の中で、突然自分の脈が止まったような気がして恐ろしくなる症状が時々生じることを次のように述べている。「葉山の家で昼の食後、横になっていると、突然、自分の脈が停まったような気がした。驚いて左の手で右の脈をとってみると、脈が打たない。併しそれ以来、何か恐怖病のように食後になると、脈が段々早くなる。今日も気分が悪いので急に東京へ帰る事にした」[46]。すなわち、日頃温厚な道雄であったが、その内面には、上記のような神経症的な苦悩（神経衰弱）と死の不安が入り混じったものが存在しており[註7]、先

註6）道雄は1955年（昭和12年）１月に耳管（欧氏管）炎を患った時のことについて、「昨年の暮、一寸風邪をひいて欧氏管を悪くした。普通の人ならたいして問題にすまいこの事が、九つの時に遂に失明を宣告されたその時の悲しみにも増して、私の心を闇くした。もし耳がこの儘聞えなくなったら、その時は自殺するよりほかはないと思った」[49]と記している。また、吉川は第二次世界大戦の戦時下における道雄の様子について、「宮城は、最後の自決の方法、死に方についてもしょっちゅう家人に語っていたという。ピストルか何かそういうものを使うということらしかったが、はたの者は、そのような縁起でもない、気味の悪い話には本気で耳を傾けなかったらしい。しかし、この話は、宮城が自殺ということを考える人間であるという有力な資料になるかも知れない」[24]と述べている。

註7）「日記抄」には、先に引用した文章の後、「家へ帰って医者に診て貰うと、何でもない神経だと云った」[46]と書かれている。ここからは、そうした症状が神経症的な問題（「神経衰弱」の問題）としてあったことが窺える。また、吉川は、道雄には「ハムレット型の迷い」があったと指摘している[19]。

述の青森における百閒との思い出にも見て取れるように、それが突然攻撃性として顕在化する場合もあったと予想されるのである註8)。

加えて、死の前の道雄は、世界民族音楽舞踊祭日本代表として渡欧し、パリ放送局やロンドンBBCにて演奏を披露しては、帰国後、各地での演奏会の合間を縫いながら、日蓮上人鑽迎の集いにて大作《日蓮》を発表するなど、恐るべき多忙で、睡眠時間も短くなっていた25)。嗜好品であった酒を眠り薬として用いては短時間睡眠で仕事を続けていた様子はかなり以前から認められており、友人であった吉田晴風は次のように述べている。「一合ばかりの晩酌は、その日の疲れを癒し、心機を転換して自ら健康法に合致しているらしい。【中略】体が小さいから膝を抱くようにして寝ていると、座布団一枚が敷布団の役目を果たしている。二三時間も経つと独りで目を醒し、勉強を始める」23)。事故当日も、魔法瓶に入った酒二合を飲みつくしていた点を踏まえるならば、道雄は睡眠障害を有していた可能性があり、そのことが事故を引き起こす間接的な原因になったとも考えられるだろう。また、溺愛していた娘のよし子が病気でこの世を去ったことを始めとして、上で引用した吉田晴風や藤田斗南など、旧知の親友を相次いで失くしたこともまた、道雄に様々な想いを抱かせたのではないだろうか。

とは言え、道雄が落下した際の状況を目撃した者は誰もおらず、その際の道雄の意識水準がどの程度のものであったかを知ることはできない。(付き添っていた弟子も熟睡していたという。)酒二合を摂取したことで酩酊状態となり、誤って転落した可能性も十分に考えられるだろう。やはり、真相は闇の中なのである。

一方、百閒もまた、道雄と同様、神経症的に死の不安に苛まれた人であった。酒井は、「百閒には、確かに偏奇・偏執狂があったが、幻覚・幻聴の体験の徴候があったわけではない」68)と述べており註9)、また、細川は「百閒には重度の精神障害はなく、フロイド流の神経症範囲の発達と障害に当てはめて論じるのが正当

註8)この点に関して、吉川は次のように述べている。「宮城は絶対に怒らぬ人ではなかった。【中略】側近の話によれば、大正十年ごろの宮城はあまり腹を立てたりするようなことはなかったが、それ以前には、そうとう癇癪をおこしたことがあったらしく、癇癪をおこして、取手をひんまげた鉄瓶が、大正十年ごろまでは残されていたそうである。また、宮城自身も、『私は子供の時に気に入らないことがあると、怒って御飯を食べない事がよくあった。しまひには、みな愛想をつかして、相手になってくれなかった』と告白している。【中略】晩年までも、絶対に怒らぬ仏さまになり切ったのではなく、家庭ではたまに癇癪を破裂させたこともあった」20)。

註9)高橋はまた、百閒が周囲の人間の病理性に敏感であった可能性を指摘している71)。

であろう」と指摘している[13, 14]。実際、百閒は大正6年12月7日の日記の中で、「それから私は水薬をのんだ。非常にうまい。夏の八月十九日からずっと飲み続けている神経衰弱の薬である」と記載しており、神経衰弱の診断を受け、治療を受けていた時期があったことが分かる。

　さらに、新田は、百閒が漱石の死後、「父久吉と漱石という既に死者となった二人の父への同一化と父殺しの罪悪感によって、『死の不安』と借金に苦しめられるようになった」が、『冥途』の出版によって、そうした心的葛藤から一度離れられたことを[63]、大西は、「『旅順入場式』から、後期の始まりに位置するであろう『サラサーテの盤』、さらにそれ以後の『とおぼえ』や『神楽坂の虎』まで繰り返し死の不安が描かれていること」を示唆している[65]。

　このように見てみると、両者の病理、すなわち、神経衰弱と「死の不安」を巡る問題はその作品の創造と密接な関係にあり、また、そうした関係のもとに生み出された彼らの作品は、2人と同時代に生きた人々にある種の精神的支えをもたらすものであったと考えられる。以降、この問題について考察していきたい。

Ⅲ．宮城道雄と内田百閒の創造性の接点にあるもの

1．日本音楽の伝統を受け継ぎ、新たなものを生み出すこと

　1936年（昭和11年）2月1日に出版された「音楽世界」（音楽新聞社内音楽世界）には、道雄と百閒が音楽に関して語り合った対談内容が掲載されている[59]。両者の交友関係が色濃く反映されたその歯に衣着せぬやり取りの中にあって、次のような両者の創造性に共通する根本的な考え方が見て取れる点は興味深い。

鹽入：宮城さんはこういうものを作曲したいという希望を持っているのですか。
　　　今度ビクターでお出しになった「比良」なんか宮城さんの一つの新しい形
　　　をお出しになったのじゃないですか。

宮城：そうです。古い型の中で新しいものを出したのです。
　【中略】
鹽入：フレッシュなノンビリとした歌詞ですね。それから少し手をお入れになっ
　　　たのですか。
宮城：そのままです。古い型の中から新しみを出す――。

内田：古い型の中で新しさを出さなければ駄目です。古い型に古いものを盛って
　　　もしょうがない。

　すなわち、ここからは、2人が「古い型」としての伝統を重んじつつ、その上
に立って「新しさ」を生み出そうと試みていたことが窺われるのである。では、
両者が重んじた伝統とは具体的にどのようなものであったのだろうか。
　まずそれは、伝統音楽（古楽）の型のことであったと考えられるだろう。実際、
道雄は、「今、私は創作する上に、二つの方面をとっている。一つは古楽を復活
させて、これに現代的な色彩を加えることと、今一つは、洋楽の形式に於てどこ
までも、邦楽発展の境地を作り出すことである。この二様の試みは私の抱負であ
ると共に、現代の日本人の求めるところであるに違いないと思うのである」[43]、
あるいは「特に地唄類の保存と研究を十分にやって貰いたいと思っている。その
上で、私の曲などをきいて戴くと、私自身の覘いどころも理解されることだと思
う」[41]と述べている。そして、百聞もまた、《比良》のような古典曲に根差した
作品をもっと作曲するように道雄に勧めていることから、同様のことを想定して
いた可能性が十分に考えられる[60]。
　しかし、2人の創造性の接点を鑑みるとき、両者にとっての伝統とはそれだけ
に留まらないものであったように見える。例えば、道雄は「私たち日本人の長い
歴史から切り放すことの出来ない、我が日本音楽は、必ず日本人の個性に叶っ
た、魅力を持っている筈である。既に亡びた筈の古楽は、私たちの内面に再び長
夜の眠りを覚ましかけているし、又、一部の鑑賞家の手で僅かに保たれて来た能
楽が、現代ではその芸術的な価値を世間から認められて来て」[43]いると言及して
いる。2人は伝統音楽の型をも含み込むような、長年に亘って受け継がれてきた
日本音楽そのものを伝統として捉えていたと考えてみることもできるのではない
だろうか。
　この問題を考える上で、吉川による日本音楽の特質に関する指摘は、大いに参
考になるだろう。吉川は、その特質として、主に、①自然界の音と音楽芸術の音
とを厳しく区別しないこと、②定型のリズムではなく、自由のリズムであり、相
手の楽器や、謡（声のパート）との関係も、この音に対する音というように決定
しない音の相互関係を持つこと、の2点をあげている[27]。
　①の特質は、平安時代から現在まで続いており、その端緒を『源氏物語』の中
にも見出すことができるものである。例えば、「松風」の巻には、「かの御形見の
琴を掻き鳴らす。をりのいみじう忍びがたければ、人離れたる方にうちとけて少

し弾くに、松風はしたなく響きあひたり」[61]とあり、箏の音と松風の融合が、ま
た、「若菜下」の巻には、「波風の声に響き合ひて、さる木高き松風に吹きたてた
る笛の音も、外にて聞く調べに変りて身にしみ」[62]とあり、笛の音と松風の調和
が理想的なものとしてあることが書かれている。

さらに、吉川は、自然の音をまるで楽器の音のように積極的に聴くことの風
俗・慣習を表す代表的なものとして、「虫の音」を聞くことがあり、それもまた
①の特質を示すものであると述べている。

この点に関して、道雄は、「自然の音は全く、どれもこれも音楽でないものは
ない」[50]と言及するとともに、数々の随筆の中で、自然の音や虫の音に耳を傾け
ることの面白さを指摘している[註10]。例えば、随筆「秋の声」では、「秋の虫で、
いちばん奥ゆかしく感ずるのは、くさひばりだと思います」と述べた上で、「な
がく引張るくさひばりの声、それを縫うて刻み込むようにこおろぎが鳴きます。
たまにうまおいが、こおろぎが二拍子で鳴くものなら、もう一拍子引張って、少
しこおろぎより遅く鳴きます。そこへまた、もっと細かく刻んだかねたたきの
声、そのほか私たちの知らないいろいろな虫が鳴いています」[48]と、まるで一つ
の曲となっているかのように、虫の音を表現している。また、道雄は《鈴虫》
(1929年)、《こほろぎ》(1930年)、《虫の武蔵野》(1931年)、《虫の歌》(1943年)な
どの虫の音に纏わる曲を作曲しているだけでなく、自然の音との関係を取り入れ
て作曲する姿勢を処女作の《水の変態》(1909年)のときより大切にしている[40]。

他方、百閒もまた、自然の音に親しみ、それを自らの創作活動と結びつけるだ
けでなく、その楽しさを道雄と分かち合っていた様子が随所で窺える。例えば、

───────────────────────────

　註10) 道雄は、前述のような『源氏物語』における、箏の音と自然の音との融合・調和
を理想的なものとする考え方が、箏の組唄に見出される点について、次のように記してい
る。「源氏物語を取り入れたものの部分には殊に面白い所があるように思う。そして自然の
風の音とか波の音とか、例えば夕顔の巻の車の音とかいうようなものが露骨でなく、それ
とはなく自然に現れている所が又何とも言われぬ妙味があるように私は思う。源氏物語と
か枕草子とかその他いろいろ古文を読まれた人達、或はその研究者の人達には是非この箏
曲のこういう方面を聞いて貰いたいと思う」[53]。また、千葉は、「道雄は多くの場合、自然
や詩から曲想を得て、イメージをふくらませながら音楽づくりをしたのである」[5]と述べて
いる。こうした自然の音や虫の音の奥深さへの気づきが、道雄の聴覚の鋭さと分かち難く
結びついていることを忘れるわけにはいかないだろう。道雄自身、「音の世界に生きる」の
中で次のように述べている。「私は、眼で見る力を失ったかわりに、耳で聞くことが、殊更
鋭敏になったのであろう」[49]。

1921年（大正10年）8月14日の日記には、道雄の家で食事をした後、共に散歩をし、くさひばりを買って帰ったことが記されている[91]。また、百閒は幼い頃から鳥が大好きで、多い時では35羽の鳥と一緒に暮らしながら執筆を続けていたが[96]、道雄にその声を聞かせようと1羽の鶯を貸し出してもいる[註11]。

　このように、2人は日本音楽の伝統に根ざした形で自らの創作活動を展開していたと考えられるが、自然の音、特に虫の音に聞き入る日本音楽の伝統の歴史を省みるとき、そうした姿勢と彼らの病理、特に「死の不安」との密接な結びつきが認められる点は興味深い。吉川によると、如何に日本において虫の音が深く愛好されてきたかを示す資料として、次のような室町時代の物語（謡曲《松虫》）があるという。

　「昔の大阪の郊外、阿倍野の松原を二人の男が通っていると、松虫の声があまりおもしろいので、一人の男はその虫の音を慕って松原深くに分けいった。残された友の男は、久しく待っても帰ってこないので、探しにいってみると、友は死んでいた。泣き悲しんだが、どうにもならない。それからというものは、友を忍んで松虫の音に誘われて、阿倍野にくる身となった。二人の友だちは、秋の虫の時節になったのでいまや亡霊となって、里人に化け、阿倍野の里の酒売りのところで、酒を飲んで、虫の音を聞きに出かけるのが習慣となる。酒売りの男が不思議に思って、きくと、素性を物語り、虫づくしの歌に合せて舞を舞った。『面白や、千草にすだく虫の音の、機織る音は、きりはたりちょう、きりはたりちょう、つづりさせてふきりぎりす、ひぐらし……』」[27]。

　すなわち、虫の音と音楽の音を厳しく区別せずに聞くということは、死者との繋がりに想いを馳せるという意味において、死者の声を聞くことなのである。彼らは自らの死の不安と対峙すべく、意図せずしてこうした伝統を取り入れた形で創作活動を行うに至ったと言えるだろう。では、彼らはそのような死との繋がりを、どのように自らの作品の中に組み込んでいったのであろうか。ここで、先述した吉川が指摘している日本音楽の特質の二つ目の問題に目を向けてみたい。

　吉川によると、②の特質は、禅の思想「不即不離」の考え方に大きな影響を受

　註11）この点に関して、道雄は次のように述べている。「百閒氏は、この鶯を今夜一晩とまらせるから、明日ゆっくり聴くようにと云いながら、あかりの工合がむずかしいからと、自分で置き場所を探して、其処に置いて帰って行かれた。翌日は朝早くから、よい声をきかせてくれた。私が箏の稽古を始めると、興にのったように、谷わたりや、いろいろに囀った」[52]。

けて形成されたとされる。「一つのパートとほかのパートが不即不離の関係にあること、ある旋律的パターンとほかのパターンが不即不離であること、前の段（楽節）とつぎの段との関係が不即不離であることが、日本の伝統音楽の大きな特徴といえる」のであり、「日本人の音感には、それを『不即』であると同時に『不離』であると受け取る自由さ、融通性がある」[27]と言えるのである。

　道雄は、先に引用した通り、古楽の復活と洋楽の形式において邦楽発展の境地を作り出すことにその創作の主眼を置いていた。このため、自ずと②の特質、すなわち、西洋音楽のような「点対点」の対位法ではなく、「フレーズ対フレーズ」という地唄・箏曲の手法による日本的対位法をもとに[3]、死との繋がりを作品の中に織り成すことになった[註12]。また、その表現方法として消シ爪（琴柱の近くを左手の爪で触れて、余韻を消す技法）やスリ爪（弦を爪でズーズーと擦る手法）[2]、尺八の「ハッキリとしない音色」[57]などを用いることがあったが、その道のりは試行錯誤の連続であったようである。次のような和声の問題に関する言及からは、その苦悩が見て取れる。

　「洋楽の形式を邦楽器に用いても、少しも不調和でもなく、又困難なものでもないことは、明らかに証拠立てられたと思う。ただここに、一つ和声の点には根本的に差があることが認められている。昔から今まで日本音楽では、和声ということは、殆ど忘れられて来たような観がある。従来の日本音楽の和声の如きは西洋人の耳には甚だ幼稚極まるものにきこえるのも、尤もなことである。そこで、今すぐ洋楽の和声をそのまま日本楽器に当てはめることは、不適当でもあるし、不合理だと思う。それ故、今後の日本は、全然別に日本音楽に適した、日本固有の和声を編み出しえないものかと、私は考えているのである」[42]。

　道雄はこのような形で、自らの曲に②の特質を取り入れ、邦楽の発展を導こうとしていたが、耳管炎を患い、自殺を意識したことを記した随筆「音の世界に生きる」において、松風の音や木枯らしの音、虫の音などの自然の音への親しみと、そうした自然の音との繋がりを大切にしながら、日本的対位法を用いて曲を作ることが死の不安を乗り越えるために必要であることを述べている点を踏まえるならば[49,50]、道雄にとって、日本音楽の2つの特質に基づき作曲活動を展開

　註12）吉川は、「宮城の音楽はリズムより旋律に比重がかかっている。この点現代音楽とは異なっている」と述べている[28]。また、このように道雄が日本的対位法をもとに死との繋がりを作品に織り成そうと試みる姿勢の中に、古来より音楽を介してこの世ならぬものとの接触を行ってきた、盲目の芸能者たちの伝統を認めることもできるだろう[33]。

312　　第5部　病跡学のダイバーシティ

することは、自らの死の不安と向き合うために欠かせないものとしてあったと考えられる。

　一方、百閒もまた、②の特質をもとに、作品の中に死との繋がりを織り込もうと試みていたのだろう。「柳検校の小閑」における、箏の音と共鳴しながら不意に出現する風の音や蝉の声と死の結びつきに見て取れるような、自然の音と音楽の音の重なりを介して死との関係を浮かび上がらせる試みは[80]、初期の作品として名高い『冥途』においても既に認められる[註13]。土手の下にある小屋掛けの一ぜんめし屋にて響いては消え入る、客の声や羽の撚れた様になって飛べないらしい蜂のかさかさという音。それらが不即不離に出現する中、「ビードロの筒に入れて紙で目ばりをすると、蜂が筒の中を、上がったり下がったりして唸る度に、目張りの紙が、オルガンの様に鳴った」という、蜂の音とオルガンの音との重なりを通して、主人公である「私」は死んだ父の声（「そろそろまた行こうか」）を聞き取り、涙するのである[79]。この点において、百閒自身の父の死とその最後の言葉（「これでいい、もう死ぬ」）、さらには、そうした父の死に対する百閒の想い（「父の一言と、それに直ぐ続いた死との境目を考え分ける事が出来なかった」）を思い起こすならば、このような試みは、百閒にとって自らの死の不安＝父の死と向き合うことを意味していたのではないだろうか。そして、それは死者との繋がりを導く日本音楽の2つの特質と同様の構造を呈する形で可能となっているのである。

　このように、2人は日本音楽の特質という伝統を受け継ぎ、その上で新たな創造を為しては自らの死の不安との対峙を試みていたと考えられるが、ここでラカンが指摘していることを思い出すとき、この傾向をまた異なる観点から検討することができるだろう。

　ラカンは、「無意識は、個人を横断するものとしてのあの織成す語らいの一声部、すなわち、意識的な語らいの連続性を再建しようとする際に主体の意のままになってくれない声部である」[29]と述べるとともに、主体の語らいを無意識の拍動に合わせて句切ることで、そうした声部、すなわち主体と死、現実的なものとの関係が浮かび上がり、結果的に主体の再構成が促されると言及している。さらに、「この手続きは、禅という名で呼ばれ、極東のある宗派の伝統的修行の中で、

────────────

　註13）坂口は、百閒の小説に散見される自然の音としての「風」について、次のように述べている。「百閒小説に散見され、またこのテクスト（「サラサーテの盤」）でも冒頭から吹きはじめる起源のない『風』は、ただ不気味な気配だけを乗せてその向こうから吹いてくる。『私』の世界は、常に現象の空間を吹き抜けてくる消失の風にさらされている」[67]（括弧内は引用者）。

主体の開示の方法として適用されている技法と、究極において同じもの」[30]であると指摘している。

　自然の音と音楽の音の重なり合いを通して死者の声を聞くことと意識的な語らいの裂け目に一声部としての無意識を聞き取ること、また、そうした声を「不即不離」の形で作品に組み込んでいくことと禅において主体の開示方法として用いられている方法と同様の句切りを介して主体と死、現実的なものとの関係を浮かび上がらせていくこととの相同性を踏まえるならば、道雄と百閒は、精神分析が主体の無意識に接近する方法と同様の仕方で、自らの死の問題と向き合おうとしつつ、その創作活動を展開していたと言えるのではないだろうか[註14]。この意味において、日本文化の伝統を受け継ぎ、新たなものを生み出すことは、2人にとって自己治療的な側面を有していただけでなく、同時代の人々が死の不安と向き合う道筋を示すものとしてもあったと考えられるのである。期せずして関東大震災で亡くなった人のための哀悼曲となった《薤露調》に、その一つの収斂点を見出すこともできるのかもしれない。

　さらに、ラカンの次のような言及を思い出しておくことも意義があるだろう。「精神分析の効果の現実性のすべては、話という贈り物（le don）の中に住まっている。というのも、どんな現実性も、この贈り物を通路としてこそ、人間のもとにやってきたのだからであり、また、人間が現実性を保っているのは、この、話すという絶えざる人間の行為に由ってこそだからである」[31]。

　ここでラカンは、贈り物（le don）は、「才能」のことではなく「音調」のことであると述べている。贈り物を受け取るということが自然の音と音楽の音を厳しく区別せずにその重なり合いを聞くことを含むものでもあるとするならば、2人の試みはまた、日本における精神分析実践において、意識的な語らいの裂け目に浮かび上がる無意識の声部を聞き取る際に、不即不離に生じる自然の音と語らいの音との重なり合いを聞き取ることが重要になることを示していると言えるだろう。

２．不気味なものと反復

　自然の音と音楽の音の重なり合いを介して死者の声を聞くとき、それは不気味な様相を帯びるものともなるだろう。百閒と道雄は、文学を通してより深くこの問題を追求したように見える。次に、この点に関して検討してみたい。

　註14) 道雄が「あくまでも声楽主体の伝統的な箏曲に基盤をおいた音楽家であった」[4]ことは、この点と密接に関わっているように思われる。

314　　　　　　第5部　病跡学のダイバーシティ

　百閒の文章についてはこれまでに様々な観点からの指摘が為されてきている
が、道雄は、百閒の『菊の雨』について、その題名が地唄の三味線曲にでもあり
そうなものであり、「『菊の雨』の中のいろいろな文章を読んでもらって聞いて
いると、さまざまの音や人々の声が私にはきこえてくるように思われる」[47]と述
べている。また、片山は「菊が逆行する趣向は、時間を遡ってゆくとも、時間と
空間の両方が円環状を成して永遠に菊のまわりを堂々廻りするとも思わせるが、
いずれにせよこの小説の構成は、御苑で菊を観るAと家で同じものを観るA'と
の並列である」として、百閒の小説には全体的に反復の要素が認められ、それは
音楽的な要素、さらには箏の段物にも通じる日本の伝統音楽の要素を取り込んで
いるからではないかと指摘している[15]。

　このように、百閒は日本の伝統音楽の要素を多分に織り込みながら小説を書い
ていたと考えられるが、その文体は反復性を成すだけでなく、時に不気味なもの
を浮かび上がらせるものとなっている[註15]。その代表例として、最相が「子ども
の頃から琴をたしなみ、宮城道雄に師事してからは、音の世界に生きる宮城の文
を通してその鋭敏な感性をさらに研ぎ澄ませた百閒の、最も聴覚的な一編かもし
れない」[66]と評する「サラサーテの盤」をあげることができるだろう。

　この小説は、自然の音や「何かよく分からない声」を巡る奇妙な反復から成っ
ている[15]。第一に、ヴァイオリニストのサラサーテが自作自演した《チゴイネ
ルヴァイゼン》のレコードに突如出現する「小さな丸い物を続け様に潰している
様に何か云い出」す声がある。第二に、そのレコード盤を借りていた友人中砂が
亡くなり、中砂の後妻であったおふさという女性が、主人公の家の玄関に不自然
なほど頻繁に現れては、レコードの返却を求めて、よく分からぬことをぶつぶつ
言う声がある。第三に、おふさと亡父との間に生まれた女の子であるきみ子が、
夜中の決まった時刻に目を覚ましてはつぶやく「よく聞き取れない言葉」として
の声がある。そして、最終的に、それら「何かよく分からない声」が重なり合
い、おふさの発狂とそれに伴う「何かよく分からない声」を不気味なものとして

　註15）松浦は、百閒の文章における不気味なものの出現の問題について、次のように述
べている。「いわば、水のような文章。だが、よくよく目を凝らすとその水の中には何やら
不気味なものが泳いでいて、時おり思いがけない場所で飛沫が上がって月光にきらめき、
また禍々しいものの影が水中をゆるやかによぎる。わたしたちは百閒流に言えば背筋に
『水を浴びた』ような気持で震え上がるが、しかし一瞬後には水面はたちまち元の『静け
さ』と『冷たさ』を取り戻し、すべてはこちらの目の錯覚だったかと思わせる。こんな高
度な文章芸をやってのけた作家は、明治以来他に誰もいないと思う」[35]。

浮かび上がらせて、小説は突然終わるのである[80]。

　では、百閒はなぜこのような形での創作を行ったのであろうか。吉川は、「サラサーテの盤」という創作世界は、第二次世界大戦という「いわば緊張と不如意の生活から解放されることと引き換えに、再び自身の不確かさを抑えがたく感じることとなった百閒により、その不確かな自己というものを凝視していく視点を孕みつつ執筆された」[94]と指摘している。そのような存在の不確かさ＝死の不安と反復や不気味なものとの関係を理解する上で、フロイトの「不気味なもの」に関する考察は欠かせないものとしてあるだろう。

　フロイトは、次のようなホフマンの『砂男』の分析を通して、不気味なものは父の再来であると述べている。「私としてはまた、精神分析的な見解に反対する人が、眼球不安は去勢不安とは独立のものだと主張する場合でも、他ならぬこのホフマンの『砂男』という物語を引き合いに出したりはなさらないよう忠告したい。というのも、ではどうして、この物語では眼球不安が父親の死とこの上なく密接に関係づけられているのか。なぜ、砂男はいつも愛を邪魔する者として登場してくるのか。彼は不幸な学生を、その許嫁と、また最良の友である彼女の兄と仲たがいさせる。彼は学生の第二の愛の対象、美しい人形オリンピアを破壊する。彼は、学生がクララの心を再び取り戻し彼女と幸せに結ばれようとするまさにその時に、彼を自殺に追い込む。それにとどまらず、この物語が示す他の様々な筋立ては、もし眼球不安と去勢の関係を認めまいとするならば、恣意的で無意味なものにしか映じないだろう。それらは、砂男の代わりに恐怖の対象としての父親──去勢は父親によってなされると見なされる──を置いて初めて、意味深いものになるだろう」[8]。

　さらに、フロイトは、「Ｅ・Ｔ・Ａ・ホフマンは不幸な結婚の子供だった。三歳の時父親がその小さな家庭から去って行き、家族と生活を共にすることは二度となかった。Ｅ・グリーゼバッハがホフマンの著作集に付した伝記的緒言の中で伝えるところによれば、父親との関係は、作家の感情生活において最も傷つきやすい個所の一つだった」[9]と言及しつつ、文学における不気味なものの取り扱いにかけては他の追随を許さない名人であったホフマンが、不気味なものと父の再来との関係を作品に描き出した背景に、ホフマン自身の父との関係構築の困難さを見て取っている。

　百閒は『冥途』において既に、日本音楽の２つの特質を受け継ぐ形で、死者との繋がりを浮かび上がらせ、自らの死の不安＝父の死と向き合おうと試みていた。その際にも死んだ父が不気味さを伴いながら出現していたが、「サラサーテ

の盤」においても、「何かよく分からない声」が聞き取られる中、死んだ父と子どもとの関係をもとに死者との繋がりが不気味なものを介して現れている。そうした特徴は、百閒自身の父の死を巡る分からなさ（「父の一言と、それに直ぐ続いた死との境目を考え分ける事が出来なかった」）や、父との関係構築の難しさと密接に結びついているように見えるのである。次のような一節からは、父を理想化してこの困難と向き合おうとする百閒の内面が窺える。

「子供の時の事だから、はっきりした記憶はないけれども、何らかの物音で夜中に目がさめると、たった今帰って来らしい父が、祖母に叱られていた光景も思い出す事が出来る。父が両手を突いてあやまっている鼻先の畳を、祖母は長煙管の雁首でとんとんと敲いて何か云った。『行く先先、栄が可哀想ではないか』といつでも私の名前を引き合いに出した。私は特に祖母に可愛がられたおばあさん育ちではあるけれども、そう云う時の父を、子供心に悪いと思った事はない。寧ろ私は父を崇拝していたらしいので、少し大きくなってから、世間の人が『志保屋の久さんは、遊ぶ事は遊んでも、商売の目が利くから、身上は却って先代よりも太っている』と云って、父をほめる噂などを聞くと、すぐにそれが本当に思われた」[84]。

これらの点を上記のフロイトの指摘と重ね合わせて考慮するならば、百閒は、戦後再び自らの存在の不確かさ＝死の不安と向き合うことを要請された状況下において、神経症の症状としてではなく、文学の世界を通してそれと向き合うべく、小説に不気味なものの出現を反復的に織り込んだと言えるのではないだろうか。そうした試みは無意識的に、父の再来を告げる仕方で実現されたと考えられるのである。

この時、自然の音と音楽の音の重なり合いを通して死者の声を聞くことが、不気味なものを介して他者＝死んだ父の声を聞くこととして表現されている点は興味深い[註16]。言うなれば、そこで主体は「失われたもの」としての自分を死者＝他者として見出すのである。

註16）「サラサーテの盤」における声について、最相は次のように述べている。「中砂を失い、この上、きみ子まで連れていかれることを恐れ、遺品のほかには何も目に入らないおふさは、唯一自ら閉じこもることのできない器官である聴覚で、たしかに、『チゴイネルヴァイゼン』に中砂の声を聞いたのである。『私』もまたおふさの狂乱に同調し、聞いてはいけない声を聞いたはずである」[66]。また、吉川は、百閒の文章における声の意義について、「百閒はこの世ではない向こう側の世、死の世界への一貫した関心を持ち、その死の世界との通路として声を描いてきたのである」[94]と指摘している。

ラカンは「象徴はまず、物の殺害として現れる。そして、この死は、主体において、欲望の永遠化を構成する。遺跡に認められる人間らしさの第一の象徴は、墓所である。人間が、己れの歴史という生へと関係を持つに至るにあたっては、それがどんな関係であっても、そこに死の媒介が認められる。その生だけが、常なるもの、そして真なるものとしての生である。なぜならその生は、主体から主体へと続けられる伝統のうちで失われることなく伝えられていくからである」[31]と述べているが、この意味において、百閒は不気味なものを介して、死、死んだ父との関係、すなわち、「失われたもの」としての自分と言語との関係を再構成し、主体の確立を試みようとしたのだろう。

また、「サラサーテの盤」において、友人中砂の死に加えて、地震やスペイン風邪の記述が認められるように、百閒の作品には、死と密接に関わる出来事が不思議と強度が下げられた形で、さりげなく書かれているものが多い。この点は、上記のような百閒の試みが、本人のみならず、同時代の死の不安を抱えた人々に向けられたものでもあったことを示唆しているのではないだろうか。百閒はその創作活動の目標を、「物語」や「話」という要素に依らずに、「読者が私の文章を読む以外には捕へる事が出来ないと云う純粋文章の境地」を目指すことに定めていたが[93]、こうした目標もまた、その試みの延長線上に位置づけられるものであったように見えるのである。

一方、道雄もまた、百閒の勧めで書き始めることになった数々の随筆の中で、不気味なものを浮かび上がらせている[註17]。その内容は随筆として発表されている点において、道雄自身だけでなく、同時代を生きる人々にも向けられたものであったと予想されるが、時にそれが夢の記載とともに為されることもあった。例えば、「夏の夢」において、道雄は次のように記している。

「私は夜仕事をするのでいつも離れで一人で寝るのであった。【中略】すぐ下の小さい池にいつの頃からか蛙が棲んで居て私は寝ながらその声を聞くのであった。【中略】私はそれを聞きながら、何時の間にか眠ったらしい。すると何かまるい少し生暖かい、そして身体中に毛の生えた物が寝床にはいって来た。私は驚いて眼が覚めた。その中に又眠ったらしい。私は何か病気をして大学病院で診て貰って居るのであった。所がその先生は私の始終心易い先生であったが、それが犬が勉強して偉い先生になったというのである。私は、犬でもこんなになれるものか

註17）野田は、百閒の小説と道雄の随筆の関係について、「互いの文章が互いの作品に波及し、影響を及ぼし合うという相互作用・相乗効果が認められる」[64]と述べている。

と思って居ると、眼が覚めた。おかしな夢を見るなと思ってそれから厠へ行っ
た。すると裏の山でしきりに梟が鳴いて居た。私の気のせいか、変化の子供が徳
利の口を吹いているようにも聞こえて気味が悪かった。【中略】その中にまた
眠ったらしい。今度は大変に重い靴をはいた人が大勢私のわきを駆けて行ったよ
うな音がした。私は又驚いて、眼が覚めた。今の音はどうしたのかなと思った。
確かに靴の音のように聞えた。それから私はいろいろの事を考えた。私の部屋の
すぐわきの方に小さいお宮がある。それは昔眞名瀬三郎が討死した所でこの辺の
人々が集ってお祭りしたのだという事を聞いた。まさか御能にある屋島のような
物語が音によって現れたのでもあるまいと思って居ると今度は先程のように強く
はないが似たような音が聞えた。どうもよく聞いてみるとその辺の大きな犬が池
の水を飲んでいるらしい。それが私の耳にあんな靴の音に聞えたのかと思った」[51]。

　ここで、不気味なものは、「何かまるい少し生暖かい、そして身体中に毛の生
えた物」が寝床にはいって来て驚いた夢、大学病院の主治医が犬になっていたこ
とから、「犬でもこんなになれるものかと思って居る」夢、そして、眞名瀬三郎
の討死を連想させる「大変に重い靴をはいた人が大勢私のわきを駆けて行ったよ
うな音がした」夢の３つの夢と目覚めの間、自然の音と音楽の音の重なり合いに
反復して浮かび上がっている。

　この点について、フロイトが「一夜の中で現れる複数の夢は、同一の内容を
様々の表現方法で呈示しようとする試みよりほかありえない」[7]と述べているこ
とや夢の累層構造の法則[69]を当てはめて考えてみるならば、不気味なものは、
大学病院や眞名瀬三郎という武将に認められるような「権威」を有した[註18]、人
間か動物なのか分からない死んだ者（討死した者）、すなわち、死んだ父の再来と
ともに生じていると理解できるだろう。そして、それはまさに、「不気味なもの
は父の再来である」というフロイトの主張と重なるのである。

　このように見てみると、道雄もまた、不気味なものを介して自らの死の不安＝
父の死と対峙し、主体と言語との関係を位置づけ直す道を見出そうと試みていた
と言えるのではないだろうか。実際、道雄は父の死に際しての複雑な想いや葛藤
とそれを乗り越えるための試みとの関係について、次のように述べている。

　「その後、父の葬式に行って帰ってきた者の話を聞くと、父は非常に安らかに

　註18）　この点に関して、フロイトは次のように述べている。「皇帝に与えられるのと同じ
高い権威は偉大な人物にも与えられるから、夢の中ではたとえばゲーテが父象徴として現
れる」[6]。

大往生を遂げたと聞き、又、笑い声さえしていたと聞かされて、私の心はそれだけでも慰められたのである。私は今の処では、何といって信仰はなくお経の一つも唱えたことはないが、お経とは別に関係ないけれど、私の気持はどういうものか論語の本を読んで見たいという気持ちになって、点字の論語を一生懸命に読んだ。そして又、チャイコフスキーのパテティックシンフォニーを聞きたいと思って、レコードをかけた。私は暇さえあれば、論語を読み、レコードをかけて聞いていたのである。こういうことをするのは、今更感じ易い年若い青年のような気がして、何だかこの年をして気恥ずかしいような感じもするのである」[45]。

　また、先に確認したように、道雄が4歳頃に、父は愛人を作り家に帰らず、母はそれに耐えかねて、実家へと去ってしまった。13歳の時、事業に失敗した父が朝鮮にて暴漢に襲われて重傷を負ったため、道雄は急遽仁川に渡り、父に代わって一家を支えることになったが、京城に移った後は別々に暮らし、最終的に父の危篤を知りつつも仕事のために向かえず、葬儀にも参列しなかった。すなわち、フロイトがホフマン自身とその父との間に見て取った関係構築の困難さが、道雄とその父との間にも認められるのである[註19]。

　自然の音と音楽の音の重なり合いに浮かび上がる不気味なものを介して、死者の声を聞き取ることは、道雄と百閒にとって、死んだ父、さらには言語との関係を位置づけ直し、それによって自らの死の不安を乗り越えようとする試みであったのだろう。そのような試みは、「死を促進する機能」を有するものとして、2人が新たな創造を展開していく上で重要なものであっただけでなく、同じ種類の死への関係を共有するという点において、2人の友情を結びつけるものでもあったと考えられる。

　註19）　この点に関して、道雄は次のようにも述べている。「私を子供のときから母代わりになって育ててくれたおばあさんが亡くなってから、私は仁川をはなれて京城のある箏のお弟子先で、箏を教えながら居候のようなことをしていたので、自然、父とは別れることになった。ある冬の日に、私は人力車にのって出稽古に行く途中、朝鮮の寒い風が吹きまくって、寒気が身にひしひしとしみわたった。その時ふと、父のことを想い出して、この寒さにどうしているかと思うと、矢もたてもたまらなくなって、出稽古から帰るとかせぎためたなにがしかを早速、父に送ったこともあった。こんなことを書いているとはてしもないが、私は箏を習い始めてからは、つらさも、悲しさも、うれしさも、いずれの時も箏と二人づれであった。箏に向かえば希望が湧いて、いかなる心の苦難も解決出来るような気がした。それは箏と永年、苦楽を共にして来た今でも同じ気持である」[56]。

3．死の不安とユーモア

これまで、日本音楽の伝統を受け継ぐ形で生み出された2人の創造性が、彼らだけでなく同時代を生きる人々の死の不安の乗り越えや主体の確立を促すものであったことを確認してきたが、このような試みを補う要素として2人のユーモアの問題があったことを忘れるわけにはいかないだろう。最後に、この点について考察したい。

道雄と百閒の関係は、互いを支え、高め合うものであったことは既に述べた通りである。加えて、両者の関係は、常にユーモアに満ちたものであった。例えば、第二次世界大戦の戦時下、食料が不足する中にあって書かれた道雄の随筆「肉」からは、その様子の一端を垣間見ることができる。

「報道を聞いていると第一線の兵隊さんは時にはまわりの一尺五寸もある蛇を食べたりまた一尺以上もある蜥蜴を食べたりして戦っているという事を聞いて私達は何を食べても不足はいえぬと思った。肉といえば或時私の友人の内田百閒氏が馬の肉を持たしてよこした。食べてみたら非常においしかった。その次に会って礼をいうと、また鹿の肉を検校に献上しようと思って探しているといった。さては百閒氏は私に馬と鹿を食べさす気であったのか」[58]。

このような2人のユーモアは、死の不安の乗り越えや主体の確立の問題とどのように関わっていたのであろうか。この点を検討する上で、道雄が眼の怪我をした際のやり取りは意義深く思われる。

道雄は、「眼の二重奏」の中で、左目を本箱の角にぶつけて潰してしまった時の様子から手術を受けて代わりに義眼を入れた時の様子までを、不安な気持ちとともに克明に記している。その中にあって、道雄は「百閒先生から電話がかかって、検校は元から見えない眼であるから、見えるような眼を入れないようにと注意があった」こと、そして、手術の帰り道、妻の貞子に「何十年ぶりで家内の顔が見えるような気がすると云うと、家内は笑いながら新しい玉を入れたからでしょうと云った」ことを書いている[55]。

一方、百閒は『いささ村竹』の中で、自らの主治医から伝え聞いた道雄の事故に纏わる経過を心配な気持ちとともに詳細に記す傍ら、義眼を入れて「検校が今さら目あきの様な顔をし出しては困る」と書いている[74]。また、「阿里山の霧雨」では、道雄の「人生の不幸を自分から切り離して、丸でひと事の様な事を云」う姿勢に学ばなくてはいけないと指摘しながら、次のように言及している。「晩年に葉山の別荘で、誤って書架の角に目をぶつけて、潰れた目を更に潰した事があった。ひどい怪我で、昔からの潰れている目を眼窩から取り出す処置をしなけ

ればならなかった。だからそれから後は目の様子が以前よりさっぱりして綺麗になったが、それ迄は片方の眼球が瞼の間から白く飛び出していた。それを宮城さんは面白がり、私にこんな話をして聞かせた。『眠ってもこれは出た儘ですから、夏は蚊が来てここへとまって吸いますよ』何かの話のはずみで『いやいや、わっしの目の白い内はそんな事をさせやしません』と云った」[77]。

このように、2人は道雄の眼の事故という不気味さや死の不安を惹起する出来事を、ユーモアを介して乗り越えようとしているが、その過程における百閒の道雄に対するサディスティックな態度は注目すべき点としてあると言えるだろう。そうした傾向は、他のユーモアを介するやり取りにおいても認められるものであるが、ここで改めて、眼球に傷を負う、あるいはそれを失うことに対する不安は去勢不安の代替物であり、去勢は父親によって為されると見なされるとするフロイトの見解を思い出すならば[8]、先に確認したような父との関係構築の困難さを巡る2人の問題をここにも見て取ることができるのではないだろうか。すなわち、ホフマンの『砂男』における、砂男と主人公（学生）の関係（＝ホフマンの父とホフマンの関係）と同じような、道雄の父と道雄の間にあったものを、百閒が転移関係の中で演じていた可能性が考えられるのである。

また、興味深いことに、百閒は幼い頃の思い出として、父の眼の手術のことを次のように記している。「父は福岡家から来た聟養子であって、ひどい藪にらみであった。後に何か思うところがあったと見えて、島村と云う眼科の病院に入院して手術を受けた。家からは店の者が日に何回も病院に往復して、いろんなものを運んだ。網をかぶせて、その下に重りをつけて、井戸の底に何日も冷やした西瓜を持って行った時には、私も一緒について行ったので覚えている。渡し舟の中で、何に包んであったかは思い出せないが、その西瓜が私の目の前に転がしてあった光景が、薄々記憶に浮かんで来る。手術は目玉を一たん引っ張り出して、裏側で引っ釣っていた筋を切ったとか云う話なので、聞いただけでも気持が悪かった」[83]。

ここからは、不気味なものと眼球に関する不安との強い結びつきと、百閒にとってそれが父との関係と切り離し得ないものとしてあったことが読み取れるだろう。この点を踏まえるならば、百閒もまた、道雄との転移関係において、自らの父と自分との関係を再現していた可能性が窺えるのである。

2人のユーモアは、このような形で死んだ父との関係を含み込んでいるが故に、その死の不安の乗り越えや主体の確立を促す試みを補う要素として機能したと考えられるが、フロイトは、「フモールは、有り得べき苦悩に対する防衛であ

る以上、人間の心の生活が苦悩の強制力から逃れるために編み出した一連の多くの方法の中の一つと考えられる」と述べるとともに、そうしたフモールによる効果は、当事者だけでなく聞き手（読者）にも転がり込むと指摘している[11]。この意味において、2人のユーモアは、彼ら自身のみならず、同時代を生きる人々の死の不安の乗り越えにも大きく寄与したのだろう。

　では、2人のユーモアが音楽的なものとの繋がりを有していた点はどのように理解できるのであろうか。上述のように、道雄は眼を怪我した際の状況を「眼の二重奏」という題の随筆にて纏めており、また、百間は『いささ村竹』の題を選んだ理由として、万葉集（大伴家持作）の「わが宿のいささむら竹ふく風の音のかそけきこの夕かも、と云う歌が私は好きで、又宮城道雄検校もこの歌が好きである」と記している。さらに、ここでも両者の文体は反復性と不気味なものの出現に彩られ、それに呼応する形でユーモアがその効果を発揮しているのである。

　フロイトは、優れた作家のユーモアによって寄る辺なさと不気味さが滑稽へと変容する可能性を示唆しており[10]、また、ユーモアについて、自我から超自我へのリビード備給量の遷移により、超自我が自我の反動の可能性を抑え込んだ状態として捉え得るものであるとして、その際の超自我と自我の関係は、苦悩から子を守ろうとする親と子の関係に比することができると述べている[11]。

　ここで、改めて2人が日本音楽の伝統を受け継ぎつつ、新たなものを創造しようと試みていたことを思い出すならば、ユーモアを随所に取り入れていたこともまた、そうした試みと密接に結びついたものであったと言えるだろう。自然の音と音楽の音の重なり合いを聞くことは、不気味なものを浮かび上がらせることである一方で、ユーモアのように、自我から超自我へのリビード備給の遷移を行うこと、すなわち、自然の音と音楽の音との関係に苦悩から子を守ろうとする親と子の関係を重ね合わせる形で慰めを得て、死の不安を克服することでもあったと考えられるからである[註20]。

　実際、道雄は、「音の世界に生きる」の中で、次のように述べている[50]。「私

　註20）フロイトは、機知とユーモアの違いについて次のように述べている。「機知が成立するとき、前意識的な思考がほんの一瞬の間無意識的な加工に委ねられる。つまり、機知とは、無意識によって滑稽が呼び起こされることなのだろう。それと全く同様に、フモールとは、超自我を媒介として滑稽が呼び起こされることなのだろう」[12]。この違いは、ここでの不気味なものを浮かび上がらせることと、自然の音と音楽の音との関係に苦悩から子を守ろうとする親と子の関係を重ね合わせる形で慰めを得て、死の不安を克服することの違いと対応していると考えられる。

は作曲に感興が湧いて、自然の音にひたりたいと思うなどは、居ても立ってもいられない程、懐かしい思いがする。自然の音は全く、どれもこれも音楽でないものはない。月並な詩や音楽に現わすよりも、自然の音に耳をかたむける方が、どれだけ勝れた感興を覚えるか知れない。私たちがどんなに努力しても、あの一つにも勝れたものは出来ないであろう」。さらに、道雄は、そうした音楽と自分自身の関係について、「私はいま別に信仰というものはないが、強いていえば、私にとって音楽は一つの宗教である」と言及してもいる。

　百閒もまた、そうした道雄の在り方と同様のものを重視していたのであろう。道雄の『雨の念仏』について、百閒は次のように述べている。「徹頭徹尾音と声と静寂との世界である。しかし、読後の感を目を閉じて、我々の明暗のある世界に移して考えると、水墨の名画に接した様な感じもするのである。しかし、そう云う比喩にたよるまでもなく、我々は宮城氏の語る雨垂れの音、風の聲、波の轟き等によって、目明きの知らなかった自然の神秘と啓示に導かれるであろう」[73]。

　幼少期における不和な家族関係の中、唯一の支えが祖母であった２人にとって、自然の音と音楽の音との重なり合いを聞くことは、父の機能を補うべく、系譜の次元に第三者として書き込まれた祖母を見出すことと関係していたと思われるが[註21]、このように自我から超自我へとリビード備給の遷移を行い、死の不安

　註21）道雄と祖母との関係については、拙論[33]を参照のこと。その中でも取り上げている次のような道雄の幼少期の思い出は、「自然の音と音楽の音の重なり合い」を聞くことと祖母との密接な結びつき、そして、それが道雄の不眠を慰めるものとしてあったことを示しているように見え、興味深い。「暑い夜など、かやの中で眠られない時おばあさんがあおいでくれた。そのうちわの音を聴きながら眠るのであった」[54]。また、百閒は祖母との関係について、次のように述べている。「祖母は信心家で思い立っては方々の神様やお寺に参詣した。萬富に新しく駅が出来て、三谷の金剛様の道が近くなったと人から聞いたのであろう。孫の私をつれておまいりに出掛けた。記憶を辿るに、祖母に連れられて三谷の金剛様へ行ったのは一度や二度ではない。大概春か秋の時候のいい時で、特に春が多かった。萬富駅まで汽車で行くのも、私は汽車に乗るのが好きだったから楽しかったし、又母よりも父よりも祖母が一番好きだったので、祖母に連れられて行くのもうれしかった」[87]。「祖母は何の為に、何度も何度も私を連れて金剛様へお詣りしたのか。何の願い事をしたのか。どうして私は、いよいよ困ったとなった時、つながりもなく、筋道もなく、いきなり金剛様の事が心に浮かんだのか。祖母が私を連れてお詣りした度、この子が大きくなり、成人した後、もし途方に暮れる様な事がありましたら、その時はどうか助けてやって下さいと祈ったのではないかと思い出した。思いつめた挙げ句のその時の気持では、思い当たったと云う方がはっきりする」[88]。これらの記述からは、百閒にとって祖母の存在が如何に大きなものであったかが見て取れるように思われる。

の克服を促すという点において、ユーモアと「自然の音と音楽の音の重なり合いを聞くこと」との間に繋がりが存在するならば、我々はそこに、2人の創造性の根本的な意義を認めることもできるだろう。

　新宮は、音楽と死の関係について、「『死の定め』の宣告を、人間が『愛』へと反転させて受けとるというある種の転倒を無理なく可能にするがゆえに、音楽は神仏と人間の関係を取りもつ機能を担い続けているのである」[70]と述べている。この指摘に基づき、音楽の中に死者の声を聞くという行為が含まれることを覚悟しつつも、その声に別の転回させた意味を与え続けることに音楽家の使命があると考えてみるならば、道雄と百閒は、日本音楽の伝統を受け継ぎつつ、自然の音と音楽の音の重なり合いを介して死者（死んだ父）の声を浮かび上がらせると同時に、そこにユーモアのような苦悩から子を守ろうとする親と子の関係（祖母と自分の関係）を含み込むことで、その使命を成就させたと言えるのではないだろうか。そのような形で、人々と死との関係の再構成を促そうとした点に、2人の創造性の意義があったと考えられるのである。

Ⅳ.おわりに

　以上、宮城道雄と内田百閒の病理と創造性の関係について、精神分析の観点を用いて考察した。その結果、2人が自然の音と音楽の音の重なり合いを通して死者の声を聞き、その声を「不即不離」の形で作品に組み入れていくという形で、日本音楽の伝統を受け継ぎ、新たなものを生み出そうと試みていたことが分かった。その試みは、精神分析が主体の無意識に接近する方法と相同的な関係にある点で、両者の病理の根底にあった「死の不安」を自己治療する目的を有していただけでなく、同時代の人々が死の不安と向き合う道筋を示すものでもあり、また、日本における精神分析実践において、意識的な語らいの裂け目に浮かび上がる無意識の声部を聞き取る際に考慮すべき問題としてあると考えられた。

　上記の試みはまた、彼らの文学作品の中にも認められ、それは自ずと反復性を成し、不気味なものの出現を導くものとなっていた。その背景には、彼らの父との関係構築の困難さが見て取れ、彼らにとって、自然の音と音楽の音の重なり合いに浮かび上がる不気味なものを介して死者の声を聞き取ることは、死んだ父、さらには言語との関係を位置づけ直し、それによって自らの死の不安を乗り越えようとする試みとしてあったことが分かった。さらに、そのような試みは、「死を促進する機能」を有するものとして、2人が新たな創造を展開していく上で重

要なものであっただけでなく、同じ種類の死への関係を共有するという点において、2人の友情を結びつけるものでもあったことが明らかになった。

最後に、2人の関係を語る上で欠かせないユーモアが、彼らの死の不安の乗り越えや主体の確立の問題とどのように関わっていたかについて考察した。その結果、2人のユーモアが道雄－百閒間の死んだ父との関係を巡る転移関係を軸にして成り立っており、それが故に、死を促進する試みを補う要素として機能していたと考えられた。また、2人のユーモアが音楽的なものと繋がりを有していた点において、自然の音と音楽の音の重なり合いを聞くことは、ユーモアのように、自我から超自我へのリビード備給の遷移を行うこと、すなわち、自然の音と音楽の音の関係に苦悩から子を守ろうとする親と子の関係を重ね合わせる形で慰めを得て、死の不安を克服することでもあったことが示唆された。

道雄と百閒は、日本音楽の伝統を受け継ぎつつ、その創造性を展開していく中で、自然の音と音楽の音の重なり合いを介して死者（死んだ父）の声を浮かび上がらせると同時に、そこにユーモアのような苦悩から子を守ろうとする親と子の関係（祖母と自分の関係）を含み込むことで、人々と死との関係の再構成を促そうとしたのである。時代の不安が再び社会を覆い始めているように見える今、2人の創造性の接点に見出されたこのような死の知を、如何に活用していくかが問われていると言えるだろう[註22]。

文　献

1) 千葉潤之介、千葉優子：音に生きる宮城道雄伝．講談社、東京、p. 195、1992.

2) 千葉潤之介：「作曲家」宮城道雄．音楽之友社、東京、pp. 58-59、2000.

3) 同書、p. 81.

4) 同書、p. 142.

5) 千葉優子：箏を友として――評伝宮城道雄〈人・音楽・時代〉．アルテスパブリッシング、東京、p. 123、2015.

6) Freud, S.：Die Traumdeutung. G. W. Ⅱ／Ⅲ, pp. 358-359.（新宮一成訳：夢解釈Ⅱ．フロイト全集5．岩波書店、東京、p. 97、2011.）

7) Freud, S.：Die Handhabung der Traumdeutung in der Psychoanalyse. G. W. Ⅷ, pp. 353-354.（高田珠樹訳：精神分析における夢解釈の取り扱い．フロイト全集11．岩波書

註22) 牧野は「『日本古来の音楽モデル』は、日本人の感性になじむ音楽療法を具体的に行っていく上で一つの手がかりになり得る」[32]と述べている。この点を踏まえるならば、2人が見出した死の知を、音楽療法に活用していくこともできるのかもしれない。

店、東京、p. 280、2009.）

8）Freud, S.：Das Unheimliche. G. W. XⅡ, pp. 243-244.（藤野寛訳：不気味なもの．フロイト全集17．岩波書店、東京、p. 24、2006.）

9）*ibid.*, p. 245.（邦訳、p. 25.）

10）*ibid.*, p. 250.（邦訳、p. 31.）

11）Freud, S.：Der Humor. G. W. XⅣ, pp. 383-389.（石田雄一訳：フモール．フロイト全集19．岩波書店、東京、pp. 267-274、2010.）

12）*ibid.*, p. 388.（邦訳、p. 273.）

13）細川清：内田百閒と精神医学（上）実践的幻聴体験の創出．日本医事新報、4454；95-99、2009.

14）細川清：内田百閒と精神医学（下）百閒の人間像――格論的分析．日本医事新報、4473；96-101、2010.

15）片山杜秀：耳の小説、反復の小説．内田百閒．河出書房新社、東京、pp. 63-68、2003.

16）吉川英史：この人なり宮城道雄傳．邦楽社、東京、pp. 52-53、1979.

17）同書、p. 233.

18）同書、pp. 235-240.

19）同書、p. 471.

20）同書、p. 549.

21）同書、p. 556.

22）同書、pp. 573-574.

23）同書、p. 661.

24）同書、pp. 682-683.

25）同書、p. 730.

26）同書、pp. 734-735.

27）吉川英史：日本人の音感――松風・虫の音・あしらい．日本音楽の美的研究．音楽之友社、東京、pp. 67-77、1980.

28）吉川英史：現代邦楽の父宮城道雄に及ぼした洋楽の影響．日本音楽の美的研究．音楽之友社、東京、pp. 327-370、1980.

29）Lacan, J.：Fonction et champ de la parole et du langage en psychanalyse：Rapport du congrès de Rome tenu à l'istituto di psicologia della universitá di Roma, les 26 et 27 septembre 1953. Écrits. Seuil, Paris, p. 258, 1966.（新宮一成訳：精神分析における話と言語活動の機能と領野――ローマ大学心理学研究所において行われたローマ会議での報告．岩波書店、東京、p. 36、2015.）

30）*ibid.*, p. 315.（邦訳、p. 125.）

31）*ibid.*, p. 322.（邦訳、pp. 134-135.）

32）牧野英一郎：日本人のための音楽療法．幻冬舎、東京、2019.

33）牧瀬英幹：宮城道雄の音楽と夢．宮城会会報、217；156-173、2013.

34）万城あき：内田百閒について．宮城会会報、216；72-77、2013.

35）松浦寿輝：言葉の冥界をさまよう．湯原公浩編：内田百閒．平凡社、東京、pp. 10-11、2008.

36）三島由紀夫：内田百閒解説．サラサーテの盤——内田百閒集成４．筑摩書房、東京、p. 320、2003.

37）同書、p. 321.

38）宮城道雄：序．宮城道雄著作全集第１巻．大空社、東京、p. 5、2015.

39）宮城道雄：内田百閒氏のお稽古．宮城道雄著作全集第１巻．大空社、東京、pp. 28-29、2015.

40）宮城道雄：朝鮮にて．宮城道雄著作全集第１巻．大空社、東京、pp. 71-74、2015.

41）宮城道雄：新しい日本音楽の立場．宮城道雄著作全集第１巻．大空社、東京、p. 230、2015.

42）宮城道雄：音楽の世界的大勢と日本音楽の将来．宮城道雄著作全集第１巻．大空社、東京、p. 233、2015.

43）同書、p. 235.

44）宮城道雄：父の死．宮城道雄著作全集第１巻．大空社、東京、pp. 310-313、2015.

45）同書、p. 311.

46）宮城道雄：日記抄．宮城道雄著作全集第１巻．大空社、東京、pp. 406-407、2015.

47）宮城道雄：さまざまな音．宮城道雄著作全集第１巻．大空社、東京、p. 409、2015.

48）宮城道雄：秋の声．宮城道雄著作全集第１巻．大空社、東京、pp. 442-443、2015.

49）宮城道雄：幸ありて．音の世界に生きる．宮城道雄著作全集第１巻．大空社、東京、pp. 486-187、2015.

50）宮城道雄：騒音も亦愉し．音の世界に生きる．宮城道雄著作全集第１巻．大空社、東京、pp. 489-490、2015.

51）宮城道雄：夏の夢．宮城道雄著作全集第２巻．講談社エディトリアル、東京、pp. 18-19、2019.

52）宮城道雄：春雨．宮城道雄著作全集第２巻．講談社エディトリアル、東京、p. 68、2019.

53）宮城道雄：邦楽夜話．宮城道雄著作全集第２巻．講談社エディトリアル、東京、p. 88、2019.

54）宮城道雄：夕やけ雲の想い出．宮城道雄著作全集第２巻．講談社エディトリアル、東京、p. 199、2019.

55）宮城道雄：眼の二重奏．宮城道雄著作全集第２巻．講談社エディトリアル、東京、pp. 293-295、2019.

56）宮城道雄：五十年をかえりみて．宮城道雄著作全集第2巻．講談社エディトリアル、東京、p. 308、2019.

57）宮城道雄：日本的な音．宮城道雄著作全集第2巻．講談社エディトリアル、東京、p. 379、2019.

58）宮城道雄：肉．宮城道雄著作全集第2巻．講談社エディトリアル、東京、p. 392、2019.

59）宮城道雄：宮城道雄氏と内田百鬼園氏とが音楽に就て語る．宮城道雄著作全集第3巻．講談社エディトリアル、東京、pp. 171-172、2020.

60）同書、p. 172.

61）紫式部：源氏物語 二．日本古典文学全集13．小学館、東京、p. 398、1972.

62）紫式部：源氏物語 四．日本古典文学全集15．小学館、東京、p. 163、1974.

63）新田篤：内田百閒の「創造の病」における二人の父．病跡誌、77；57-68、2009.

64）野田康文：内田百閒・盲目の〈闇〉と視覚性、あるいは記憶の表象――『春琴抄』から『柳検校の小閑』へ．日本近代文学、93；106-121、2015.

65）大西里菜：内田百閒「サラサーテの盤」論――化生の音．日本文学、115；101-116、2019.

66）最相葉月：聞いてはいけない声．湯原公浩編：内田百閒．平凡社、東京、pp. 14-15、2008.

67）坂口周：内田百閒「サラサーテの盤」における第三の「女」――後の共同性へ．日本文学、59；32-43、2010.

68）酒井英行：内田百閒――「百鬼」の愉楽．有精堂出版、東京、p. 143、1993.

69）新宮一成：夢と構造――フロイトからラカンへの隠された道．弘文堂、東京、1988.

70）新宮一成：音楽家の病跡学．臨床精神医学講座S8巻病跡学．中山書店、東京、pp. 289-299、2000.

71）高橋正雄：精神医学的にみた近代日本文学・補遺3――中村古峡・内田百閒．聖マリアンナ医学研究誌、18；81-86、2018.

72）内田百閒：旅愁．比良の虹――内田百閒随筆集．六興出版、東京、pp. 19-27、1980.

73）内田百閒：雨の念仏．比良の虹――内田百閒随筆集．六興出版、東京、pp. 69-70、1980.

74）内田百閒：いささ村竹．比良の虹――内田百閒随筆集．六興出版、東京、pp. 165-167、1980.

75）内田百閒：朝雨．比良の虹――内田百閒随筆集．六興出版、東京、pp. 176-181、1980.

76）内田百閒：田楽の涙．比良の虹――内田百閒随筆集．六興出版、東京、p. 187、1980.

77）内田百閒：阿里山の霧雨．比良の虹――内田百閒随筆集．六興出版、東京、pp. 191-194、1980.

78）内田百閒：ピールカマンチャン．比良の虹――内田百閒随筆集．六興出版、東京、pp. 219-225、1980.

79）内田百閒：冥途．冥途――内田百閒集成３．筑摩書房、東京、pp. 9-13、2002.

80）内田百閒：サラサーテの盤．サラサーテの盤――内田百閒集成４．筑摩書房、東京、pp. 192-212、2003.

81）内田百閒：明暗交友録．間抜けの実在に関する文献――内田百閒集成６．筑摩書房、東京、p. 129、2003.

82）同書、p. 134.

83）内田百閒：たらちおの記．たらちおの記――内田百閒集成13．筑摩書房、東京、pp. 59-60、2003.

84）同書、pp. 60-61.

85）同書、pp. 68-74.

86）同書、p. 74.

87）内田百閒：三谷の金剛様．たらちおの記――内田百閒集成13．筑摩書房、東京、p. 131、2003.

88）内田百閒：麗らかや．たらちおの記――内田百閒集成13．筑摩書房、東京、pp. 247-248、2003.

89）内田百閒：百鬼園日記帖．百鬼園日記帖――内田百閒集成20．筑摩書房、東京、p. 74、2004.

90）内田百閒：続百鬼園日記帖．百鬼園日記帖――内田百閒集成20．筑摩書房、東京、p. 341、2004.

91）同書、pp. 367-368.

92）内田道雄編：内田百閒．新潮社、東京、p. 4、1993.

93）同書、p. 95.

94）吉川望：内田百閒「サラサーテの盤」論――心象に響く声と音楽．人文論究、55（4）；18-34、2006.

95）湯原公浩編：内田百閒．平凡社、東京、p. 87、2008.

96）同書、pp. 130-131.

安部公房の「夢の論理」と「論理の夢」

番場　寛

Ⅰ．はじめに

　安部公房は、リルケとニーチェに影響を受けた実存主義的な詩人として出発
し、シュールレアリスムの影響を経て、カフカと同様人間の不条理を、「他者」
との関わりにおいて描く前衛的な作家と見なされている。作品にその実生活の反
映が指摘されることはほとんどないように思える[註1]。

　だが、作品にストレートに反映されなくても安部自身は学生の頃から自己が
「狂う」ことへの恐れを抱いており、創作と「狂気」との関係を理論的に考察し
ていたことは著作に示されている。また晩年、前立腺癌に冒され、その闘病体験
が反映されていると見なせる唯一の作品もある。本稿では、精神と肉体の両面に
わたる病跡を安部の著作に探り、それらに共通するものとして安部の「夢」と創
造行為との関わりを考察していく。

Ⅱ．狂気への考察

　自筆年譜や知人の証言によると安部は、自らが「狂う」ことを怖れていたこと
が分かる。まず1943年に起きたこととして「精神状態はますます悪化。ほとんど
学校に出なかったが、その間なにをしていたのか、あまり記憶がない。一度、友
人につれられて、松沢病院に行き、斎藤茂吉の診断をうけたおぼえがある。もっ
とも、その友人の方が、後で本物の気違いになったところをみると、私のほう
は、案外なんでもなかったのかもしれない」[19]と記している。

　一方、年号は明らかでないが、「安部がまた、原稿の字が書くはしから溶けて
いく──なんて言い出して、寝込んじゃっているの」という夫人の証言が伝えら
れている[38]。

　註1）安部公房の病跡の研究については、庄田秀志『戦後派作家たちの病跡』（勉誠出
版、東京、2011）がある。

1956年1月2日の日記では、「しかし私は自分の精神構造をもっと客観的に見つめる必要がある。昨夜はひさしぶりに、精神病の遺伝を思い出して不安になった。気が狂ってしまった私を、『ざまみろ、やっぱり狂っちまいやがったじゃないか』と噂する声が聞えるような気がした」と書いている[18]。

また、1955年発表された「死人登場」というエッセイに、安部自身が「狂気」をまず「創造」と結びつける視点を提示し「人間の場合内部と外部を結ぶ中心線は言語だから、人間の発狂は言語の崩壊という独特な性質を持つ」と説明していることが確認できる[17]。

さらに、1959年3月に発表された「実験美学ノート」では、「狂気はヤヌスの面である――それは断絶と批評という、二つの顔を持っている。精神分裂病を、その分裂という文字から、なにか二重人格のようなものに考えている人もいるようだが、それは間違いで、自己の内部と外部の対応が、故障をおこして普通でなくなった場合を言うのである。別に異常でなくても、この対応が屈折を増せば、分裂病のタイプと呼ぶべきだろう。（……）しかしこの屈折の増加、ないしは函数関係の破壊は、しばしば鋭い批評にもなる」と書いている[20]。

つまり安部は、「狂気」を自己の内部と外部という「函数関係の破壊」と見なしているのであり、それを意識的に行うことが「創造行為」と見なしていると推察される。この「狂気」と「創造」との関係に対する考察は25歳のときに発表された「シュールリアリズム批判」というエッセイにもみることができる。この論文を考察する前に、安部のシュールレアリスムの影響が直接に現れている「バベルの塔の狸」をみてみよう。

安部公房にとってのシュールレアリスム

生田耕作は、「バベルの塔の狸」を例にとり、この時代においてすでに安部がシュールレアリスムに関心を寄せている点を高く評価した上で、安部のシュールレアリスム理解は、当時の不完全な翻訳を通してのものであったため限界があったと指摘する[36]。

生田がその根拠のひとつとして示しているのが、作品における「ブルトン狸」の演説の「かつて第二宣言において私は沢山のバベルの塔と書き、脳味噌を塗りこめられた銀の通過できない壁と書き、人間崇拝は疑わるべきだと書きましたが、今や事情は変わっておるのであります」[12]という部分で、下線を引いた部分が、生田が訂正した訳として提示しているものと異なっており、当時安部が読むことができた原研吉訳の「超現実主義第2宣言」[33]の訳語と完全に重なる。生田

の指摘するように、安部が誤訳の下にシュールレアリスムを理解したとしても、またこの小説がアンドレ・ブルトンの第二宣言のパロディとして書かれていたとしても、安部がシュールレアリスムをどのように捉えていたかは、自著のエッセイである「シュールリアリスム批判」を検討しなければならない。

安部はこのエッセイで、「シュールリアリスムの主張が現実認識の拡張あるいは深化にあることはいうまでもない」[14]という前提のもとに、シュールレアリスムが、方法的、形式的な側面だけが注目され、「緊張を失った非合理」の側面が見出され、「オートマチスム」（安部は「精神自動」と呼んでいる）の理論が単なるテクニックとして理解されている現状を批判している[15]。

安部は、シュールレアリスムの本質である「非合理」を原始芸術・狂人の作品と比較して説明する。

　　　「ここで想起されるのは、先ずダリのパラノイア的批判活動であろう。パラノイアとは字義のごとく寄生的理性を意味し、一個の病というよりはクレランボウによって纏められた精神自動性症候群と考えられるべきである。すなわち精神現象でありながら意志の統制を受けず、あたかも寄生虫のごとく精神の中に巣喰う自動精神である。それは意識の検閲をすり抜けて種々の妄想を形成する。」[16]

これに続いて、フロイトの用語として「深層心理」という語を用い、その上で「無意識」という語で言い換えている。さらに安部は「プシコノイローゼ」と呼ぶ神経症にみられる内的軋轢が、表現において引き起こすデフォルマシオンを意図的に用いるのがシュールレアリスムであると指摘した上で、「シュールリアリスムは単にヒステリー患者が詐病の対象として精神分裂病の精神を選んだのとは訳が違う」と注意を促す[16]。

安部は「笑う月」の中で「夢」を「意識下で書きつづっている創作ノート」であるが「覚醒時の言葉（因果関係）に翻訳することで、夢の夢らしさも風化してしまう」と考えた結果、「見た夢をその場で生け捕りにするため」と称して枕元にテープレコーダーを置いて録音したと説明している[3]。つまり無意識下で起きていることをその強度を可能な限り保存したまま、言葉として表現するためには因果関係の説明が不可能であるような表象として描く必要があったと考えられる。

また、安部は同時期に作った実験演劇集団、「安部公房スタジオ」の演技指導

を通じても夢の考察を進めている。

Ⅲ．「夢」と創造

『笑う月』に書かれていることはエッセイとしてであれ、創作としてであれ、あくまで意識的に整理し直された「作品」と見なすべきであろう。

人が夢を見たときに感じる、夢の荒唐無稽さが、そのまま文学作品になることはないであろうが、夢を見ているときのリアリティは、そこで見ているものを一切疑うことのない特徴として現れている。夢から醒めて現実の頭で考えると荒唐無稽なのに、夢を見ているときに感じる論理性はどこからくるのだろう。

ここでは、『笑う月』に収められた「阿波環状線の夢」というエッセイと、夢を意識的に舞台化した作品に描かれた「贋魚」とを考察する。

「阿波環状線の夢」

『笑う月』に収められた「阿波環状線の夢」という作品をどのように見なすべきであろうか？　形式的には夢に対する考察を書いたエッセイの書き方であるが、長編小説の一部であったなら語り手の考察の記述と見なすこともできる。

短編と見なそうと、エッセイと見なそうと、これが夢そのものへの考察を作品としていることは間違いない。しかもこの作品が特異なのは、イメージを伴わない夢について書かれており、さらにこの夢には「『主体（私）』の存在がまったく欠けていた」[3]からである。目が覚めてからその地が実在するのかどうか地図で確かめたほどリアリティのある夢なのに、情景も登場人物も一切存在しない、「純粋な認識」だけで成り立っている夢である。

語り手は「認識は構造であって、存在ではない。するとぼくは夢の中で、非存在を見てしまったのだろうか」と自問する[25]。この一文には安部の文章の魔力が潜んでいる。論理的に考えれば、おかしいことが分かる。非存在は視覚的なイメージとしては「見る」ことはできない。しかし視覚的でない、認識としての夢があるとしたならそれは「夢を見た」という表現は可能だとしても、イメージとしては見ていないということになろう。そうした論理をあえて接続させると「非存在を見てしまったのだろうか」という表現になる。

安部自身は「無意識にせよ、ぼくが考えだし、創り上げた妄想（……）にちがいないのだが、エロティックな妄想につきものの疚しさは、まったく感じられないのだ。夢が自己検閲による変形の産物だという、フロイド流の解釈を受け入れ

ることは、この夢に関する限りまったく不可能である」[26]と断言している。

　ところで、斎藤環は、精神分析は「ひとつのパラダイムとして、近代の人間の思考に一定の形式をもたらしてきた。パラダイムであるなら、その存在を知ってしまった者が、それを完全に否定することはできない」と指摘し、「フロイト以降の『合理的精神』がすでに精神分析によって汚染されている可能性」を示唆している[39]。

　安部自身が否定しようとも、フロイトの理論に従ってこの安部の夢を分析することもこのパラダイムにいるわれわれには仕方がないのであろう。フロイトの言うように「夢は願望充足」であるとしたなら、安部のこの夢にも願望が隠されていることになる。その願望とは、イメージを伴わない夢、純粋な認識の夢が、存在して欲しいというものになるであろう。

　では、純粋な認識の夢は何で成り立っているのであろう。それは「言語」によってである。次に安部の作品における「夢」と「言語」との関係について考察しよう。

「贋魚」

　『仔象は死んだ』[27]という作品は、安部自身が作・演出した「安部公房スタジオ」晩年の劇作品であり、「イメージの展覧会Ⅲ」として海外でも上演され高い評価を得た作品である。初期の戯曲作品のように台詞が主ではなく、舞台装置や俳優の動きが台詞と同等かそれ以上の価値を帯びた作品である。

　『仔象は死んだ』でも舞台はまるで夢の中の出来事であるように展開する。「夢」という名の登場人物までもが出てくる。ここで論じる「贋魚」はこの作品に出てくる。

　魚が人間になった夢を見るが、夢の中のその人間は夢の中で、魚になった夢を見ている。しかし突然自分が贋の魚ではないかという疑惑にかられ、夢から醒めようと、夢の中で空中に飛び出し、空気に溺れて人間に戻る前に死んでしまう。そのため、夢の中では贋魚のままだという筋書きである。ト書きを省いて台詞の部分だけを抜き出す[4]。

　　男Ａ　ある日、一匹の魚が、人間になった夢をみた。
　　女Ａ　夢のなかの人間が、貝殻草のにおいを嗅いで、魚になった夢をみた。
　　男Ａ　夢のなかの、夢の魚。
　　男Ｄ　夢の魚は、魚の王。魚の王は、夢の魚。

（…）

女B　爪先まで充血するほど身もだえしながら、贋魚はふと、自分が贋魚か
　　　もしれない、という致命的な疑惑にたどりつく。
男B　言葉だ！　おれは、言葉をつかって悩んでいる！　声帯のない魚が、
　　　どうやって物の名前を思い出せるんだ？　手、足、耳、口それに言
　　　葉！　（下線論者）

　ここに引用したのは1973年11月に発表された作品からの抜粋であり、12月に発
表された「「贋魚」改訂版」と題された作品[5]でも下線部は変更されていないが、
1979年3月に発表された『仔象は死んだ』の記述では下線部は消されている[27]。
　これは魚が言葉を使って思考するという発想自体が論理的におかしいというこ
とで削除されたのかと推察されるが、最初はこのように「言語」を使用している
自己への問いがあったことに注目したい。
　これは荘子の「胡蝶の夢」と同じ発想である。「胡蝶の夢」に関してはジャッ
ク・ラカンも『精神分析の四基本概念』と『幻想の論理』のセミネールで論じて
いるが、見る主体の問題は、この「贋魚」の描写の部分にも当てはまると思われ
る。

「胡蝶の夢」との比較

　ラカンは次のように「胡蝶の夢」を分析する。

　　「夢の中で彼は蝶々です。それはどういう意味でしょうか？　それは、眼
　差しという現実性において蝶々を見る、ということです、（……）そこには
　眼差しの本質的始原性が現れています。その蝶々は、そう、狼男を恐れ戦か
　せたあの蝶々とそれほど違いません。モーリス・メルロ＝ポンティはこの夢
　の重要性をよく知っていて、彼の著書の傍註で触れています。荘子は目覚め
　ると、むしろ蝶々の方が荘子になった夢をみているのではないか、と訝りま
　す。彼はそもそも二重の意味で正しいといえます。第一に、このことが彼が
　狂人ではないことを証明しているのですが、彼は自分が絶対的に荘子と同じ
　であるとは思っていないからです。そして第二には彼はそれほどうまく言え
　たとは思っていないからです。実際、自身の同一性の何らかの根っこのとこ
　ろで自らを捉えたのは、彼が蝶々であったときでした。つまり実際、彼は
　蝶々固有の色で描かれた蝶々であったから、いや本質においては今もそうで

あるからこそ自分自身を捉えることができたのです。それだからこそ、究極において彼は荘子なのです。」[37]

　しかし、安部の「贋魚」の夢を「胡蝶の夢」と比較すると違いにも気づかされる。安部の記述した夢ではなぜ、人間が魚になった夢ではなく、夢の中で人間になった魚が、魚になった夢を見ている夢という設定にしたのだろう。自己同一性への問いの夢なのだろうか。「言語」を操る自己への疑念が湧くのだから、人間であれば抱くであろう疑問である。

　ここでは、本当の魚であるにもかかわらず、贋魚ではないか、と自問するところが重要なのではないだろうか？　「阿波環状線の夢」においても、確かに「わたし」という主体は出ていないが、極めて正確な認識を伝えている主体は存在していた。夢を見ている自己への疑いが主体を成立させていることを確認することができる。

偽（贋）という登場人物と「偽物（贋物）性」

　ところで、この「偽」と名のつく登場人物について安部の他の作品を見渡すと、「偽」と名のつく登場人物が幾つもの作品に出てくることに気づく。なぜ安部の作品には「偽」と名のつく登場人物が頻繁に出てくるのだろうか。「偽」という概念は「本物」という概念と対になっている。

　シュールレアリスムの影響が顕著な「バベルの塔の狸」でも「その上を無数のぼくが飛びまわっています。（……）しかしそれは偽物のぼくなのです。本物のぼくは、その中を、一枚の訴状になってひらひら飛んでいるのです」[13]と語り手自身の偽物が登場する。

　これに関連して注目したいのは、本稿冒頭に掲げた安部自身が書いた「年譜」に、1943年に斎藤茂吉の診察を受けると書かれている事実である。友人こそ「本物の気ちがい」と書いている事実をどのように考えればよいのだろうか。そこには自分は実は狂っている可能性を疑って診察を受けたけれど、実はそうではなかったという診察結果を暗示していると思われるが、この場合においてもあえて「本物」という、「偽物」に対立する単語を使用しているところに安部の「偽物」という言葉へのこだわりが見てとれると思われる。

　「案内人」[22]（1976年）には「偽恋人」が登場し、『愛の眼鏡は色ガラス』[1]には、狂気と正気を装う患者と医者が出てくる。また、『箱男』[2]にも「偽箱男」が登場する。

安部公房の「夢の論理」と「論理の夢」　　　337

　さらに、安部の作品には登場人物とは別に、「偽（贋）」という言葉で直接表記しなくても、常に「正統」であり、かつ自明なものとして想定されているものを疑わせ、ひいてはその正統性を揺るがす点に惹かれる側面があると思われる。それを本稿では肯定的な意味を込めて「偽物（贋物）性」と呼びたい。その「偽物性」とはある対象を「偽物」と見なすことで、断罪しようとする概念ではなく、逆に普通に「正統」と見なされているものを告発することで、その「正統性」を揺るがし、安部自身が真と見なすものを求めようとする、そのための概念装置を仮に本稿で名づけたものである。

　夢というものが現実の時間で起きていることとは異なっているという意味で「偽の現実」と呼べるとしたなら、夢から醒めるということはその「偽の現実」から普通の現実に戻ることになる。贋魚は夢の中で、人間になった自分が魚になった夢を見て、その贋魚が空中に飛び出し、空気に溺れて死んでしまう。夢から醒める前に死んでしまったから永久に贋魚のままだという論理だ。

　この「贋魚」で重要なのは、初版では、魚なのに言語を使って思考している自分への問いかけがなされている点だ。舌がなければ、発声できない。発声できなければ言語を操れない。言語を操れなければ思考できないはずだという論理である。次にこの「言語」の問題の考察をさらに深めたい。

Ⅳ．「論理の夢」としてのクレオール

　安部の病跡を紹介した際に触れた日常の論理性を破壊する論理を「夢の論理」と名づけ、安部が晩年に強い関心を示した「ピジン・クレオール」理論と関係づけることを試みたい。

　安部が「クレオールの魂」[28]で導き出した結論をまとめれば、普通の言語は、伝統や国家など集団に人をまとめる働きがあるのに対し、突然生まれた言語であるクレオールは個人と個人のコミュニケーションを可能にする働きがあるという点では、普通の言語と変わらないが、伝統や国家から完全に切り離されているという点で、国語と対立する言語という側面もある。安部がクレオールに着目するのはそうした点からである。

　これはチョムスキーの言語学にもある、言語は人間に生得的な能力としてプログラミングされているという仮説に基づいている。

　この仮説をもう少し発展させれば、人間に生得的に備わっている能力として夢を捉えることはできないであろうか。

夢は普遍的に人間が見るものであり、シニフィアンの連鎖が出てくるとしたら国語の影響を受けているだろうが、その夢の論理性という点では文化の差異を飛び超える性質があるのではないだろうか。

正当な言語とその正当な言語を自由に使用できない移民同士がコミュニケーションをするために編み出されたピジン、さらにその違った母国語を持つ移民二世同士がコミュニケーションをするために発生したクレオールは、地理的に離れていて互いに交流がないクレオール同士においても似た構造を持っていると安部は伝えている。

安部がピジン・クレオールにどのような期待、希望を抱いており、それが彼の創作とどのように結びついていたのかを作品の記述から引用してみよう。

> 「『ソレ　カラ　ケチ　シテ　カラ　プル　アップ』
> ビッカートンによって採集されたハワイの日系一世のピジンである。邦訳すれば「捕獲してから引きずり揚げた」となる。（……）ピジンというのは文法はそのまま所属集団のものを使い、語彙だけは不公平を避けて、とりあえずの上層言語（……）を採用したものらしい」[29]
> 「構文のはたす役割を極度に縮小させたのがピジンということになるだろうか」[30]
> 「移民二世たちは、いきなりどのグループにも属さない新しい言葉を使いはじめた。クレオールである」[30]
> 「共通の文法を持ったクレオールの誕生だ」[31]
> 「しかも各地のクレオールに共通の法則が認められるとなると、言語能力は遺伝子レベルでプログラムされたものだと結論つける以外にないではないか」[31]

最後の引用部分における推測の根拠となっているチョムスキー理論が正しいのかどうか検証はされていない。しかし仮にこれが間違っていたとしても、クレオールと呼ばれる言語が存在したことは歴史的事実である。

夢の言語も、主体は国語を使って夢の中で思考するが、夢の論理の独自性に、言語の壁を越えて共通する論理があるのは、ちょうどクレオールに似ている。

安部は、人を「伝統に刃向かうことを生得的に運命づけられた人間」と定義し、その伝統拒否者の作家の例としてカフカやベケットを挙げ、かれらを「クレオールの魂を思わせる中性的な文体で地面を掘りすすんだ作家たち」と呼んでい

る[31]。

　安部は「クレオールは未発達な言語で、ここから自任するに足る表現や文化が育つ可能性はないかもしれない。現にハワイでもアメリカ文化の進出によって脱クレオール化が進行し、影が薄くなる一方だという」[32]と自ら認めているわけだから、現実にクレオールが現在の文化を刷新するとは考えてない。しかも、現実にはクレオールではなく、ドイツ語や英語やフランス語という一般言語で書いたカフカやベケットに「クレオールの魂」と呼ぶ精神をみようとしたところに安部の論理的に強引な願望がみられる。

　この点に注目すると、「贋魚」で出てくる「贋（偽）」という概念は、安部が晩年に強い関心を抱いたピジン・クレオールと正統言語との対立のアナロジーとして成り立つのではないだろうか。伝統的、正統に発達した言語に対し、文法をまね、語彙のみ使用したピジン、そしてそれを発展させ共通の文法を持ったクレオールは、正統な言語に対し、偽の言語ともいえるのではないだろうか。「偽」的なものこそがむしろ正統なものの正統性を告発し、その本質を露呈させてしまうものとしてクレオールに言語の理想を安部は夢想したと思われる[註2]。言い換えれば、「眠っているときに見る夢」という意味だけでなく、まだ実現していなくても、そこを目指すことで現実を変革する可能性を示すという意味をも、「夢」という語が孕んでいるとしたなら、クレオールにその特別な「偽」的な「言語の夢」を見ようとした安部の願望を「論理の夢」と名づけたい。

　安部の狂気への怖れや、「論理の夢」としてのクレオールへの願望や、「夢の論理」に共通に見られる特徴は、本稿ですでに肯定的な意味でそう名づけた「偽物性」にあるのではないか。

Ⅴ．身体の病跡としての『カンガルー・ノート』

　安部は晩年、前立腺癌に冒され密かに治療を続けており、最終的には入院し、その病によって生を終えている。遺作となった『カンガルー・ノート』[6]には肉体的な病の治療の体験が色濃く反映されている。この作品自体に描かれた病跡を

　註２）呉美姃は『安部公房の〈戦後〉』（クレオン、東京、2009）の「補論クレオールの夢」という章において、安部は日本の移民に「植民」という側面があるということを忘れているとし、安部の満州体験によるクレオール理解の限界をみている。また安部のクレオール理解に、文化の混交よりも伝統拒否の側面が強調されているところにそれが現れていると指摘している（同書、pp. 217-224）。

研究対象とすることもできよう。

主人公は、目覚めると脚の脛の部分にむず痒い違和感を覚えるが、やがてそこに「かいわれ大根」が生えてくるのを経験する。そして「かいわれ大根」の生えた両脚を治療するために医者に行くとベッドの上に縛り付けられる。

そして主人公はそのベッドに括り付けられたまま自走するベッドとともに世界を漂流する。出会う人物も出来事もリアルで強烈なイメージを生み出すが、ストーリーに脈絡がなく、それこそ夢の中の出来事のように展開する。ベッドの傍らには点滴の袋が下げられチューブで胸につながれ、尿道にはカテーテルがつながれており、安部自身が晩年に受けたであろう治療の光景を思い浮かべずにはおれない。

小説の中で主人公は、自分の顎の腫れ物が悪性だとわかったら安楽死を選ぶという学生に対し、「さて、どちらに賛成したものだろう。脛の《かいわれ大根》が不治の病だと診断されたとしたら、はたして安楽死を選ぶだろうか。《かいわれ大根》を根絶できないだけなら、靴下かなにかで誤魔化しもきく。しかし皮膚の苗床化が全身にひろがり、眼や鼻や耳や口など、さらには尿道や肛門を通じて胎内にまで繁茂し、やがては鞠ものように植物の塊になってしまうのだとしたら……当然、安楽死しかない。自殺はむしろ人権だとみなすべきだろう」[9]と自問する。

主人公がある日、得体の知れない病気に罹ってそれに翻弄されるという話は、ちょうど安部がこの作品を執筆中に冒され、苦しんでいた前立腺癌と、小説の主人公が冒される「かいわれ大根」とを重ね合わせると納得できる。この時期の病歴については、その時期安部と生活を共にした山口果林の『安部公房とわたし』[42]に詳しいのでそれを参照する。

病歴

1987年11月24日、聖路加病院に検査入院した結果、癌告知される。前立腺癌は四期に入っており、頭蓋骨、大腿骨への転移もあった。1988年9月、睾丸摘出手術。1991年9月放射線治療[43]。

1989年3月25日の「もぐら日記Ⅲ」に、癌告知から一年半経って、みずから「前立腺の悪性腫瘍」を宣告されたと記載している[44]。

　　「東海大伊勢原病院での入院のエピソードから、小説「カンガルー・ノート」(1981年) が生まれた。それまでに取り組んできたものと緊急入院のおぼ

ろげな記憶のかけら、自身の生活がミキサーで掻き回され、モザイク状になったイメージの数々が、安部公房の脳内を駆け巡って生まれた作品だろう。」[45]

　確かにこうした山口果林の証言は、この小説が書かれた背景である実生活とのつながりを裏付けるものであるが、とはいえ安部は41歳のときに発表されたエッセイ「消しゴムで書く」において、私小説作家のように、「生活の作品化を作家の仕事と信じこんでいる人」を批判しており[21]、実生活が次に挙げる謎の言葉を説明するわけでもない。

呪文のような謎の歌
　小説において意味不明な言葉に遭遇するとしたら、それは謎や暗号として小説のストーリーの展開に密接に結びつき、読者の関心をつなぎ止める働きを果たすはずである。そして普通の小説ではその言葉の意味は、小説の最後において何らかの意味が分かるように書かれている。
　しかし『カンガルー・ノート』では、最後まで謎のままで止まる呪文のような言葉が6回出ている。最初は「風が歌っている、ハナコンダ、アラコンダ、アナゲンタ……」[7]と風の音を何らかの暗示を込めて書いている。
　次にこの謎の言葉が出てくるのは、「かいわれ大根」を脛に生やした主人公が乗っているベッドが、トロッコのように自走しているときに出てくる文句である。
　主人公は思う。

　　「こんな状態での勃起なんて真っ平だ。第一みっともないし、カテーテルを挿入したままでは、尿道か腎臓にひどい損傷を受けかねない。何か別のことを考えて、気を散らそう。
　　レールの継ぎ目のひたすら正確な脈動。
　　　ハナコンダ　アラゴンダ　アナゲンタ
　　　唐辛子ノ油ヲ塗ッテ　バナナの皮でクルミマス
　　ごく自然に出てくる、間の手ふうの文句。意味はないのだが、ちゃんとレールのリズムに乗っている。看護婦の含み笑い。
　　　アナベンダ　アナゴンタ　アナゲンタ
　　　唐辛子ノ油ヲ塗ッテ　バナナの皮でクルミマス

しだいに調子が高まり、やがて手鞠歌ふうの節回しまでがついてくる。自
虐的なくせに、爽快でもあり、ますます熱をおびてきた。」[8]

　このハナコンダやアラゴンダという言葉をめぐって新たな情報が加わるのは
「人さらい」という最終章である。

　　　「——満願駐車場カラオ知ラセイタシマス。アナコンダ地蔵尊ノ寄付ノ受
　　　ケ付ケモ間モナク締メ切ラセテイタダキマス。オ急ギクダサイ、オイソギダ
　　　サイ」[10]

　このアナウンスに対し「君にもアナコンダ地蔵尊ってきこえただろ？」とたず
ねる主人公に対し相手の学生は「アナコンダ？　ハナコ地蔵でしょう？」と返答
し、「でも、最近、ハナコ霊の出没は流行なんですよ」と付け加える[11]。ここの
やりとりだけなら、この呪文は地蔵に関するものに思えるかもしれないが、呪文
に出てくるのはアナゴンダ、もしくはハナコンダであり、アナコンダは出てきて
いない。
　これらは何の意味もない5つの音をひとつずつ別の音に置き換えたり、ある音
を濁音に変えたりして似通っていながら別の音に変えている。それが意味不明の
小説の展開において氷解しない異物のような役割を果たしている。しかしそれよ
り難解なのはその横に添えられている「唐辛子ノ油ヲ塗ッテバナナノ皮でクルミ
マス」という一文である。これは先ほどの呪文のような言葉とは異なり、文法的
にも語彙的にも理解可能な言葉である。まったく意味不明のひとつながりの言葉
と、文法的にも語彙的にも明快だが、文脈上必要な単語と文脈が不明な言葉が併
置され繰り返されている。
　この小説において主人公は、自走するベッドに乗っているため自分の意思とは
異なった場面に脈絡なく跳ぶのであり、それにはまさに夢の中で突然場面が跳ぶ
のと同じリアリティがある。場面の転換に対して主人公の意志は反映されず、主
人公はすべての場面転換において受け身の立場に置かれている。それにもかかわ
らず安部の身体的、生理的な精緻な描写のおかげで非現実でありながら、夢の中
と同じようなリアリティを持って描かれており、読者にもそこで起きていること
は語彙的には理解可能となっている。
　それだけに、先に挙げた反復される"行の言葉の理解不能性が際立っている。
これはどのように考えられるだろうか。

安部公房の「夢の論理」と「論理の夢」　　　343

「夢の臍」

　夢の分析において、その対象となる夢の中でどうしても理解不能で分析に抗う
箇所があることを発見したフロイトはそれを「夢の臍」と呼ぶ。

> 　「どんなに見事に解釈された夢においても、しばしばある場所を暗がりの
> うちに残しておかざるを得ないことがある。それは解釈に際して、それ以上
> は夢内容にとって何の寄与ももたらさないまま、どうしても解きほぐせなく
> なってしまうような、そんな夢思想のもつれ玉がそこから始まるということ
> に、気づかされるからである。そうした場合、それは夢の臍であり、夢が未
> 知のものの上に座りこんでいる場所なのである。われわれが解釈に際して辿
> り着く夢思考は、確かにごく一般的に言えば、これで終わりということのな
> いものになり、そして、あらゆる方角に向かって、われわれの思考世界の網
> 状の関わり合いの中へと、枝を伸ばしていくことにならざるを得ない。そし
> てこの網状組織の、比較的目の詰んだ場所から、夢欲望が、菌糸の中からキ
> ノコが頭をもたげるように生い立っているのである。」[34]

　つまり夢には、その分析において解釈に抵抗する部分があり、そこは「夢思考
のもつれ玉」ともいえる部分であり、それだけでなくそこは、「夢欲望」がそこ
に集中していると見なされる部分なのである。
　悪夢の連続のような小説『カンガルー・ノート』の中で唯一完全に解釈を拒ん
でいる箇所が「ハナコンダ　アラゴンダ　アナゲンタ」と「アナベンダ　アナゴ
ンタ　アナゲンタ」という２行だ。これを「夢の臍」と見なせるだろうか？
　しかし結論づけるには慎重であらねばならない。主人公が植物に変身する「デ
ンドロカカリヤ」が現存する植物名であるように、この呪文のような言葉が一般
に知られていない外国語であることは考えられないであろうか？
　この呪文のような繰り返しの最後の５音だけが不変の「アナゲンタ」であるが、
これをアルファベット表記にし、インターネットで検索すると「ANAGENTA」
は医薬製剤および化合物の名前でもあることが分かる[40]が、安部がその薬品の
名からこの音を採用したのか、またどういう意図でこの５音を設定したかは不明
である。もし仮に、作者である安部か、もしくはその言語を知っている者だけに
容易にその繰り返しの部分の意味が分かる外国語で書かれているのだと仮定した
としても、一般読者にとっては意味不明という点では同じである。

344　　　　　第5部　病跡学のダイバーシティ

　これは、夢において解釈に抵抗するどこまでも不明な部分、フロイトの述べた「夢の臍」に当たると考えるべきではないだろうか？　『カンガルー・ノート』はいくら悪夢の連続の場面のように書かれていたとしても、あくまで小説であり、見た夢をそのまま記述したものではなく、目覚めた意識で書かれたものである。安部は人が夢を見ているときと同じリアリティを追求して、意図的に解釈に抗う「夢の臍」を創り出したのだと思われる。

　そうした方法を採ったのではないかと考えられる作家にカフカがいる。夢における解釈不可能性にこそカフカは着目したのだという見方を提示しているのがフェリックス・ガタリである。ガタリは『カフカの夢分析』において、「カフカにとっては、フロイト的解釈が立ち止まる場所——フロイトが《夢の臍》と呼んだところ——から、すべてが始まる。カフカは、夢のなかの意味をなさない地点をある解釈学のくびきの下におきながら、それを増殖かつ拡大させつつ、いかなる構造的超コード化もほどこさないで、別の想像的構成、別の考え、別の人物、別の精神的座標を生み出そうとする。すると、そのとき、既成の意味秩序に敵対する創造的過程が打ち立てられる」[35]と述べている。

　また、「夢の臍」という概念についてラカンは「開口部（béance）」と名づけているのだが、それに対しサミュエル・ウェーバーは、ラカンの概念にある「空虚とか中心」という概念を否定し、フロイトのテクストに戻り、フロイトの「夢の臍」とは「網状の絡み」であり、「夢欲望（夢願望）」がその菌糸体からきのこのように立ち上がると説明していることに注目し、「維管束組織のない」「茎と葉への分化」を欠いており、「真の根」が欠如している「葉状体（thallus）」という用語を用いて発展させて説明している[41]。

　あくまで読者の解釈に抵抗し、途方に暮れさせるが、その解釈、解読への意欲を喪失させないのは、謎の呪文のような言葉に添えられている「唐辛子ノ油ヲ塗ッテバナナノ皮デクルミマス」という言葉である。語彙的文法的には明快でありながら、何をくるむのか、何の目的でそれをするのかなど、他の一切が語られないため、やはり意味不明な言葉として止まるのである。解読への意欲を喚起すると同時にそれを挫折させるこの言葉は、悪夢を見ているかのように語られるこの小説においてフロイトの「夢の臍」として機能しているといえる。

「夢の臍」と「夢の芯」の違い

　ところで、安部は「夢の臍」という言葉は使っておらず「夢の芯」という言葉を使っているが、この語はフロイトの「夢の臍」とどのような違いがあるのだろ

うか。

安部は夢を見ている意識の考察において「夢の芯」という語を使い、「だから夢の芯には、覚めても消えない確実な手触りがある。それは現実に属しているが、夢を通じてしか触れることの出来ない現実の特殊な部分らしい」と説明している[23]。

心理的な刺激よりも「むしろ体に敷き込んだ夜着の裾の圧迫、膀胱の緊張、耳慣れぬ物音、などといった意味のない純然たる生理的な刺激が夢を誘発し、筋や方向を与えることが多い」と指摘し、「どんなに支離滅裂な夢でも、あたかも現実のように偽体験できるのは、そのイメージが生理的なものに裏付けられているせいなのである」と見なす[23]。

したがってフロイトの「夢の臍」が解釈を拒む夢の中心であるとしたなら、安部の「夢の芯」とは夢を見ている者においてその夢のリアリティを支えている生理的な刺激に支えられた意識の中心であり、2つの概念は言葉としては似通っていてもむしろ位相の異なる概念であると思われる。そしてここに安部が「阿波環状線の夢」を自己分析してフロイト的な自己検閲による変形が見つけられないと断言していることとのつながりを見出せる。

では現実の「夢」ではなく、夢を見ているようなリアリティのある小説を書くにはどうしたらよいのであろう。つまり生理的な刺激を受けている感覚と同時に、容易にその無意識の変形の過程が解釈できないような描写・記述を意識的に挿入すればそれは可能なのではないか。安部がフロイトの「夢の臍」という概念を知っていたかどうかは不明であるが、不思議な登場人物とともに、微妙に変形しながら繰り返される「アナコンダ……」という一連の呪文のような言葉は、その解釈できない「夢の臍」を意識的に挿入した行為と同じと考えられる。

ところで、安部は「夢の芯」、言い換えれば、夢に隠されている、現実のエッセンスのような部分、それを彼の劇団の俳優の訓練にも応用しようとする意思を述べる。安部によれば、俳優は「単なるイメージの伝達者ではなく、イメージ自体であることを求められる存在」[23]であり、そういった点で夢のリアリティと結び付くと展開する。

「俳優は夢見る者ではなく、夢見られる者でなければならない。俳優は夢の論理で自立しなければならないのである。俳優の内部構造の研究は、そのまま夢の構造の研究にも通じている」[24]というように、「夢の論理」という言葉を使い、俳優の演技と夢を結び付ける視点を提示している。これを先に挙げた「胡蝶の夢」の例で言い換えれば、俳優は夢を見ている荘周ではなく、俳優自身が夢見て

いる「胡蝶」にならなくてはならないということである。

VI. 結 び

『カンガルー・ノート』の呪文のような文句、それは微妙に5音のうちの2つを変えながら反復する1行と、同一の文句で反復される1行とで成り立っていた。唐辛子の油を塗られ、バナナの皮でくるまれる対象は一体何なのだろうか。何らかのファリックな対象を思い浮かべることも可能だろうし、この時期絶えず死の恐怖に苛まれていたであろう安部が受けていた前立腺の治療を思い浮かべることも可能かもしれない。しかしこうしたすべての解釈はどこまでも不可能に止まっており、それであるが故にこの悪夢のような『カンガルー・ノート』を成り立たせている「夢の臍」「夢の芯」として機能しているのである。そして「夢の臍」「夢の芯」で支えられた夢という形式でしか表現しえない「夢の論理」によって展開する作品といえる。

また、この「アナコンダ……」という、部分的に音を変えながら反復する意味不明の1行は、それに「唐辛子ノ油ヲ塗ッテバナナノ皮デクルミマス」という1行が常に添えられていることに留意しなければならない。意味不明の言葉と、日本語としては意味が明白な言葉が並ぶ姿は、もしそれが現実のどこかの原住民によって語られた言葉だとしたらちょうど、ピジンかクレオールと見なせる。

安部がどちらを意識的に狙ってこのように書いたのかは分からないが、この悪夢のような小説を実際の「夢」のように解釈しようとする者にとっては「夢の臍」「夢の芯」として機能するこの反復箇所は、言語として発せられたものとして聴き取ろうとする者にとってはピジン・クレオールと同じように受けとめられるであろう。

以上、安部公房の精神面と肉体面の病跡を彼の作品に探ってきたが、それらは共に「夢」の持つ、筆者が「偽物性」と名づけた性質と関係しており、その「偽物性」は偽物であるが故にこそ「現実」を描くことのできるものであり、筆者が「論理の夢」と名づけた安部のクレオールへの憧れにも通じる「夢の論理」へとつながるものである。

文 献

1) 安部公房：愛の眼鏡は色ガラス．新潮社、東京、1973.
2) 安部公房：箱男．新潮社、東京、1973.

3) 安部公房：笑う月．安部公房全集025．新潮社、東京、p. 363、1999.

4) 安部公房：安部公房の劇場――七年の歩み．安部公房スタジオ、東京、pp. 40-41、1979.

5) 同書、pp. 42-43.

6) 安部公房：カンガルー・ノート．新潮社、東京、1991.

7) 同書、p. 23.

8) 同書、pp. 39-40.

9) 同書、p. 166.

10) 同書、p. 182.

11) 同書、p. 182-183.

12) 安部公房：バベルの塔の狸．安部公房全集002．新潮社、東京、pp. 452-491、1997.

13) 同書、p. 436.

14) 安部公房：シュールリアリズム批判．安部公房全集002．新潮社、東京、p. 260、1997.

15) 同書、p. 261.

16) 同書、p. 265.

17) 安部公房：死人登場．安部公房全集005．新潮社、東京、p. 200、1997.

18) 安部公房：文芸日記1956．安部公房全集005．新潮社、東京、pp. 423-424、1997.

19) 安部公房：年譜『新鋭文学叢書』に寄せて．安部公房全集012．新潮社、東京、pp. 464-465、1998.

20) 安部公房：実験美学ノート．安部公房全集009．新潮社、東京、pp. 431-432、1998.

21) 安部公房：消しゴムで書く．安部公房全集020．新潮社、東京、p. 86、1999.

22) 安部公房：案内人．安部公房全集023．新潮社、東京、pp. 117-120、1999.

23) 安部公房：ゴム人間のことなど――周辺飛行15．安部公房全集023．新潮社、東京、p. 399、1999.

24) 同書、pp. 399-400.

25) 安部公房：阿波環状線の夢――周辺飛行36．安部公房全集025．新潮社、東京、pp. 132-133、1999.

26) 同書、p. 133.

27) 安部公房：仔象は死んだ（イメージの展覧回Ⅲ）．安部公房全集026．新潮社、東京、pp. 354-368、1999.

28) 安部公房：クレオールの魂．安部公房全集028．新潮社、東京、pp. 365-376、2000.

29) 同書、p. 368.

30) 同書、p. 370.

31) 同書、p. 371.

32) 同書、p. 374.

33）ブルトン、A.（原研吉訳）：超現実主義第2宣言. 詩と詩論8号、厚生閣書店、1930.

34）Freud, S.：Die Traumdeutung, G. W. II／III, p. 530.（新宮一成訳：夢解釈II、フロイト全集5. 岩波書店、東京、pp. 311-312、2011.）

35）ガタリ、F.（杉村昌昭訳）：カフカの夢分析. 水声社、東京、p. 36、2008.

36）生田耕作：シュルレアリスムと安部公房. るさんちまん. 人文書院、京都、p. 331、1975.

37）Lacan, J.：Le Séminaire Livre XI, Les quatre concepts fondamentaux de la psychanalyse, Seuil, Paris, pp. 72-73, 1964.（小出浩之、新宮一成ほか訳：精神分析の四基本概念. 岩波書店、東京、pp. 100-101、2000.）

38）真鍋呉夫：安部公房の劇的な苦闘――その共産党時代. ユリイカ、26（8）：56-57、1994.（宮西忠正：安部公房・荒野の人. 青柿堂、東京、p. 185、2009. より引用）

39）斎藤環：「精神分析」の呪縛『狂骨の夢』批判的読解.「文学」の精神分析. 河出書房新社、東京、p. 120、2009.

40）Trademarkia. com：ANAGENTA. retrieved from http://www.trademarkia.com/anagenta-85619461. html.

41）ウェーバー、S.（前田悠希訳）：フロイトの伝説. 法政大学出版局、東京、pp. 103-131、2009.

42）山口果林：安部公房とわたし. 講談社、東京、2013.

43）同書、pp. 155-157.

44）同書、p. 169.

45）同書、pp. 174-175.

作家・森茉莉における少年愛の幻想と「父」

村田　智子

Ⅰ．はじめに――年譜

　森茉莉（1903～1987）は、独自の美意識を湛えた小説と、奔放でユーモラスな随筆によって、熱心な読者を持つ作家である。極度に散らかった部屋に独居していたという生活スタイルや、著名な父親のもとでの幼年期のエピソードが有名である。これまでの病跡学的考察としては、雑誌企画で行なわれたロールシャッハテストがあり、片口により「内的世界に閉じこもる傾向」「主観的判断の優位」などの指摘がなされている[7]、日本病跡学会では、石毛によるてんかん性・中心気質の可能性の指摘があるが[3]、本稿では診断的考察は目指さない。本稿では、「私にとって父親とは、恋人だった」[70]「恐ろしいほどな恋愛」[44]と自身が語る「父」というテーマに注目し、本人のエッセイやのちに出版された編集者宛書簡も参照しながら、その作品を考察する。

　まず、その伝記を紹介する。森茉莉は、明治36年、森林太郎としげの長女として生まれた。林太郎の別名は鷗外である。異母兄・於菟、妹・杏奴、弟・類と、同胞は皆鷗外によって独逸風の名を付けられている[註1]。もう一人の弟・不律は百日咳で夭折し、このとき一緒に罹患した茉莉も、危うく安楽死させられそうになった。これを茉莉は、父の先妻に肩入れする祖母の意図だと考えている[58]。この事件は、鷗外の「金比羅」（1909）に書かれ、「高瀬舟」（1916）の主題にも通じる。少女時代は、本人の繰り返し回想するところによると、「パッパ」の溺愛を受けた「長い、長い、幸福な日々」[13]であった。父は茉莉を膝に乗せ、「おまりは上等よ」[14]と繰り返した。

　家事ができないため若いうちに財産家に嫁がせるという父の意向で、仏英和高等女学校を卒業後すぐに、仏文学者の山田珠樹と結婚。夫に附いて渡航した欧羅巴とりわけパリで受けた感銘は、以後、彼女の嗜好や思想の中で欠かせぬものと

　註1）それぞれ、『父親としての森鷗外』（森於菟）『晩年の父』（小堀杏奴）『鷗外の子供たち――あとに残されたものの記録』（森類）などの著作がある。

なる。しかしこの旅行中に、最愛の父の訃報を聞く。二人の息子を設けたが、結婚十年目に子供を置いて婚家を去る。このときのことをのちに「一生が二つあるのなら、自分は二人の子供とゐることのために、この家にゐるだろう。だが一生は一つしかない。一つよりない一生を、子供の犠牲になるのは厭だ」と振り返っている[59]。離婚後、元・夫とその仲間に悪評を流布される不遇の時代があったというが、その事実性には疑問も呈されている[8]。四年後に再婚するも一年後再び離婚。一度目の離婚は度々作品に書かれているが、二度目の離縁への本人の言及はほぼない。母の死を経て、38歳から一人暮らしを始める。

　戦後は経済的に逼迫し、母から譲られた宝石も売らねばならなかった。だがそれを不幸とするでもなく、狭い部屋の中に自分の美意識に適う世界を創り出そうと専心する、当人が「贅沢貧乏」と呼んだ生活スタイルは、彼女が読者を惹きつけてやまない魅力の一つである。「あらゆるりっぱな着物を持っていた姉も、何もかも売り払い、粗末なブラウスとスカートだけになっていた。ふつうだったらしょんぼりしてしまうところなのだが、好きな映画を見、チョコレートを食べ、猫をかわいがっているという生活を、心からたのしんでいるので、少しも暗い感じはなかった」[84]。「得難い自由を手にするためのある緊張感、解放のためのある代償、──そういった姿勢にともすればつきまといがちな、なにかこう健気な感じがまるでない」[92]。

　最初の離婚後より翻訳や随筆をいくつか発表していたが、本格的な作家デビューは54歳のとき、父の思い出を記した随筆「父の帽子」がきっかけであった。これ以降、84歳で逝去するまで作品を次々発表していく。小説には、「贅沢貧乏」に代表される私小説的作品群と、よりフィクショナルで絢爛な作品群がある。本稿ではそのうち、後者に属する、男性同士の恋愛を描いた小説群および父娘関係を描いた小説を取り上げる。両者が「父」を介して通じていることは作者本人によっても語られているが、それはどういうことなのか、両者の比較を通して考えてみたい。

Ⅱ．同性愛と「父」の像──透明な灰色の世界

　男性同性愛を描いた作品は、「恋人たちの森」「日曜日には僕は行かない」（1961年）「枯葉の寝床」（62年）「金色の蛇」（65年）「月の光の下で」（66年）である。すべて50台後半〜60台前半のときに書かれた。前三作は特に、三部作として力を入れて書かれた。「或殺人」（62年）にも同性愛が描かれるが、上記の作品群とは異

色であるので措く（後に詳述する）。発表当時の反応としては、三島由紀夫の絶賛もあり、平野謙の「よくわからない」「ともかくこういう作品はニガテである」[2]という戸惑いもあった。では、女性である作者にとって、男性同性愛を書くことはどのような意味を持っていたのか。茉莉は、同性愛に対して差別的にも取れる記述もしており[註2]、彼女の書いた同性愛は、あくまでも自分の美意識にかなうファンタジーとしてのものであったといえる。その作品世界を見てみれば、三島が好意的に「日本のみみっちい環境へフランス的豪奢をむりやりにあてはめた」[10]と評する通り、「下北沢」や「本郷」を舞台としながら、西洋的意匠や外来語を駆使した文体によって現実にはないような一つの世界が構築されている。最初にその世界を着想したのは、フランスの映画俳優の写真からであった。ジャン・クロード・ブリアリとアラン・ドロンが寄り添っている写真を見ているうちに、彼らが恋愛関係にあるという空想が広がり、夢の中で衝き動かされるようにその空想が自ずと作品化され、そうして完成したのが最初の作品「恋人たちの森」であったという。最初の三作は、この空想のヴァリエーションで書かれた。その空想を得たときのことを、茉莉はこう語る。

　　魔利は二人の男の寝台場面を書く時、そんな名称（注：「ソドミアン」）で呼ばれるやうな、実体は、眼にみえなかったのださうだ。灼くような、綺麗な恋愛は、悪魔のわらひと血の匂ひとを纏ひつかせてゐるが、その二人の青年は、魔利が平常父親の白い塑像をそこに夢みる、鈍く薄い色をした河の辺の、月桂樹の生ひ茂つた、透明な灰色の世界と、同じ場所のやうに似た世界で、神話の中の男神と、ナルシスとのやうに、（略）絡みあつたのだ、さうだ。[37]

　「魔利」の飼猫の視点から書かれた作品の一説であるが、「魔利」は茉莉の変名であり、この記述は実際に即していると考えてよいだろう。ここで茉莉は、自分の思い描いた同性愛が「実体」とは別のものであることを示している。同時に注目されるのは、その空想が展開される世界が、「父親の白い塑像」が夢見られる

────────────

　註2）茉莉は、実際の同性同士の性行為について聞き、「不快」を感じたという[67]。ただし同じ文章の中で、男女の性関係を書いたものをも、自然できれいなもの／不快なものに分けており、異性愛／同性愛の別というよりは生々しさの有無による別を重視しているともいえる。彼女の本質はやはり「社会の要請する性の規範やジェンダーの規範から、まったく自由」[6]という点にあるだろうことは強調しておきたい。

世界と同じ次元にあることが明示されている点である。彼女の中で、同性愛の空想と「父の像」は同じ領野にあった。では両者は、どのようにつながっていたのか。

　森茉莉において同性愛の主題が「父」と関係しているという指摘は、全く新しいものではない。そのテーマが「ファザー・コンプレックスに起因すると思われる」という見方や[91]、エレクトラコンプレックスの一表現形態であり「憧憬する父を男として描く」[11]ためのものとする見方は、ほぼ読者の共通認識であろう。登場する対が非対称な対であることもそう思わせる理由の一つである。モデルとなったブリアリ（1933年生）とドロン（1935年生）は実際には2歳の年齢差しかないのに、茉莉の描くカップルは全て、少年と年長の男の対である[註3]。以下、この対のそれぞれを「少年」「男」と呼び、これらの作品群を便宜的に「少年愛小説」と呼ぶ（作者自身はこうした呼び方はしていない）。三部作の設定を見てみれば、「恋人たちの森」は、17、8歳の少年と37、8歳の男（大学講師）、「枯葉の寝床」は、17、8歳の少年と38歳の男（フランス貴族の父をもつ助教授兼作家）、「日曜日には僕は行かない」は、22歳の少年と37歳の男（作家兼仏文学者）。いずれも、身寄りがなく荒んだ生活をしていた少年が、酒場などで男に見出され、衣食住と寵愛を与えられるというパターンをもつ。男は少年に、巴羅（パウロ）、茘於（レオ）といった西洋風の名を与える（この非現実的に見える命名のセンスはしかし、茉莉の父のそれに近いものである）。こうした二人の関係性から、少年にとっての男を庇護者という父的な位置になぞらえるのは容易であるし、また、学者や作家といった男の職業から作者自身の父を連想することも容易である。次節では、父的役割といえるであろう、庇護し与えるという男の役割に特に注意を払いながら少年愛小説の世界を検討したのち、父娘を描いた作品を見る。

Ⅲ．少年愛小説と「甘い蜜の部屋」

1．少年愛小説の経済学

　　ギドウは、すべての行動に贅沢と浪費とを匂はせてゐる男である。ギドウはパウロに金を呉れる。街の食事も、酒場の勘定も、ギドウが払つてくれ

　註3）茉莉も、構想段階では作中のカップルを3歳差と設定していた（1961年1月書簡）[75]。

る。靴も、背広も、誂へる。レエンコオト、バンド、ジレ、スウェータア、すべて充分に買ひ与へられて、ゐる。[17]

パウロはそれが自分に気分のいいことなら、意志のない人のやうな感じで、成り行きに任せる男である。ギドウ自身にも、ギドウの生活にも、大きな魅力が、あつた。[18]

レオは既に、相当に苦労をしてゐて、自分によつてその日に困らぬどころか、生れた家での記憶を上廻る贅沢な生活が許されてゐることに対するいはば女のやうな盲従ともいへる心持もあつた。[29]

この、ぜいたくな生活をしてゐるらしい、フランス映画の色男のやうないかす男が、自分に与へてくれるに違ひない金と、食ひ物と、着るもの、さうして安全。（略）贅沢な家、浴槽、香料、ホテルの食事。それらの目のくらむやうな幸福が明日にも、今日、今にも保証される歓喜を、春次は（略）知らぬ顔で隠したつもりでゐた。[57]

それぞれ別の作品からの引用である（ギドウは「男」、パウロ・レオ・春次は「少年」の名）。引用の通り、少年たちは、その男が好きなのか男から与えられる贅沢な生活が好きなのか、判然としない。だが、通常であれば不実さの証となってしかるべきこの点こそが、茉莉にとっては重要であったのではないかということを示すエピソードがある。「枯葉の寝床」が美輪明宏の演出で舞台化された際、茉莉が腹を立てた点があったことをエッセイに記している。少年が男に与えられた財布を叩き返すという原作にない場面を、美輪が付け加えたことに対して茉莉は、「（原作の少年は）動作にも、言葉つきにも、きれいなところがあるが、性格には、贅沢な暮しや宝石に弱い、卑しいところがある。さふいふところを三輪顕宏は、小説の中から読み取つてゐない」[60]と怒ったのである。茉莉は、金が介在するからといって男と少年の関係を汚いものとして描いたのではく、むしろ、それゆえにこそ美しいものとして書いたのではないか。

少年たちはその容姿や性質について、頻繁に「女のよう」と賛美される（「女のヒステリイのやう」[19]「処女のやうな柔かな唇」[20]「皮膚は白く、女のやうに綺麗」[34]「女のやうな軽薄さ、狡猾」[35]）が、その一方で、以下のような女性嫌悪が、男のモノローグとして語られる。

「或種の女の持つてゐる、軽薄さや無智からくる可愛らしさを、レオはもつてゐて、さうしてうるささはない。これだけ愛情を上げたからそれだけのものを返せ、金を使つたから返せといふ奴も中にはゐるさうだ。女位いやらしいものが、どこに、何が、あるんだ。」[29]

　ここで女のいやらしさとして厭悪されているのは、「これだけあげたからそれだけ返せ」という、いわば公平な貸し借りの論理のもとでの要求である。茉莉が、財布を叩き返す少年に怒ったのは、彼がそうした貸し借りの論理に取り込まれてしまったからでないか（先の記述の後には美輪を「女性的」[61]と形容して貶している）。少年も男に宝石や物をねだるが、それは一方的な享受としてである。そうした一方的な享受の関係を異性愛の設定で書くとどうなるか。作家・笙野頼子は、茉莉の少年愛小説に触れつつ「どんなに素直に書きたくってもヘテロの後ろには結婚と売春が被さってる」[88]と端的に述べている。異性愛における授受関係が結婚や売春という現実社会の制度にどうしても似てしまうということだろう。だとすれば、少年愛は、そうした現実と離れたところで非対称な授受関係を書くツールだったのでないか。

　男と少年の対が、現実社会から隔絶された特権的なものであることを明確に示すのは、「日曜日には僕は行かない」での女の台詞である。少年は婚約者がありながら男と関係を続けており、二人の間に共犯関係を察知した婚約者の母は、彼らをこのように非難する。「あなた方は私共の世界とは異つた常識外の世界で、私共なぞよりももつとご立派なことをなさつていらつしやるのだと、お思ひなのでせう」[36]。ここでは男と少年の世界は明確に世間と対立するものとして描かれる。そして、その「常識外の世界」は、男の庇護力によって護られているが、作者・茉莉にとっての実際の父の機能もまたそうしたものであっただろう。茉莉はエッセイの中で、居心地の悪い善良の世間から自分を護る欧羅巴的なものを父の膝に喩えている[42]。茉莉にとっての西洋とは、かつて父が誂えてくれた舶来の洋服など裕福な子供時代の象徴でもあるが、裕福が単なる裕福でなく世間からの保護膜たりえていること、その中で一方的に与えられ愛されること、そこに少年愛の世界と「父の像」が重なった理由があったのであろう。

　だが、1966年以降、茉莉は少年愛を描いていない。代わって1965年、ちょうど少年愛小説が一段落した頃に、父娘関係を軸とした物語『甘い蜜の部屋』が書き始められている。

2. 『甘い蜜の部屋』

　『甘い蜜の部屋』は、10年をかけて完結した唯一の長編小説である。舞台は大正、少女「モイラ」の幼少期から16歳までを書いた物語である。モイラは幼い頃から次々と男たちを擒にし、人妻となるも意図せずして夫を自殺に追い込み、最後には再び父の家へ戻る。このように要約すれば通俗的な悪女像のようであるが、緩慢な動きと拙い言葉しかもたないモイラの造形の特異性は、男に自分を与えようという意志もないが「与えまいとする意識もない」[45]というように徹底して自らは意志しない点にあり、その点において、いわゆる悪女の類型と一線を画している。男たちを狂わせた後にモイラは思う、「パァパが一番いい」[46]。「パァパ」こと「林作」は、富と地位、人徳ばかりでなく、悪魔性をも備えた、完璧な男である。モイラはこの父からの溺愛を一身に受け、なおかつ、それに殊勝に感謝するなどということはない。この父の造形は、少年愛小説の男たちの造形と似通っており[93]、また一方で、作者自身の父の像が反映されているであろうことは、幾度も指摘されている。『甘い蜜の部屋』はしばしば自伝的小説と形容され、作者も、この作品が己の幼少期の体験から生まれたことを否定していない。「モイラ」の名はそれまでも「茉莉」の変名として使われてきたし、「林作」の名から「林太郎＝鷗外」を連想することも容易である。前半には、百日咳など、茉莉の随筆の読者には馴染みのエピソードが数多鏤められ、林作の「泥棒もモイラがやれば上等だ」[47]という台詞は、鷗外の言葉「泥棒をしてもお茉莉がすれば上等よ」[16]そのままであるなど、こうした点は枚挙に暇が無い。

　だがその一方、書き出しは随筆とさほど差のない筆致で始まる本作は、「私が素材であるのに、すつかりちがふといつてもいい位の子供になつてしまひ、父親も父とは全くちがつてしまひ（似てゐますが）……」（1965年1月書簡）[76]というように、先へ進むにつれ当初の作風から微妙な距離を見せ、まさに閉ざされた密室のような世界を形成してゆく。ではその世界の特徴を見てみよう。戦前から戦後の小説を、近代的な成人男性的規範に反発する「少女型意識」に着目して読み解いた評論の中で高原は、本作を、家父長制を利用した少女の自己愛を限界まで描いた作品と位置付けたうえで、その世界の特徴を、「愛する者は愛される者に完全に支配され、その支配被支配は逆転しない」[89]と表現している。たしかに、物語内の価値体系を揺るがすような葛藤や事件は起こらない。物語内の価値体系とは、モイラと林作だけを勝者とする構造であり、それ以外の人物は一貫して、彼らの餌食か踏み台でしかない。強者／弱者を、男ジェンダー／女ジェンダーと表

すなら、この物語では、モイラと林作だけが前者に属すとも高原は述べる。実際モイラはしばしば「男」と形容される（茉莉によるとモイラのモデルは男性俳優ピーター・オトゥールである）。少年愛小説の少年たちが「女のよう」と形容されたのと対照的である。夫を自殺に追い込んだモイラは「女を屠つた男」に喩えられ[48]、林作は娘に「（なかなかの奴だ）という共感」を覚える[49]。林作とモイラの関係は、男同士の共犯関係であり、その点で二人の関係は、少年愛小説の対と相似である。この強者性を成り立たせる条件である「戦前的システム」[90]の存在も、高原は指摘している。『甘い蜜の部屋』のユートピアは、戦前の家父長制に特徴的な固定的人間関係なしでは維持されない。使用人はモイラのわがままに辟易していても、モイラに絶対服従的につなぎとめられる。モイラは彼らを憐れみも、見下しすらもしない。こうした制度のもとでこそ、モイラは徹底して受身的であり得る。モイラは「愛の肉食獣」と表現されるがハンター的な肉食獣ではなく、何度も印象的に描写される半開きの脣に、自動的に獲物が運び込まれてくる。裕福に護られた特権性や閉鎖性は、少年愛小説の設定より更に強いといえる。

　もうひとつ、『甘い蜜の部屋』の閉鎖性を特徴づけるのは、「生殖」の欠如である。結婚後、モイラに悪阻の兆候を求める夫をよそに、モイラは豪快に食事をしてみせる（食べられなくなるのは、モイラへの嫉妬に苦しむ夫のほうである）。モイラが夫以外の男と交渉を持とうが一向に咎めることなどない林作は、「恋の遺産」[50]ができてしまうことだけは、モイラの美を傷つけるものとして恐れている[註4]。そして万が一の場合林作が何とか始末をつける方策を有していることが記される。一方で、モイラは妊娠の心配などしない。モイラと赤ん坊は「全く無縁のもの」[51]とだけ説明される。少年愛小説が生殖を伴わぬのは云うまでもないが（そればかりか、生殖に関与する女が攻撃されていることが指摘されている[96]）、モイラの身体もまた生殖から遠くにおかれている。「モイラは形は女に変つてもパウロやレオと同じもの」（1965年8月書簡）[77]と作者自身もいうように、極端にいえば、『甘い蜜の部屋』は少年愛小説の一ヴァリエーションである。モイラは悪女のように見えてその実、「〈女の謎〉なんといふ謎以前のもの」[52]である。モイラと林作の関係は意図的にエロティックなものに書かれてはいても、近親相姦ではけっしてない。菅は、父娘の関係が「永遠に交接のない」愛であることで、本作が父

　註4）鷗外の後妻・森しげは私小説的作品を書いており、その中で、妻の美が損なわれることを恐れて夫が妊娠を避けたがるという描写がある[85]。彼女が茉莉の母であることを考えれば興味深いエピソードであるが、ここでは紹介のみに留める。

の支配という構造をもちながら（もつゆえに）次代への父権秩序の再生産から逸脱する、一回性の空間に閉ざされた物語になっていることを指摘している[5]。『甘い蜜の部屋』も少年愛小説も、いずれも生殖や実体につながらぬエロスを書こうとしたものであるといえる。

3. 差異

　以上のように、少年愛小説と父娘小説は、主人公の性別は違えどその本質は同一であるといえる。だがやはり、茉莉が当初、少年愛という形を採ったことには特異な意味があったのでないか。この点を考えるためここで両者の差異を挙げる。編集者宛書簡で、作者が少年たちとモイラを比較しているくだりがある。曰く、少年の媚態が「中流の男の子の狡猾な媚態」であるに対し、モイラのそれは「育ちのいい女の子の甘え」である（1965年8月書簡）[78]。たしかに、モイラが生まれながらに父の庇護下にあり、『甘い蜜の部屋』は、主人公の成長も父の死もない「円環的時間」[5]を描くのに対し、少年たちは、異なった階層から男に見出された者たちであり、少年愛小説は不安定で刹那的な色彩を帯びている。それは、少年がいつか少年ではなくなる、少年愛というもの自体の刹那性とも響きあっていよう。またもうひとつ、両者には決定的な差異がある。モイラが男のサディズムを喚起しながらも不可侵性を失うことがないのに対し（破瓜の血を流さないのが象徴的である）、少年愛小説では、少年は攫われ、犯され、殺されさえする。次節では、フロイトを参照しながらこの点を考える。

Ⅳ.「子供がぶたれている」と「父は私だけを愛している」

　　鞭の音は鳴りつづけ、間々に、かすれた小さな哀願するレオの声がし、やがて鞭の音が歇み、枝葉をふり散らして木の実をついばむ鋭い嘴の音ににた接吻の音に混つて絶え入るやうな、レオのうめき声が、長く、つづき、さうして沈黙が来た。[30]

　少年「レオ」は、恋人とは別の「黒い男」に攫われ、鞭打れる。「美しい少年として当然持つてゐる」[31]マゾヒズムを開花させられたレオは、嫉妬に狂った恋人に苛まれ、ついには殺められる。これほど直截的なサド＝マゾヒズムの描写があるのはこの「枯葉の寝床」のみであるが、「恋人たちの森」には、男と少年を指して「大体マルキィ・ド・サドゥとドクトゥウル・マゾッホの連中らしい

ね」[21]とする台詞があり、少年愛の対はいずれもサド＝マゾヒズムを潜在させているものとして描かれていると見てよさそうだ。実際、役者の写真から空想が発展したときのことを、茉莉は、編集者宛書簡で次のように語っている。

　　「ブリアリのアランに対する愛情といふより恋愛や、年下の弟に対するやうなものや、或場合にはいぢめてやりたいやうな、あるものが私の心や体の内側にぴつたりとはりついたやうによりそつて（略）書いてゐる最初は愛するだけのつもりがだんだん私の体の内側にぴつたりつきまとつたブリアリが動き出して、ブリアリ即ちギドウがアラン即ちパウロをいぢめはじめたのです」（1961年9月）[79]

　少年愛小説を書き始めた当初より、作者の中でサド＝マゾヒズムが重要な位置を占めていたことが窺える。この述懐から、少年愛小説に見られるサド＝マゾヒズムは、まずは、愛し与える側と愛される側という非対称な関係性の延長としてのものであるといえよう。だがそれだけではなく、少年愛小説には破滅的な愛も描かれる。「恋人たちの森」では、男が死んで独りになった少年の哀れな様子が描かれ、「枯葉の寝床」の「黒い男」は「温かい、兄や父親のやうな温みがな」[32]く、嫉妬に狂う男の顔が異様で恐ろしいものとして描写されるのも、モイラの父が終始親しい「微笑ひ」を浮かべ続けていたのと対照的である。

　この対比から連想するフロイトの論文がある。1919年の「子供がぶたれる」である。以前拙稿で、女性による、男性同士のサド＝マゾヒズムを描いた作品を紹介したが[86]、その際に、まさにそうした女性の幻想を考察したものとしてこの論文を挙げた。フロイトの論は、「少年が男にぶたれる」という少女の空想を、少女と父親との関係から解釈したものであり、茉莉の少年愛小説が父の像の変奏であるからには、ここで再度フロイトの論を参照したい。フロイトは、神経症の女性の多くが「少年がぶたれている」という少女期の空想を告白することに驚き、この空想にふたつの前段階があったと推測した。まず、第一段階は、「父が他の子をぶっている」という空想である。この空想は「父は私だけを愛している」という意味をもっていた。このとき少女は父に近親相姦的愛着を抱いている。だが、この段階の万能感はやがて打ち砕かれ、「罪の意識」が生じると、空想は「私が父にぶたれる」というマゾヒズム的段階に移行する。第二段階のこの空想は、「父は私を愛していない」という自罰的意味を持つが、同時に性愛性をも帯びており、ここで「愛と罰が出会う」。だがこの空想は抑圧を被り、代わっ

て、再び意識に上る第三段階の空想が、「少年がぶたれている」空想である。ぶっているのは「父系列の人物」である。このとき空想する少女は単なる目撃者であると同時に、ぶたれる少年に同一化してマゾヒズム的満足を得ている。ぶたれる子の性別が少年であるのは、第二段階の空想と同時に少女の女性性も抑圧されたからである。以上が、フロイトの描いた仮説である[1]。

　この図式に当てはめて茉莉の少年愛小説と『甘い蜜の部屋』——実に「父は私だけを愛している」幻想を具現化したかのような物語である——の対比を考えれば、それはまさに、第三段階と第一段階の対比として捉えられる。エディプスを解釈の中心とする精神分析の考え方や、抑圧された幻想の再構成という手法には、また別の議論が必要となるが、ここでは、この少女の空想の類型を発見したフロイトによる解釈に則ってみることで何が見えてくるかを試みたい。すると、第一段階が第三段階に転じる際のキーが「罪の意識」であることが注目される。フロイトは幼少期の万能感が崩れ「罪の意識」が芽生えたときにサド＝マゾヒズムが生まれるとし、「罪の意識」はエディプスコンプレクスに関係しているとする。一方、エディプスコンプレクスといえば、それは、モイラが全く欠いているものだ。正確にいえば、『甘い蜜の部屋』は近親相姦的物語に見えながら、モイラにはエディプス的葛藤が構築される余地が註意深く排除されている。父には愛人がいるが生理上の必要に過ぎず、父の愛を奪い合うべき同胞はおらず、母は既にいない（「モイラを生むと同時に死んだのはあれの倖だった」[53]と父は言う）。茉莉は『ロリータ』に言及しながら、モイラは「中年男を母親から奪うなんて通俗的なのではないのです」（1964年8月書簡）[80]と、単純なエディプス的欲望の物語を否定している[註5]。またフロイトの少女の「罪の意識」は処罰欲求に転じるが、モイラの罪は彼女を父の共犯者たらしめる。幼いモイラがピアノ教師の欲望を掻き立てる場面がある。モイラは「小さな、罪の意識」[54]を感じるが、葛藤するのは「罪のない子供を相手に」[55]に対し情欲を抱いてしまった教師の側だけであり、林作は、教師を擒にした娘に「可哀らしい、罪の香ひ」[56]を感じ、満足する。あるいは、情人であるピータアに林作への只ならぬ感情を問い詰められる場面がある。ここでモイラは初めて父との間の深い何かを意識し、悪事を隠しているよう

　註5）これは作者本人のエディプスコンプレクスの在り方とはまた別の話である。だが、作者本人についても述べておくなら、彼女の父をめぐる競合関係を考える際、母でなく、父・祖母・自分の三角関係が重要であったのでないかと考える。茉莉の作品の中にはしばしば、父が祖母より自分を選んだという自負が表されている[62]。鷗外は、母と妻との板挟みに悩んだことでも知られる。

な目をするが、その結果モイラの擒になり「苦患僧」のような自罰的心境に陥るのはピータアのほうである。この箇所だけでなく全篇において宗教的・キリスト教的なものが揶揄される側におかれている点も、『甘い蜜の部屋』が、罪と罰の物語を拒否していることを示す。モイラの「罪の意識」はマゾヒズムや処罰欲求に転じない。『甘い蜜の部屋』は打ち砕かれることのない第一段階の幻想である。フロイトの第一段階は性器性を伴っている（それゆえに「罪の意識」につながる）が、モイラの身体が生殖から遠くに置かれていたことを思い出したい。モイラはそもそも抑圧すべき女性性をもっていないので、わざわざ少年に性を変える必要がない。言い換えれば、モイラが（生殖につながるものとしての）女性性をもってしまえば、『甘い蜜の部屋』は成り立たない。彼女が「関係をたもちうる相手とは、性の関係を結ばない父親」のみであり「その関係性を維持するために彼女は、娘で居続ける」[9]と小谷が述べるとおり、モイラは父の娘で居続けなくてはならない。モイラの特権性やそれを守るシステムはすべて、少女がいかにして第一段階の空想に閉じこもり続けるかという試みのための装置であるといえる。矢川の「こういう環境を設定しなければ、のびやかな少女を描けないなんて、皮肉で悲しい気もする」という言葉は[94]、この作品の一面を見事に言い当てているだろう。

　一方で、そもそも生殖と無縁である少年愛小説では、「愛と罰」の甘美が存分に縦横に描かれる。ここでフロイトの論を愚直に適用するなら、それは父に罰されたいという作者の無意識に由来する、ということになるのであろうが、本稿ではそのように結論する方法は採らず、まず、物語に即して「罪」とサド＝マゾヒズムの関係を考えたい。少年たちもモイラと同様、魅力的であるがゆえにサディズムを喚起するという罪の香りをまとっている。だがそれだけでなく、作者がモイラに対し少年の媚態を「狡猾な媚態」と表現していたことを思い出したい。およそ自ら意志しないモイラに対し、「狡猾」さには自覚的な欲望がある。その欲望ゆえに、少年たちはどこか後ろめたさを帯びている。たとえば「枯葉の寝床」のレオは、「黒い男」に対する欲望をもったゆえに恋人に苛まれる。また、モイラに対し少年たちは、他の階層から男に見いだされた者たちであった。ゆえに彼らには、永続的に男との世界にいられるか分からないという不安の影がさしている。「僕年とるの厭だ。僕が殺されちゃふのがいいや」[22]「僕はギランに憎まれたら、もう、生きてなんかゐられないんだ」[33]。彼らは、男との特権的世界に入れてもらうにあたって、いわば負い目を背負っている（罪 Schuld は負い目・負債とも読み替えられる）。サド＝マゾヒズムはこの負債感にも関係しているように思われ

る。「僕が殺されちやふ」のを回避するかのように「恋人たちの森」では男が死ぬという悲劇が起こり、「生きてなんかゐられない」のを実現するかのように「枯葉の寝床」では少年が殺される。少年と男の対は、父娘の対に比べ不安定であり、その不安定さゆえに所有の欲望や嫉妬など激しい恋情が喚起され、それゆえに、サド＝マゾヒズムと親和性をもつ。

　ところで、以上をふまえてかつ少年愛小説を第三段階の空想の作品化として考えるなら、フロイトが見出した少女の「子どもがぶたれる」空想に、創作へつながる創造性を認めることができないだろうか。フロイトの解釈は少女の空想を父への愛着に還元しているように見えるが、第三段階の空想中で少年をぶつ男は、もはや少女の父でなく「父系列の人物」である。第三段階の空想は、少女が父の空想から離れ、創造者として空想中の人物の間に自由に関係を構築する過程としても読める。茉莉にとっても少年愛を描くことが、父の娘でなくひとりの作家として立つ初期に必要であったのではないかと考えられる。次に、それを暗示する点を紹介したい。同時に、先には金銭を一方的に与えられる庇護としてだけ捉えたが、その「負債」という面に着目する。

V．金銭と「父」

1．「ギドウにもらった小遣い」

　少年愛小説はすべて破滅の予感を帯びている。最初の作品「恋人たちの森」も然りであり、愛の生活は、男の突然の死によって終わりを告げる。さて、男・ギドウの死を知って、残された少年・パウロが自失するのは何よりも、男に与えられていた贅沢な生活を失うことである。「既うこの家には僕は来られないんだ」[23]、それに思い至ったパウロには「独りになつた子供の陰影」が差す。「ギドウの寵愛を受けた後で、単なるボオイの収入で生きて行くことが、どれ程パウロにとつて酷いことか」[24]。だが、新たに彼の庇護者の位置を狙う別の男の存在が暗示され、パウロは甘い感覚を感じる。死体となったギドウへの罪悪感や恐れも覚えるが（「ギドウに貰つた小遣ひがまだあるからである」[25]）、彼は徐々に本来の矜持を取り戻し「軽やかな口笛が洩れ」、「罰せられた子供の眼」で空を見上げる[26]、というところで小説は閉じられる。

　パウロが男の家を出てゆくこのラストは、モイラが父の家へ還る『甘い蜜の部屋』のラストとは対照的である。「ギドウに貰つた小遣ひ」は少年を男に縛るいわば負債の役割を果たしているが、それは踏み倒されることが予感される。「ギ

ドウはパウロに大きなものを遺さうと、思つてゐた」[25]が、少年は早々と男を
失った絶望から立ち直ってしまうのだ。ここでの少年は、父の死を恐れつつ待望
するような神経症的機制からほど遠い。彼は負債をあざやかに踏み倒す。あの貸
し借りの論理から自由であるという、男に賛美されるべき性質を保ちつつ、男の
もとを去るのである。

2．手切れ金──「或殺人」

　金銭というテーマなら、先に例外的作品として措いた「或殺人」にも触れてお
きたい[41]。「或殺人」は、少年愛の終焉後の物語である。少年・譲次は、かつて
男・クロオドの庇護のもとにあったが、クロオドが少女に心を移したためうらぶ
れた身となっている。捨てられた譲次は無精ひげを生やし、男に与えられた西洋
名を失っているのが象徴的である。男の愛を失うことと特権的な階層から零れ落ち
ることは同義なのだ。

　茉莉が少年愛を書かなくなったことに関し、この作品を転回点として論じた水
間の論があるので参照しておきたい。水間はユングを参照しながら、女性の描く
少年愛を、やはり自我を圧倒するファンタジーの作品化されたものとして論じて
いるが、この作品からは茉莉が少年愛を描かなくなった理由がよく理解されると
いう。茉莉本人は、同じ小説を書かないのが作家の規則であるからと語っている
が、彼女の作品には同じモチーフが頻出することを考えればたしかにいささか奇
異に感じられるこの言明に続いて、本当はパンのためであると述べていること[38]を受けて水間は、茉莉が少年愛を描かなくなったのは要するに「生活のた
め」であり、否定的批評を受けかねない少年愛のファンタジーを捨てたのである
と述べる。そしてパンのためファンタジーを捨てた作者の姿勢が、「金に任せた
恋愛」をするクロオドに反映されていると分析している。少年に代わって男の愛
の対象となる少女像は[註6]自我意識の介入を受けたナルシシズムによるものであ
り、その手前勝手な空想が同じく少女を主人公に据えた『甘い蜜の部屋』に受け
継がれたとしている[12]。しかし本稿では、この作品を以て茉莉が「ファンタジー
を捨てた」とは言い切れないと考える。まず、これまで見てきたように、『甘い
蜜の部屋』と少年愛小説は基本的に共通したファンタジーに基づいて書かれたも

　註6）この少女の登場はまず、編集部からの「少女を主人公に」との要請を反映したも
のであるが[83]、他の随筆の中で語られる「男色の男を少年から奪う」という空想[43]の反映
でもあろう。

のであると考えるし、また小説化こそされていないものの、晩年にいたるまで随筆等の端々に少年愛の幻想は窺えるからである。たとえば、『甘い蜜の部屋』と併行して、モイラのモデルとなった男性俳優の同性愛の物語を考えており[81]、晩年には、かつての夫とその友人をモデルとしたらしき恋愛小説の構想に触れている[69]。

　たしかに「或殺人」は、茉莉自身も納得できる出来ではなかった。茉莉は、当初の空想が枯渇し、「恋人たちの森」に及ぶものが書けないというスランプ期にあった[82]。ここで、「或殺人」における金銭の役割を見たい。クロオドはたしかに「金に任せた恋愛」をする。例えば彼は、譲次を捨てるにあたって500万円を手切れ金として渡す。世間はこの金額に驚嘆する。だが、この挿話自体は、他の少年愛小説と同様クロオドが「常識外の世界」に住まうことを示すものであり、この作品に特異的なことではないと考える。茉莉も「（「或殺人」で）日本の警察をさんざん愚弄させて溜飲を下げた」[62]と述べている通り、粋を解さない世間への嘆きがこの作品のひとつのテーマである。つまり、特権性の象徴としての金銭の役割は、他の少年愛小説と連続している。ただ、その世界に、少年は男の共犯者としてはもう存在できていない。少年はこの手切れ金に納得せず少女殺害の蛮行に至り、更に男の厭悪の対象となる。ここで少年は、茉莉が怒ったあの「財布を叩き返す少年」と同じものになっているといえる。「或殺人」にファンタジーの力が弱いとすれば、それはこの点――前作で非難された貸し借りの論理が介入しており、他の少年愛小説における特権的対のような、その論理へのアンチとなりうるものがない点であろう。この後、長いスランプの果てに取り掛かった『甘い蜜の部屋』で茉莉は、むしろ原初のファンタジーに還ったといえると考える。

　たしかに茉莉はプロの作家として、商品となる作品を書かねばならなかった。だがそのことは、必ずしもファンタジーを捨てることと同義ではなかったと考える。ここで、小説を書き始めた当初の作者自身の状況に触れておきたい。

3．父の印税

　茉莉は、終生父の威光のもとに生きたイメージがあるが、作家としてスタートした頃の彼女は、経済的には、父の庇護が失われると同義の状態を経験していた。私小説風に書いているところに拠るならば、同胞四人に等分された父の印税を茉莉だけが「chocolateで蕩尽し」[64]、預金が底をつけば自分は生活不能者であったと回想している。「書くことをしなかったとすれば（略）ただの一人の莫迦の人生である」[65]「その時魔利の状態は乞食の一歩手前に来てゐたので、その

日から、生きなくてはならないといふ切実な問題を背負って、鉛筆を握りしめ、書けないものを無理に書いた」[39]という回想からは、筆を執るにあたって、それが食べてゆくための手段として強く意識されていたことが窺える。森茉莉の場合、作者と作品の関係を考えるにあたって、経済的側面は看過できない。もちろん独り茉莉に限ったことでなく、職業作家であればその創作に金銭が関与していないはずはないが、彼女の場合、それまでの生活の手立てが父の印税であった点に特異性がある。茉莉が小説を書き始めたのは、鷗外の印税支払いの切れてしまう年であったという[4]。つまり、父の経済的庇護が失われる年に筆を執り、父の筆に代わって自分の筆で自分を養い始めたことになる。このことを考えるとき、少年が死んだ男の家を出て口笛を吹く「恋人たちの森」のラストには、父の庇護から抜け出て自ら作家として立った作者自身の自負が反映されているようにも見える。それは一印象に過ぎずとも、「恋人たちの森」は、彼女が鷗外の娘としてではなく作家として立ったと自任し得た作品であった。当初、これは小説なのかと自問しながら心許ない手つきで私小説的作品を書いていた茉莉は、「ボッティチェリの扉」で初めて、我が手で作り出す世界に愉しみを覚え[40]、次に着手した「恋人たちの森」で、父には書けないと思えるだけのものを表現し得た[68]。鷗外にないものとは茉莉によると「悪魔」であるが、熟練を経て書かれた『甘い蜜の部屋』ではさらに、父を「悪魔」をもった理想的人物として構築してみせた[95]。

　また、登場人物に寄り添う悦びはあらゆる創作に共通することであろうが、少年愛小説について書かれた書簡を思い出したい。「いぢめてやりたいやうな、あるものが私の心や体の内側にぴったりとはりついたやうに……」という記述によれば、彼女の筆は少年よりも男の側に寄り添っている。フロイトの図式を借りればぶつ側、すなわち父の位置に同一化する昂奮に満ちている。茉莉にとって、作家として立つことは文字通り父の位置に立つことであるが、さらに、書くことで、能動的に愛し与えいじめる側としての父の位置に同一化できた。ここにも少年愛と父の像が重なる理由があったのでないか。

VI.　結び──「棘」と書くこと

　森茉莉において、少年愛の幻想がどのように「父の像」と結びついているのかを考えてきた。まず、愛し庇護するという役割が、世間から護られた世界を作り出してくれているという点、それが性の「実体」や生殖のない世界である点を、

『甘い蜜の部屋』との比較において指摘した。また、少年愛という形によってサド＝マゾヒズムが縦横に描かれ、それは茉莉が作家として立つ時期に必要なものであったのでないかとした。一方で少年愛小説は、その創造行為を通して、茉莉を父に結びつけるものであったとも述べた。

　最後の点について、もう少し説明を加えたい。茉莉は、父・芸術・神を三位一体と感じていたことを述べている[71]。すると書くという行為は父を感じることと同一であっただろう。茉莉は晩年まで、「お茉莉、そうだよ、お茉莉のいう通りだ」[72]という父の声を聞いていた。作家となった茉莉は、本の広告に自分と父の名が同列に並んでいることを見ぬまま父が死んだことを哀しみ、「恋人たちの森」を読んだらどんなに喜ぶだろうかと、父の不在を悔やんだ[73, 74]。

　フロイトに言及した際にあまり触れなかったが、フロイトによると第一段階と第三段階の間に、「父は私を愛していない」という抑圧された第二段階があるはずであった。第一段階はこの思いが生じる以前であり、第三段階はこの思いを潜在させつつ克服した段階である。「父は私を愛していない」——これほど森茉莉から遠く聴こえるフレーズもないが、一つ似た思いが書かれているとすれば、彼女が、結婚後父がよそよそしくなったと感じたときの思いであろう。それは誤解であると分かったが、茉莉はそれを伝えることができぬまま父と死別し、そのことは心に深い刺を残した[15]。茉莉が何度も書いているこの「刺」は、父への負い目でもあり、絆でもあった。モイラが婚家を出て再び父のもとへ還る『甘い蜜の部屋』のラストは、この「刺」の負い目を克服するものであるかのようだ。既に孤児となった彼女は、小説という形で、かつての完き「父の像」を再構築してみせた。「恋人たちの森」のラストはこれと対照的であったが、本来の自分に還る感覚が描かれている点では同一である。独りになったパウロは、「遠い処から生きて還つて来た人のやうな」目をする[26]。「パウロが、パウロに、還つたのだ」[25]。この、馴れた親しい懐に還つてゆく感覚が、茉莉が小説を書くときに具現化しようとした「父の像」がもつ感覚なのであろう。

　ところで、茉莉の作品は単に個人的な幻想や思い出の再構築に過ぎないのか。最後に当時の文学の状況に触れておきたい。サルトルの言葉をふまえて大江健三郎が、「飢えて死ぬ子供の前で文学は有効か」[87]と問うたのは1964年のことである。茉莉の作品は、大江の提起したような問いからは遠くにあるように思われる。だが彼女の作品の中にもまた、直接的ではなくとも、こうした実存的問いに対する答えが隠されているかもしれない。先に見たように、茉莉は生きるための手段という意識をもって小説を書いたからだ。また、まことしやかに困窮を描け

ば芸術的とされる日本文学の風潮を批判し、そのうえで「楽しい生活は生活ではないのか？」[65]と問うた茉莉は、漫然と絢爛な世界を描いたわけでなく、自覚的な文学観をもっていた。「夢見ることが私の人生」と書かれた茉莉の色紙がある。このフレーズの通り、森茉莉は、ふわふわと夢の中に生きた人というイメージがある。だが、実際は、その「夢」の領域を文章を以て打ち立てることに自覚的であり、それを作品化するにあたって粘り強い苦闘を続けた作家であった。

　　　付記）本篇での森茉莉全集からの引用は、旧仮名遣いのままとした。仮名遣いは、この作家が意識的に採用したものであることを考慮した。

文　献

1) Freud, S.: "Ein Kind wird geschlagen - Beitrag zur Kenntnis der Entstehung sexueller Perversionen", Gesammelte Werke XII, Imago Publishing, Frankfurt am Main, pp. 197-226, 1947.

2) 平野　謙：今日の小説ベスト３．毎日新聞、12/1夕刊、1961.

3) 石毛奈緒子：森茉莉の病跡．病跡誌、62；57-67, 2001.

4) 神野　薫：森茉莉　贅沢貧乏暮らし．阪急コミュニケーションズ、東京、p. 8, 2003.

5) 菅　聡子：逸脱する〈父〉．女と男のことばと文学――性差・言説・フィクション．森話社、東京、pp. 165-185, 1999.

6) 菅　聡子：森茉莉：独自の美学に貫かれた文章世界に、書くことの厳しさを学べ！　女性文学会編：美味い！　エッセイはこんなふうにして書く．大和出版、東京、p. 143, 1999.

7) 片口安史：精神所見／森茉莉．国文学　解釈と鑑賞、26（14）；50-51, 1961

8) 今日出海：森茉莉とその良人．新潮、56（2）；48-55, 1959.

9) 小谷真理：スローガラスの姫君．文藝別冊　総特集　森茉莉．河出書房新社、東京、p. 202, 2003.

10) 三島由紀夫：『花影』と『恋人たちの森』．新潮、58（10）；68, 1961.

11) 三浦英子：森茉莉鎮魂・エレクトラコンプレクスと男色．藝文東海、10（12）；45-49, 1986.

12) 水間　碧：隠喩としての少年愛――女性の少年愛嗜好という現象．創元社、東京、pp. 68-73, 2005.

13) 森茉莉：幼い日々．森茉莉全集１．筑摩書房、東京、p. 41, 1993.

14) 同書、p. 18.

15) 森茉莉：刺．森茉莉全集１．筑摩書房、東京、pp. 66-74、1993.

16) 森茉莉：父の死と母、その周囲．森茉莉全集１．筑摩書房、東京、p. 81, 1993.

17) 森茉莉：恋人たちの森．森茉莉全集２．筑摩書房、東京、p. 67、1993.

18) 同書、p. 76.

19) 同書、p. 86.

20) 同書、p. 95.

21) 同書、p. 115.

22) 同書、p. 111.

23) 同書、p. 121.

24) 同書、p. 123.

25) 同書、p. 124.

26) 同書、p. 125.

27) 森茉莉：枯葉の寝床．森茉莉全集２．筑摩書房、東京、p. 176、1993.

28) 同書、p. 147.

29) 同書、p. 177.

30) 同書、p. 156.

31) 同書、p. 166.

32) 同書、p. 154.

33) 同書、p. 148.

34) 森茉莉：日曜日には僕は行かない．森茉莉全集２．筑摩書房、東京、p. 206、1993.

35) 同書、p. 218.

36) 同書、p. 236.

37) 森茉莉：贅沢貧乏．森茉莉全集２．筑摩書房、東京、pp. 309-310、1993.

38) 同書、pp. 310-311.

39) 同書、p. 278.

40) 同書、pp. 279-280.

41) 森茉莉：或殺人．森茉莉全集２．筑摩書房、東京、pp. 467-508、1993.

42) 森茉莉：反ヒューマニズム礼賛．森茉莉全集３．筑摩書房、東京、pp. 205-206, 1993.

43) 同書、p. 198.

44) 森茉莉：記憶の絵．森茉莉全集３．筑摩書房、東京、p. 451、1993.

45) 森茉莉：甘い蜜の部屋．森茉莉全集４．筑摩書房、東京、p. 168、1993.

46) 同書、p. 376.

47) 同書、p. 12.

48) 同書、p. 424.

49) 同書、p. 360.

50) 同書、p. 219.

51) 同書、p. 306.

52) 同書、p. 314.

53) 同書、p. 309.

54) 同書、p. 104.

55) 同書、p. 107.

56) 同書、p. 118.

57) 森茉莉：金色の蛇．森茉莉全集４．筑摩書房、東京、p. 442、1993.

58) 森茉莉：マリアの気紛れ書き．森茉莉全集５．筑摩書房、東京、p. 133、1993.

59) 同書、p. 436.

60) 同書、p. 380.

61) 同書、p. 383.

62) 同書、p. 404.

63) 同書、p. 315.

64) 同書、p. 333.

65) 同書、p. 477.

66) 同書、p. 335.

67) 森茉莉：ドッキリチャンネル．森茉莉全集６．筑摩書房、東京、p. 225、1993.

68) 同書、p. 182.

69) 同書、pp. 345-346.

70) 森茉莉：ドッキリチャンネル．森茉莉全集７．筑摩書房、東京、p. 110、1993.

71) 同書、p. 465.

72) 同書、p. 161.

73) 同書、p. 266.

74) 森茉莉：森林太郎の中にゐた獅子と私の中の猫獅子．森茉莉全集８．筑摩書房、東京、p. 643、1994.

75) 森茉莉、小島千加子編：ぼやきと怒りのマリア——ある編集者への手紙．筑摩書房、東京、p. 70、1998.

76) 同書、p. 236.

77) 同書、p. 251.

78) 同書、pp. 250-251.

79) 同書、p. 101.

80) 同書、p. 223.

81) 同書、p. 324.

82) 同書、p. 195.

83) 同書、p. 123.

84) 森類：鷗外の子供たち——あとに残されたものの記録．筑摩書房、東京、p. 239、1995.

85) 森しげ：波瀾．森鷗外全集38巻．岩波書店、東京、pp. 364-394、1975.

86) 村田智子：「ヤオイ」と呼ばれる作品群と「子供がぶたれる」の空想——作品と白昼夢．病跡誌、73：15-24、2007.

87) 大江健三郎：飢えて死ぬ子供の前で文学は有効か？　厳粛な綱渡り　全エッセイ集．文藝春秋新社、東京、pp. 215-224、1965.

88) 笙野頼子：幽界森娘異聞．講談社、東京、p. 169、2001.

89) 高原英理：少女領域．国書刊行会、東京、p. 251、1999.

90) 同書、p. 257.

91) 田中美代子：哲人と姫君．森茉莉全集 7、月報．筑摩書房、東京、p. 5、1993.

92) 矢川澄子：「父の娘」たち．平凡社、東京、p. 42、2006.

93) 同書、p. 17.

94) 同書、p. 95.

95) 同書、p. 104.

96) 八木恵子：森茉莉——母性の否定．国文学 解釈と鑑賞、44（4）：186-193, 1979.

車寅次郎の虎気質について

杉林　稔

Ⅰ．はじめに

　アルコール依存症の患者と話しているとき筆者には虎のイメージが念頭に浮かぶことが多い。酒に酔って怖いもの知らずになることを「虎になる」と言い、酒宴の席で「虎」になっている人を見かけることは少なからずある。平素は小心者であっても酒が入ると上機嫌になり大声で言いたい放題になる。目をすわらせて管を巻き、天下国家を論じたり、「社長のバカヤロウ！」と気炎を吐いたりする。彼らは自信に溢れ、目を輝かせ、豪胆な力を漲らせる。獰猛な野獣である虎の名で呼ばれる所以である。

　アルコール依存症でなくとも、アルコールとの付き合いが深い人と話していると、素面の場面でも「虎」の雰囲気が顔を覗かせることがある。なにげない会話をしている途中からでも、気がつけばその人が講釈師のような口ぶりで、大向こう相手に見得を切るかのようなトークを展開する虎になっているのである。

　アルコール依存症患者との会話の中ではそれが頻繁に起きる。「もう懲りました。今後酒は一滴も飲みません」「酒を飲んで何が悪い、酒で死ねたら本望です」などの決まり文句は内容のいかんにかかわらず、啖呵を切るように歯切れがいい。悲惨としか言いようのない体験であっても、ドラマ仕立てで説き語り、破れかぶれの生きざまを開示し、恥も外聞も気にしない勇ましい顔になり眼が光を放つ。そこには世間的常識に束縛された生活を送る小市民には計り知れない野放図な「虎」が頭をもたげている。

　このイメージにぴたりと一致する人物がいる。山田洋次監督・原作の映画シリーズ『男はつらいよ』の主人公、車寅次郎（通称「寅さん」）である[12]。

　本稿ではこの車寅次郎を病跡学的に考察することにより、ここにその一部を示した虎のイメージを中核とする虎気質という概念を提示する。

Ⅱ．寅次郎の生育歴・生活歴

　寅次郎は創作上の人物であるが、ここでは山田洋次監督が執筆した小説[10]を
もとに生育歴、生活歴を確認しておこう。寅次郎は昭和11年2月に生まれた。遊
び人でアルコール依存症だった父親と妾の芸者の間にできた子であったが産後ま
もなく実母が京都に身売りすることになり、赤子を父親の家である葛飾柴又の帝
釈天門前にある団子屋の前に捨てて行ったのを義母（父親の本妻）がわが子とし
て引き取った。義兄がおり、後に義妹「さくら」が生まれた。父親は出征した
が、上野で菓子屋を営んでいた父親の弟夫婦である竜造（映画の「おいちゃん」）
とつね（映画の「おばちゃん」）が東京大空襲で避難して一時身を寄せた。戦争末
期に義兄が発疹チフスで死去。父親は南方戦線に出ていたが終戦後復員した。元
来陽気だった父親はそれ以来別人のようになり、夜中にうなされて悲鳴をあげる
ことも少なくなかったという。

　寅次郎は幼少の頃から悪ガキで、子分を抱えて悪ふざけばかりしていた。中学
でも成績は最下位で体操だけが得意だった。

　中学2年の時、義母が病を得て死去。かわりに「おいちゃん」と「おばちゃ
ん」が同居して団子屋を切り盛りすることになった。寅次郎はこの頃から父親と
険悪な関係になり、喧嘩をしては家出をするようになった。

　中学3年の終わり頃、校庭で煙草を吸ったことで校長に注意され、逆上して校
長の頭を殴って退学となり、父親と大喧嘩して本気の家出をした。

　顔見知りの香具師の元で修行。口先三寸で面白おかしく客をだましてものを売
りつけることに夢中になり、日本中を渡り歩いていたが、高度経済成長の中で香
具師は隅に追いやられるようになった。望郷の念に駆られて20年ぶりに柴又に帰
郷したが、すでに父親は死去していた（映画シリーズの物語はこの時点から始められ
ている。第1作は1969年公開）。

　その後も香具師稼業のかたわら、年に1、2回ふらりと故郷に立ち寄り、実家
の団子屋に数日間逗留するが、その度に何らかの騒動を巻き起こし、美しい女性
に一目惚れしては失恋あるいは自ら身を引いて、再び旅に出るということを繰り
返す。映画は、この寅次郎と、団子屋の関係者や毎回登場する美女（「マドンナ」
と通称され、シリーズ名物の一つである）との間で生まれる人情劇であり、喜劇的な
要素が強いが悲劇的な要素も加味されており、多くの人々に愛される国民的映画
シリーズとなった。

372　　　第 5 部　病跡学のダイバーシティ

　寅次郎を演じた俳優・渥美清は1996年に68歳で没し、映画は1995年『男はつら
いよ　寅次郎紅の花』（第48作）が最終作となっている（その後追悼的作品が 2 作あ
るが本稿では扱わない）。

Ⅲ．寅次郎の精神疾患

　シリーズ全48作の動画配信を視聴したところ、寅次郎には二つの精神疾患があ
ると考えられた。一つは知的障害であり、もう一つはアルコール依存症である。

1 ）知的障害
　寅次郎が知的な問題を抱えていることは、中学校の成績が最下位であったこと
から明らかであろう。映画の中でも、寅次郎の知能の低さを示すエピソードは枚
挙にいとまがない。
　寅次郎がしでかす様々な失敗は、呆気に取られるほどの浅知恵に基づいた行動
の結果であり、観客も思わず「このバカ！」という言葉を発してしまう。「バカ
だねえあいつは」は「おいちゃん」が繰り返し呟く決まり文句である。
　例えば寅次郎は早稲田大学の授業に紛れ込んだことがある（第40作）。教授は蒸
気機関車について講義していて、ワットが発明したと言う。続いて、次のような
会話が展開する。

　　　寅次郎「蒸気機関車、あれワットが発明したの？　嘘だあ。」
　　　教授「嘘だとおっしゃっても歴史的事実ですから。」
　　　寅次郎「あのボンクラが蒸気機関車発明した？　冗談じゃないよ。ガスの
　　　栓捻ることもできないんだよ。あいつが生まれる前に蒸気機関車ポッポポッ
　　　ポ走ってたんだから。冗談じゃない、笑っちゃうよ。……先生の言っている
　　　のはあいつのことじゃないのか？」

　寅次郎は自分の知人のワット君（第20作に登場）のことを教授が講義している
と勘違いしたのである。
　とはいえ、一人で日本中を旅して、旅先で出会う人々に助けられながらも香具
師稼業で生活費を稼いでいるのであるからそれなりの才覚はある。境界域知能か
ら軽度知的障害を持つ人の中には、このような社会的知能が十分に備わっている
ために障害が目立たない人も少なからずあり、寅次郎もこのグループに属するだ

ろう。

　なお寅次郎を発達障害（ADHDと学習障害）とする見解があり[4]、また基底欠損（M. Balint）を指摘する論者[3]もある。これらの説も十分な説得力を有しており、相互排除的なものではない。

2）アルコール依存症

　WHOの診断ガイドライン（ICD-10）では[9]、① 強迫的飲酒欲求、② コントロール障害、③ 離脱症状、④ 耐性、⑤ 飲酒中心の生活、⑥ 有害な結果が起きてもやめられない、という6項目のうち3項目が該当すればアルコール依存症と診断される。寅次郎の場合、飲酒欲求は強いが強迫的というほどではない。酒場で知り合った人間と共に大酒を飲んで騒ぎ回り周囲に大迷惑をかけることも少なくないがそれに懲りて飲酒を控えるというようなことは全くない。つまりコントロール障害はある。離脱症状と耐性については映画には出てこないがあれほど飲んでいれば存在する可能性が高い。飲酒をしていなくとも有害な結果を起こすことの多い寅次郎である。酒中心の生活というほどではないが、酒を飲んでいれば有害な結果を起こす確率はさらに高くなり、それでも酒をやめようとすることはない。つまり②③④⑥という4項目が該当する可能性が高く、寅次郎はアルコール依存症であったと推定できる。

　映画では寅次郎が飲酒する場面はほぼ毎回見られる。夕食には必ずビールや日本酒をつけているし、知人と一緒に飲むことも多く、時には芸者を呼んでどんちゃん騒ぎすることもある。寅次郎の元舎弟によると、2人で1週間ほど朝昼晩ぶっ続けに飲んだという豪快な飲み方をしていたこともあったという（第9作）。

　寅次郎の酒は基本的には明るく上機嫌、冗談も冴える楽しい酒である。しかし酒量が増えると、呂律が悪くなり姿勢を一定に保てず、千鳥足になる。そうなると抑制が外れてしまい、素面ならばさすがに言わないような暴言を時に吐いてしまう。寅次郎の酒による失敗の最大のものは第1作に登場する。さくらのお見合いに同席した寅次郎が緊張を和らげるために酒を飲み過ぎて酩酊状態となり、下品な言動を繰り返して顰蹙を買い、そのせいでさくらの良縁が破談になったのである。他にも、夜中にひどく酔っ払って仲間と共に団子屋に帰り、さらにビールをあおりながら傍若無人に振る舞い、さくらに歌を歌えと無理強いして泣かせたり（第8作）、同窓会の帰りにしたたかに酔い、優しい同級生が団子屋に連れ帰ってくれたにもかかわらず、その人の生業を侮辱することを言って本気で怒らせてしまう（第28作）。どちらの場合も寅次郎はすぐに我に返って反省の色を見せるの

だが。

映画の中で、寅次郎の飲酒そのものを咎める者は誰もいない。「酒に酔って公衆に迷惑をかける行為の防止等に関する法律」が昭和36年（1961）に公布され、その付帯決議によってわが国初のアルコール治療専門医療機関（現・久里浜アルコール症センター）が設置されたが、アルコール問題が地域精神保健の問題として重視されるようになったのは昭和50年（1975年）以降のことであった[6]。寅さんシリーズが1969年から1995年までであったことを考えるとその時代はアルコール問題に対する人々の認識がまだ希薄であったと言えるだろう。

ちなみに、寅次郎の問題行動と家族との関係は、アルコール依存症とその家族に典型的に現れる共依存関係を彷彿とさせる。

寅次郎と団子屋家族との喧嘩は寅次郎が一方的に悪いという場合も多いが、家族の方から無神経な発言をして寅次郎を怒らせることも少なくない。第19作では家族が飼い犬にトラと名前をつけていることを知って寅次郎が激怒しているが、これは寅次郎の方がかわいそうである。また寅次郎が怒りをぶちまける時には、おいちゃんは声高に嘆き、おばちゃんは泣き声をあげてエプロンの袖を涙で濡らし、さくらは出て行こうとする寅次郎を健気に引き止めるヒロインとなり、家族全体で一つの悲劇を作り上げる。これが映画の見どころの一つでもあるのだが、一作品に二度三度と同様の場面が繰り返されるのを見るにつけ、寅次郎の問題行動は家族の大仰なリアクションによって巧妙に作り上げられていることに気づかされる。つまり、団子屋家族は寅次郎の問題行動を無意識的に引き出すイネイブラーなのである。第17作で寅次郎が喧嘩して家を出るとき、「この家で揉め事があるとみんな俺のせいだ。俺は帰ってくる時いつも、今度こそみんなと仲良くしたいと思ってるんだ」と珍しく泣き言を言ったことが印象に残る。アルコール依存症患者の悲哀が滲む言葉である。

Ⅳ．虎の民俗誌

虎は古代中国に発生したとされる十二支に数えられる動物であり、アジア圏に広く棲息していた。紀元前19年にローマ皇帝アウグストゥスにインドの使者が虎を献上して以来ヨーロッパにも持ち込まれたとされている。ヨーロッパでの虎のイメージは、ディオニュソス-バッカスと関連し、攻撃的で力強いものである。また夜の徘徊者として暗黒および月に関連している[8]。虎にまつわる伝説や習俗はアジアからヨーロッパまで幅広く認められ、人間の生活と虎という猛獣とは深

く結びついてきたのである。

わが国でも虎は、獰猛さや勇猛さの象徴と考えられる場合が多いが、それに異を唱える研究者（佐藤ら）もいる[5]。

日本三大仇討ちの一つと言われる曾我兄弟の仇討ち（鎌倉時代初期）の主人公であり、父の仇討ちを果たしたがその場で殺された曾我祐成には愛妾虎御前があり、祐成が殺された旧暦5月28日に降る雨を「虎が雨」と呼び、俳句の季語になっている。虎御前は尼となって曽我兄弟の冥福を祈るために諸国を巡ったとされ各地に伝説が残されているが、それらには風や水に関わる話が多いという。佐藤らは他にも多くの例を引きながら「雷様が虎の皮の褌をしていることは誰でも知っている。これも、雷神の恐ろしい力を表現するための小道具ではなく、雨を司る雷神の異様な力の象徴として用いられているに違いない。虎は、雨と深く関わっている龍と並んで、風を呼ぶ力を持つものとしての伝統を背負っていたからである」とし、「虎については、獰猛な動物とか、勇猛さの象徴とか考えるのでは不十分であって、むしろ、農耕的世界と深く結びついた、風や水に関わる庶民信仰の視点から考え」るべきであるとしている。

V. 寅次郎に見る虎のイメージ

さて全シリーズを通して寅次郎の言動を視聴するにつけ、寅次郎という人物の中核の部分に「虎」が住んでいると感じずにはいられない。寅次郎の諸特徴の中から、虎のイメージに結びつくものをいくつか挙げてみよう。

1）破綻性

まず目につくのが破綻性である。寅次郎は香具師として全国各地を回る風来坊であり、裏社会の仁義は重んじるが表社会の常識は通用しない「はぐれ者」である。物事の捉え方や行動は極端から極端へと振れやすくそれがさまざまなトラブルの元となる。「結構毛だらけ猫灰だらけお尻の周りはクソだらけだ全く」。これは寅次郎がよく吐く捨て台詞だが、アルコール依存症に見られる捨鉢諧謔に似た、自暴自棄の荒みが感じられる。このような破綻性は、虎のイメージの一つである破壊的な獰猛さと結びついている。

もちろん寅次郎が常に粗暴で全てを破綻させるというわけではない。マドンナをめぐって寅次郎が繰り出す破綻的な行動には毎回ハラハラさせられるが、寅次郎の破綻的言動の奥に飾り気のない純粋な心情が見えるためか、マドンナや団子

屋家族は最終的には不幸に陥ることなく、むしろ何らかの救済を得る。つまり寅次郎の破綻性はマドンナや団子屋家族が欺瞞的に取り繕っていた部分を破壊し、それによって彼女たちがよりよい人生を送れるようにする力を持っているのである。

　ちなみに、映画作品そのものにも破綻性が組み入れられていることを指摘しておきたい。それは物語展開の脇から突然顔を出すノイズである。

　一番目立つのが、通行人である。物語に関係なく、街の雑踏を歩く通行人が画面を不自然に横切ることがある。寅次郎をじっと凝視する通行人もいる。第27作では、寅次郎とマドンナとの出会いの場面で互いに近づこうとする２人の間を執拗に通行人が横切っていく。マドンナが往来を歩く子供を抱いた男性とぶつかってしまうという場面もある（第30作）。しんみりする場面になぜか歳末大売り出しのアナウンスが大きく響くというものもある（第16作）。

　これらのノイズが物語の中で特に意味づけられることはないが、山田監督はおそらく意図的にこれらのノイズを挿入している。山田は『男はつらいよ』に高度経済成長への懐疑を込めたと語っており[1]、この作品に、単なる人情話としてではない、時代の価値観に対して異議を突きつける意図を忍ばせている。ノイズはこのような意図を反映したものと考えられ、寅次郎の破綻性と直結するものであろう。

２）独自の美学

　次に挙げたい特徴は、独自の美学があることである。先に書いたように寅次郎には裏社会の仁義を重んじるという美学がある。裏社会といってもいわゆる暴力団が映画に登場することはなく、博徒や香具師などの古風な「渡世人」どうしの繋がりの世界である。第26作で、寅次郎は死んだ博徒の故郷である北海道に線香をあげに行くのだが、荒涼たる地で手を合わせる寅次郎の姿は粋でカッコいいものであった。

　またよく見ると、時々見せる身のこなしが大変美しい。さりげなくヒッチハイクして車に飛び乗る寅次郎の動きは大変美しくサマになっている（第41作）。マドンナの母親に花束を贈る手際も粋である（第43作）。第44作では「俺は男だ、寂しさなんてものはな、歩いていたら風が吹き飛ばしてくれるんだ」とカッコいいことも言う。

　映画には毎回、日本各地の祭りの様子が映し出される。寅次郎は香具師稼業のためにこれらの祭りを渡り歩いており、祭りの美学を自然と身につけているよう

に見える。

　また映画に偶然の出会いが多いのは物語性を優先させるフィクションの都合だが、その偶然への身の処し方にも粋さがある。第45作ではフィクションとしても不自然なほどにマドンナとの偶然の出会いが続くのだが、寅次郎の偶然への身のこなし方、飛び乗り方が美しいためにその不自然さが目立たないのである。これらの美しさはネコ科の野生動物である虎の優美で素早い身のこなしに通じる。

3）口上としての知

　寅次郎の発言はほぼ全てが「口上」的である。寅次郎が頭の中で考えたことを文章として整理して言葉にするという場面はほとんどない。心の声をナレーションで示すというような「独白」もない。寅次郎が繰り出す言葉は、状況と相手に応じて、その場限りの演劇的な振る舞いとしての言葉であり、内面で吟味されることなく弾むようにして口から突いて出てくるものだ。時には勢いのまま暴言を吐くことも少なくなく、その場合「口の虎は身を破る」（言葉を慎まないために、ついに身を滅ぼしてしまう）という諺がぴったりの状況となる。

　文の内容も、寅次郎独自の表現というものはなく、定型的な様式に貫かれており、決まり文句の引用も多い。いつもバカみたいに大声であり、真剣に聞くとバカを見るような発言ばかりだが、冗談と思って聞くと、リズムとテンポのいい話芸として楽しむことができる。これは虎の勇猛さに通じる。

　寅次郎はバカのくせに粋がる。粋がりすぎてバカ丸出しになる。時に、笑いを通り越して醜悪に見えることもある。寅次郎のお目付役的な存在である柴又題経寺の住職は「仏様は愚者を愛しておられます」（第39作）と語った。愚者は観客自身の姿でもある。観客は寅次郎の愚行を笑い、蛮行に怒るが、それは結局のところ自分を笑い、自分に怒っているのである。寅次郎は愚者であることによって観客と一体化する。口上的知恵は愚者の知として私たちの思考の中にも根づいているのである。

4）トリックスターであること

　『男はつらいよ』の物語構造は「貴種流離譚の裏返し」であるという指摘がある[2]。また寅次郎にトリックスター性を見る論者はインターネット上に散見される。『男はつらいよ』は神話や説話に共通する物語構造を有していることは確かであろう。

　まず寅次郎が映画の主人公であるにも関わらず実質的には脇役を演じている。

寅次郎の言動は面白おかしく滑稽な時もあるが、時に差別的で聞き捨てならないような雑言を口汚く撒き散らす。またマドンナが登場するまで捨て子に全く関心を示さない（第14作）というような酷薄さを見せることもある。また、「うんち」や「クソ」という言葉を団子屋の中で連発してことさらに下劣に振る舞うことも多い（第38作）。この時ばかりは寅次郎が性根の腐った悪人にしか見えない。しかし思わぬ展開によって問題を解決したり、ヒーローになることもある。これらの特徴は寅次郎が物語世界の周縁を動き回る両義的なトリックスターであることを示している。それと関連して、寅次郎の身体性が重要な鍵となる。寅次郎は圧倒的な身体性によってその存在が印象づけられている。香具師的な大声や渡世人的仕草のみならず、定番のあの服装を颯爽と着こなす身振りも含めて、全体として勢いよく弾むような迫力が寅次郎の身体からは溢れている。映画の中からフラッと観客の目の前に飛び出してきても不思議には思わないようなリアリティであり、このような身体性は寅次郎のトリックスター性を決定づける大きな要素であろう。それは虎の獰猛さ、勇猛さのイメージ、また夜の徘徊者というイメージに連なる。

5）しみじみとした詩情

　『男はつらいよ』シリーズには「寅のアリア」と呼ばれる名物の長台詞がある。それは団子屋の家族団欒の中でおもむろに始まる寅次郎の独壇場である。寅次郎は夢見るような語り口で、あることについて滔々と語って聞かせる。寅次郎の口調は、定型的な言い回しを駆使した、得意の「口上」風ではあるが、香具師業の時のような乱雑なものではなく、優しく歌い上げるような詩情に溢れた語り口調である。代表的なものは名作の誉れが高い第15作に登場するアリアである。寅次郎は、もし俺に金があったらマドンナの夢を実現してやるのに、と言いながら、その夢が叶う様をありありと目に浮かぶように情景を描写し、マドンナや自分の心情も織り交ぜて語り上げ、寅次郎自身も涙を流すのである。アリアと称されているが、オペラのように歌うのではない。それはしみじみとした語りであり、言語によって対象を美しく詠い上げるのであるから、「詩」と呼ばれる言語行為に他ならない。

　このようなアリアはシリーズ中多数見出される。第34作では、マドンナが自分の妻なら、彼女の美しさをただ眺めて過ごすだろうということを語りあげる。第43作で、去り際に「満男、困ったことあったら風に向かって俺の名を呼べ、いつでも飛んできてやるからな」という台詞を残す寅次郎は言葉の力を知る詩人であ

る。第44作では冒頭のナレーションで川の流れについての寅次郎の詩的述懐がある。第48作では奄美大島の美しさについてのアリアがある。またアリアを歌うのは寅次郎ばかりではない。第39作で病気になった子供を懸命に看護したマドンナが子供の健康が回復したことを喜ぶ語りも一編の詩であった。第45作ではマドンナが散髪屋のポエジーを切々と語っている。全作品を通じて、息を呑むような映像詩も多く、『男はつらいよ』シリーズはさまざまな美しい詩に満ちている。

　寅のアリアにしても映像詩にしても、自然や社会の中で、さまざまな制約がありながらも地道に健気に生活を営む庶民が感じるしみじみとした感慨が表現されている。これは虎の獰猛なイメージからはほど遠いが、先に紹介した虎御前の「虎が雨」のエピソードに見るような、風と水のイメージに結びつくものである。

　アルコール依存症患者に豪胆な面と繊細な面があるように、寅次郎にも騒動ばかり捲き起こす厄介者という姿の裏に、苦労の多い日々の生活の中にあってささやかな美を慈しむ慎ましい心持ちがあることがアリアによって示されている。映画の中でアリアの時間は特別な時間である。それまでの雑然と慌ただしく過ぎ去る時間ではなく、ふと別世界に入ったような穏やかな静寂の中、別人のようになった寅次郎が決して仰々しくなることなく、抑制の効いた言葉を訥々と連ねて詠うのである。それはかつて樽味伸という精神科医が慢性統合失調症患者にふと訪れる時間として記述した「素の時間」[7]と同質の時間でもあるだろう。

VI. 虎気質について

　以上寅次郎という人物の中核に住む「虎」のイメージを見てきたが、それを足掛かりとして、また筆者の臨床経験を下地としつつ、虎気質という概念を粗削りながらも素描してみよう。

　寅次郎に限らず、またアルコール依存症を持つ人物に限らず、人格の中核部分に「虎」を住まわせている人物は少なからず存在する。それはおそらく生まれ持っての気質である。「虎」の諸特徴を備えた気質を虎気質と呼ぶこととする。

　「虎」の特徴の第一は、大柄で鋭い牙と爪を持つ肉食の猛獣であることからくる、獰猛さ、勇猛さである。虎気質の特徴としても、この獰猛さ、勇猛さが第一である。アルコール依存症患者が見せる大言壮語などはその典型であろう。寅次郎の破綻性、口上一辺倒の語り口にもそれがみられる。

　「虎」の特徴の第二は、ネコ科の野生動物であるがゆえの優美で素早い身のこなしである。虎気質として人間にそれが現れる時、寅次郎のような美しく軽い身

のこなしとやや非凡な美意識として表現される。そこには身体性の優位がある。

「虎」の特徴の第三は、夜の徘徊者、つまりは世界の周縁を動き回るという側面である。虎気質の場合、それはトリックスター性として現れる。

「虎」の特徴の第四は、代表的なイメージとは正反対の、農耕世界と深く結びついた風や水のイメージである。虎気質においては、先に記述した3つの特徴がどれも派手で個性的で目立つものであるのに比べると意外なほどに慎ましく、日常の質素さの中に詩情を感じ、自然や社会との調和的で相互緩和的な一体感を好むという没個性的な一面である。寅次郎が時に見せる純粋な優しさやしみじみと詠うアリアにもそれが見られる。

他の気質との関連性ということになれば、安永浩の中心気質[11]を取り上げざるを得ない。

中心気質とは類てんかん気質を含みつつ、それを拡大した概念であり、「ふつうにのびのびと発達した5、6歳くらいの子供」がその中核的なイメージだと言う。自然の動物に近い気質であり、他のすべての気質もこの気質からの発展、分岐、偏向にすぎない、という認識ゆえに「中心」気質と名づけられている。それは現代にまで受け継がれている原始民族の気質であり、その変型として、類てんかん気質、一部の心気症、嗜癖、一部の境界例、気分屋、ヒステリーなどが挙げられている。

寅次郎はやんちゃなガキ大将がそのまま大人になったような人物であり、諸国を一人で渡り歩いてはいるが分裂気質のように孤高を求めるわけではなく、かといって循環気質のように集団の中に溶け込んで団体行動を好むわけでもない。風の吹くまま気の向くまま、子供のような純粋な心情を抑え込まずにそのまま行動に移そうとする中心気質者でもあることは間違いないだろう。

安永が中心気質の変型として挙げている疾患の中では「嗜癖（＝依存症）」に寅次郎は該当すると思われるが、そもそも「類てんかん気質、一部の心気症、嗜癖、一部の境界例、気分屋、ヒステリーなど」に虎気質を持つ人物は多い。つまり虎気質は中心気質の一亜型であると位置づけることができる。虎気質とは、無邪気な子どもが持つ、自然の動物に近い野生的自然人としての気質を大人になっても保持している中心気質の中で、その野生性の発露としてとりわけ「虎」の特性が強く刻印された気質を指していると考えられる。

Ⅶ．おわりに

　以上、寅次郎に見られる虎のイメージを筆者の臨床経験と民族誌的観点から検討し、それを暫定的に定式化することを通じて虎気質という概念を提示し、中心気質の一亜型として位置づけた。まだ不確定要素の強い概念ではあるが、臨床場面で遭遇する現象を記述するツールとして有効に活用できる可能性を秘めていると思われる。今後、検討対象人物を広げつつ概念内実の肉づけを図りたい[註1]。

　　着想や草稿の段階から共に検討してくれた神戸臨床精神病理研究会のメンバーに感謝します。

文　献

1）速水徹：（社説余滴）寅さんと大阪万博、その心は．朝日新聞デジタル、2021．2．7．
2）井上ひさし：男はつらいよに脱帽．井上ひさし監修：寅さん大全．筑摩書房、pp.1-3、東京、1993.
3）名越康文：『男はつらいよ』の幸福論——寅さんが僕らに教えてくれたこと．日経BP社、東京、2016.
4）二通論：特別支援教育時代の光り輝く映画たち．全障研出版部、東京、pp.39-52、2015.
5）佐藤健一郎、田村善次郎：寅・虎．十二支の民俗誌．八坂書房、東京、pp.53-64、2018.
6）田中和彦：我が国におけるアルコール関連問題対策の変遷と課題．瀬木学園紀要（1）、8：103-110、2007.
7）樽味伸：慢性期の病者の「素の時間」．治療の聲、4；41-50、2002.（樽味伸：臨床の記述と「義」——樽味伸論文集．星和書店、2006に所収／三脇康生編：臨床の時間——素の時間と臨床．ナカニシヤ出版、2021に再録）
8）Vries, de Ad.：Dictionary of Symbols and Imagery. North-Holland Pub. Co.,

---

　註1）虎気質のイメージをもう少し具体化するために、他の精神科医が本論の草稿を読んで想起してくれた虎気質者をいくつか挙げておこう。① 映画『すばらしき世界』（西川美和監督、2021年）の役所広司演じる主人公、② 映画『パラサイト——半地下の家族』（ポン・ジュノ監督、2019年）のソン・ガンホ演じる主人公、③ TBSドラマ『カルテット』（2017年）にて松たか子、満島ひかり、高橋一生、松田龍平が演じる4人の主要キャラクター。どの人物も確かに虎気質であると筆者にも感じられたとともに、虎気質には幅広いバリエーションがあることも予感できた。

382　　第5部　病跡学のダイバーシティ

Amsterdam, 1974.（山下主一郎ほか訳：イメージ・シンボル事典. 大修館書店、東京、pp. 640-641、1984.）

9) World Health Organization：The ICD-10 Classification of Mental and Behavioural Disorders：Clinical descriptions and diagnostic guidelines. World Health Organization, 1992.（融道男、中根允文ほか監訳：ICD-10 精神および行動の障害——臨床記述と診断ガイドライン. 医学書院、東京、1993.）

10) 山田洋次：悪童——小説寅次郎の告白. 講談社、東京、2018.

11) 安永浩：『中心気質』という概念について. 安永浩著作集 3、方法論と臨床概念. 金剛出版、東京、pp. 285-321、1992.（内海健編『安永浩セレクション』ライフメディコム 2014に再録）

12) 吉村英夫：完全版「男はつらいよ」の世界. 集英社文庫、東京、2005.

システム的制作のプロセス——デヴィッド・リンチ

河本　英夫

Ⅰ．はじめに

　リンチは、モンタナ州ミズーリで生まれで、当初画家を志すが、それを断念してフィラデルフィアに移り、ペンシルベニア芸術科学アカデミーに入学し、そこで映画製作を始める。ただし絵は断続的に描き続けており、画集も公開されている[2]。これらの絵のなかではデッサンが前景化し、線描での事象の変形が際立っている。個人史では、3回の離婚と4回の結婚を経験している。最初の長い作品である『イレーザーヘッド』は、1度目の結婚を材料にしている。その後10年ほど試行錯誤が続き、イメージ接続の技法とスリリングな物語展開、エキサイティングな映像をちりばめた作品を次々と生み出した。一般には映画として十分に楽しめる作品を作っており、エンターテイナーである。「超越瞑想」を行って、さまざまなアイディアを出しているようである。ただしこの瞑想法を行えば、誰でもアイディアが出るということは考えにくい。むしろ瞑想法ではなく、この作家のもつ持続的な展開可能性こそ焦点となる。リンチは面白さと固有の展開可能性をもちあわせた作家であり、そこにこの作家の資質がある。

Ⅱ．制作の手法と経験のモード

　リンチの作品は、時として難解だといわれるが、作品そのものが常に謎解きを含んでおり、その謎解きがさらに次の謎を生み出してしまうプロセスを活用している。この手法は現在では、多くのテレビドラマでも活用されている。そのため、どの場面で終わろうと、これからもう一幕あると感じられる場面が続き、またそれで終わっている。そのことはどの場面の展開でも、「別様でもありえた」という複数のサブストーリが常に存在し、それがおのずと潜在化し、伏在していることと関連している。その場合、作品は収拾のつかなさと紙一重であり、なにかがかろうじてつながっていると感じられるように作られており、そこが制作の技法である。プロセスが進行するたびに、出来事（事件）の選択肢が増大し、そ

れらの選択肢のなかで最も飛躍のあるものを選んでいく。選んだ途端に、次の選択肢が出現する。これはシステム的制作の技法のひとつでもある。そのため作品の流れには、統合失調症気質類縁が出現する。サスペンスと哲学は、謎解きという共通のモードをもつ。哲学は、解けない謎の位置から世界の相貌を再編することを課題としており、サスペンスは本来宙吊りである事柄に、どのようなかたちで区切りがつくかを物語る。

映画としての興業的な成功を考えれば、作品は完結感があった方が良い。そのかたちで作られた例外的な作品が『ブルーベルベット』(1986) である。この作品は、スリリングであり、いたるところで暴力性と暴力にさらされた身体、アウトローと性場面で埋められている。しかもそれらの場面は、日常の場面を少し切り替えればほぼありうることであり、あってもおかしくないことである。そして実際には万事ハッピーエンドである。作者にとっては、これも悪くはない、という「鉾の収め方」で作られた作品である。

通学路の脇の畑に、切り取られた人間の耳が落ちている。小さな蟻が周辺に群がっている。この耳はすでに犯罪を予感させ、事実変質者、犯罪者のネットワークに行きあたる。耳をみつけた高校生は、警察に通報するだけではなく、自分でも捜査、偵察を行ってみるという好奇心から、素人の犯罪捜査が行われることになる。これが犯罪捜査の臨場感を作っていて、すべてが一応解決するサスペンスドラマであり、よくできた2時間物のサスペンスである。こうした作品が例外なのである。また作品には夥しいほどの倒錯者、変態、変人、犯罪者が登場し、どこに資質的投影があるのかははっきりしない。そこで、作品の制作プロセスから、資質的な特質を取り出すことにする。

リンチ本人は、創発性イメージ主導のメランコリー気質であると考えられる。これは「情感の突然の変化」「場面の劇的転換」「経験の速度の変動」「接続のないものの断続的な隣接」等々を基調とする。これに対してフランスの映画監督ゴダールは、マニー様分裂気質である。これは一定の緊張感がリズム性をもって進行し、作品の感触は「浮かれ基調」「ドタバタの進行」「常に経験の境界に触れ続けること」「突然の局面転換」からなる。創発イメージ主導メランコリー気質では、不連続な局面の隣接性に強度が出現し、これが分裂気質類縁を感じさせることがある。マニー様分裂気質では、緊張のリズム性がすでに強度的である。メランコリーやマニーは、情態性（世界の感情）の変動のモードであり、創発イメージ主導や分裂気質は「経験の作動」のモードである[3]。

創発イメージ主導は経験の動きの作動単位が、基本的に絵画や絵コンテに由来

するイメージ像からなることを意味する。像と像の間には隣接性しかないが、制作の際リンチは、一方ではシナリオを描き、他方ではシナリオとは独立して絵コンテを無作為といえるほど多数書き、後に絵コンテを隣接させる手法を取っていると考えられる。つまりシナリオの展開と絵コンテの系列を独立に制作し、カップリングさせるのである。

像は一般に独立しており、個々の場面にはシナリオ展開でも像の意味のうえでも、ほとんど接続しない。あるのは隣接性の度合いだけである。その際には隣接性の度合いを、作品の速度に転換する手法を多用している。隣接性が弱いほど作品の速度を挙げる、という仕組みがストーリの展開を作っている。この部分が、システム的制作のプロセスであり、ここにこそリンチの資質と才能がもっともよく現れている。

Ⅲ. 作品の速度と経験の速度

リンチの作品の多くは、ありえないことをありうるようにし、ありうるサブストーリのなかでもっともありないサブストーリを設定している。ありえないことをありうるようにするプロセスが不連続点の出現であり、ありうるストーリのなかでもっともありえないストーリを選ぶのが、緊迫性の度合い（観客にとっての強度性）である。それによって、現実感をもたせるところに作品が成立する。

『ロストハイウェイ』（1997）では、朝配達され置き去りにされた新聞のさらに2メートルほど先に、封筒に入ったビデオテープが置かれている。このビデオを再生すると、自宅の居間、寝室が盗み撮りされていることがわかる。誰かのいたずらか、変質者の仕業か、あるいは犯罪組織が圧力をかけているのか、いずれもありうることである。そこで警察に捜査を依頼し、盗撮の痕跡がないかどうか調べてもらう。捜査官が2名やってきて克明に調べるが、盗撮の痕跡はまったくない。その場はひとまず収まり、捜査官は帰っていく。盗撮ビデオが存在するのだから、盗撮は行われている。しかし盗撮の痕跡はない。完璧に痕跡を消したか、捜査によっては浮かび上がらない技法で盗撮がなされたか、あるいはありえない技法で盗撮が行われたかのいずれかである。

ところが翌日またもや新聞の4メートル先に別のビデオが置かれている。そこにはさらに立ち入った盗撮が行われており、ベッドシーンも撮影されている。そこから先はおそらく収拾のつかない何かがきたのであろう。

その住まいの住人であるテナーサックス奏者の夫フレッドと妻レネエが、パー

ティに出かけると、あの黒服のチビ男（媒体）がやってくる。クルクルした眼を輝かせて「前にもお会いしましたね」とフレッドに声を掛けるが、フレッドにはまったく記憶がない。あれは誰なのかと近くにいたアンディに聞くが、「ディック・ロラント」の友達だと教えられる。ところがこのロラントという人物に覚えがないのである。そしてその後のフレッド自身の記憶がないのである。はっきりと思い起こせるのは、妻レネエ殺しの容疑で死刑判決を受けた場面であり、ベッドの脇で血を流して死んでいるレネエがフラッシュバックのように何度も浮かんで来る。夫フンッドは殺人罪で刑に服している。ありえなさの現実性の度合いは、作品の進行の速度にほぼ比例し、ありえないほど事象の速度で作品が進行する。つまりこれ以外にないという感触が現実性を支えている。この延長上で、ある日さらにありえないことが起きる。看守だけではなく、主任も事務官もそのことを確認する。囚人が入れ替わってしまったのであり、殺人犯が監獄で入れ替わるということは考えられないことである。

　こうしたありえなさは、一面では別の現実が二重写しに作動していることを予感させる。現実のかたちで見えているものは、ある断面でありその断面以外の何かが実際には進行しているのである。つねに二重の現実が並行して作動し続けることはありうることだが、人間の認知機能にとっては、それを捉える仕組みがない。人が入れ替わることはありえないことだが、現実感として「何かが起きてしまっている」と感じさせる。つまり想定しがたいことが進行していると感じさせ、それが作品の奥行きとなっている。

　他面こうしたありえない事態は、人間にとっては不連続性としてしか感じ取ることはできない。不連続な何かが起きてしまったという事態である。こうした作品の作りのなかでの作品の速度、もしくは経験の速度の変換が、制作の第一のテクニカルな特質である。

　人と人が入れ替わるような不連続な場面は、実は何が起きているかが分からない。それは外的観察者にとっても何が起きているのかが分からないのだから、当人には収拾が付かない状態である。こうした不連続性の活用がリンチの作品の特徴でもある。作品のなかに何度か不連続点を導入する。このとき主人公とは外的指標であり、キャラクターとはいくつかのメルクマールの集合に過ぎないことを活用する。

　この不連続点には、多くの場合、象徴的な何かが配置されている。それが意味不明な具体的個物であり、『ロストハイウェイ』の場合の黒服のチビ男であり、『マルホランド・ドライブ』の青い箱と青い鍵である。この具体的個物が、分岐

点そのものになっており、この具体的個物は個体の変化である「メタモルフォー
ゼ」の媒体もしくはきっかけである。それは実際には引き返しの効かない分岐点
である。そのため意味不明な変化にさいしても、何かがつながっていると感じさ
せる。リンチは同じ分岐点の象徴を二度活用する。一度目は、何かが起きる予感
や予期として、二度目はもはや引き返しは効かないという分岐の場面に配置され
ている。これはある意味では特殊な「反復」である。一度目は劇的なもの出現の
予感として、二度目は劇的なものの完了の感触を伝えている。出現も完了も、変
化率である。アリストテレスが物語の不可欠な要素として、「始まり」「移行」
「終わり」を指定したことは、十分な理由がある。開始と終わりは、ないものが
出現することとあるものが消滅することであり、移行はその間の変化である。分
岐点は、明らかに変化率である。

　こうした分岐点では、複数の事象の進行が観客には感じ取られ、複数の線の交
わりのようになる場合が、『ロストハイウェイ』であり、いくつかの線が不連続
点で交わってはまた複数の線に戻っていく場合が、『マルホランド・ドライブ』
（2001）である。そのため『マルホランド・ドライブ』は、ポリフォニー（多重性）
のかたちを取る。

　もちろん速度を一定にして、同じ速度で描くことはできる。『ストレイト・ス
トーリー』（1999）はディズニーから依頼を受けて制作した、リンチの例外的な
作品であり、老農夫がかつて喧嘩別れした兄弟に会いに行く道すがら、これまで
の人生のこまごまとした思い出の想起とともに、移動のプロセスを画いた作品で
ある。これは全体の速度を落とし一定にした例外的な作品でもある。老人が、か
ついていくつかの行き違いから音信不通になってしまい、その後脳卒中になった実
の兄に会いに行く旅行記だといえる。

　最後にもう一度会っておきたい人、会っておかねばならない人は、誰にとって
もいそうだが、おそらく会っても別段何も話すこともないのであろう。にもかか
わらず区切りとして会っておくことが必要なのである。するとこの弟が、それほ
ど遠くもない兄の家までの道のりを、さまざまな思いを込めて進んでいく旅程と
して、ストーリを描くことができる。こんな構想の作品なのだから、才気走った
ような映像の撮り方は出来ない。リンチにとって、多くの得意技を封印して作る
ような作品に仕上げなければならない。この老人は人生のほとんどを農園で暮ら
しているが、時に応じて世界の多くの場所に駆り出されている。戦争によって招
集も受けている。それ以外は農園を営み、14人の子供が生まれ、7人が無事に
育っている。やけを起こしたいときにもやけを起こさず、また浮かれたいときに

も浮かれず、大きな楽しみを求めず、無理な悩みももたず、そうやって人生の終盤にさしかかっている。それが主人公のアルヴィン・ストレイトである。周囲の小さな喜びを我がことのように喜び、小さな落胆を分かち合って緩和するような生活感情に溢れている。そうした老人にふさわしい場面を導入しなければならない。ただしどことなく笑える話も組み込まなければならない。ここが作家の能力である。無事に終わるとは、笑って終わることでもある。この作品の情感は、淡々とした哀調を帯びている。情感のモードの作り変えが、比較的容易に実行できるのも、メランコリー気質の特質である。

　一般に作品の進行速度を一定にすることは、文章では文体を一定にすることに近い。映像では、画面の移り行きは一定だが、起きてしまう出来事の速度が異なってくる。ことに加速での作品の展開をリンチは多用する。映像の速度の緊迫感の度合いを変化させていくのである。ここがリンチの作品の作りの第一の特質である。すなわち現実の映像の局面のありえなさを、作品の速度に転換する手法なのである。

Ⅳ．ツイン・ペア

　第二の特質として、ほとんどの作品で要の位置に「ツイン・ペア」を活用することである。これによって成功する場合には、作品はつねに二重の意味をもつことになる。世界のなかに、偶然的な接点しかなく、自分とそっくりな人間がいるとする。世界の現実のなかでは、ときとしてこの二人は入れ替わることもある。また入れ変わらなくても、それぞれが別様の現実を作り出しながら行為しており、気が付けば複数の現実が交差していることもある。また、まったく異なった人物で、まったく接点もないが、相対的配置として、世界内で同じ位置を占めている二人の人物がいるとする。この二人には似たところもない。ところが正反対であるような資質がある場合には、相対的配置は同一で、当人二人は正反対という関係が生じる。これが「裏」である。ツイン・ペアの関係は、多くのモードをもつ。

　ツイン・ペアの典型例が、ポーの『盗まれた手紙』の大臣とデュパンであり、二人とも三人称的まなざしと二人称的まなざし（特定の関係でしか見えない）の落差の活用と、それを逆手に取ることを知り尽くした人間である[4]。三人称的まなざしと二人称的まなざしの二重の現実性が常に出現していることは、二人に共通している。その落差を活用して人々が騒ぐのを楽しむ大臣（サイコパス・タイプ）

と、それを逆手にとって金に換える探偵とのツイン・ペアであり、本当の悪党はデュパンである。喩えてみれば大臣は素人を騙す白サギであり、デュパンは詐欺師そのものを騙す黒サギである。大臣は、金にもならないのに騒ぎを起こすだけのサイコパスであるが、三人称的にみれば、大臣には盗癖があり騒ぎを起こすだけのサイコパスであり、デュパンは社会正義の体現者である。盗まれた手紙の作品に奥行きがあるのは、こうした二重の現実性が並行して進行しているからである。

　アーティストの荒川修作は創発イメージ主導メランコリーの典型例である。彼の技法のひとつが、「ゲイズブレイス」（対の凝視）であった[1]。世界のいたるところに対がある、というように世界や事象を二重化する仕組みである。椅子に腰かけると、建築物の隙間から空が見えるという設計を行うと、足の下にも青空を設計しておく。世界をつねに二重化しておけば、すべてのカテゴリーをいったん解除して、認識を分散させ、新たな経験の出現のための場所を拓くことができる。

　リンチは作品の作りのなかに各種ツイン・ペアを導入している。まったく接点がない人間同士でも、ツイン・ペアがありうるのである。『ロストハイウェイ』では、リンチの作品の基本形となるツイン・ペアのいくつものモードを導入している。死刑囚の個室で、ある日看守が、そこにいる人物が変わってしまっていることに気づき、そこにいるのは右額に傷を負ったピート・デイトン（自動車整備工）であることが判明する。死刑囚フレッドとデイトンにはまったく接点がない。それでも入れ替わることはありうる。ツイン・ペアの機能的な役割のひとつが、作品を常に実際に二重化させることである。

　ツイン・ペアのもう一つの活用法は、登場人物のキャラに対照性をもたせる場面である。リンチの最高傑作である「マルホランド・ドライブ」では、ハリウッド近くのマルホランドドライブ通りの峠の中腹で、車中の女優リタ・ヘイワースが殺害されそうになるが、その車がカーチェイスをやっている暴走車に追突され、リタは頭を強く打って、部分的に記憶を失う。車を出て坂道を走りくだり、やがて豪勢な建物の部屋に潜り込み逃げ込む。そこにその建物の所有者の姪のベティが来訪し、オンタリオから女優のオーディションを受けるためにハリウッドにやってきて、しばらく滞在するという。叔父叔母夫婦は、休暇のためしばらく家を空けるので、その間に家を使ってよい、という了解がある。管理人のココ・ルノアにはそのことが告げてある。

　その部屋に叔父叔母から事情を聞かされていない一時的居住者リタがおり、ベ

ティは当惑するが、しばし様子をみようと決める。ベティはリタの記憶が部分的に失われていることを感じ取って額に傷があることから、事故であったことは察せられ、リタのカバンを開けてみると、大金と青色のカギが出てくる。ベティは、昨日のことを思い出そうとするリタに協力し、警察の交通課に公衆電話から連絡をいれ、実際に事故があったことを確認する。リタ・ヘイワースはポスターにも載っているハリウッド女優であることが少しずつわかるが、事故の内実がわからないままなので、公的に出ていくこともできない。作品は、このリタの記憶の回復をひとつの縦糸としている。それと同時に、女優を志し、最終的に主演女優になることのできなかったベティの自殺までが、対になった伏線の縦糸である。

　この二人がキャラクター上のツイン・ペアである。リタは、鬱気質のキャラであり、ベティはチア・ガール・キャラ（躁気質）である。こうしたツイン・キャラ・ペアは、『ブルーベルベット』でも活用されており、夫と子供を拉致監禁されて「ブルーベルベット」を歌うキャバレー歌手のドロシー（鬱気質）と、事件の調査に協力するサンディ（躁気質）に対照性をもたせたツイン・キャラ・ペアを活用している。『ブルーベルベット』では、この二人の関係もキャラも大きくは変化しない。ところが『マルホランド・ドライブ』では、このツイン・キャラ・ペアの関係そのものが変化していく。

　ベティは、リタの記憶回復に寄り添い、合間にオーディションを受けに行き、それはそれで大成功するのだが、オーディションの行われた映画は作られることはないだろうと聞かされる。リタが「ダイアン・セルウィン」という名前に偶然反応したので、ベティは記憶が戻ってきたかもしれないと考え、電話帳でダイアンの番号を調べ、そこにかけると、留守電につながっている。だがこのダイアンは、リタとは関係が無いことがわかる。リタとベティは、ベッドを共にし、同性愛に向かう。

　次の日に、ダイアン・セルウィンの住所に出かけていくと、別の部屋に転居していて、転居先の部屋は応答がない。壊れかかったようなボロボロのアパートに窓から入り中に進むと、死臭がする。奥の部屋のベッドで男が死んでいる。それでもリタの記憶はさらにまた戻ってくる。リタはベティの借家に戻ると髪を切ろうとする。そこでベティはリタの黒髪を短く切り、金髪のかつらを作る。まるで別人であるかのように、リタは輝く。

　リタは夜眠れないので、ベティを誘って、かつて行ったことのある「クラブ・シレンシオ」に誘う。リタはここで多くのことを思い出すが、ベティは歌を聴き

ながら緊張が亢進し、歌声のなにかに反応してしまう。ベティは青い小箱をもっており、それを開けようと決意する。カギは、リタのカバンに入っていた青い鍵である。しばらく躊躇して青い箱を開けるが、そこには何もない。リタは、そこにいるはずのベティを探すが、ベティはもはやどこにもいない。そして二度とベティが戻ってくることはないのである。

　この場面に少し細かな考察を向けてみる。「クラブ・シレンシオ」では、舞台の人物の演奏と音とが分離し、感情と音とが分離し、倒れて卒倒してもなお歌声は続いている。リタは、それらの情景をどこかなつかしい場所に戻ったかのように見ている。どこかで経験の動きの負荷を解除し、安心と作動の自在さを回復している。ベティには理由のわからない衝撃があり、パニック症状が起きている。青い箱をみつけ、それがあの青い鍵に対応する箱だとわかる。

　いったいここで何が起きたのだろう。ベティが将来大女優になるなら、こうしたパニックを介して経験の幅が広がり、女優であることのキャパが拡張されていることになる。リタは、部分的に記憶を回復して、普通に監督の妻となり、実質的に女優業引退となる。この場合には、ベティが統合失調症気質であり、リタは鬱気質の雰囲気はあるもののありふれた女優に留まっている。

　このようにはならないことをみると、もう少し別様な理解の設定が必要となる。ベティはパニック性の幻覚がでやすい女性でもある。映画では、幻覚なのか現実なのかは、通常映像上はっきりと区別できる。ところがこの作品は、どこが幻覚でどこが現実なのかが容易には区別できない。カギとなる分岐点はいくつかあり、その一つが、青い箱を開けてしまうところである。それっきりもう戻る回路がない、というのが分岐点の意味である。こうした分岐の活用が、システム的制作の基本でもある。

　複数の現実性が同時に進行しているとき、現実は常に「別様でもありうる」という仕方で成立している。それは個々人にとってみれば、多くの選択肢をもち、その選択肢は風に吹かれる落ち葉のように揺れている。その状態が、なにかのきっかけで確定していくことがある。

　リタは、「クラブ・シレンシオ」の歌と出し物によって記憶を回復し、女優としてさらにリセットされていく。ベティにとっては、パニックになることでそれが自分の身の丈と釣り合ってしまい、もはやリタとの接点さえほとんどなくなってしまう。リタは、それらの情景をどこかなつかしい場所に戻ったかのようにみている。どこかで経験の動きの負荷を解除し、安心感を回復している。

　二人の女は、いずれも女優であり、類似しているようにみえるが、成りたちは

異なる。このとき、リタは、統合失調症気質であり、誰かに狙われている気配を感じ取り、路上に止まっている車も、自分を監視しているように感じられ、また記憶の断片化が起きている。感覚質の分離の場面を通過することで、どこか懐かしい場所に触れて、経験の局面が変わっていく。経験の弾力が大きく、また経験を広げていくことの幅が大きい。女優としてある種の役を引き受けていくことは、現にある自分とは異なるものへと自分を拡張していくことであり、それによって経験を広げていくことにつながる。このとき良い作品に恵まれれば大女優にもなることがありうる。見られている意識が前景に出て、それの調整が弱くなれば、被注察感となり、感覚の境界不全を起こすが、それは通常動かないようになっている感覚まで動き出すために、世界は常に自分自身を超えて溢れてしまう。

　これに対して、ベティは注意障害性（発達障害）のキャラでもある。ひとつの感覚質に過度に反応し、選択的制御が効かない。そのためパニックになってしまう。特定の感情に対しての適応度は高いが、感情のモードが細かく分節されない。注意障害特有の好奇心のまま何でも調べていくという傾向はずっと続くが、情感の細かさが形成されないのだ。ベティは、面白味の感じられることを次々とみつけては、それをやっていく。注意の分散ではなく、多動性、感覚反射型の注意である。ことに情報処理や事務処理は相当に手際が良く、次々とこなせる。鍵のしまった家の中でも、窓から入り込んでしまう。そこに死体があっても驚きはするが、衝撃を受けることはない。なにか奇妙なことが起きたと感じられるだけである。

　この後のこの作品では、ダイアン・セルウィンの部屋の電話が鳴り、そこに眠りこけたダイアン（ベティ）が横たわっている。随分と時間が経ってしまったようである。リタが、マルホランドドライブ通りに来るように伝え、そこに行くと事実リタがおり、ダイアンをパーティに誘ってくれる。パーティには多くの女優が集まっており、監督のアダムとアパート管理人のココ・ルノアも来ている。アダムは、ココを母だと紹介する。リタはアダムの作品の主演女優をやり、ベティは、チョイ役で役柄をあたえられる。隔たりのあまりの大きさに、ベティは悔しさを隠しきれない。打ちひしがれ、もって行き場のない悔しさにベティは浸される。ベティは、プロの殺し屋にリタを殺してくれと依頼する。ベティには何度も幻覚がでる。殺し屋は「もう戻ることはできない」とベティに確認する。ベティはほどなく幻覚のなさかで自室の銃で自殺してしまう。

　この作品のポリフォニーには大仕掛けのトリックも使われている。女優志望の

ペティは、やがてダイアンとなり、命を狙われて部分的に記憶を失うリタ・ヘイワースは、後にリタ・カミーラになる。イギリス王室チャールズ皇太子は、ダイアナと結婚・離婚し、そのとき影の妻であり愛人であったのが、カミーラである。この二人がツイン・ペアで、作品に浸透する背景となる流れである。「ザ・ガール」が誰であるかは、ここでも決まらない。このツインは、偶然に接点ができ、しばらく同居し、やがてまったく別様にそれぞれがプロセスを進む。それが作品に別様でもありえたという多重性を作り出している。また同じような場面を二度活用することで、一度目と二度目の隔たりの大きさを活用する。それが作品がそこまで来てしまったということの記憶上の指標となっている。これは反復のもうひとつの活用法である。

Ⅴ. 異物──この聖なるもの

リンチの作品の第三の特質は、異物趣味ともいえるものである。意味不明で配置できないが、なお感覚的には明確なもので、かつ美や快とはなじまないもの（異物）を登場させるのである。

どこまでも届かない他者（レヴィナスの他者＝顔）は、たとえ最終的にそれが何であるか明るみに出ることはなくても、経験のなかに配置することはできる。どこまでも届かない、という配置を与えるのである。これに対して異物は、世界内の不連続点であり、紛れもない存在者でありながら、配置することができない。配置とはわかることであり、理解できることであって、理解した途端に終わることである。これに対して異物は記憶上の断片である。どこに異物の感触が残るかを確認するとともに、どのような異物に感度が動くかを推定してみることは、作品の質を感じ取ることのポイントとなる。

またキャラとしての異物の配置や風景としての異物の配置に、リンチは限りない親和性をもっているようにみえる。『イレーザーヘッド』（1976）は、若い頃の才気に満ちた作品である。あるいは才気が見えて透けてしまうほどの作品であり、モノクロで撮られている。岩石様の物体に横倒しになった主演のリンチ自身の顔が大写しになる。口からクラゲ状の物体を吐く。全身皮膚がただれ疱瘡のように発疹にまみれた男が最初と最後に登場する。リンチが演じるヘンリーは紙袋をもってとぼとぼと歩く。巨大な壁のなかに入っていく。メアリーから電話があったことを告げられる。メアリーの家に出かける。メアリーの家に行くと、メアリーの母親からメアリーと肉体関係があったのかどうか執拗に尋ねられる。未

熟児状の子供が生まれていると告げられる。ヘンリーは、そんなはずはないと当惑している。それでも母親に問い詰められて、ヘンリーは鼻血が噴き出る。この未熟児状の子供は、鳴き声はイヌともヤギとも人間とも聞こえる。口から海藻様の異物を吐いている。メアリーの家では、鶏肉料理を振る舞ってくれる。ナイフを入れようとすると、ローストチキンから血が流れ出し、手羽の部分が自動的に動く。肉は生きており、筋肉は人工筋だと教えられる。メアリーは、何かの拍子に極端に全身緊張が高まり、ひきつけが起きる。意識緊張から来る発作である。ヘンリーとメアリーは、ヘンリーの部屋で暮らし始めるが、メアリーの傍らから腸のような異物が繰り返し出てくる。ヘンリーはそれを引き抜いて壁に投げつけるが、ばらばらになって岩石様の物体に飛び散り、この物体の上を飛び跳ねる。メアリーは眠れないので実家に帰ると言いだす。隣部屋の女が、鍵を忘れたので休ませてくれと言って、部屋に入ってくる。ベッドは岩石様の物体のなかの小さなバスになる。二人ともそのバスのなかに沈み込み、場面が一転する。こうした異物の断続が当初よりリンチの作品にはあった。

　また逆に配置できないものを作品の転換点として活用する手法も多用している。『マルホランド・ドライブ』の映画監督アダム・ケシャーはプロデューサから特定の女優を押し付けられるが、それを拒否する。そしてカーボーイに会いに行くように言われる。ここでも押し付け女優を認めるように迫られる。そしていわくありげなわけのわからない話を聞かされる。その女優を選べば、もう一度カーボーイと会うことになり、その女優を使わなければさらに二度会うことになる、と思わせぶりなセリフを聞かされる。アダムは、オーディションの日に、外圧のかかった押し付け女優を採用することに決める。

　『ロストハイウェイ』では、投げ込まれたビデオの捜索の後、テナーサックス奏者のフレッドと妻レネエが、パーティに出かけると、あの黒服のチビ男（媒体）がやってくる。クルクルした眼を輝かせて「前にもお会いしましたね」とフレッドに声を掛けるが、フレッドにはまったく記憶がない。あのチビ男は、どのようにしても配置が効かない。配置できないものを設定することで、作品に分散性を作り出している。それだけではない。今回、15年ぶりに『ロストハイウェイ』を見たが、このチビ男の場面で、かつてこの作品を見たことがあるとまざまざと思い起こしたのである。断片化した異物は、記憶にとって無条件に優先度の高い「想起のきっかけ」となる。断片の異物は、配置できなさによって一切の理由なくそこにある。こうしたものを思い付くところが創発性イメージ主導である。

　これらは絵の作成にも明白であり、リンチのイメージには異物（孤物）への親

和性がある。事物に変形をかけてみる。それを何か別様なものが出現するまでやってみるのである。そしてそれがコメディでもありユーモアもあるところまで変形をかける。そしてそれにふさわしい俳優を探してきたと思われる。リンチの人間観察と人間類型についての学習は、月並みなものではない。映画監督という職業での人間観察に、相応の時間と労力をかけていることがうかがわれる。それは絵を描き続ける間に、物事の変形の限界を見ることに近い観察眼である。

VI. おわりに——サブストーリへ

　主要な人物のキャラクターには作家の本性が現れてしまう。主要な作品で描かれるのは、無防備で無垢なキャラクターである。その結果、次々事件に巻き込まれたり、収拾のつかない事態へとおのずと進んでしまうような人物たちだ。まさに「生成する無垢」である。ところがこうしたイノセント・キャラの内実は少しずつ異なっている。『ブルーベルベット』の歌手ドロシーは、倒錯者、犯罪者に付き纏われて、選択肢を増やすことができないまま、ずるずるとその生活が続いてしまう。子供を誘拐監禁されていることになっているが、そうした場合には不法行為だから警察に届ければよい。だがそうした場面で同じ生活をずるずると続けるのである。『ロストハイウェイ』の自動車修理工ピート・デイトンは、引き返せなくなることの連続で、もう前に進むこともできず、引き返すこともできない。ピートにはヤクザの娼婦であるアリスとの間でなにか危険でやっかいでほぐすことの難しい関係が起こりそうだと感じられている。アリスは二人の関係をヤクザのロラントに気づかれたので、別の男から金を奪い、逃げようとピートにもちかけ、もうそれを実行するよりない局面まで来てしまう。結果としてこの男を殺してしまい、ピートとアリスは金を奪って逃亡し、砂漠の小さな一軒家に辿りつく。その小屋には、あの黒衣装のチビ男（媒体）が待ち構えており、「前にもお会いしましたね」という。『マルホランド・ドライブ』のベティは、謎解きと興味深そうなことにどんどんと目移りがして、迷子と似通った状態になる。いずれも無垢であり、イノセントである。そしてまっとうな社会人であるかぎり、そうした無垢にはなれないのである。ある意味ではそうしたイノセントは単なる無垢というより、むしろ「セイント」（聖なるもの）に近い要素を備えている。「セイント」とは、みずからの本性が運命性を帯びてしまう存在である。それを社会的、相対的存在だと捉えると、「病的資質」が読み込まれることになる。だが「セイント」は社会的な圧力で変異した存在（適応障害）ではない。「みずからで

あり続けること」が、それ自体一個の運命なのである。そしてリンチは、こうした資質にこよなく親和性があると思われる。

　こうしたリンチの作品を前にすると、サブストーリを組み立ててみたい誘惑に駆られる。実際にリンチ自身も劇場公開される映画とDVD用の映画を作り変えている作品もある。『ブルーベルベット』は、切り取られた耳が無造作に畑に捨てられている場面から始まる。そしてこの耳はキャバレー歌手ドリシーの夫のものであることが推測されて、作品は収束する。ところがこの耳が結局誰のものであったかがわからないままに終わることもできる。事件は一通り解決しても、なおさらに奥に深い闇があるように描くことはできる。その場合、作品全体をより深い闇が覆うが、それでも作品はひとときの解決を見て終わることはできる。こうなるとかなり大掛かりな書き換えが必要となる。そしてそうした可能性を繰り返し感じさせ続けることが、リンチの魅力なのである。

文　献

1）荒川修作, Gins, M.（河本英夫訳）：建築する身体．春秋社、東京、pp. 163-165、2008.

2）Cozzolino, R.: David Lynch：The Unified Field. University of California, CA, pp. 45-141, 2014.

3）河本英夫：疾走しつづけるもの――ゴダールの浸透と速度．オートポイエーシスの拡張．青土社、東京、pp. 237-255、2000.

4）Poe, E. A.（凸野好夫訳）：モルグ街の殺人事件――盗まれた手紙．岩波書店、東京、pp. 147-171、1985.

ウォーホルとポップ哲学

——病跡学的再考——

花村　誠一

Ⅰ．はじめに

アンディ・ウォーホルは、現代におけるもっとも有名なアーティストです。このこと自体、一種の驚きなのですが、いざ彼の生涯について論じるとなるとむずかしい。私がかつて（1984年）、彼の作品について論じたときも[10]、かなり錯綜したことを覚えています。彼の場合、生涯そのものも作品と化してしまうわけですから、やはり一筋縄ではいきません。したがって、今日の私の話には、あらかじめ全体のアウトラインを示しておこうと思います。

第一に、精神科医としての私の切り口、コモンセンスの精神病理学にふれます。第二に、ウォーホルの表現特性として、「両義性過耐性」をとり出します。第三に、この創造者の対人関係について、2つの例を通して論じます。そして最後に、病跡学的診断として、統合失調症の不全型（formes frustes）を俎上にのぼせます。

このたび、私の講演[註1]の司会を務めていただく鈴木國文先生に感謝いたします。先生には『時代が病むということ』と題されたすばらしいモダン・アート論があります[32]。ヨーロッパのアヴァンギャルドの心性を実に巧みにとらえられた。ここでは、戦後アメリカ美術、とりわけ、ポップ・アートに照準が合わせられることになるでしょう。

Ⅱ．コモンセンスの精神病理学の変奏

病跡研究は臨床経験との往復があってこそ、経験科学としての実質を獲得します。精神医学の応用領域ですから、この点については言うまでもないでしょう。

註1）本稿は河本英夫会長のもと「創造性と経験の変容」をテーマに開催された第55回日本病跡学会の特別講演（2008年5月24日）の書き起こしである。

また、とりあげる創造者について、バイオグラフィカル・データが充実していなければなりません。ウォーホルの場合、事実に関する詳細な記録のほか、写真や映像の資料も際立って豊かです。というのも、彼はアーティストであると同時にメディアの寵児でもあり続けたからです。

1. 奇異でない妄想と奇異な妄想

　若い頃、私は宮本忠雄先生から「理性的狂気」（パラノイア）への関心を触発されました。なにしろ、あの先生は自分のカフカ論を「原野維谷」という筆名で出したほどです。私の場合、ノンセンス文学がコモンセンスのふるさと英国に端を発していることが重要でした。ある妄想患者の言語新作を扱った私の処女論文には、「ルイス・キャロルにならいて」という副題がついています。1982年、アイリッシュ・バイアスのもと、病跡誌にジョイス論を載せていますが[8]、これもほぼ同じような関心の所産です。

　臨床では、しかし、すでに体ごと統合失調症の患者さんたちを相手どっていた。このことが私に、その翌々年、芸術療法誌にウォーホル論を上梓するように促したのです[10]。かつてWinklerが近代美術に関して試みたように、現代美術に関する表現精神病理学を狙ったものです。そこでは、「ばかばかしさ」などと蔑称的に記載される破瓜病者のふるまいに注目しました。DSM-IVにしたがえば、私の関心は奇異でない妄想（妄想性障害）から奇異な妄想（統合失調症）へと移行したことになります[註2]。

　こういう道筋には、おそらく、学生時代から親しんでいた戦後アメリカ美術が絡んでいます。美術批評家の宮川淳はそこに[27]、「記憶から現在への突破」という西欧の前衛とは異なる現代アメリカならではの特質をみています。これはほとんど、記憶過剰のパラノイアから現在只今のヘベフレニアへ、と読み替えることができると思います。

2. ノンセンスからポップ感覚へ

　造形芸術におけるノンセンスの例として、デュシャンのレディメイド「泉」を

　註2）重要なのは、これが単なる関心の移動ではなく、私に強いられた治療実践上の帰結でもあるということである。私の治療によって、パラノイア的前面が払拭され、正真正銘の統合失調症像へと至った症例が考察されている。私の構想はこういう動きの中で形をなしたわけで、このことがのちにオートポイエティック・ターンを要請する。

あげます（図1a）。便器をそのままサイン入りで差し出すさい、なお隠喩的に「泉」と題されています。これに対し、右側のウォーホルの作品では、ただ字義通りに「ブリロの箱」となります（図1b）。2人の肖像ですが（図2）、右側のウォーホルの眼差しに注目してください。良性の残遺状態にある患者さんのそれに通じるものがあると思うのですが、どうでしょうか。

Stanghelliniは[29]、コモンセンスの精神病理学について[註3]、すぐれた展望論文を書いています。双極性障害ではコモンセンスとの過剰結合、

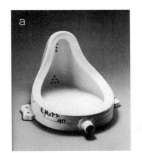 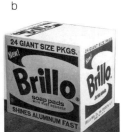

図1a：泉　b：ブリロの箱

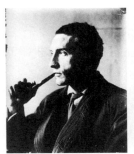 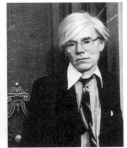

図2

統合失調症では過少結合が問題になる。さらに、統合失調症の脆弱性には、感覚的、概念的、態度的という3つの次元があると論じます。統合失調症圏に属するコモンセンスからの離断性の例がたくさん掲げられています。

彼はまた、コモンセンスをめぐる哲学の系譜について、簡略なスケッチを添えている。18世紀イタリアのヴィーコ、スコットランドのリードに端を発します。現代哲学では、フッサールとその弟子たち、ウィトゲンシュタインの後期哲学がこれに属します。むろん、ウォーホルのポップ哲学は、こういう系譜には入りませんし、新たな創発の結果です。

註3）コモンセンスの精神病理学は、現象学派の代表的論客Blankenburgによって構想されたものである。Stanghelliniはこれに経験科学的実質を与えるべく、Huberらの基底障害学説や英米圏の認知障害研究へと開いている。私自身は当初、構造主義の決定的な影響をこうむっており、ノンセンスへの注目もこのことと切り離せない。

400　　　　　　　　　第5部　病跡学のダイバーシティ

3．所有格表現によるイコン導入

　関心をパラノイアから統合失調症へと移行させるさい、妄想対象の「複数化」の問題に取り組まなければなりませんでした。というより、まれならず、私自身が患者さんによって複数化されてしまうようなことがよく起こった。たとえば、ある患者さんから、「今ここにいる花村先生は、さっき会った花村先生とは違う。花村先生はいったい何人いるんですか？」と真顔で問われたりすることがあったわけです。

　私が統合失調症について論じるのは、イコン（写し）の概念の導入とともにです[7]。いまあげた人物誤認現象などが典型ですが、統合失調症の精神病理学には、個体とその写しという概念対が役立ちます。そもそも、個体という概念は、ラテン語の"individuus"（分割不可能）という言葉に由来しています。また、統合失調症が概念の創始者Bleulerによって「分割の狂気」（Spaltungsirresein）とも評されていたことを想起してください。

　あるものを写真に撮れば、どこへでももち運べるという意味で、イコンは脈絡独立性をもちます。あるものを写真に撮るのは、どの角度からも可能という意味で、イコンは分割可能性をもちます。しかし、イコンがこのように便利であるのは、「□□の写し」という所有格表現によって導入されるときだけです。もしそうでないとすれば、イコン（写し）ほど危険な代物はないのではないか、というのが私の構想の始まりでした。

4．破瓜病的な「ばかばかしさ」

　どのように危険なのかといえば、「脈絡の喪失」と「分割の強制」をもたらすわけです[9]。これら2つの契機は、統合失調症のパトス的側面にそのままあてはまります。となると、統合失調症とは、件の所有格表現が撤去される事態であるといえる[註4]。属性判断が存在判断に優先するととれば、Lacanのいう排除の概念と符節を合わせることになります。

　重要なのは、しかし、こういう「情態の変化」が「行動の異常」によって隠蔽されうるということです。たとえば、破瓜型統合失調症における児戯的爽快、あ

　註4）ここでは、イコンの分割可能性と脈絡独立性から、統合失調症における「分割の強制」と「脈絡の喪失」が導かれている。これによって、患者たちが示す疾病論的およびパトス的諸相がイコンというたった一語へと縮約されたことになるだろう。日々の臨床における彼らとの一触即発のやりとりを思うと、このことの実践的意義はけっして小さくは見積もれない。

の「ばかばかしい」ふるまいのように。この場合には、所有格表現の撤去というより、すべてが「写しの写し」と化してしまう。いわば、所有格表現が「ばかになっている」事態であると考えられます。

　このことがおそらく、私がウォーホルに破瓜病的な表現身振りを見いだしたことと関連します。このアーティストの代表作といえば、あのおびただしい量のシルクスクリーンによる作品群でしょう。それらは既製の写真イメージのカンヴァスへの転写、つまり、写しの写しの作成以外の何物でもありません。実際、彼の作品群を「ばかばかしい」と一笑に付す人たちが多いことも、われわれはこのさい押さえておくべきです。

　参考までに、グレッチェン・バーグによるインタヴューから[28]、精神科医に供するためのウォーホル語録を作成してみましょう。「ぼくは何でもそうやって見てるんだ、表面だけをね。いってみればメンタルな点字だね。ただ物の表面をなでてるだけなんだ」。「それはそんなに意味のあることじゃない。ぼくはいつもこの哲学をもっていた。『別にどうでもいい』ってね」。「ぼくの哲学は『毎日が新しい日だ』ってこと。ぼくはアートや人生について悩んだりはしない」。「ファクトリーでぼくたちは空っぽだって思う。最高だよ、ぼくは空っぽになるのが好きだ」。「ぼくはとても受動的なんだよ。ぼくは物事を受け容れる。ぼくはただ見てる、世界を観察してる」。——ここには、精神科医が破瓜病者にあてがうカルテ用語、「表面的」（flach）、「無頓着」（gleichgültig）、「空虚」（leer）、「受動的」（passiv）などが出そろっています。むろん、これらの言葉を破瓜病者のそれと同じには扱えませんが、フーコー派言説分析にならって、こういう言表レベルの同形異質現象には注目を促しておきたいと思います。

Ⅲ．ウォーホルの「ポップ」の特異性

　ここで、話の展開を導くため、ウォーホル芸術の変遷過程について素描しておきます。プレポップでは、商業美術で「ぼろぼろアンディ」からニューヨークで有数の売れっ子になります。ポップでは、シルクスクリーンによる作品を量産し、ファクトリーから次々とスーパースターを産出します。これはあとでふれるソラニス狙撃事件によって終止符が打たれることになります。ポストポップでは、肖像画家として巨富を貯え、『インタヴュー』誌を創刊し、現存するもっとも有名なアーティストになります。

1．商業美術と純粋美術との相克

　カーネギー工科大学でデザイン専攻の学生時代のウォーホルの作品1点です（図3）。ドローイングも彩色もかなりの腕前で、なによりもクラスメートたちに劣等感を抱かせたであろう才能の輝きをみとめることができます。女優カルボと作家カポーティに憧れ、ビアズリー、マティス、デュシャン、コクトーを見習おうとしていた。こういうライン・アップは、しかし、どうみても共通項でくくることがむずかしく、あまりに多種多様ですね。ウォーホルのプレポップからポップへの移行は、まさにメタモルフォーゼと評せます。左側の風采の上がらないヨレヨレの服を着た若者が、銀髪のかつらを着け、サングラスをかけ、つねに美女をはべらせるアンディ・ウォーホルへと変身するのです（図4）。ちなみに、彼はゲイ（同性愛者）ですから、女性との性関係は一切ないことを申し添えておきます。コマーシャル・アーティストとしての作品ですが（図5a）、ニューヨークで注文が殺到したのもうなずける、すばらしい出来栄えです。出版された画集『ゴールドブック』からの1点ですが（図5b）、ゲイの感性ならではでしょう。

　ここに示すのは、プレポップからポップへの分水嶺となった2つの作品です（図6）。1961年の4月から、ウォーホルは新聞や雑誌の広告を描き写した作品を

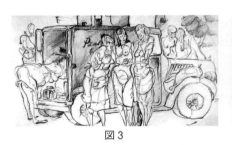
図3

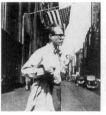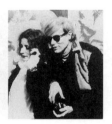
図4

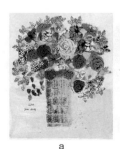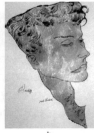
　a　　　　　b
図5

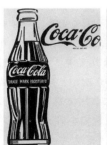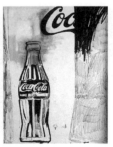
図6

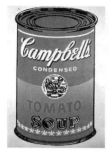 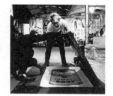 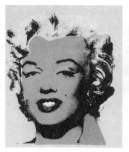 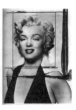

図7　　　　　　　　　　　　　　図8

作っていました。そのほとんどが絵具のはねや意図的な塗り残しによって、絵画らしさを強調しています。友人の助言によってこの方向と決別することになりますが、彼の心づもりは決まっていたのです。あまりにも有名なキャンベル・スープ缶とその製作場面です（図7）。あまりにも有名なマリリン・シリーズの元写真とブルー・ヴァージョンです（図8）。ご存知のように、彼のシルク作品は多くの場合、「反復」と「量」のコンセプトのもとに差し出されます[註5]。

2．二重拘束仮説と両義性過耐性

　私は1984年、ウォーホルの商業美術から純粋美術への転身を次のように論じました[10]。商業美術では、感情的なものを機械的に制作することになり、これはある種のダブルバインドとみなせる。彼の純粋美術への脱皮は、こういうダブルバインドからの脱出でもあった。その戦略は、機械的なものを機械的にというヘベフレニックなリテラルネスであると。こうして、背後なき純粋な「表面」としての"Andy Warhol"が誕生したわけです。アルミ箔を張りつめ、銀色に輝く彼のファクトリーは、ニューヨークっ子の憧れになります。

　あれから20数年を経た今回の発表では、いくつか新しい論点を提出すべきでしょう。1つは、Frenkel-Brunswickの「両義性不耐性」をめぐる仕事のコロラリです。Krausはこれを躁うつ病の病前性格にあてがいましたが[24]、コモンセン

註5）これについては、哲学者ドゥルーズが主著『差異と反復』の中で次のように活写しているので引用しておこう。「コピーを、コピーのコピー等々を、コピーが転倒しシミュラクルへと生成する極限的な点にまで推し進めることができた、絵画におけるポップ・アートの様式。たとえば、ウォーホルのあの驚嘆すべき『セリジェニック』なセリーがあり、そこでは、習慣の、記憶の、そしてその死のすべての反復が結び合わされている」（財津 理訳）。

スとの関連仕方にも合致します。彼によると、前うつ病者の常識的なありかたには、感情面と認知面の双方にまたがる偏りが見いだせることになります。

重要なのは、Anthony Davidsの仕事で[3]、創造的人格や統合失調症では「過耐性」であるといいます。彼自身はこの所見をダブルバインド仮説にもとづいて解釈しています[註6]。ウォーホルにおいては、感情的なものと機械的なものとの（前者から後者への移行ではなく）並存が問題になります。言語では矛盾するこの場面で、ある種の包含的な選言的総合（disjunctive synthesis）を介して[註7]、ポップ感覚が尖鋭化するわけです。

ウォーホルの作品評として秀逸なのは、20数年前に書かれた私のウォーホル論にも引用しましたが[10]、フーコーが盟友ドゥルーズのために書いた「劇場としての哲学」の中の次の文章でしょう。「缶づめの缶やばかげた事故や一連のコマーシャル的微笑からなる作品をもつウォーホルの途方もなさ。あのしまりのない唇、あの歯、あのトマトソース、あの洗剤の衛生法が口唇的かつ栄養学的等価性をもつということ。車体の避けた自動車へのへこみの中で死のうと電柱の上の電話線に引っかかって死のうと、電気椅子の閃光を放つ青みがかった肘かけのあいだで死のうと、死としての等価性には変わりがないこと。……だがこの際限なき単調さを真正面からじっと眺めているとき不意に天啓のごとく閃くものは、多様性そのものである——中心にも、頂点にも、背後にも何ものもない多様性」。破爪病者が何ごとも等価として扱い、傍目に平然としているように映るのも、彼らにしてみれば、こういう多様性の中に身を置くからであると思います。

3．オートポイエーシスのたとえ

もう1つは、河本会長が掲げるMaturanaによるオートポイエーシスの隠喩です[21]。まず、観察者の問題に関連する「計器飛行するパイロット」の隠喩を使いましょう。パイロットは地上に降り立つと、みんなから飛行のすばらしさを賞讃

註6）Davidsの聴覚投影テストでは、被験者に両義的な意味合いを含む刺激文が音声で与えられる。大学構内、海軍基地、精神病院でデータをとり、三番目のそれに明らかな「両義性過耐性」がみとめられた。彼はここでの刺激文がパロ・アルト派のいう二重拘束的メッセージに類似していることに注目している。

註7）ドゥルーズとガタリは共著『アンチ・オイディプス』の中で、選言的総合を2つのタイプに分けている。すなわち、「あれかこれか」という排他的・制限的使用と、「あれであれこれであれ」という包含的・無制限的使用。彼らは後者に、オイディプス的二重拘束を超出する積極的な契機を見いだし、精神分析に批判の刃を向けた。

されます。彼自身はただ計器の目盛りに従っていただけなので、それに当惑するというわけです。ウォーホルも、商業美術だろうと純粋美術だろうと、一貫してワークし続けているだけであると言えます。

次に、自己組織化の一般的イメージを与える「13人の職人が家を建てる」というあれです。棟梁もいないし、設計図もないが、家はできあがるわけで、ファクトリーでは、このパターンがとられます。ウォーホルはメディアからイメージを借り、周囲の人からアイデアを借りることに何のためらいもない。作品の制作そのものも、ファクトリーの面々にゆだねるとなると、一体だれの作品なのか判然としなくなります。

こういう創造のプロセスについて、かつての私はシリアスに受けとってはいても、クリアーには論述できなかった。河本先生の一連の仕事のおかげで、いまや、みずからの構想のオートポイエーシス的含意を生かしつつある。統合失調症の臨床が私に否応なくもたらし続ける「経験の拡張」に、言葉があたえられつつあります[12,13,16]。そういう中で、ウォーホルが再浮上してきたわけですが、狙いはむろん、臨床へのヒントを得ることにあります。

4．できごととしての経験の変容

最後に、本大会のテーマでもある「経験の変容」としての側面にふれます。「西へ行けば行くほど、ハイウェイではあらゆるものがポップに見えた。……一度ポップをつかんでしまえば、標識ひとつも以前とは同じように見えなくなる。いったんポップ的な発想をしはじめると、アメリカも以前とは違ったふうに見えてくるのだった」[34]。

『ポッピズム』の中のこの一節は、ポップをつかむ「以前」と「以後」とを際立たせたものです。Müller-Suurの症例も、わたし花村の症例も、"danach"（そのあとで）「すべてが変わった」と表現しています[16]。この文章は、精神病症状ならぬ審美的領域において、強度的なできごととしての経験の変容を告げているのです。図9はオートポイエーシスの機構に

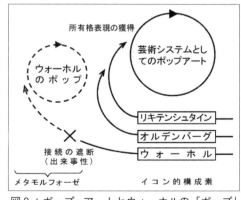

図9：ポップ・アートとウォーホルの「ポップ」
　　（オートポイエーシスの機構になぞらえて）

なぞらえて[12]、戦後アメリカ美術におけるポップ・アートの出現を表したものです。ウォーホルのほか、リキテンシェタイン、オルデンバーグ、ローゼンクイストなどがこのアート・シーンの担い手でした。しかし、いま述べたような「経験の変容」となると、ウォーホルただ1人によって遂げられている。「ウォーホルのポップ」は、ポップ・アート一般から異様なかたちで分出したものなのです。

Ⅳ. 逆同一化によるカップリングの例

ウォーホルについて、病跡学的に再考するにあたり、私は必ずしも彼の生涯全体にあたろうとは思いません。彼の経験の変容がインテンシヴ（強度的）なできごとであるならば、そういう局面だけに絞りたい。彼は60年代、まさしくインテンシヴ・サイコセラピーに相当するような激しい対人関係にさらされています。いいかえると、ウォーホルは、件の「強度」の概念がもつ治療的合意を証かし立てる格好の事例でもあるのです。

1. ファクトリーとフリークたち

ポップ・アートの旗手となったウォーホルは、60年代、おびただしい数の映画をつくります。ファクトリーの中で、彼はけっして中心にはならず、ただフリークたちのあいだを遊泳しているだけです。「連中はぼくのまわりをうろついているだけだなんて思っていないよ。ぼくのほうが彼らのまわりをうろついているんだ」[28]。いかにマスコミ（観察者）にはカリスマ（教祖）のように映じたとしても、実情はこういうことであったわけです。

先ほど私は、Maturanaによる「13人の職人が家を作る」というたとえをひいて、ファクトリーのありかたに言及しました。オートポイエーシスの社会システムへの適用をめぐり、Maturanaと弟子Varelaとのあいだに深刻な対立が生じたことはよく知られています。ドイツの社会学者Luhmannは、（人間ではなく）コミュニケーションを構成素と見立てることで、この難関を切り抜けることに成功しています[13]。

オートポイエーシスでは、各システムの閉鎖性をことのほか強調するので、システム間の関係を規定することがむずかしくなります[12,13]。ファクトリーというサブ社会システムに、たくさんのフリークたちの心的システムがカップリングしていると考えてみましょう。ウォーホルの心的システムも、そのようにカップリングしている1つでしかない、ととらえることがここでのポイントです。

オートポイエーシスは、現代ドイツで、ラディカル構成主義と一緒になり、一時代を画しました。精神医学関連では、システミックな家族療法の基礎理論として注目を集めました。Frommerは精神病理学的見地からLuhmannの社会システム論を吟味し、次の2点に疑問を呈しています[13]。①システム論と現象学という素性の異なる知の編集にもとづく、②フィヒテの自己論と同じく、自己言及のアポリアをはらむ。河本先生のお仕事は、①に対しては認知神経科学を介在させることによって、②に対してはMaturanaの定義を改良することによって克服しています。『システム現象学』(2006年)では[21]、システムとしては要素単位をもたない身体内感や情動・感情領域まで、オートポイエーシスの付帯システムとしてとり込もうとしている。そのさい、構成素は「活動(運動感、情動、感情その他)－気づき－イメージ(調整の手がかり)」という複合連動系として構想されています。この果敢な取り組みによって、われわれの領域、精神医学への応用の可能性も倍加することが予想されます。

2. イーディの感情へのアクセス

そこで生み出されたスーパースターたちのうちでも、イーディ・セジウィックは格別の存在です(図10)。上流階級出身のこの女性は、ウォーホルの手によって、ニューヨークのガール・オヴ・ジ・イヤーにまつり上げられるほど有名になります。[イッシプレス制作 "PORTRAIT OF AN ARTIST：ANDY WAHHOL" から、実物のイーディとアンディが音声入りの動画で映し出される] セジウィック家では、2人の兄が専制的な父に耐えかねて自殺を遂げ、イーディ自身も排出型の摂食障害に陥っていました。生来の魅力をウォーホルに見いだされ、彼女は次々とファクトリーでの映画出演を繰り返します。それらの映画をみてわかるのは、アンディのカメラがひたすらイーディを愛しているということです[5]。

イーディーとウォーホルとの関係は、Benedettiのいう「逆同一化」のヴァリエーションと考えられます[1,2]。まず、ウォーホルのほうがイーディに自分を見いだす、同一化することから始まります。イーディはスーパースターに

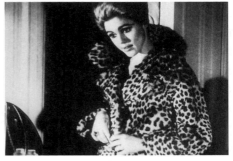

図10

なり、自分をウォーホルに似せようと、逆同一化します。髪をショートカットにして銀髪に染め、顔には白粉をはたいてアンディの白い肌に近づけようとする。いまや、イーディの感情はアンディの感覚によって調整されるようになり、その魅力も全開状態にまで高まるのです。彼女はしかし、否定的自己像に苦しみ始め、ほかの男性との性的アクティングアウトにおよびます。ウォーホルに見放され、ドラッグに溺れ、精神病院へ入院し、28歳の若さで亡くなっています[31]。

いま「ウォーホルに見放され」と述べましたが、オートポイエーシスからみると、これは正確ではありません。ウォーホルにたずねれば、「イーディを見放した覚えはない」と言うかもしれません。イーディはファクトリーの雰囲気を一変させるほど、これとの連動（カップリング）の度合いが高かった。それゆえ、いったんそれが外れると、傍目には「ウォーホルの仕打ち」と映るような悲惨な結果に至ったのだと思います。こういうデカップリングには、彼女のアンフェタミン常用があずかっているに違いない。ともあれ、彼女はもはや、ファクトリーの内にいても、その外に区分される異物同然の存在でした。

3．臨床における逆同一化の証拠

臨床文脈における「逆同一化」について補足いたしますと、3つのポイントがあります。逆同一化はまず、1）治療者に向ける眼差し、表情の変化として始まります。2）治療者の子供、恋人、母親、一部、対抗者であるという表象促迫にとらわれます。3）否定的同一性にもとづく自己破壊衝動、惨めな自己像を断念する不安にかられます。重要なのは3）であり、ここを乗り切ることがセラピストにとっての課題になります。これはウォーホルには求めようがないものなのでしょう、イーディは悲劇的な結末をたどりました。

私の臨床経験で逆同一化のエビデンスともいえるある患者さんからのカードを掲げます（図11）。真ん中の女性は、私と一緒に担当した研修医の女医さんで可愛らしく描かれています。左端の私と思われる男性には、髪の毛が2本しかなく、しかも巻き毛です。これを見たとき、私は思わず「銀髪のかつら」が欲しいと思ったものです。〔笑い〕重要なのは、

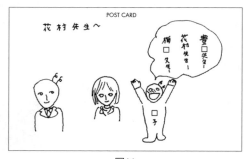

図11

患者さんの頭部にも2本の巻き毛しかないことで、2人は同類ということになります。この患者さんは、先ほどの2)「治療者の一部」であるという表象促迫にとらわれているのです。

　Benedettiもいうように[1]、これは「両数的 (dual) な精神病理」であり、しかも精神病的な特質をもっています。彼はこれを「同一化」(identification) という精神分析由来の用語で標識していますが、私なら端的に「強度化」(intensification) という用語を使うでしょう。ここでは、最小社会システムとしての「治療システム」が創発され、双方がこれにカップリングしていると考えられます。ウォーホルとイーディの二者関係にしても、こういう最小社会システムを介した「強度の共振」としてとらえなければなりません[註8]。

3．ヴァレリーの情念がはじける

　1968年5月、ウォーホルはヴァレリー・ソラニスというレズビアンの女性に銃で撃たれます (図12)。ファクトリーに出入りし、ウォーホルの映画にもちょっと出たことがあります。「男性撲滅協会」(SCUM) という革命組織のリーダーであり、唯一のメンバーでした[19]。精神医学的には、狂信的な妄想性パーソナリティー障害に、精神病的な妄想性障害が生じた例となるでしょう。ここで、メアリー・ハロン監督による "I SHOT ANDY WARHOL" という映画を一部だけ引用致します[註9]。〔音楽に乗って、タイトルの赤い文字が現れ、映画の冒頭に置かれ

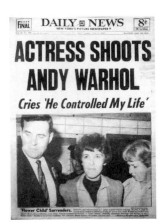

図12

註8) 逆同一化も強度の共振も、統合失調症の臨床からの所産であることに変わりがない。Benedettiは、しかし、ある種のボーダーライン・ヴァリアントに対する治療も射程に入れている。ここには、疾病論的な限定があるというよりも、治療論的な限定しかないと考えるべきかもしれない。

註9) メアリー・ハロンはドキュメンタリー映画の出身だけあって、ヴァレリーに関する可能な限りの資料発掘を行なっている。彼女は偶然、書店でヴァレリーの『SCUM宣言』を手にとり、その激しい文体に魅せられたという。この映画はそれをフェミニズムの古典としてではなく、ある情動の記録としてスクリーン上によみがえらせることに成功している。

た狙撃場面と、クライマックスにおけるそれとが音声入りで映写される〕この映画は事実に忠実に作られており、ことを起こすさい、ヴァレリーがふだんはするはずもない化粧をし、赤いドレスを身につける場面はとても印象的です（図13）。ウォーホルとの関係は、やはり「逆同一化」のプロセスに即して理解できます。ウォーホルは、下層階級出身の性的マイノリティー、ヴァレリーに自分を見いだし、同一化します。ヴァレリーはファクトリーにシナリオをもち込みますが、なしのつぶてに終わります。ジロディアスとの出版契約を成立させるさい、ヴァレリーは化粧し、赤いドレスを纏います。彼女はレズビアンですから、これはウォーホルへの逆同一化ともとれるでしょう。そのあと、ウォーホル／ジロディアスに対して、妄想的猜疑をつのらせていきます。結局、ウォーホルのほうを銃で狙撃し、「統合失調症性反応」と診断され[註10]、刑務所へ送られます。

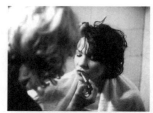
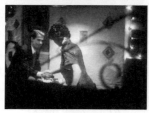
図13

この女性の場合、ウォーホルへの逆同一化によっても、ファクトリーとのカップリングは生じていません。そもそも、ファクトリーという感覚の迷宮に、シナリオなどという言語をもち込もうとすること自体、見当違いもはなはだしい。とすると、ウォーホルへの逆同一化といえるかどうか

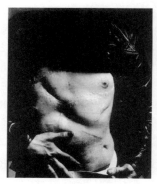
図14

もあやしくなり、少なくともイーディのそれに比べれば、部分的なものにとどまったと考えるべきでしょう。それはさておき、凶弾に倒れたウォーホルのほうですが、ほとんど奇跡的に一命をとりとめ、復帰しています。これは一流の写真家リチャード・アヴェドンが撮ったものですが（図14）、多数の手術痕が実にすさまじい。

註10）当時、アメリカ精神医学はDSM-IIを使用しており、力動精神医学的観点から、こういう診断名が用いられていた。

V. 統合失調症の不全型における創造

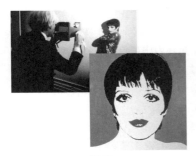
図15

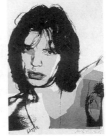

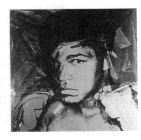
図16

70年代のウォーホルは、ポラロイドを用いて、有名人の肖像画をたくさん作っている。これはそれらの中でも出色のライザ・ミネリ（図15）、ミック・ジャガー、モハメド・アリです（図16）。60年代のハードスタイルに比べ、抽象表現主義の筆触まで用い、実に巧みです。彼はまた、『インタヴュー』誌を創刊し、米国のメディアを大いににぎわせています。毎号、表紙にはハリウッド・スターをはじめ、有名人がウォーホル・タッチで登場します。これはジョディ・フォスターですが（図17）、まさに完璧な出来栄えで、本当に驚いてしまう[注11]。

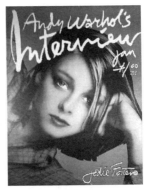
図17

1. 移民の子によるマイナー美術

精神医学的考察として、まず、ウォーホルの幼少年時代にスポットをあててみます[5]。チェコ移民の貧しい家庭に生まれ育ったこと。ほかの兄弟たちのようにはチェコ語は話さなかったこと。アルビノじみた真白の顔に痣が拡がり、「ス

註11）図17に掲げたジョディ・フォスターの表紙は、構図や色合いはもとより、すべての点で完璧な出来栄えである。私はこれを見たとき、思わずレオナルドの「モナリザ」、あのスフマートの技法を連想したほどである。制作スタッフは、ウォーホルがどう反応するかということだけに集中し、またたくまに、こういうものを造り上げる。

ポッティ」とあだ名されていたこと。父親は炭坑夫として働き、アンディとは、ほとんど他人同然の間柄であったことをあげておきます。母親ジュリア、女友達エリー・サイモンなど、女性の庇護者には恵まれています。

　ウォーホルがワーカホリックであったことと、父オンドレイの生きざまとのあいだには何らかの関連があるかもしれない。いかに「他人同然」であったとはいえ、子どもはなべて、自分を地理的-政治的な全体の中に位置づけるすべを知っているものです。彼の場合、エディプス葛藤は、アメリカ合衆国における人種・民族間のそれへと拡大されて展開したのではないでしょうか。彼の作品の中産階級的題材、彼自身の上流階級への参入についても、こういう観点から再考してみる必要があると思います。ドゥルーズとガタリは[4]、あの卓抜なカフカ論の中で、「マイナー文学」という魅力的な概念構成を行いました。その1つの特徴は、言語の非領域化、直接に政治的なものへの個人の統合、言表行為の集団的アレンジメントです。私はこれを転用して、ウォーホルを「マイナー美術」の典型、それもそのもっとも大規模な一例として考えてみたい[14]。彼のポップが、ヨーロッパで、とりわけドイツで、政治的イマジネーションを大いに触発したという事実にも留意を促しておきます。

　ドゥルーズとガタリの『カフカ──マイナー文学のために』は、私のもっとも好きな愛読書の1つです。この2人はこれまでのカフカ像を一新したばかりか、民衆の文学の要件を以下のように規定しています。「言語・音楽・エクリチュールにとっての1つの出口、それはポップと呼ばれるもの、ポップミュージック・ポップ哲学・ポップエクリチュール、つまり言葉の逃走（Wörterflucht）。自分の言語の中で多言語使用をすること、自分の言語についてマイナーまたは強度的な使用をすること、この言語の抑圧された特徴をこの言語の抑圧者的な特徴に対立させること、非文化と未開発の地点、言語の第三世界の地帯──そういう場で1つの言語が逃げていき、一匹の動物がくっつき、1つのアレジメントが作られるのだが──を見出すこと」。彼らのこういう問題提起と共鳴しうる精神療法の本が書かれなければなりません。精神障害者を正常者の「まがい物」にするのではなく、積極的に「変わり者」として受け容れなければなりません。

2．スキゾタイパルな挙措の数々

　Klosterkötterは1985年[23]、E. Bleulerのオリジナルの「統合失調症」概念を読み解いています。Kraepelinの教科書にも出てくる統合失調症の不全型（formes frustes）に、特徴的な2類型があてがわれています。1つは認知-無動型で、

DSM-IVでいう schizotypal personality disorder に相当するものです。もう1つは過敏−脆弱型で、DSM-IVでいう borderline personality disorder に相当すると考えてよい。

現代では、Stone の研究以来、後者はむしろうつ病（気分障害）に近い、とみなされています。あくまでも必要な変更を加えればですが、ウォーホルは前者に属する創造者である、というのが私の考えです[註12]。彼の生活の全体にわたり、実在感喪失がプレグナントですが、けっして解離によるものではありません。TV、カメラ、テープレコーダーとのコンクリートな関わりは、この点に関連するでしょう。

ファクトリーにたむろしたのは、おおむねボーダーライン的な人たちでして、情緒不安定な者ばかりでした。彼らにとって、ウォーホルのようなスキゾタイパルな人間の傍にいることは癒しになったようです。逆に、ウォーホルにとっては、彼らの呈する感情・情動の渦の中に身を置くことが癒しになったと考えられます。こういう相補的な疾病論的キアスムが創造促進的に働くことに[11,15,17]、ぜひ刮目を促しておきたいと思います。

3．ウォーホルの収集癖と金銭欲

あの瞠目すべき「収集癖」と「金銭欲」についてはどのように考えたらよいでしょう？ 菊地は「統合失調症における収集行為の原動力となっているものは、自己の存在を所有で補填せざるをえないような、現存在の危機的状況における自己保存の欲動である」と述べています[22]。ここにも、存在と所有の対位法が出てくるし、ウォーホルにおける「所在格表現の希薄化」が彼の収集癖と関連するのかもしれません。

統合失調症における金銭欲については、霜山徳爾先生の『エルドラドと分裂病』と題されためざましい論考を参照しておきます[29]。「正常者のような計画性、予見性、目標性をもったものではなく、意味もわからずにただ貯蓄するといったことが多く、そこには患者の深い人間不信が根底にある」と論じておられます。これまた、ウォーホルに適用可能な本質的な指摘であると考えてよいと思われま

註12）この点をめぐって、講演のあとの議論で、フロアから「アスペルガー障害」ではないかと問われた。ウィトゲンシュタインやウォーホルをこの発達障害に引き入れようとする論考が散見される。私には、しかし、この2人のような、大衆の深層にまで届く創造が発達障害の人に可能であるとは思われない。

す。

　こういう収集癖と金銭欲のコロラリとして、ウォーホルが香水マニアだったことにふれておきます。自著『アンディ・ウォーホルの哲学』[33]に、「五感のうちで匂いが過去と直結する力が一番強い」とあります。嗅覚は味覚と並んで、雰囲気の形成に直結する「口腔感覚」を担うものです。ほとんど動物的ともいえる識別力で、彼が視聴覚メディアを操つる秘密は、こういうところにもあったのかもしれません[註13]。

4．構造的でなく機械状の無意識

　これでほぼ、抄録に書かれた4つの論点がフォローされたといえますが、論じ残されている問題が1つあります。構造的無意識の機械状無意識への拡大であり、この点に関連して、Libetの実験を参照しておきます[25]。図18は、意識的な（アウエアネスを伴う）意図よりも350ミリセカンド前に、脳で準備電位が発生することを示したものです。行為が生じるまで、まだ150ミリセカンド、実際には、100ミリセカンド残っています。Libetはここに「拒否権」（ヴェトー）が働く余地を与え、自由意志を救済しているわけです[註14]。

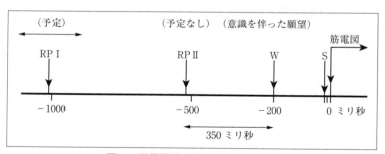

図18：準備電位と意図の出現の順番

　註13）精神病理学における「口腔感覚」の重要性については、Tellenbach, H.: Geschmack und Atmosphäre. Medien menschlichen Elementarkontaktes. Otto Müller Verlag, Salzburg, 1968（宮本忠雄ほか訳：味と雰囲気、みすず書房、東京、1980）を参照されたい。

　註14）図18が示しているのは、意識的な意志（W）は、脳活動（RP）の始動より最低でも400ミリ秒遅れるが、運動活動の150ミリ秒前には現れるということである。Libetはこの実験結果から、自発的な行為は脳の中で無意識に起動されること、しかし、意識的な意志にもなお結果を制御する可能性が残されていること、以上2点を導いている。

ともあれ、この実験はデカルトの「われ思う、ゆえにわれあり」を覆す衝撃的なものです。あの「記憶から現在への突破」にしても、現在そのものについて考え直さなければなりません。興味深いのは、JanzarikがLibetのいう「拒否権」をみずからの構造力動的端緒と符節を合わせたものとみていることです[20]。すなわち、現勢化（Aktualisierung）に対する非現勢化（Desaktualisierung）の契機としてです。彼によれば、統合失調症の核心は非現勢化の減弱（Desaktualisierungs-schwäche）に求められることになります。コネクショニスト前野隆司[26]は、拒否権など不必要であると、よりピュアな受動意識仮説を提唱している。彼の論文のタイトルは、ずばり、「ロボットの心の作り方」と題されています[註15]。

　ともかく、脳神経科学を介して、まったく新たな無意識をめぐるディスクールが編制され始めました。無意識は言語のように構造化されているのではなく、機械のように作動し続けているのです。私の仕事は、おそらく、Freud-Lacan的無意識よりも、むしろLibet的無意識のほうに接続されていくでしょう。

　ウォーホルは無意識のレベルで、ある種の選択機能を働かせているのではないか。こう考えれば、彼が示し続けた特異な挙措も少しは納得できるものになる。インタヴューのさい、インタヴュアーの言葉をそのまま繰り返すとか、ですよね。

　これはウォーホルのお墓ですが（写真省略）、このアーティストは今も、これからも、けっして死ぬことはない。というのも、21世紀を生きるわれわれ人類の深層、脳に働きかけることをやめないからです。

　これでひとまず、私の話を閉じさせていただきます。ご静聴、ありがとうございました。

文　献

1) Benedetti, G.: Beziehungsstörungen in der Psychose und Beziehungsformen in deren Psychotherapie. Z. Psychosom. Med. Psychoanal., 25; 354-362, 1979.

2) Benedetti, G.: Individual psychotherapy of schizophrenia. Schizophr. Bull., 4; 633-638, 1980.

　註15)　前野の受動意識仮説では、意識／無意識の分界すらはっきりしなくなり、心はただ次のように働く。すなわち、脳内に起こる様々な流れに対し、川上で制御するのではなく、川下で一部だけ把握する。こういうモデル表象では、意識による能動的な「拒否権」など、もはや無用の長物と化すのかもしれない。われわれはJanzarikにならい、統合失調症の臨床を介し、この錯綜した問題圏にアクセスすることができる。

416　　第5部　病跡学のダイバーシティ

3) Davids, A.: Psychodynamic and sociocultural factors related to intolerance of ambiguity. White, R. W.(ed.): The Study of Lives: Essays on Personality in Honor of Henry A. Murray. Atherton Press, New York, pp. 160-177, 1969.

4) Deleuze, G., Guattari, F.: Kafka. Pour une littérature mineure. Minuit, Paris, 1975.（宇波彰、岩田行一訳：カフカ——マイナー文学のために. 法政大学出版局、東京、1978.）

5) Guiles, F. L.: Loner at the Ball. The Life of Andy Warhol. Bantam Press, London, 1989.（野中邦子訳：伝記 ウォーホル——パーティーのあとの孤独. 文藝春秋、東京、1996.）

6) ハケット、P. 編（中原祐介、野中邦子訳）：ウォーホル日記（上、下）. 文藝春秋、東京、1997.

7) 花村誠一：妄想への記号論的アプローチの試み——夢・妄想・分裂病. 臨床精神病理、2；21-35、1981.

8) 花村誠一：ジェイムズ・ジョイスの病跡——生誕百年に寄せて. 病跡誌、24；38-52、1982.

9) 花村誠一：分裂病者の生の形式——実用論の要請. 村上靖彦編：分裂病の精神12、東京大学出版会、東京、pp. 239-263、1983.

10) 花村誠一：アンディ・ウォーホルの芸術——分裂病論の余白に. 芸術療法、15；57-69、1984.

11) 花村誠一：感情障害と創造性——フーコーとウィトゲンシュタイン. 笠原嘉、松下正明ほか編：感情障害——基礎と臨床. 朝倉書店、東京、pp. 482-496、1997.

12) 花村誠一：分裂病の精神病理学とオートポイエーシス. 河本英夫、チオンピ、L、花村誠一ほか：複雑系の科学と現代思想 精神医学、青土社、東京、pp. 173-239、1998.

13) 花村誠一：システム論的転回. 融 道男、南光進一郎編：臨床精神医学講座24、精神医学研究方法. 中山書店、東京、pp. 404-429、1999.

14) 花村誠一：分裂病質の病理と創造——カフカとベケット. 福島 章、高橋正雄編：臨床精神医学講座S8、病跡学. 中山書店、東京、pp. 173-194、2000.

15) 花村誠一：躁うつ病の病跡学——チューリングをめぐって. 精神医学、43；157-166、2001.

16) 花村誠一：語りと強度——行為論的精神病理. 加藤 敏：新世紀の精神科治療7、語りと聴取. 中山書店、東京、pp. 78-99、2003.

17) 花村誠一：経験科学としての病跡研究——治療論への架橋. 病跡誌、66；50-55、2003.

18) 花村誠一：生の強度（IOL）について——芸術療法の独自性. 日芸術療会誌、38；7-24、2007.

19) ハロン、M. & ミナハン、D.（古屋美登里訳）：I SHOT ANDY WARHOL ポップカルト・ブック. 早川書房、東京、1996.

20) Janzarik, W.:Strukturdynamische Grundlagen der Psychiatrie. Enke, Stuttgart, 1988. （岩井一正、古城慶子ほか訳：精神医学の構造力動的基礎．学術書院、東京、1996.）

21) 河本英夫：システム現象学——オートポイエーシスの第四領域．新曜社、東京、2006.

22) 菊池慎一：収集癖について．臨床精神病理、24；205-225、2003.

23) Klosterkötter, J.: Formes frustes der Schizophrenien. In: Huber, G.(Hrg.)： Basisstadien endogener Psychosen und das Borderline-Problem. Schattauer, Stuttgart-New York, 1985.

24) Kraus, A.: Ambiguitätsintoleranz als Persönlichkeitsvariable und Strukturmerkmal der Krankheitsphänomene Manisch-Depressiver. In: Janzarik, W.（Hrsg.）： Persönlichkeit und Psychose. Enke, Stuttgart, 1988.

25) Libet, B.: Mind Time. The Tempolal Factor in Consciousness. Harvard University Press, Cambridge, Massachussets, 2004. （下條信輔訳：マインド・タイム——脳と意識の時間．岩波書店、東京、2005.）

26) 前野隆司：ロボットの心の作り方——受動意識仮説に基づく基本概念の提案．日本ロボット学会誌、23；51-62、2005.

27) 宮川 淳：記憶と現在——戦後アメリカ美術の《プロテスタンティズム》について．引用の織物．筑摩書房、東京、1975.

28) オプレイ、M. 編（西嶋憲生、萩原麻理ほか訳）：アンディ・ウォーホル・フィルム．ダゲレオ出版、東京、1991.

29) 霜山徳爾：エルドラドと分裂病．黄昏の精神病理学——マーヤの果てに．産業図書、pp. 197-304、1985.

30) Stanghellini, G.: Vulnerability to schizophrenia and lack of common sense. Schizophr. Bull., 26; 775-787, 2000.

31) スタイン、J. & プリンプトン、G.（青山 南、中俣真知子ほか訳）：『イーディ——'60年代のヒロイン』筑摩書房、東京、1989.

32) 鈴木國文：時代が病むということ——無意識の構造と美術．日本評論社、東京、2006.

33) Warhol, A.: The Philosophy of Andy Warhol（From A to B and Back Again）. A Harvest/HBJ Book, New York 1975. （落石八月月訳：アンディ・ウォーホル ぼくの哲学．新潮社、東京、1998.）

34) Warhol, A., Hackett, P.: Popism. The Warhol 60s. Harper & Row, NewYork, 1980. （高島平吾訳：ポッピズム．リブロポート、東京、1992.）

付　録

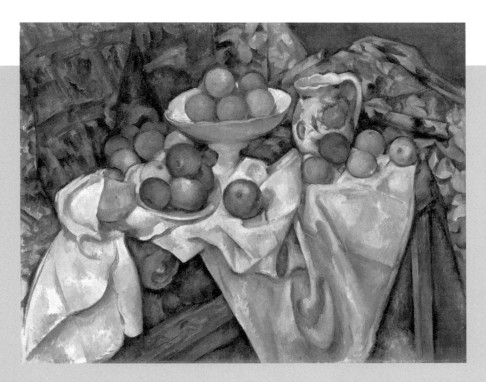

ポール・セザンヌ『リンゴとオレンジのある静物』1895–1900年

付録 1
ブックガイド
パトグラフィー必読書　23冊

斎藤　環

　病跡学の歴史においては基礎文献と呼ばれるべきものが数多く存在する。

　本稿では、そうした古典についてごく簡単に紹介するとともに、近年公刊された注目すべき文献についても紹介する。言うまでもなく重要文献すべてを網羅することは到底不可能であり、基本的には筆者の主観に基づいて選択した。また原則として、現在も入手可能で日本語で読める単著に限定した。重要性については、新たな手法や概念を創出することで病跡学の進展に寄与し得たかどうかによって判断した。紙幅の関係で詳細な内容紹介は困難なため、ほんの「入り口」程度の紹介にとどめた。

　以下、原著の発行年の順番に取り上げる。

● Lombroso, C.: L'Uomo di genio in rapporto alla psichiatria, alla storia ed all'estitica. Fratelli Bocca, Trino, 1888.〔初版 Genio e folia. Giuseppe Chiusi, Milano, 1864〕

チェザーレ・コンブローゾ（辻　潤訳）『天才論』植竹書院、1914、春秋社、1926；改造文庫、1930.

　ロンブローゾはイタリアの精神科医で、本人自身が天才とも目される多彩な人物である。トリノ大学教授として、病跡学の他にも犯罪学（彼が創始者と言われる）、法医学など多方面で業績を残した。『天才論』は病跡学についての最初期の著作としてすでに古典と位置づけられる。ただし、現代においてはほぼ廃れた変質論が大々的に展開され、「天才はてんかん性に属する変質精神病」とする所説など、総じて古色蒼然たる印象は避けられない。しかし、多くの天才群を精神疾患との関連からとらえなおし、天才と風土や社会との関係を論じ、「創造の病」に近い発想や「半狂者 mattoid」なる概念の提唱など、現代にも通じる萌芽的アイディアが読み取れるという意味では、やはり読み継がれる価値はある。

ブックガイド　パトグラフィー必読書　23冊　　　　421

●Freud, S.: Eine Kindheitserinnerung des Leonardo da Vinci (1910).
Gesammelte Werke VIII, S. Fischer Verlag, 1953.
ジークムント・フロイト（甲田純生、高田珠樹訳）「レオナルド・ダ・ヴィン
チの幼年期の想い出」『フロイト全集11、1910-11年、ダ・ヴィンチの想い出
症例「シュレーバー」』岩波書店、2009.

　フロイトの病跡学的な仕事として、筆者は「W. イェンゼンの《グラディーヴァ》
における妄想と夢」を第一に考えており、この件については本書「あとがき」で
述べた。これ以外の病跡学的な仕事としては、レオナルド・ダ・ヴィンチに関す
るものと、ラカンの項で述べる「シュレーバー症例」の分析、晩年のドストエフ
スキーに関するものが良く知られている。ダ・ヴィンチの分析においてフロイト
は、その生育歴に注目する。ダ・ヴィンチは私生児として幼少初期には母によっ
てのみ育てられ、フロイトの想定によれば3歳から5歳頃までに母から引き離さ
れて父と継母によって育てられるようになった。幼年期の最初期に母ないし他の
女性との強烈な性愛的結びつきが存在すると、その女性自身が過度の情愛を注ぐ
ことでそれが強められ、また父の不在ないし影の薄さによって促進される。さら
に、これは何らかの理由で長続きせず対象との関係は喪失されるが、それが対象
との同一化によって代償されるのである。彼らはいまや失われた関係を自分が母
に成り代わって、母が自分を愛してくれたように自分の似姿を愛することで再現
しようとする。このナルシシズム的対象選択が同性愛をもたらす。この機制が成
立してダ・ヴィンチは同性愛者となったとフロイトは主張する。この論の前提と
なっている「同性愛＝異常」という図式が成立しない今日、この議論が顧みられ
ることはないだろう。しかし後述するラカンの項でも述べるとおり、対象の分析
が新たな理論を生成するというフロイトのスタイルそのものは、現代においても
継承されるべきものと筆者は考える。

●Jaspers, K.: Strindberg und van Goch：Versuch einer pathographischen
Analyse unter vergleichender Heranziehung von Swedenborg und
Hölderlin. Ernst Bircher Verlag, Leipzig, 1922.
カール・ヤスパース（村上　仁訳）『ストリンドベルクとファン・ゴッホ——藝術
作品と精神分裂病との關聯の哲學的考察』山口書店、1946；みすず書房、1959)

ヤスパースは、人間の創造力の発生に精神病理学的な要素がどのような意味をもつかを明らかにするべく、ストリンドベルク、ゴッホ、スウェーデンボルグ、ヘルダーリンらについて、その生活史と作品を詳細に検討した。現代はてんかんを病んでいたとされるゴッホを含め、彼らを精神分裂病（統合失調症）と診断したうえで、その創造と病との関係を現象学的な手法で精密に描きだし、現代にも通ずる病跡学的研究の一つの範例を示したとされている。4人の天才に共通する、分裂病の特異な影響を、ヤスパースは様式変遷 Stylwandel と指摘した。躁うつ病やアルコール依存などの疾患は、作品に表面的な変化しか及ぼさないが、分裂病は根源的な変化をもたらすとしたのである。ヤスパースは時代精神と精神疾患の関係についても言及しており、中世においてはヒステリーが占めていた位置を、現代においては精神分裂病が占めていると示唆した。本書の甚大な影響のもと、わが国の病跡学において一時期、統合失調症偏重の時代（真に創造的な病は統合失調症である、といった）がもたらされたと筆者は考えている。

● Prinzhorn, H.: Bildnerei der Geisteskranken: Ein Beitrag zur Psychologie und Psychopathologie der Gestaltung. Verlag von Julius Springer, Berlin, 1922.
ハンス・プリンツホルン（林 晶、ティル・ファン・ゴア訳）『精神病者はなにを創造したのか──アウトサイダー・アート／アール・ブリュットの原点』ミネルヴァ書房、2014.

精神科医、ハンス・プリンツホルンの生涯については、宮本忠雄による次の一文が、もっともよい紹介となるであろう。「あるとき彗星のように忽然と精神医学界へやってきて、ひとしきりあわただしく仕事をしたかと思うと、ふたたび足早やに立ち去って、あとには、表現精神病理学の一冊の本とその資料に使われた膨大な描画のコレクションだけが残されていた」そう、この「永遠に安住を欠く（W. ヤンツァーリク）」「境界歩行者（I. ヤーコブ）」は、精神医学の正史にあっては異端に位置づけられるほかはないだろう。彼は病跡学を意図したわけではなく、精神病患者が描いた作品を中心に、その特徴を検討することで「創造と狂気」の問題にアプローチし、結果的に病跡学や表現病理学の双方に大きな足跡を遺した。彼がヨーロッパ諸国の精神科病院を回って収集した患者の絵画はプリンツホルン・コレクションと呼ばれる。本書は大きな反響を呼び、その影響は美術界にもおよび、現代の「アール・ブリュット」ブームにもつながっている。表

現病理学における彼の基本姿勢は「レンブラントの最も卓越した作品も、進行麻痺患者のみすぼらしい絵も、その基本プロセスは本質的に等しい」というものだったことを付記しておく。

●Kretschmer, E.: Geniale Menschen, Springer, Berlin, 1929.
　エルンスト・クレッチマー（内村祐之訳）『天才の心理学』岩波書店、1953.

クレッチマーは天才を「積極的な価値感情を、広い範囲の人々の間に永続的に、とくに強くよび起こすことのできる人格」として、天才の中に精神病質的中間状態が圧倒的に多いことを指摘、「人類中の稀有にして極端な変種」とした。彼らにはしばしば精神障害の遺伝負因を認め、外的には脱線や問題行動、内的には葛藤や不均衡に陥りやすいという。彼はゲーテ、ヘルダーリン、ヘーゲルらの家系を例にとって「高度に育成された古い家系に退化的色彩が現われだしたその時期」に天才が出現するとした。しかしクレッチマーの病跡学における貢献は、率直に言えばその天才論よりは、主著『体格と性格』における気質類型論ではないだろうか。ここに示された循環気質、分裂気質、粘着気質という類型は、おそらく病跡学の領域でのみ、いまなお現役で援用される概念である。日本の精神医学、とりわけ精神病理学や病跡学においては、内因性概念や病前性格論が盛んだった名残もあり、「天才」についても診断の枠にはめ込むよりは、気質論の位相でとらえる傾向があるように思われる。また周知の通り、後述する安永浩の「中心気質」概念は、てんかん気質の亜型として位置づけられており、そうした意味からも気質論は今後も延命するであろう。

●Lange-Eichbaum, W.: Das Genie-Problem. Ernst Reinhardt, München, 1931.
　ヴィルヘルム・ランゲ＝アイヒバウム（島崎敏樹、高橋義夫訳）『天才――創造性の秘密』みすず書房、1969.

本書は、天才を社会的現象として捉えた場合の、さまざまな側面を紹介している。著者によれば、天才は一種の集団現象であり、その成立には名声の伝播が必須であると言う。また彼は世界史上とくに有名な天才78人を選んで統計的な検討を加え、（1）一度は精神病の状態を示したもの37%、（2）強度の異常性格

83%，（3）軽度の異常性格10%，（4）健康な者6.5%であり、さらに最高の天才35人にしぼると，精神病的ケースは40%にも達するとした。こうした統計的、集団的な解析は、ことに欧米圏ではしばしば試みられるものであり、本書はその嚆矢という位置付けに当たると考えられる。

●Lacan, J: D'une question préliminaire à tout traitement possible de la psychose (1957). Écrits. Le Seuil, 1966.
ジャック・ラカン（佐々木孝次訳）「精神病のあらゆる可能な治療に対する前提的な問題について」（佐々木孝次、三好曉光、早見洋太郎訳）『エクリⅡ』弘文堂、1977.

ラカンには病跡学の著作はないが、病跡学に近い手法を用いた論文は複数存在する。特に有名なものは、いわゆる「シュレーバー症例」に関するものと、晩年のジェイムス・ジョイスに関するものであろう。「シュレーバー症例」は、フロイトがパラノイアと診断した研究によって広く知られることとなり、彼の自伝については複数の病跡学的検討がなされている。ラカンはシュレーバーに関する検討から、精神病においては、（人間の成立に関わる）象徴界を支える特権的シニフィアンである〈父-の-名〉の排除が起こるということを見出している。またジョイスの研究からは、ジョイスの作品が「症状」として位置づけられるのみならず、それが「サントーム」として、（精神病においては構造的に排除されている）〈父-の-名〉を代償し補填するものであるとした。このようにラカンの「病跡学」は、対象を単に精神分析の概念装置にあてはめるようなものではなく、むしろ対象の検討によって精神分析の理論を更新するところに特徴がある。これは〈批評としての病跡学〉の望ましいあり方である、と筆者は考えている。

●Ellenberger, H. F.: The Discovery of the Unconscious: The history and evolution of dynamic psychiatry. Basic Books, New York, 1970.
アンリ・エレンベルガー（木村 敏、中井久夫監訳）『無意識の発見――力動的精神医学発達史』（上）（下）、弘文堂、1980.

本書は広義の精神医学史にして精神分析史でもある古典的名著であり、病跡学に

特化した著作ではない。しかし本書で紹介される「創造の病い」という概念は、病跡学上の大きな貢献とみなされるべきであろう。エレンベルガーは、ノヴァーリス、フェヒナー、フロイト、ユングらが、その発見や創造の過程において、ある種の病的な状態を体験していることから、この命名を行った。そこには以下のような共通の特徴があるとされる。①病いは知的集中作業、長い省察、瞑想の時期に続いて起こる。②病いの経過中、特定の観念や事象に専念没頭する。③病いの終結は、長期の苦しみからの解放体験であると同時に、悟りの体験でもある。その際には、高揚感と至福感が伴う。④に続いて永続的な人格変化がおとずれる。こうした記述の現代的意義については、後述する中井久夫の『治療文化論』などで展開されることになる。

●飯田 眞、中井久夫『天才の精神病理——科学的創造の秘密』岩波書店、1972.
　中井久夫『分裂病と人類』東京大学出版会、1982.
　中井久夫『治療文化論——精神医学的再構築の試み』岩波書店、1990.

中井久夫の病跡学的な仕事としてまず挙げるべきは飯田眞との共著『天才の精神病理』であろう。本書は当時ほとんど前例がなかった科学者の病跡としても先駆的な試みであった。しかし中井の病跡学に対する本質的な貢献は、むしろ『分裂病と人類』あるいは『治療文化論』のほうが大きいように思われる。『分裂病と人類』においては、人類史的スケールにおいてS親和者（≒分裂気質者）が果たした役割を、狩猟採集時代の優位性（獲物の徴候に敏感である）という視点から検討する。一方で執着気質者の代表として二宮尊徳を挙げ、病跡学的手法によって、彼の気質が荒廃した農村の立て直しに有利であったことを指摘する。ちなみにこの時代、S親和者は「世直し型」として活躍したという。本書で中井は、人間のさまざまな気質の価値を、時代や社会との相関関係から相対化することを試みている。これは筆者の知る限り、もっともスケールの大きな病跡学の応用例である。あるいは『治療文化論』では、エレンベルガーの「創造の病い」にヒントを得て、「個人症候群」という卓抜なアイディアが展開される。こちらは長編エッセイだが『昭和を送る』は、現時点ではほぼ唯一の「昭和天皇の病跡」であり、「個人症候群」概念の見事な応用例とみなすこともできよう。

●神谷美恵子『著作集4、ヴァジニア・ウルフ研究』みすず書房、1981.

著者はヴァージニア・ウルフの人生、精神性、作品に強く共鳴し、自身の人生と
重ね合わせながら調査・研究を始め、英国の生地に夫レナド・ウルフを訪ね、以
後生涯に渡って交流を続けた。ウルフの病跡をライフワークと見定めていた著者
は、残念ながら志半ばで病没した。しかし、本書で試みられている「一人称の病
跡学」という手法は、病跡学史に銘記されるべき試みである。著者は直観の働き
によってウルフの内面に入り込み、自殺20日前のウルフの視点から、59年の人生
を回想しようとする。著者の死後にウルフの日記が公開され、義兄から性的虐待
を受けていた事実が広く知られることとなった。この事実はウルフの病跡学的解
釈を書き換えさせるインパクトがあり、神谷の試みは忘却されつつある。しかし
「一人称の病跡学」という手法は、神谷一代で終わらせるには惜しい可能性を今
なお秘めているのではないか。

●安永 浩「『中心気質』という概念について」『安永浩著作集3、方法論と臨床
　概念』金剛出版、1992.

本書の1章「『中心気質』という概念について」は、近年の病跡学研究に多大な
影響をもたらしている。本家のクレッチマーの気質分類よりも援用される頻度が
高いほどである。中心気質とは「『ふつうにのびのびと発達した』5〜8歳位の
『子供』のイメージを浮かべていただくのがよい。天真らんまん、うれしいこと、
悲しいことが単純にはっきりしている（しかも直截な表現）。周囲の具体的事物
に対する烈しい好奇心。熱中もすればすぐ飽きる。動きのに動きを楽しみ（ふざ
け）、くたびれれば幸福に眠る。『野の百合、空の鳥』ではないが明日のことは思
い煩わない。『昨日のこと』も眼中にはない……」とされる。中心気質圏の天才
としては、シーザー、マホメット、ナポレオン、ドストエフスキー、モーツァル
トなどが挙げられている。中心気質の「中心」たるゆえんは、「どんな人の心に
も、その基底にはこの性質がひそみかくれている」ためで、成長とともに、この
中心からさまざまな方向へ偏向が生じ、これが成人の性格傾向を形づくる。時に
この気質が、後天性の偏向を受けることなく成人することがあり、これが狭義の
「中心気質者」である。ここで言われる「子供らしさ」とは、むろん単なるナ
イーヴィティや「子どもらしさ」と同義ではないのだが、近年はそうした誤解に

基づく論考も散見され、「中心気質」概念のブラッシュアップと再定義が望まれるところである。

●宮本忠雄「光太郎・美智子――エピ–パトグラフィーの試み」「エピ–パトグラフィーについて」「エピ–パトグラフィー、その後」『病跡研究集成――創造と表現の精神病理』金剛出版、1997.

宮本忠雄は日本の病跡学の礎を築いた功労者のひとりであり、多数の論文や著作、あるいは翻訳を含む多彩な貢献によって、病跡学の基礎固めを行った。病跡学分野では、カフカとムンクの研究が重要である。しかし宮本の名を高からしめた第一の功績として、「エピ–パトグラフィー」概念の提唱を挙げたとしても異論は少ないだろう。宮本は病理性が創造者自身ではなくその妻や同胞にあるケースを取り上げて，その創造活動を、創造者の近親者ないし近縁な人々との葛藤との関連で解明しようとした。この手法を「エピ–パトグラフィー」と名付け、自身でも高村光太郎と智恵子、ロダンとカミーユ・クローデルなどの例でそれを試みた。この手法は病跡学に「関係」の視点を導入したのみならず、関係する対象をさらに拡張して、集団や社会との関係にも応用する可能性を拓いた。ちなみに筆者は、作者と社会、あるいは時代風潮との関係が「健常」な表現者に病的な表現をなさしめる場合があることを指摘し、ここで働く作用を「病因論的ドライブ」と命名した。

●新宮一成『無意識の組曲――精神分析的夢幻論』岩波書店、1997.

1990年代に日本のラカン派を牽引した一人である著者は、まさにフロイト、ラカン的な手法による作家論、作品論を数多くものしている。本書はその精髄とも言うべき論文集であり、ゴダール、宮沢賢治、ルシアン・フロイト、ポール・デルヴォー、ロベルト・シューマンらについて検討されている。著者の手法は病跡学と言うよりは精神分析的批評のそれであり、精神分析の視点から、作品の構造、キャラクター、作家自身、そして社会や時代が入れ子状に重ねて論じられる。著者のスタイルはわが国の病跡学にも大きな影響をもたらし、ラカン派精神分析のスタイルは、いまなお病跡学の重要な一角を担っている。

●Gros, F.: Création et folie: Une histoire du jugement psychiatrique. Presse Universitaires de France, Paris, 1997.
フレデリック・グロ（澤田 直、黒川 学訳）『創造と狂気——精神病理学的判断の歴史』法政大学出版局、2014.

フーコー研究者である著者は、19世紀フランスの精神科病院に保管されていた患者のテクストを渉猟し、いわば文学界のプリンツホルンのような立場から、その膨大なテクスト群を検討している。彼らの書く文章は驚くほど明快で論理的であり、一流の文学者にも匹敵する文章が少なくなかった。当時、狂気というファクターなしでは、ロマン主義も、写実主義も、自然主義も生まれ得なかった可能性すら示唆されている。創造と狂気の関係について、文献学的なアプローチを試みたという意味では興味深い著作である。

●加藤 敏『創造性の精神分析——ルソー・ヘルダーリン・ハイデガー』新曜社、2002.

端的にいうと哲学者や思想家の病跡学であり、「思想」という創造物を扱った点が画期的である。著者は優れた思想はどこかに狂気を孕むという観点から、「狂気内包性思想」なる概念を提示する。第1部では、ルソー、ヘルダーリン、アルトー、ニーチェなどの統合失調症圏の疾患を病んだとされる哲学者や思想家をとりあげて、狂気がいかに思想に練り上げられていくかを問う。第2部では、ラカンが精神医学者は「狂人の秘書」だと述べたことを引いて、ハイデガー、カント、西田幾多郎といった哲学者が、ヘルダーリン、ルソー、スウェーデンボリ、キルケゴールなどの先達の狂気を聞いて書き留める「秘書」となって自身の思想を形成していったことを論じる。そしてこれを「思想的系譜関係におけるエピ-パトグラフィー」と規定し、宮本忠雄の提唱した概念を拡張した。

●Andreasen, N. C.: The Creating Brain: The neuroscience of genius. Dana Press, NY/ Wasington DC, 2005.
ナンシー・C・アンドリアセン（長野 敬、太田英彦訳）『天才の脳科学——創造性はいかに創られるか』青土社、2007.

ブックガイド　パトグラフィー必読書　23冊　　　429

病跡学は精神医学の中でも最も人文科学寄りの学問である。その点、本書は、高名な神経科学者が自身の研究成果を踏まえて天才を論じたという点でユニークな著作と言えるだろう。遺伝子と環境の役割、並外れた創造性と普通の創造性、雑食的な視野の持ち方、「標準的な教育」を受けていないことの価値、そして何より「天才と狂気」の問題が扱われる。作家の場合は躁鬱病との関連が強く見られるが統合失調症を病んでいるケースはなかった、といった指摘は傾聴に値しよう。

●綾屋沙月『発達障害当事者研究——ゆっくりていねいにつながりたい』医学書院、2008.

天才と発達障害を関連付ける著作は近年急増しているが、率直に言えばその多くは、非常に還元主義的な病跡学研究であり、病跡学史に画期をなすようなものはほとんどない。発達障害関連で読むべき著作は、当事者によるものが圧倒的に多い。この領域にはすでに古典となったドナ・ウィリアムズ『自閉症だった私へ』やテンプル・グランディン『我、自閉症に生まれて』などがあるが、本書はなによりも当事者の内的世界の記述が見事であり、類書から抜きんでている。「他者」とは、自分に「侵入」してきては、ひとまとまりの自己像を容易に混乱させてしまう存在である、という記述。「音声に手話がついて、『両方を同時に』表されたとき、不思議にも、情報が増えているのに感覚飽和にならず、急速な意味理解へとつながる」という発見。もちろんこれは病跡学ではないが、当事者が自らを「語る言葉」を持ったとき、病跡学はどのように批判されうるかを予測する契機にはなるだろう。

●小林聡幸『シンフォニア・パトグラフィカ——現代音楽の病跡学』書肆心水、2008.

著者自身が述べるとおりのマニアックな人選で展開される「現代音楽家の病跡」である。このようなジャンルを扱った類書は見当たらず、領域開拓的な野心ある試みと言えるだろう。ハンス・ロット、アラン・ペッテション、ルーズ・ランゴーといった作曲家については文献そのものが少なく、現代音楽ガイドとしても秀逸である。マイナーなジャンルで病跡学を展開したい研究者にとっては重要な

指針となる著作である。

●斎藤 環『関係の化学としての文学』新潮社、2009.

この文献リストに自著を挙げるという暴挙をあえて行うのは、本書においてなされた試みが病跡学の文脈においてかなり特異なものと考えられたからだ。本書において筆者は、キャラクター間の関係性のドライブが物語を駆動し、最終的には作家本人にまで影響を及ぼす過程を、複数の作家、作品を対象として詳細に論じた。とりわけ中上健次の「岬」「枯木灘」「地の果て、至上の時」という「紀州三部作」を、従来の「強大な父による抑圧の物語」という解釈に異を唱えつつ、ヤンキー的母性の前で「娘」と化した息子の物語、と読み替えた。本書を書く時点で、筆者はもはや病跡学と批評をまったく区別しておらず、中上に触発されて新たな理論を創造するプロセスを通過していった。この経験から筆者は「病跡学は批評であるべき」という持論を提唱するに至ったのである。

●Ghaemi, N.: A First-Rate Madness: Uncovering the links between leadership and mental illness. Penguin Press, NY, 2011.
　ナシア・ガミー（山岸 洋、村井俊哉訳）『一流の狂気——心の病がリーダーを強くする』日本評論社、2016.

著者は『現代精神医学原論』（みすず書房）などでヤスパースの再評価を行った精神科医である。本書は病跡学的手法を用いて複数の政治家について検討を行い、かなり大胆な仮説を導き出している。それは、平時においては、健康な政治家が良い政治を行うが、危機や非常時においては、狂気の政治家が国家を救う、というものだ。たとえば「狂気の政治家」の例として、第二次大戦におけるチャーチル（気分循環症）、冷戦期にアメリカ大統領をつとめたケネディ（ステロイド投与による軽躁状態）がそうだったように、混乱期においては、病んだリーダーこそが活躍するのだ。いっぽう健康で凡庸な政治家は「ホモクリット」と呼ばれ、例としてはヴィル・チェンバレン、リチャード・ニクソン、ジョージ・W・ブッシュ、トニー・ブレアなどの名前が挙げられる。その結論に疑問が無いではないが、個人ではなく集団を対象として法則性を導くという手法の興味

深い例としてこのラインナップに挙げておく。

●松本卓也『創造と狂気の歴史——プラトンからドゥルーズまで』講談社、
　2019.

本書は狭義の「病跡学」というよりは、病跡学のパラダイムそのものをテーマと
した「メタ病跡学」の試みとして、わが国の病跡学史にその名を刻まれるであろ
う著作である。『創造と狂気』という、病跡学にとって核心的とも言えるテーマ
について、ほとんど暴力的なまでに明快な整理がなされている。プラトンの詩人
狂人説（神的狂気の称揚）、アリストテレスのメランコリー＝天才説、フィチー
ノとデューラーによる「うつ」の価値転倒（メランコリーの徹底から創造へ）を
経て問題化されたダイモーン＝狂気は、デカルト、カント、ヘーゲルによって批
判的に退けられつつも、統合失調症だったヘルダーリンの存在によって再評価さ
れ、その影響を受けたハイデガーの「創造と狂気」をめぐる思考は、統合失調症
中心主義と悲劇主義的パラダイムをもたらし、デリダらはこれに抵抗した。いっ
ぽうドゥルーズは、そうしたパラダイムとは無縁の「自閉症化」へ向かい、そこ
から偶然や賭けを重視する「創造と狂気」論を生んだ、というのである。筆者は
個人的に「否定神学」や「自閉症化」といったキーワードには違和を感じつつ
も、病跡学の手法を大きく拡張する試みとして、本書の意義を高く評価したい。

●内海　健『金閣を焼かなければならぬ——林養賢と三島由紀夫』河出書房新
　社、2020.

著者は金閣寺放火の犯人である林養賢の伝記的事実を追跡し、放火前の林が統合
失調症前駆期にあったと診断する。この種の狂気は症状として顕在化する前にそ
のポテンシャルが極大まで膨れあがり、不意にカタストロフ（ここでは放火）に
至ることがあり、こうした行為は「徹底的に『無動機』」とされる。だから林は
動機を聞かれて「無意味にやりました」と言ったり、「美に対する嫉妬」と言っ
たりと、曖昧な陳述をする。三島由紀夫は後者の言葉に大きくインスパイアされ
た。「養賢が兇行のあと、うわごとのようにその行為を名指した『美への嫉妬』、
三島はこの事後の表象から入り、兇行の真理に裏側から到達した」。「自分自身の

ナルシシズム的世界の究極を志向することにより、対極にいる養賢に、行為の一点で邂逅し、真実を穿ったのである」つまり、林と三島は異なる出発点から金閣寺放火という一点で出会い、その背景には統合失調症的なエレメントが作動していたということになる。本書もまた、批評に限りなく肉薄した病跡学の名著と言えるだろう。

●横道　誠『みんな水の中』医学書院、2021.

著者はASD（自閉症スペクトラム障害）とADHD（注意欠陥多動性障害）の診断を受けた「当事者」である。彼は自身の世界のありようを詩のように、論文のように、小説のように記していく。本書のタイトルは、彼自身が常に感じている、水の中を漂っているような感覚に由来する。水への強い憧れと水に関連する青色を好み、過集中による至高体験と、「タイムスリップ現象」（トラウマのフラッシュバックに近い現象）にも苦しめられている。著者はこうした特異な世界の記述に際して、数多の文学作品を縦横に引用してみせる。彼は自身の体験を「文学および芸術と関係づける」ことを目指すのだ。かくして私たち定型発達者（マジョリティ）にも、文学や芸術を通じて発達障害者の世界の一部を共有することが可能になる。その意味で本書は、当事者視点から文学を批評しようとする試みである。ただしそれは、作品や作家を診断しようとする「病跡学」を反転させた「逆病跡学」、すなわち「当事者批評」という新たな手法の端緒にほかならない。

付録2
『日本病跡学雑誌』人名目録
（第51号～第100号）

　『日本病跡学雑誌』の第51号（1996）から第100号（2020）に掲載された論文で主題的に扱われた人名を五十音順で検索できるようにした。基本的に姓で並べているので、漱石は「な」、安吾は「さ」の項である。タイトルに対象人物名が表記されていない場合は、［ツェラン］などと挿入した。あきらかに作中人物を扱った論文はその作品の著者名（あるいは原作者名）で掲載し、神話の人物や特定集団を扱った論文も入れてある。対象人物が多数に及ぶものでは、ある程度まとまった記述のある3名まで掲載した。著者は筆頭著者のみ記載してある。

小林　聡幸

論 文 名	著 者	号	年
●あ行			
ダイアン・アーバスの写真と病理	西村則昭	53	1997
日常生活の創造性―アイヴズとシェルシ、その表現病理から―	小林聡幸	82	2011
アウグスティヌスにおける抑うつと信仰，創造―メランコリー性語りとパラノイア性語り―	加藤　敏	76	2008
アウグスティヌスと「カタチーム性語り」について―加藤敏著『人の絆の病理と再生―臨床哲学の展開』に触発されて―	吉松和哉	81	2010
青木繁―神話的時間を生きたひとりの画家―	松田真理子	88	2014
Spiritualityの観点からみた画家・青木繁の病跡	松田真理子	96	2018
病跡学者としての秋元波留夫	高橋正雄	76	2008
芥川龍之介とヴェロナール中毒―点鬼簿，蜃気楼，歯車の世界	立山萬里	65	2003
芥川龍之介とmagical thinking―杜子春、妖婆、河童の世界	立山萬里	68	2004
宇野浩二の『芥川龍之介』―親友・作家・当事者による病跡学―	高橋正雄	84	2012
偉大なる祖父（第12報）―足利家と徳川家―	高橋正雄	66	2003
ホモクリット（普通の人）の病跡学［足利真義］	山岸　洋	90	2015
安部公房論―ノスタルジアの消去・永遠の異邦性―	庄田秀志	79	2010
安部公房の「夢の論理」と「論理の夢」	番場　寛	93	2016
闘病文学としての『アミエルの日記』―当事者の思いと対応―	高橋正雄	70	2005
中島敦と『アミエルの日記』	高橋正雄	71	2006
アラカワの方法―荒川修作講演に寄せて―	河本英夫	76	2008
語りとレジリアンス―経験の可能性の拡張とレジリアンス［荒川修作］	河本英夫	82	2011
有島武郎の病跡	二木文明	67	2004
病跡学の未来―脳科学との架橋―［アリストテレス］	加藤　敏	71	2006
犯罪者が語り始めるとき―アルチュセールのクリミノグラフィー―	中谷陽二	58	1999
特異な主体創出―とくにデッサンからみたアントナン・アルトーの病跡―	森島章仁	52	1996

論 文 名	著 者	号	年
〈病跡〉の彼方のアルトー	宇野邦一	94	2017
アルトーの精神障碍・思索―神による収奪から神との訣別へ―	加藤　敏	94	2017
アルトーと歴史の狂気―身体から抜け出した身体―	鈴木創士	94	2017
器官なき身体，衰滅の身体―アルトーと暗黒舞踏―	森島章仁	94	2017
ロールシャッハ・テストのように映画を観る［アンゲロプロス］	小林　陵	100	2020
アンセルムスの神の存在証明とその心理的意味	高野良英	87	2014
中心気質的/発達障害的シグナリング―ポール・トーマス・アンダーソンの映像作品における二重のコスト構造―	濱田伸哉	100	2020
臨床における責任と応答可能性［アンティゴネー］	佐藤晋爾	83	2012
安藤昌益の世界―その思想の表現法について―	種市　愈	51	1996
石川啄木の病跡	二木文明	71	2006
登場人物の病跡―『若い人』江波恵子における「真実劫掠」の意味―［石坂洋次郎］	服部　恵	71	2006
老人と性―病跡学的接近―6．一休宗純	米倉育男	68	2004
老人と性―病跡学的接近―4．伊藤整	米倉育男	55	1998
作家「伊藤計劃」―病と創作―	高橋　徹	89	2015
伊藤若冲―創造性の地下水脈としての自閉スペクトラム特性―	華園　力	97	2019
伊能忠敬の晩年における創造的活動―科学者としての高齢期スタイル―	山中克夫	61	2001
井上光晴論―虚言から虚構の彼岸へ―	庄田秀志	67	2004
反抗的天才，ルキーノ・ヴィスコンティの生涯と芸術	作田　明	64	2002
表現舞踊と精神医学―メアリー・ヴィグマンとハンス・プリンツホルン―	山口庸子	79	2010
ウィトゲンシュタインの問題―創造と癒しの文法―	花村誠一	52	1996
「論理空間」の外，ラッセルのパラドックスの近傍―ヴィトゲンシュタインの哲学と精神病理の交差と離隔―	津田　均	84	2012
ウィトゲンシュタインはどのような動物か	福本　修	84	2012
独我論 vs. 言語［ヴィトゲンシュタイン］	永井　均	84	2012
ウィトゲンシュタインにおける哲学的思索と宗教的思索の同時並行的な発展	加藤　敏	92	2016
登場人物の病跡―『欲望という名の電車』ブランチの虚構と真実―［ウィリアムズ、テネシー］	服部　恵	70	2005
偉大なる祖父（第6報）―マックス・ウェーバー―	高橋正雄	57	1999
うつ病者としてのマックス・ウェーバー―患者と周囲の対処行動―	高橋正雄	59	2000
マックス・ヴェーバーの示したエートス（Ethos）の背反―その今日における病因論的意義―	津田　均	79	2010

論　文　名	著　者	号	年
分裂病質者にとっての平静な生き方―アントン・フォン・ヴェーベルンの病跡―	佐藤晋爾	75	2008
幼年期の踏査―アドルフ・ヴェルフリの妄想的自叙伝について―	上尾真道	75	2008
ウォーホルとポップ哲学―病跡学的再考―	花村誠一	76	2008
内田百閒の「創造の病」における二人の父	新田　篤	77	2009
病跡学者としての内村祐之	高橋正雄	72	2006
梅崎春生試論―病いと戦後をめぐる病跡学的一考察―	林　美朗	61	2001
楳図かずおの両性具有	村田智子	78	2009
21世紀少女・少年［楳図かずお］	村田智子	90	2015
気分障害圏の評論家：江藤淳と谷沢永一の比較病跡学	柏瀬宏隆	69	2005
病いと創造性（第1報）―評論家・江藤淳の場合―	柏瀬宏隆	72	2006
ジョルジェ・エネスク―〈孤独の共同体〉に向かって―	小林聡幸	100	2020
大杉　栄―革命家の病跡と風土―	小田　晋	63	2002
語りとレジリアンス―経験の可能性の拡張とレジリアンス［大野一雄］	河本英夫	82	2011
科学者の病跡―岡潔	早野泰造	68	2004
岡本かの子の病跡	高　宜良	65	2003
荻原禄山―絶作「女」とその死について―	後藤永子	52	1996
オネゲル―さまよえるスイス人―	佐藤晋爾	97	2019
折口信夫の同性愛―グレートマザーとの関係性を生きる―	西村則昭	73	2007

●か行

開高健の鬱	谷沢永一	64	2002
ロールシャッハ・テストのように映画を観る［カサヴェテス］	小林　陵	100	2020
童謡詩人 金子みすゞの病跡―とくに風土、死生観の観点から―	渡辺由紀子	54	1997
向きをかえるカフカの物語	三原弟平	56	1998
カフカの日記―統合失調症の発症過程―	高橋正雄	77	2009
カフカの日記―結核患者としての側面―	高橋正雄	77	2009
フランツ・カフカと中島敦―「変身」をめぐる早世の同時代人	細川　清	91	2016
カラヴァッジョの芸術と人間性	宮下規久朗	87	2014
カラヤンの閉じた目	中広全延	70	2005
老人と性―病跡学的接近―2．川端康成	米倉育男	51	1996
川端康成の作品にみられる倒錯性について	二木文明	52	1996
エピ-パトグラフィーからみた規範―カントの定言命法とルソー、スウェーデンボルグ―	加藤　敏	58	1999
文学にみる「偉大なる祖父」［キケロ］	高橋正雄	57	1999

論文名	著者	号	年
作家・北杜夫と躁うつ病―双極性障害の診断―	高橋 徹	95	2018
木戸孝允の抑うつにみる日本的うつ病の形式―特にうつ病の病前性格論の観点から―	野村総一郎	61	2001
アリスの仕掛けと限界―境界侵犯と反-成長の世界― ［キャロル］	福本 修	58	1999
ディスコミュニケーションの先に―キューブリックにおける回避性と創造性―	池端史子	64	2002
スタンリー・キューブリック論 または私は如何にして彼のドリー撮影と自閉症児の電車好きが関係していると悟ったか	小林 陵	95	2018
ロールシャッハ・テストのように映画を観る ［キューブリック］	小林 陵	100	2020
キリコ――精神の危機と創造	渡邉良弘	67	2004
キルケゴールの反復と固有名	鶴田英也	63	2002
万能型の天才・空海の宇宙的世界	作田 明	63	2002
グレン・グールドの病跡、リズム論への寄与、演奏史上の位置	津田 均	89	2015
グレン・グールドと物としてのピアノの関係	伊東信宏	100	2020
病と創造における図と地の関係―アルフレート・クビーンの病跡を通じて―	小見山実	56	1998
「絵解き」の技と喪の病理―熊野比丘尼の「絵解き」における妊娠・出産に纏わる対象喪失の問題	牧瀬英幹	83	2012
倉田百三と車谷長吉の錯視体験について	二木文明	91	2016
倉橋由美子「どこにもない場所」の試み―拒食，女性性，書くこと	村田智子	87	2014
脚本論からみた黒澤明の映画―集合総合芸術と創造性―	柏瀬宏隆	53	1997
映画監督・黒澤明はGeschwind症候群か？―自伝をもとに―	加藤 誠	57	1999
映画監督・黒澤明の作品分類―自殺企図のほぼ前後で―	柏瀬宏隆	60	2000
集団総合芸術の問題点 ［黒澤明］	柏瀬宏隆	64	2002
黒澤明監督「トラ・トラ・トラ事件」の真相―田草川弘の著書を読み解いて―	柏瀬宏隆	78	2009
クロソウスキーのニーチェ解釈の諸特性について―ニーチェ病跡学への寄与―	山崎雅広	95	2018
科学者の病跡(4)―J. M. ケインズ―	早野泰造	53	1997
ジョン・ケージの病跡―「音楽」の死と「自然」の生をめぐって―	阪上正巳	79	2010
ゴッホの精神病理と創造性	德田良仁	68	2004
河野多惠子の初期作品について―「子供がぶたれる」幻想、生殖とマゾヒズムを中心に―	村田智子	88	2014
『旧約聖書』の「伝道の書」―高齢期の抑うつ的な心性― ［コーヘレス］	高橋正雄	67	2004

論　文　名	著　者	号	年
ジャン・コクトーとオルフェ	米倉育男	51	1996
ジャン・コクトーと“創造の病い”	米倉育男	56	1998
古澤平作における「仏教精神分析」について	生田　孝	91	2016
渇望と絶望―カート・コバーンの病跡―	齋藤慎之介	86	2013
フランシス・デ・ゴヤの病跡試論―“黒い絵”を中心として―	林　美朗	55	1998

●さ行

論　文　名	著　者	号	年
病跡学者としての斎藤茂吉	高橋正雄	72	2006
斎藤茂吉のまなざし―精神医学を鍛錬する溶鉱炉としての病跡学―	杉林　稔	100	2020
佐伯祐三	武正建一	63	2002
如何にして「創造」と「病理」は結びつくのか―佐伯祐三における「故国の概念」―	牧瀬英幹	77	2009
無頼派作家・坂口安吾におけるアイデンティティの混乱と再編	渡辺　亘	58	1999
『クラクラ日記』から読み取る家族看護―発病時の安吾を支えた三千代夫人の心理と対応―	吉井初美	81	2011
サド侯爵の拘禁反応	小畠秀吾	99	2020
偉大なる祖父（第11報）―サルトル―	高橋正雄	64	2002
文学研究者の方法―プルーストとサルトルをめぐって―	鈴木道彦	80	2010
傷と haecceitas―三代目澤村田之助	佐藤晋爾	90	2015
ジイドのいじめと登校拒否	高橋正雄	53	1997
偉大なる祖父（第9報）―ジイド―	高橋正雄	63	2002
遠い父の場所へ――アンドレ・ジッドの性倒錯をめぐる精神分析的考察――	池田真典	67	2004
アーノルト・シェーンベルクと創造の病	鈴木瑞実	56	1998
シェーンベルクの創造とトラウマ―逆転移による病跡学的診断の試み―	福島　章	65	2003
音楽におけるモダンの病理―シェーンベルクを中心に―	渡邉俊之	79	2010
日常生活の創造性―アイヴズとシェルシ、その表現病理から―	小林聡幸	82	2011
文学にみる「偉大なる祖父」［志賀直哉］	高橋正雄	57	1999
ヤルヴェンパーの沈黙―ジャン・シベリウスと第8交響曲―	小林聡幸	89	2015
島尾敏雄の「死の棘」―精神障害者に対する家族の対応	高橋正雄	54	1997
島尾敏雄小論	林　美朗	61	2001
島尾敏雄―「生きられる空間」を逍遙するシュールレアリスト―	庄田秀志	69	2005
天才神経科医ヒューリングス・ジャクソンの晩年の隠遁について	松浦雅人	57	1999
マイケル・ジャクソンと父親たち	小林　陵	86	2013

論　文　名	著　者	号	年
偉大なる祖父（第10報）―F・ジャコブ―	高 橋 正 雄	64	2002
芸術における異常性と正常性［ジャコメッティ］	佐 藤 康 邦	76	2008
ルーセル、ジャネ、フーコー―ミシェル・フーコーによる「病跡学」の反転をめぐって―	栁 瀬 宏 平	72	2006
シューベルトにおける絶望と癒やし	大 谷 正 人	60	2000
F. シューベルト―甘えと創造性―	大 澤 里 恵	69	2005
音楽の創作過程における癒しと喪―ロベルト・シューマン論（3）	新 宮 一 成	52	1996
アルフレード・シュニトケ―多様式と二重化―	小 林 聡 幸	70	2005
ジャン・ジュネの言語構築と生の変容	十 川 幸 司	74	2007
精神分析と生権力―「原父殺害」の神話を巡って―［ジュネ］	十 川 幸 司	76	2008
庄野潤三のサルトグラフィ	杉 林 　 稔	98	2019
ショスタコーヴィチ　弦楽四重奏曲第8番―自伝的作品にみる内なるテロル―	朝 井 　 知	59	2000
ショスタコーヴィチ　交響曲第14番―「死者の歌」にみるタナトロギー―	朝 井 　 知	61	2001
スターリニズムを生き延びる―ドミトリイ・ショスタコーヴィチの生存戦略と健康生成―	小 林 聡 幸	92	2016
「夢を見る」ことから「夢を語る」ことへ―対話，神話，信仰―［親鸞］	新 宮 一 成	74	2007
エピ‐パトグラフィーからみた規範―カントの定言命法とルソー，スウェーデンボルグ―	加 藤 　 敏	58	1999
スーラの病跡	渡 邉 良 弘	70	2005
杉田玄白の老年観―『耄耋独語』と『蘭学事始』―	高 橋 正 雄	62	2001
スクリャービン―音楽と思想にみる直接性の病理―	朝 井 　 知	62	2001
スターリン再考	早 野 泰 造	51	1996
偉大なる祖父（第5報）―スタンダール―	高 橋 正 雄	51	1996
Homo curans としての Spinoza：精神療法の水準点［スピノザ］	佐 藤 晋 爾	96	2018
21世紀少女・少年［セキンタニ・ラ・ノリヒロ］	村 田 智 子	90	2015
芹沢光治良その生涯と作品―生誕百年にあたって	飯 塚 幸 子	53	1997
相馬御風と還元録	竹 内 広 盛	53	1997

●た行

論　文　名	著　者	号	年
偉大なる祖父（第14報）―ダーウィン―	高 橋 正 雄	68	2004
21世紀少女・少年［高橋しん］	村 田 智 子	90	2015
座敷牢から生還した新吉、その眼光―中原中也の哀しみの詩が共鳴する―［高橋新吉］	中 山 和 彦	88	2014
太宰治と三島由紀夫の自己愛について	米 倉 育 男	61	2001

『日本病跡学雑誌』人名目録

論 文 名	著 者	号	年
太宰治の人生脚本下における言語—自動的に脳裏にわき起こる言語傾向—	高品孝之	84	2012
医師からみた立原道造—秋元寿恵夫『三つの出会い』より—	木山祐子	81	2011
谷内六郎とフィロバティズム	二木文明	63	2002
関東大震災後の谷崎潤一郎—関西移住と町人回帰	松井律子	54	1997
谷崎潤一郎の作品に見られる性倒錯と母性思慕，神経症症状	二木文明	59	2000
セルジュ・チェリビダッケ、その関係の様式	中広全延	60	2000
ホモクリット（普通の人）の病跡学［チェンバレン］	山岸　洋	90	2015
ベルント・アロイス・ツィンマーマン—時間・言語・行為—	小林聡幸	62	2001
「言葉は誰のものか」—根源的トラウマと詩の言葉—［ツェラン］	鈴木國文	72	2006
時代の変遷と躁うつ病—時代と主体を結ぶものとしての芳年の創造性—［月岡芳年］	牧瀬英幹	85	2013
つげ義春作品の精神病理学的分析から見えてくること—波に揺れるとも沈まず—	高橋　徹	80	2010
つげ義春の赤面恐怖症克服のための方策と作品「ねじ式」	武本一美	85	2013
つげ義春の神経症症状と作品「ゲンセンカン主人」	武本一美	91	2016
ウォルト・ディズニー—失われたイノセンスへの憧憬—	川嶋直子	71	2006
PKD—SF作家の病跡［ディック］	小林聡幸	74	2007
アディクションと芸術［ディック］	森田展彰	92	2016
孤高の天才物理学者ディラック	生田　孝	82	2011
ディルタイの『詩人の想像力と狂気』—その病跡学的な側面—	高橋正雄	83	2012
戦略的エポケーと創造—デカルトの病跡—	内海　健	56	1998
デカルトの自己と神の存在証明とその心理的意味I—生活履歴と孤独な暖炉部屋での体験—	高野良英	93	2017
デカルトの自己と神の存在証明とその心理的意味II—3つの夢にみる青年デカルトの心境—	高野良英	93	2017
デカルトの自己と神の存在証明とその心理的意味III—cogito, ergo sumの深層心理—	高野良英	94	2017
デカルトの自己と神の存在証明とその心理的意味IV—神の存在と内的必然性—	高野良英	95	2018
寺山修司の家族危機—思春期における句作の変遷をたどって—	野島直子	57	1999
寺山修司論—虚言するアモルファスな自己—	杉林　稔	62	2001
寺山修司のデビュー作における模倣問題と鏡像段階	野島直子	61	2001
寺山修司とマゾヒズム	野島直子	65	2003
レフ・テルミンとエーテルの音楽—人間-芸術インターフェイス試論—	小林聡幸	97	2019

論　文　名	著　者	号	年
本邦初の西洋音楽留学生たち―天正遣欧少年使節と彼らの帰国後の命運―	布施木誠	97	2019
土居健郎の教育分析―漱石の『坑夫』と重ねあわせて―	齋藤慎之介	97	2019
人はなぜシャーロック・ホームズに惹かれるのか―『SHERLOCK』を通したアスペルガー的特徴とその魅力―［ドイル］	田口直紀	93	2016
ドゥルーズ：最も潜在的な自閉症―「スキゾ」概念の再検討 ―	志紀島啓	91	2016
偉大なる祖父（第12報）―足利家と徳川家―	高橋正雄	66	2003
肺気腫患者としてのドストエフスキー―晩年の書簡にみる当事者の思い―	高橋正雄	75	2008
ドストエフスキーとてんかん病―作家自身と作中人物の発作様態時代考証をあわせて―	細川　清	95	2018
音楽的創造と狂気［ドビュッシー］	松浪克文	68	2004
偉大なる祖父（第15報・完）―杜甫と中島敦―	高橋正雄	69	2005
ゲオルク・トラークルの病跡（Ⅰ）―診断学的観点から	南　健一	59	2000
ゲオルク・トラークルの病跡（Ⅱ）―“負”の強迫の行方―	南　健一	60	2000

●な行

論　文　名	著　者	号	年
高木兼寛が見たナイチンゲール病棟	芳賀佐和子	88	2014
ナイチンゲールの生涯の素描と業績	金井一薫	88	2014
ナイチンゲールの病跡について	小南吉彦	88	2014
永井荷風（Ⅱ）―文学と喪失	松井律子	51	1996
老人と性―病跡学的接近―3．永井荷風	米倉育男	54	1997
永井潜の「医学上より観たる偉人論」―生理学者による病跡学―	高橋正雄	78	2009
偉大なる祖父（第15報・完）―杜甫と中島敦―	高橋正雄	69	2005
中島敦と『アミエルの日記』	高橋正雄	71	2006
フランツ・カフカと中島敦―「変身」をめぐる早世の同時代人	細川　清	91	2016
『山月記』における自己愛の病理［中島敦］	堀　孝文	95	2018
長塚節の強迫性	堀口寿広	75	2008
長沼智恵子の病跡	田中明子	61	2001
座敷牢から生還した新吉、その眼光―中原中也の哀しみの詩が共鳴する―	中山和彦	88	2014
中村古峡「殻」における統合失調症の描写とエピ-パトグラフィー	新田　篤	81	2011
老人と性―病跡学的接近―5．中村真一郎	米倉育男	62	2001
中村真一郎の『頼山陽とその時代』―病跡学的作品としての側面―	高橋正雄	63	2002
介護者文学としての『漱石の思い出』―鏡子夫人の心理と対応―［夏目鏡子］	高橋正雄	61	2001

論 文 名	著 者	号	年
漱石文学における癒し―「神経衰弱」者の理解と救済	高 橋 正 雄	52	1996
夏目漱石に関する病跡学的研究の第1号	高 橋 正 雄	52	1996
漱石の「こころ」にみる対象関係の諸相	遠 藤 裕 乃	53	1997
熊本時代の漱石―介護者としての側面―	高 橋 正 雄	55	1998
高等師範学校時代の夏目漱石	高 橋 正 雄	56	1998
漱石の『坑夫』にみる青年期危機	遠 藤 裕 乃	58	1999
夏目漱石の『二百十日』と『野分』	高 橋 正 雄	60	2000
夏目漱石の天才論―『文学論』第5編より	高 橋 正 雄	65	2003
漱石文学における精神医学用語―創作期別の使用頻度	高 橋 正 雄	65	2003
漱石うつ病説の定量的検討	高 橋 正 雄	68	2004
病みながら生きる者への畏敬―精神医学者としての夏目漱石―	高 橋 正 雄	70	2005
漱石文学における精神症状の変遷―病期と安定期の比較―	高 橋 正 雄	70	2005
漱石文学における場と時代性―妄想体験と過去への回帰―	高 橋 正 雄	70	2005
夏目漱石の「神経衰弱」と禅	林 美 朗	69	2005
漱石文学にみる語り手の変遷―創作期別の特徴	高 橋 正 雄	69	2005
夏目漱石の『坑夫』―人が自殺を思いとどまる時―	高 橋 正 雄	71	2006
森田草平の『夏目漱石』―その病跡学的な側面―	高 橋 正 雄	71	2006
大正3年11月の夏目漱石―日記と書簡の比較―	高 橋 正 雄	73	2007
精神療法家としての漱石（第2報）―鈴木三重吉と森田草平への手紙―	高 橋 正 雄	74	2007
精神療法家としての漱石（第3報）―武者小路実篤への手紙―	高 橋 正 雄	74	2007
精神医学的にみた『吾輩は猫である』―猫の精神病理―［夏目漱石］	高 橋 正 雄	74	2007
漱石の朝日新聞入社―人生において妄想が果たす役割―	高 橋 正 雄	75	2007
漱石蔵書中の精神医学書―ロンブローゾの『The Man of Genius』―	高 橋 正 雄	80	2010
夏目漱石の原・天才論―『漱石全集第21巻・ノート』の「Genius」―	高 橋 正 雄	82	2011
漱石蔵書中の精神医学書―マックス・ノルダウの『Degeneration』―	高 橋 正 雄	85	2013
土居健郎の教育分析―漱石の『坑夫』と重ねあわせて―	齋 藤 慎之介	97	2019
精神鑑定との比較をつうじて病跡学の底を掘る［夏目漱石］	齋 藤 慎之介	100	2020
自動ピアノの実験家コンロン・ナンカロウ	小 林 聡 幸	75	2008
クロソウスキーのニーチェ解釈の諸特性について―ニーチェ病跡学への寄与―	山 崎 雅 広	95	2018
ホモクリット（普通の人）の病跡学［ニクソン］	山 岸 洋	90	2015

論　文　名	著　者	号	年
ニジンスキーの病跡にみる，舞踏と身体の意味	小原幸人	55	1998
統合失調症者としてのニジンスキー―妻の側からみた病い―	高橋正雄	79	2010
科学者の病跡（5）―I　ニュートン卿―	早野泰造	55	1998

●は行

論　文　名	著　者	号	年
模倣，創造，身体―チャーリー・パーカーの病跡―	松浪克文	97	2019
ラフカディオ・ハーンの「業」と「耳無し芳一の話」	遠藤みどり	59	2000
思想的系譜関係におけるエピ-パトグラフィー―ハイデガーとヘルダーリン―	加藤　敏	53	1997
「移動＝逸脱」としての狂気―ポストヒューマンの創造性序説［ハイデガー］	松本卓也	90	2015
物理学の奇才 パウリ	生田　孝	86	2013
萩原朔太郎の天才と狂気に関する論について	林　美朗	59	2000
偉大なる祖父（第13報）―ラッセルとハクスリー―	高橋正雄	67	2004
ジャコ・パストリアスの病跡	山下晃弘	65	2003
長谷川泰子の病跡―詩と批評のあいだに―	森川雪子	75	2008
オスカー・パニッツァにおける時代の病理と個人の病理―「コルセットのフリッツ」に焦点を当てながら―	森島章仁	99	2020
科学者の病跡（7）―イ・ペ・パブロフ―	早野泰造	59	2000
金閣焼亡の記［林養賢］	内海　健	85	2013
C/P 臨床と病跡学の調和［バルザック］	佐藤晋爾	100	2020
ロラン・バルトの同性愛と文学的実践をめぐる一考察	立木康介	59	2000
バルトークの「亡命」と「死」	小林聡幸	59	2000
外傷を巡る言葉：「その戦いからの放免は存在しない」―ビオンの人生とその精神分析理論―	福本　修	73	2007
青年ピカソ―その自立をめぐって―	千村　晃	63	2002
語りとレジリアンス―経験の可能性の拡張とレジリアンス―［土方巽］	河本英夫	82	2011
器官なき身体，衰滅の身体―アルトーと暗黒舞踏―［土方巽］	森島章仁	94	2017
白隠と精神分析―白隠の禅画から学ぶ―	牧瀬英幹	99	2020
平賀源内と郷土の人々―松平頼恭，渡辺桃源をめぐって―	洲脇　寛	63	2002
ヒルデガルト・フォン・ビンゲンと側頭葉てんかんにおける神秘体験―異言は何故真理を語るのか，また，ヒステリーは異言を語りうるか―	兼本浩祐	74	2007
ルーセル、ジャネ、フーコー―ミシェル・フーコーによる「病跡学」の反転をめぐって―	柵瀬宏平	72	2006
フェデリコ・フェリーニ―創造の危機と映画表現―	渡辺良弘	53	1997

論　文　名	著　者	号	年
フェデリコ・フェリーニにおける映画と病跡	渡邉良弘	64	2002
あるアンチ・ヒーローの物語をめぐって―自己肯定と自己犠牲―［福本伸行］	長滝祥司	78	2009
藤沢周平　運命をいかに受容したか	阿部弥生	69	2005
オペラ歌手藤原義江――対象喪失と女性遍歴――	渡辺由紀子	58	1999
藤原定家考―天才形成の構造―	上宇都ゆりほ	72	2006
読むこと，書くこと，出来事：ジョー・ブスケ	佐藤晋爾	95	2018
精神医学者としての二葉亭四迷	高橋正雄	81	2011
フッサールのナイフ	内海　健	76	2008
臨床における対話Ⅰ―ブランショの「対話（entretien）」概念から―	佐藤晋爾	87	2014
臨床における対話Ⅱ―「間 entre」にあるものは何か―［ブランショ］	佐藤晋爾	90	2015
表現舞踊と精神医学―メアリー・ヴィグマンとハンス・プリンツホルン―	山口庸子	79	2010
文学研究者の方法―プルーストとサルトルをめぐって―	鈴木道彦	80	2010
ルイーズ・ブルジョワの作品に描かれた「父‐の‐名」と「母‐の‐名」	番場　寛	84	2012
アントン・ブルックナー―その病跡学のひとつの試み―	佐藤晋爾	57	1999
ナチ時代のフルトヴェングラー―フランクルの実存思想をふまえて―	大谷正人	55	1998
フロイトの近代、近代の中でのフロイト―鉄道の身体―	妙木浩之	79	2010
ブロイラーの『早発性痴呆または精神分裂病群』―その病跡学的な側面―	高橋正雄	83	2012
グスタフ・フローベール―徴候的読みとしての病跡学の素材として	兼本浩祐	59	2000
ブロンテ姉妹の描いた嗜癖者ブランウェル―エピ‐パトグラフィの試み―	石毛奈緒子	59	2000
音楽表現の病理性と調性的構造分析に関する一試論―ベートーヴェン・月光ソナタを例として―	林　美朗	57	1999
ベートーヴェンの生涯と創作―英雄的様式とその融解―	大澤里恵	59	2000
ヘルマン・ヘッセ『ガラス玉遊戯』への軌跡―その精神医学的考察(1)自我同一性障害―	細川　清	72	2006
ヘルマン・ヘッセ『ガラス玉遊戯』への軌跡―その精神医学的考察(2)ヘッセ、精神分析に対峙―	細川　清	72	2006
ヘルマン・ヘッセ『ガラス球遊戯』への軌跡　その精神医学的考察(3)―創作デミアンと精神分析―	細川　清	75	2008

論　文　名	著　者	号	年
ヘルマン・ヘッセ「ガラス玉遊戯」への軌跡　その精神医学的考察(4)―『シッダールタ』中断の頃―	細　川　　清	76	2008
ペトラルカのうつ病―『わが秘密』第2巻5より―	高　橋　正　雄	56	1998
文学にみる「偉大なる祖父」［ヘミングウェイ］	高　橋　正　雄	57	1999
ヘミングウェイとPTSD―初期短編に描かれた戦傷体験―	立　山　萬　里	71	2006
ベルクソン哲学における神・宗教・倫理―福音書のキリストと民主主義―	加　藤　　敏	96	2018
思想的系譜関係におけるエピ-パトグラフィー―ハイデガーとヘルダーリン―	加　藤　　敏	53	1997
ヘルダーリンの狂気はいかに論じられてきたか?―病跡学とフランス現代思想―	松　本　卓　也	96	2018
「言葉は誰のものか」―根源的トラウマと詩の言葉―［ベンヤミン］	鈴　木　國　文	72	2006
ホフマンとアニマの問題をめぐって―「ブランビルラ王女」をめぐって―	西　村　則　昭	54	1997

●ま行

論　文　名	著　者	号	年
音楽の無意識的構造について―「十牛図」とマーラーの「巨人」について考える―	村　井　靖　児	66	2003
G. マーラー強迫性格者の創造性―《交響曲第6番》フィナーレの分析を通して―	大　澤　里　恵	80	2010
マーラーの交響曲―第2番・第8番・大地の歌・第9番の楽曲分析を中心に―	大　谷　正　人	86	2013
オクスフォード英語辞典編纂に寄与したある分裂病殺人犯の病跡［マイナー、ウィリアム・チェスター］	遠　藤　みどり	60	2000
前川佐美雄の「植物祭」―その表現病理と方法意識	林　　美　朗	51	1996
正岡子規の病と夢―「死」に面しての夢と幼児体験の関係性―	牧　瀬　英　幹	71	2006
正岡子規の「写生」と精神科臨床における記述	杉　林　　稔	90	2015
ガルシア・マルケスの『落葉』―犠牲者としての精神障害者―	高　橋　正　雄	55	1998
文学にみる「偉大なる祖父」［マン］	高　橋　正　雄	57	1999
病跡学者としてのトーマス・マン―『ブッデンブローク家の人々』と『天才の心理学』―	高　橋　正　雄	63	2002
「言葉は誰のものか」―根源的トラウマと詩の言葉―［マンデリシュターム］	鈴　木　國　文	72	2006
三島由紀夫にとっての「視ること」と「書くこと」	鈴　木　幹　夫	55	1998
太宰治と三島由紀夫の自己愛について	米　倉　育　男	61	2001
三島由紀夫論―劇空間の空虚―	庄　田　秀　志	73	2007
金閣焼亡の記［三島由紀夫］	内　海　　健	85	2013

論　文　名	著　者	号	年
三島由紀夫『金閣寺』と禅の公案「南泉斬猫」	西村則昭	99	2020
光島貴之の視覚障害とその「触覚絵画」制作への心理的影響	奥田博子	90	2015
介護者としての南方熊楠―分裂病の長男への対応	高橋正雄	51	1996
南方熊楠・熊弥親子と岩倉	中村　治	98	2019
宮崎駿にみる身体感覚―体感体験と創造性―	高橋　徹	82	2010
緊張病親和者としての宮沢賢治	杉林　稔	63	2002
臨床家としての宮沢賢治	杉林　稔	65	2003
作品の中における不安発作―宮本輝の「避暑地の猫」―	堀口寿広	57	1999
E．ムンク―「生のフリーズ」における創造と病理の結びつき	前田河孝夫	51	1996
E．ムンク―油彩『新陳代謝』における諸象徴，および彼の創造性―	前田河孝夫	56	1998
E・ムンク―彼は「電気ショック療法」を本当に受けたのか―	前田河孝夫	62	2001
エドヴァルド・ムンクが描出した統合失調症性の両価性	角田京子	80	2010
科学者の病跡（6）―ヨハン・メンデル―	早野泰造	57	1999
偉大なる祖父（第7報）―メンデルスゾーン―	高橋正雄	61	2001
モーツァルトのレクイエム―その特異性と音楽療法からの視点	大谷正人	51	1996
モーツァルトの病跡に関する一考察―第一報―人格像について―	川久保芳彦	54	1997
モーツァルト―中心気質者の創造性―	大澤里恵	66	2003
モーツァルトの軌跡	三枝成彰	89	2015
偉大なる祖父（第8報）―モーム―	高橋正雄	62	2001
マインドフルネス認知療法から見た本居宣長	波多腰正隆	89	2015
病跡学者としての森鷗外―日本病跡学の原点―	高橋正雄	73	2007
森茉莉の病跡	石毛奈緒子	62	2001
作家・森茉莉における少年愛の幻想と「父」	村田智子	83	2012

●や行

論　文　名	著　者	号	年
気分障害圏の評論家：江藤淳と谷沢永一の比較病跡学	柏瀬宏隆	69	2005
ヤナーチェクとその音楽における直接性と日常性	小林聡幸	64	2002
ユングの病跡学についての若干の特異的見解	山中康裕	66	2003
『赤の書』に見られる身体性の変容過程［ユング］	野間俊一	87	2014
ユング『赤の書』における近代意識とその超克	河合俊雄	87	2014
横瀬夜雨の女性像	堀口寿広	61	2001
吉行淳之介における"性"の問題	二木文明	55	1998
吉行淳之介の病跡―シゾイド・パーソナリティの治療の場としての文学―	齋藤慎之介	89	2015
吉行淳之介の憂鬱―うつ病による創造と喪失について―	齋藤慎之介	91	2016

論文名	著者	号	年
赤線地帯の愛そして夢—吉行淳之介が描こうとしたもの—	齋藤慎之介	91	2016

●ら行

論文名	著者	号	年
ジャック・ラカンにおける精神分析とカトリシズム・宗教	加藤　敏	83	2012
「移動＝逸脱」としての狂気—ポストヒューマンの創造性序説［ラカン］	松本卓也	90	2015
偉大なる祖父（第13報）—ラッセルとハクスリー—	高橋正雄	67	2004
ルーズ・ランゴー—「陶酔的局外者」の肖像	小林聡幸	68	2004
フランツ・リスト—ヒステリー性格と創造性—	大澤里恵	62	2001
リュムケは統合失調症の移行と疎隔の背理において、自らの統合失調症親和性からすべり落ち、他者の時間性と創造性を語る	横田謙治郎	97	2019
狂気内包性思想としての臨済禅［臨済義玄］	西村則昭	93	2017
リンチあるいは両義性	宇野邦一	90	2015
デヴィッド・リンチ—強度の技法—	斎藤　環	90	2015
デヴィッド・リンチと様相なき世界	江川隆男	90	2015
システム的制作のプロセス —デヴィッド・リンチ—	河本英夫	90	2015
ジョージ・ルーカスと『スター・ウォーズ』—映画に表現される神経症傾向とその治癒過程—	佐々木信幸	63	2002
レーモン・ルーセルの手法（procede）について—反復と狂気—	田中寛郷	57	1999
ルーセル、ジャネ、フーコー—ミシェル・フーコーによる「病跡学」の反転をめぐって—	柵瀬宏平	72	2006
ルートヴィヒⅡ世における虚構と現実—妄想との関連において	小見山実	53	1997
近代の病理と創造の病い—ジャン-ジャック・ルソーの場合—	加藤　敏	56	1998
エピ-パトグラフィーからみた規範—カントの定言命法とルソー、スウェーデンボルグ—	加藤　敏	58	1999
オディロン・ルドン—眼の誕生—	松田真理子	92	2016
新たなる交響曲の創始者ハンス・ロットの発狂	小林聡幸	67	2004
ロブ＝グリエに見るオタク・カップルの幸福論	丸谷俊之	100	2020
文学にみる「偉大なる祖父」［ロラン］	高橋正雄	57	1999

編者・著者紹介　447

■編者・著者紹介（五十音順）

上尾真道（うえお　まさみち）　広島市立大学国際学部　准教授

　1979年生まれ。2006年、京都大学大学院人間・環境学研究科単位取得退学。博士（人間・環境学）。

　主な著書■『ラカン　真理のパトス』（人文書院）、『発達障害の時代とラカン派精神分析』（共編著、晃洋書房）、『フーコー研究』（共著、岩波書店）、『トラウマを生きる』（共著、京都大学学術出版会）、『現代フランス哲学入門』（共著、ミネルヴァ書房）

内海　健（うつみ　たけし）　東京藝術大学　名誉教授

　1955年、東京都生まれ。1979年、東京大学医学部卒業。東大分院神経科、帝京大学精神神経科学教室、東京藝術大学保健管理センターをへて、現職。

　主な著書■『金閣を焼かねばならぬ』（河出書房新社）、『気分障害のハード・コア』（金剛出版）、『自閉症スペクトラムの精神病理』（医学書院）、『増補版　精神科臨床とは何か』（春秋社）、『双極Ⅱ型障害という病』（勉誠出版）、『パンセ・スキゾフレニック』（弘文堂）

大島智弘（おおしま　ともひろ）　衣ヶ原病院　院長

　1975年生まれ。2001年、愛知医科大学医学部卒業。愛知医科大学精神神経科准教授をへて2022年より現職。

　主な著書■『精神科領域におけるけいれん・けいれん様運動』（共著、中山書店）、『臨床てんかん学』（共著、医学書院）

小畠秀吾（おばた　しゅうご）　国際医療福祉大学大学院臨床心理学専攻　教授

　1970年、青森県生まれ。1995年、筑波大学卒業。筑波大学社会医学系、東京医科歯科大学難治疾患研究所などをへて、2007年より国際医療福祉大学大学院臨床心理学専攻。

　主な著書■『犯罪精神医学拾遺』（時空出版）、『わかりやすい犯罪心理学』（共編著、文化書房博文社）

風野春樹（かざの　はるき）　精神科医・書評家

　1969年、神奈川県生まれ。1993年、東京大学医学部卒業。東京武蔵野病院薬剤部長。

　主な著書■『島田清次郎　誰にも愛されなかった男』、『サイコドクターの日曜日』（本の雑誌社）『「心」のお仕事』（共著、河出書房新社）、『サンリオSF文庫総解説』（共著、本の雑誌社）、『ハヤカワ文庫SF総解説』（共著、早川書房）、『創元SF文庫総解説』（共著、東京創元社）

加藤　敏（かとう　さとし）　自治医科大学　名誉教授

　1949年、愛知県生まれ。1975年、東京医科歯科大学医学部卒業。東京医科歯科大学神経精神科をへて2000年、自治医科大学精神医学講座教授、2015年より小山富士見台病院院長。23年より名誉院長。

　主な著書■『グローバル化時代の精神病理学』、『統合失調症の語りと傾聴』（以上、金剛出版）、『精神病理・精神療法の展開』（中山書店）、『構造論的精神病理学』、『人の絆の病理と再生』（以上、弘文堂）、『職場結合性うつ病』（金原出版）、『創造性の精神分析』（新曜社）

兼本浩祐（かねもと　こうすけ）　愛知医科大学　名誉教授、すずかけクリニック、中部PNESリサーチセンター

　1957年、島根県生まれ。1983年京都大学医学部卒業、1986年ベルリン自由大学神経科外人助手、1988年国立療養所宇多野病院、2001〜2023年愛知医科大学精神医学講座教授。

　主な著書■『てんかん学ハンドブック』、『心はどこまで脳なのだろうか』、『精神科医はその時どう考えるか』（以上、医学書院）、『なぜ私は一続きの私であるのか』、『普通という異常』、『発達障害の内側から見た世界』（以上、講談社）、『脳を通って私が生まれるとき』（日本評論社）

河本英夫（かわもと　ひでお）　東洋大学　名誉教授

　1953年、鳥取県生まれ、1982年東京大学大学院理学系研究科修了、博士（学術）［東京大学］、1991

年より東洋大学文学部助教授、96年同教授。

主な著書■『オートポイエーシス―第三世代システム』（青土社）、『メタモルフォーゼ―オートポイ
エーシスの核心』（青土社）、『システム現象学』（新曜社）、『経験をリセットする』（青土
社）、『ダ・ヴィンチ・システム』（学芸みらい社）

小林聡幸（こばやし としゆき）　自治医科大学精神医学講座　教授

1962年、長野県生まれ。1987年、自治医科大学卒業。国保浅間総合病院内科、長野県立阿南病院精
神科などをへて、1997年より自治医科大学精神医学講座。

主な著書■『うつ病ダイバーシティ』、『行為と幻覚』、『キャラクターが来る精神科外来』（共著）（以
上、金原出版）、『音楽と病のポリフォニー』（アルテスパブリッシング）、『シンフォニ
ア・パトグラフィカ』（書肆心水）、『摂食障害入院治療』（共編著、星和書店）

小林　陵（こばやし りょう）　横浜市立大学附属病院　臨床心理士／公認心理師

2006年、東京国際大学大学院臨床心理学研究科博士前期課程修了後、同年横浜市立大学附属病院に勤務。

主な著書■『医療現場におけるやとわれ心理士のお仕事入門』（岩崎学術出版社）、『実践 力動フォー
ミュレーション』（共著、岩崎学術出版社）、『精神分析過程における儀式と自発性』（共
訳、金剛出版）、『精神分析フィールド理論入門』（共訳、岩崎学術出版社）

齋藤慎之介（さいとう しんのすけ）　自治医科大学附属さいたま医療センター　講師

1976年、山梨県生まれ。2006年新潟大学医学部卒業。精神科専門医、精神保健指定医、医学博士。
2017年より上記。

主な著書■『症例に学ぶ精神科診断・治療・対応』（共著、金原出版）、『摂食障害入院治療』（共著、
星和書店）

斎藤　環（さいとう たまき）　「つくばダイアローグハウス」院長、筑波大学　名誉教授

1961年、岩手県生まれ。1990年、筑波大学医学専門学群環境生態学卒業。医学博士。爽風会佐々木
病院精神科診療部長を経て、2013年より筑波大学医学医療系社会精神保健学教授。2024年より上記。

主な著書■『イルカと否定神学』（医学書院）、『映画のまなざし転移』（青土社）、『人間にとって健
康とは何か』（PHP研究所）、『関係の科学としての文学』（新潮社）、『アーティストは境
界線上で踊る』（みすず書房）、『戦闘美少女の精神分析』（太田出版）

佐藤晋爾（さとう しんじ）　筑波大学医学医療系 筑波大学附属病院 茨城県地域臨床教育
センター精神科 教授／茨城県立中央病院精神科 部長

1970年、宮城県生まれ。1995年、筑波大学医学専門学群卒業。つくばセントラル病院、土浦厚生病
院、石崎病院、筑波記念病院などをへて、2017年から現職。

主な著書■『病誌から考える精神科面接』（筑波大学出版会）、『症候学から見極める認知症』（共著、
新興医学出版社）、『精神科診療トラブルシューティング』（共著、中外医学社）、『みる よ
む わかる 精神医学入門』（共訳、医学書院）

杉林　稔（すぎばやし みのる）　愛仁会高槻病院精神科　主任部長

1962年生まれ。1988年京都府立医科大学医学部卒。関西青少年サナトリューム、神戸大学医学部付
属病院精神科などをへて1996年より上記。

主な著書■『精神科臨床の場所』（みすず書房）、『精神科臨床の星影―安克昌、樽味伸、中井久夫、
神田橋條治、宮沢賢治をめぐる時間』、『精神科臨床の足音―〈私〉を〈希望〉に調律す
る日々』、『精神科臨床の自由―記述・暦・病跡学』（以上、星和書店）

角田京子（すみだ きょうこ）　東洋大学社会学部　准教授

1961年、岐阜県大垣市生まれ。1982年、京都大学理学部中退、1988年、京都大学医学部卒業。茨城
県立友部病院精神科、駿河台大学心理学部などをへて、2018年より上記。

編者・著者紹介　　　449

田中伸一郎（たなか しんいちろう）　東京藝術大学保健管理センター　准教授
　　1974年、福岡県生まれ。2000年、東京大学医学部卒業。赤光会斎藤病院、杏林大学医学部精神神経
　科学教室、獨協医科大学埼玉医療センターなどをへて、2022年より現職。
　　主な著書■『大麻の新常識』、『フローチャート芸術医学漢方薬』（以上、共著、新興医学出版社）

津田　均（つだ ひとし）　元・名古屋大学学生相談総合センター　准教授
　　1960年、東京都生まれ。1982年、東京大学理学部卒業。1988年、東京慈恵会医科大学卒業。東京大
　学医学部附属病院分院神経科などをへて、2004年より上記。2015年没。
　　主な著書■『統合失調症探究』（岩﨑学術出版社）、『気分障害は、いま』（誠信書房）、『現代うつ病
　　　の臨床』（共著、創元社）、『うつ病論の現在』（共著、星和書店）、『空間と時間の病理』、
　　　『身体・気分・心』（以上、共著、河合文化教育研究所）

華園　力（はなぞの つとむ）　はなぞのクリニック　院長
　　1992年、京都大学医学部卒業。同附属病院神経内科・精神科神経科、大津赤十字病院精神神経科、
　滋賀県立小児保健医療センターこころの診療科部長兼療育部長などを経て、2018年より上記。
　　主な著書■『ウタ・フリスの自閉症入門』（訳、中央法規出版）、『精神科研修ノート』（共著、診断
　　　と治療社）

花村誠一（はなむら せいいち）　元・東京福祉大学　教授
　　1947年生まれ。1972年、東京医科歯科大学医学部卒業。自治医科大学講師、東京医科歯科大学講師、
　東京福祉大学教授を歴任。
　　主な著書■『分裂病論の現在』（共編著、弘文堂）、『精神医学（複雑系の科学と現代思想）』（共著、
　　　青土社）、『感情障害—基礎と臨床』（共著、朝倉書店）、『臨床精神医学講座S12巻、病跡
　　　学』（共著、中山書店）

番場　寛（ばんば ひろし）　大谷大学　名誉教授
　　1983年、中央大学大学院博士後期課程単位取得退学。フランシュコンテ（ブザンソン）大学、パ
　リ第7大学DEA（博士論文提出資格課程）修了。大谷大学文学部国際文化学科教授を務めた。
　　主な著書■『コンサイス20世紀思想事典』（共著、三省堂）、『精神分析事典』（共訳、弘文堂）、『サ
　　　ルトル読本』（共著、法政大学出版局）、『現代フランスを知るための62章』（共訳、明石
　　　書店）、『100語でわかる子ども』（共訳、白水社）

牧瀬英幹（まきせ ひでもと）　中部大学生命健康科学部　准教授
　　2010年、京都大学大学院人間・環境学研究科博士後期課程修了。博士（人間・環境学）。ロンドンのラ
　カン派精神分析組織（フロイト分析・研究センター）にて精神分析の研修を受ける。2016年より現職。
　　主な著書■『描画連想法』（遠見書房）、『リハビリテーションのための臨床心理学』（南江堂）、『描
　　　画療法入門』（共編著、誠信書房）、『発達障害の時代とラカン派精神分析』（共編著、晃
　　　洋書房）、『精神分析と描画』（誠信書房）

松本卓也（まつもと たくや）　京都大学大学院人間・環境学研究科　准教授
　　1983年、高知県生まれ。2008年、高知大学医学部卒業。2015年、自治医科大学大学院医学研究科修
　了し、2016年より現職。
　　主な著書■『人はみな妄想する』（青土社）、『享楽社会論』（人文書院）、『創造と狂気の歴史』（講談社）

村田智子（むらた さとこ）　京都大学　非常勤講師
　　1979年、京都府生まれ。京都大学文学部国語国文学専修卒業。2015年、京都大学大学院人間・環境
　学研究科博士課程修了。
　　主な著書■『メンタルヘルス時代の精神医学入門』（共著、ミネルヴァ書房）、『ラカン』（共訳、筑
　　　摩書房）

450

初出一覧

本書収載に際して加筆修正を施してある。

■第1部　パトグラフィーへようこそ

田中伸一郎：病跡学（パトグラフィ）の現状と課題. 臨床精神医学、51；139-144，2022

佐藤晋爾：「　　　」と病跡学. 病跡誌、105；5-12、2023

松本卓也：中井久夫におけるトラウマと「文体の獲得」. 病跡誌、106；61-74、2023

小林聡幸：病跡学を奏でる. 精神科治療学、37；1003-1008、2022より一部流用し、書き下ろし

■第2部　疾患と創造の相即相入

角田京子：エドヴァルド・ムンクが描出した統合失調症性の両価性. 病跡誌、80；47-63、2010

上尾真道：幼年期の踏査──アドルフ・ヴェルフリの妄想的自叙伝について. 病跡誌、75；45-66、2008

内海 健：セザンヌのタンペラマン──不肖の父の肖像. 病跡誌、103；11-20、2022

兼本浩祐、大島智宏：ヒルデガルト・フォン・ビンゲンと側頭葉てんかんにおける神秘体験──異言は何故真理を語るのか、また、ヒステリーは異言を語りうるか. 病跡誌、74；31-37、2007

小畠秀吾：サド侯爵の拘禁反応. 病跡誌、99；17-28、2020

小林聡幸：PKD──SF作家の病跡. 病跡誌、74；20-30、2007

■第3部　自閉症スペクトラムの創造性

小林 陵：スタンリー・キューブリック論　または私は如何にして彼のドリー撮影と自閉症児の電車好きが関係していると悟ったか. 病跡誌、95；33-42、2018

華園 力：伊藤若冲──創造性の地下水脈としての自閉スペクトラム特性. 病跡誌、97；38-50、2019

津田 均：グレン・グールドの病跡、リズム論への寄与、演奏史上の位置. 病跡誌、89；46-64、2015

■第4部　サルトグラフィーの試み

斎藤 環：坂口恭平──健康生成としての創造. 精神経誌、122；47-53、2020

齋藤慎之介：色川武大の『狂人日記』──絶望を描いた希望の書. 病跡誌、105；55-66、2023

風野春樹：からだでしかないじぶん：癌患者としての伊藤計劃と創造性. 精神経誌、122；41-46、2020

斎藤 環：庵野秀明のサルトグラフィー. 病跡誌、107；4-16、2024

■第5部　病跡学のダイバーシティ

牧瀬英幹：死と音楽──宮城道雄と内田百閒の創造性の接点にあるものを巡って. 病跡誌、105；80-99、2023

番場 寛：安倍公房の「夢の論理」と「論理の夢」. 病跡誌、93；58-69、2017

村田智子：作家・森茉莉における少年愛の幻想と「父」. 病跡誌、83；45-57、2012

杉林 稔：車寅次郎の虎気質について. 病跡誌、102；23-30、2021

河本英夫：システム的制作のプロセス──デヴィッド・リンチ. 病跡誌、90；24-32、2015

花村誠一：ウォーホルとポップ哲学──病跡学的再考. 病跡誌、74；24-37、2008

あとがき

斎藤　環

　本書の構成や意図については、本書の主たる編者である小林聡幸の「編者はしがき」に尽くされているので、ここでは繰り返さない。現代日本の病跡学の豊かな達成をじっくりとご堪能頂きたい。以下はこれからの「病跡学の未来」について、筆者の思うところを簡単に記して、あとがきに代えようと思う。

　病跡学について考えるとき、筆者はしばしば、カントが言ったとされる「内容なき形式は空疎であり、形式なき内容は混沌である」という言葉を連想する。ここで形式は「病跡学的手法」に、内容は「作者、作品への強い関心」と言い換えられる。あるいは端的に「愛」と言ってもよい。つまり、こういうことだ。愛なき手法は空疎であり、手法なき愛は混沌である。

　筆者は現在、日本病跡学雑誌の編集長を務めているが、受理がためらわれる論文の多くは、ここに述べた「空疎」か「混沌」のいずれかに陥っているという印象がある。伝記的事実と診断基準を照合して「診断」を下し、その診断から作品の特徴を牽強付会にこじつけようとする「空疎」。先行研究も参照せず精神医学的な枠組みも無視して、ひたすら作家への愛を"表出"するだけの「混沌」。

　さらに私見を連ねるなら、「病跡学」は「科学」である以上に「批評」に接近するべきではないか。そもそも創造行為という一回性の特異な現象に、再現性と予見性を旨とする自然科学の手法で迫るにはどうしても限界がある。たとえば作家百人の心理特性と作品内容の関係を統計的に解析するような研究があったとして、それが無意味とは言わないまでも、やはり「空疎」の印象は免れない。

　ここで筆者の言う「批評」とは、直接的であれ間接的であれ、対象となる作品、作家、あるいはジャンルへの「愛」を語るための手法である。筆者が想定しているのは、たとえば小林秀雄の本居宣長論であり、柄谷行人の中上健次論であり、ドゥルーズの映画論である。対象と一定の距離を保ちつつ、のびやかな筆致と精緻なロジックで構築された彼らの批評は、まぎれもなく対象への愛によって駆動されている。そして、まさにそうした意味において、病跡学は批評のサブジャンルに位置づけられるべきなのである。

　愛に駆動された「批評」は、しばしば作品の価値をも更新する。

フロイトはヴィルヘルム・イェンセンの小説『グラディーヴァ』に感銘を受け、この小説によって「夢は願望充足である」というテーゼが小説に描かれた夢にも該当することを示した（「W.イェンゼンの《グラディーヴァ》における妄想と夢『フロイト全集9　グラディーヴァ論　精神分析について』道籏泰三ほか訳、岩波書店、2007年）。女性への願望充足を抑圧して学問に向かい妄想に陥った青年と、二重性を持つ言葉を駆使しながら彼に無意識下の願望を意識させようとする幼馴染みの女性ツォーエの物語。この解釈によって『グラディーヴァ』は現代にも読み継がれる古典となり、サルバドール・ダリに「グラディーヴァ連作」を描かせしめた。

　ここでフロイトは、作品に精神分析的な解釈を当てはめたばかりではない。フィクションの読解においても精神分析的手法が有効であることをはじめて示したのである。それは作品に新たな価値を付与したのみならず、精神分析の手法にも「批評」という新たなパラダイムをもたらした。フロイトの仕事は、近年の病跡学における新たな試みとしての「作中のキャラクターの病跡」の先駆とも言えるし、精神分析的批評という一大潮流の端緒となったとも考えられる。もちろんこの論文は、通常の意味での「病跡学」には属さないかもしれない。にもかかわらず筆者は、ここに病跡学の一つの理想型を見る。

　かく言う筆者自身は、「病跡学」とは明示しないまま、病跡学的な手法による批評活動を続けてきた。文学について言えば2000年代に出版した『文学の徴候』（文藝春秋，2004）『文学の断層』（朝日新聞出版，2008）『関係の化学としての文学』（新潮社，2009）という、自称「文芸批評三部作」は、いずれも病跡学を意識した著作である。ただし「徴候」は作家論、「断層」は文化論、「化学」は創作論という位置付けとなる。ちなみに「化学」は幸いにも、2010年の日本病跡学会賞を受賞した。

　「化学」においては、キャラクター間の関係性のドライブが物語を駆動し、最終的には作家本人にまで影響を及ぼす過程を詳細に論じた。とりわけ中上健次の「紀州三部作」を、従来の「強大な父による抑圧の物語」という解釈に異を唱え、ヤンキー的母性の前で「娘」と化した息子の物語、と読み替えたことは、中上論の新たな注釈としての価値はあったと自負している。それは作家・中上健次の病跡でもなければ、作中人物の分析でもない。キャラクター間の関係性の布置を論じつつ、その構造に風土論、作家論、創作論を巻き込んでいこうという、気宇（だけは）壮大な試みである。本書を書くにあたっては、筆者はもはや病跡学と批評をまったく区別していなかった。

あとがき

いささか自分語りが過ぎたようだが、こういう破天荒な試みも許容してくれる病跡学の寛容性には深く感謝したい。その上で、筆者が未来の病跡学に望むことを、以下に書き記しておこう。

それは「対話」と「共同創造」である。

ドゥルーズは『批評と臨床』において、旧来の批評的な方法論を批判的に論じている。彼は，文学に限定されない芸術表現を既存の知によって診断したり裁きを下したりすることを批判し、文学あるいはエクリチュールそのものが健康の営みであることを示そうとした（黒木秀房：エクリチュールに仮託された生：ドゥルーズ『批評と臨床』における方法と動因.立教大学フランス文学、50：69-87、2021-03-23）。通常の批評のように、評論家の立場から作品を裁くのではなく、文学作品におけるエクリチュールの旅をたどり直すことこそが彼の文学論だった。その際、ドゥルーズが注目するのは、プルーストが言うところの「一種の外国語」（「美しい書物は一種の外国語で書かれている」）であり、通常とは異なる言語使用であった。

文学作品を、あたかも外国語で書かれているかのように、そのエクリチュールを辿り直すこと。筆者はその営みを「作品との対話」と呼びたい。目的も意図も持たず、評価も内省も括弧に入れて、「言葉（表現）」に寄り添い、その「他者性」や「異質性」に新たな言葉をもたらすような手探りをつづけること。それは「オープンダイアローグ」と呼ばれる対話実践の営みに近似できるし、ドゥルーズの方法論とも響き合うだろう。

こうした営みが単なる「混沌」に堕してしまわないためにも、やはり「手法」と「形式」が要請されるだろう。いずれもドゥルーズならば決して肯定しなかったであろう要素には違いない。しかしそれらは、「病跡学」としての要請でもある。こうした要請を受け容れながらも、「作品との対話」は十分に可能なのだから。むしろ対話の端緒となるような「開かれた問い」を発するためにも「病跡学的形式」は有効である。

そのうえで筆者が望むのは、作品との濃密な対話を通じて、新たな視点、新たな語り口、新たな手法、新たな形式が要請され、「病跡学」の更新ないし再定義がなされていくことである。これこそは「作品との対話」がもたらす「共同創造」の所産にほかならない。

省みれば精神科医ほど「愛」に禁欲的な――その「実態」はどうあれ――職業も少ない。私たちは患者を選べないし、疾患のえこひいきもできない立場に置かれている。病跡学とは、その私たちがおおっぴらに愛を語ることが許された、唯

一の「解放区」なのだ。病跡学の愛に叶うためにも、この領域を次代に継承していきたい。本書もまた、そのマイルストーンと一つとなれば幸いである。

謝　辞

　本書の出版社の選定には難航が予想された。まず、ダメもとで、以前、病跡学会とも関連のあった某医学心理学系出版社に打診してみたが、案の定の難色であった。本の売れないご時世のなか佐藤晋爾氏のいう「重宝する」本を刊行する余裕はないのであろう。そこで『日本病跡学雑誌』の編集をしていただいているライフメディコムにお願いしてみたところ、呆気ないほどのふたつ返事で引き受けて頂けることになった。

　同社は1982年の創業以来、『カレントテラピー』などの医療情報誌や冊子、記念誌などの出版を主軸に、学会運営のサポートなどをも担ってきた会社である。医学書も何冊か出版している。製薬卸業の親会社が医学医療界への貢献を理念に掲げて興した会社なので、志があるのである。ほっとひと息、制作をお願いすることになった。

　ところが、編集も大詰めを迎えつつあった、2024年秋、親会社の決定で、ライフメディコムを含む子会社の業務見直しと再編の指示が出て、2025年3月をもってライフメディコムは消滅することになってしまった。学会誌制作事業は新会社で継続されるものの、出版業からは撤退するということである。ライフメディコム存続中に本書は刊行できる見込みではあったが、同社解散後は販売する主体がなくなってしまう。

　とてもいい本ができたので、長く読者に読んでいただきたいし、パトグラフィーを広報する役割を期待している本書が潜在的な読者、そして将来の病跡学会員に届くためには販売の継続が必須である。そこでどこか他の会社で販売を継続できないか模索し、印刷以降の製作を金原出版で引き受けてもらうことになった。

　ライフメディコムに日本病跡学会の機関誌『日本病跡学雑誌』の制作をお願いするようになったのは2007年で、当時、わたしは学会の事務局長の立場でいろいろとやりとりさせて頂いたが、現社長の阿部一美さんには、そのときも、それ以

降もたいへんお世話になった。また本書制作を途中から他社に任せるという異例の事態に快く対応していただいた。それから今は社を離れているが、長期にわたって『日本病跡学雑誌』編集担当であった、小林千絵さん、高嶋宏宜さんのご尽力にも触れておきたい。お二人は本書の収載論文の雑誌掲載時に編集を担当してくださったので、本書作成の陰のスタッフといえる。そして現担当の榎本宏一さんには、直接、本書制作に骨を折っていただいた。特に最後のほうでは会社が再編されるというたいへんな椿事の渦中にありながら作業を貫徹していただいた。ライフメディコムの事業終了はさびしいかぎりであるが、新旧社員のみなさまに感謝を申し上げます。

　そして金原出版編集部の中立稔生さんには同社への仲介とポストプロダクション的な作業をしていただいた。孤児になりかかった本書に活路を開いてくださった金原出版編集部のみなさまに深謝いたします。

　その素敵なパステル画を表紙に使用することをご快諾いただいたアーティストの坂口恭平さんにも深く御礼申し上げます。これは斎藤環のクリニック開業に贈られた作品とのことである。わたしは、故宮本忠雄先生のムンク病跡学で中心主題となるムンクの『太陽壁画』を否応なく連想せざるをえなかった。坂口さんの描かれたのは夕陽だが、陽はまた昇る。「病跡学の明日」を夢みて。

2024年師走

小林　聡幸

病跡学（パトグラフィー）の現在
天才と病理のあいだ

2025 年 3 月 1 日　第 1 版第 1 刷発行

著　者　小林　聡幸
　　　　　こばやしとしゆき
　　　　斎藤　　環
　　　　さいとう　たまき

発行者　福村　直樹

発行所　金原出版株式会社
　　　　〒 113-0034　東京都文京区湯島 2-31-14
　　　　電話　編集 (03) 3811-7162
　　　　　　　営業 (03) 3811-7184
　　　　FAX 　　 (03) 3813-0288　　 ⓒ 小林聡幸・斎藤　環，2025
　　　　振替口座　00120-4-151494　　　　　　　　検印省略
　　　　http://www.kanehara-shuppan.co.jp/　　Printed in Japan

ISBN 978-4-307-15077-4　　　　　印刷・製本／モリモト印刷
　　　　　　　　　　　　　　　制作・編集協力／ライフメディコム

|JCOPY| ＜出版者著作権管理機構　委託出版物＞

本書の無断複製は著作権法上での例外を除き禁じられています．複製される場合は，
そのつど事前に，出版者著作権管理機構（電話 03-5244-5088，FAX 03-5244-5089，
e-mail：info@jcopy.or.jp）の許諾を得てください．

小社は捺印または貼付紙をもって定価を変更致しません．
乱丁，落丁のものはお買上げ書店または小社にてお取り替え致します．

WEB アンケートにご協力ください
読者アンケート（所要時間約 3 分）にご協力いただいた方の中から
抽選で毎月 10 名の方に図書カード 1,000 円分を贈呈いたします．
アンケート回答はこちらから ➡
https://forms.gle/U6Pa7JzJGfrvaDof8